U0293596

神经系统疑难病例分析

李建章　张杰文　主编

河南科学技术出版社

·郑州·

内容提要

本书整理神经系统相对疑难疾病病例，共包括 58 个病种，每一种均有病例介绍及影像或图片，并结合近期文献，全面说明该种疾病的病因、发病机制、临床表现、诊断标准及治疗最新现状，对某些疾病，结合作者临床经验，提出了一些新的认识；对目前尚无诊断标准的疾病提供了可供参考的诊断依据，本书有助于提高从业人员对神经内科疾病的诊断和处理能力。

图书在版编目（CIP）数据

神经系统疑难病例分析/李建章，张杰文主编 . — 郑州：河南科学技术出版社，2020.4

ISBN 978-7-5349-9790-7

Ⅰ.①神…　Ⅱ.①李…②张…　Ⅲ.①神经系统疾病-疑难病-病案　Ⅳ.①R741

中国版本图书馆 CIP 数据核字（2019）第 297705 号

出版发行　河南科学技术出版社
　　　　　地址：郑州市郑东新区祥盛街 27 号　　邮编：450016
　　　　　电话：（0371）65788629　65788890
　　　　　网址：www.hnstp.cn
责任编辑：邓　为
责任校对：董静云
封面设计：张　伟
责任印制：朱　飞
印　　刷　河南瑞之光印刷股份有限公司
经　　销　全国新华书店
开　　本　787 mm×1092 mm　1/16　印张：30　彩插：19　字数：460 千字
版　　次　2020 年 4 月第 1 版　　2020 年 4 月第 1 次印刷
定　　价　120.00 元

主编简介

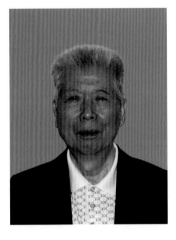

李建章 男，1937 年 7 月出生，河南宜阳人，1962年毕业于河南医科大学医疗系。创建郑州大学第二附属医院神经内科，任教授、主任医师、硕士生导师。曾任郑州大学神经生物学研究所所长、郑州大学神经病学研究所副所长、河南省医学会理事、河南省神经病学委员会副主任委员及医师协会会长、中华医学会医疗事故鉴定委员会委员、中国抗癫痫协会理事等职。受聘为河南大学第一附属医院神经内科兼职主任、郑州大学第五附属医院神经内科特聘教授。创立了《中国实用神经疾病杂志》，任主编、总编。主要从事医疗、教学、科研工作，主要研究方向为脑血管病、疑难杂症，在传授医学新知识、推动河南神经内科事业发展、教书育人上有较好成绩，现为河南省医学会神经病学分会终身成就奖唯一获得者。曾获省科技成果一等奖 1 项、三等奖 2 项、卫生部科技成果奖二等奖及三等奖各 1 项、河南省教委科技成果奖二等奖 2 项。在河南神经学界享有较高声誉，被中国医师协会河南省分会授予杰出医师奖，享受国务院特殊津贴。

1990 年主编《脑血管病治疗进展》，学术期刊出版社出版。

1993 年主编《头痛头晕诊断治疗学》，中国医药科技出版社出版。

2008 年主编《神经系统疾病疑难病例分析》，人民卫生出版社出版。

2010 年主编《神经科医师手册》，人民卫生出版社出版。

2015 年主编《神经科医师手册（第 2 版）》，人民卫生出版社出版。

2016 年主编《脑小血管病诊断与治疗》，人民卫生出版社出版。

先后以副主编参编《偏头痛诊治大成》《散发型脑炎的诊断与治疗》《实用脑血管病学》，副主审《中华实用中风病大全》。

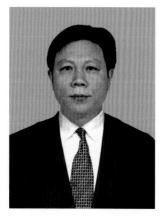

张杰文　河南省人民医院（郑州大学人民医院）神经内科主任，神经病学教研室主任。医学博士，博士生导师。兼任阜外华中心血管病医院神经疾病科主任。中华医学会神经病学分会常委、痴呆与认知障碍学组副组长，中国医师协会神经医师分会常委，河南省医学会神经病学分会候任主任委员，河南省医师协会神经医师分会会长。中国卒中学会血管性认知障碍分会副主任委员。擅长痴呆与认知障碍、脑血管病、综合医院情感障碍、内科疾病并发的神经系统损害等疾病的诊断和治疗。

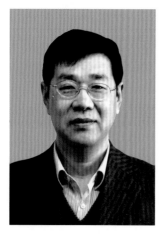

刘恒方　男，河南省孟州市人，毕业于中南大学湘雅医学院神经病学专业，医学博士，博士后，主任医师，教授，博士研究生导师。现任郑州大学第五附属医院神经内科主任。主要从事神经内科医疗、教学、科研工作，主要研究方向为神经肌肉病、脑血管病及神经内科疑难病症的诊断和治疗。现任中华医学会河南省神经病学分会副主任委员，中华医学会河南省临床神经电生理分会副主任委员，河南医师学会神经病学分会常委，《中国实用神经疾病杂志》副主编。被评为河南省科学技术带头人、郑州市拔尖人才、河南省卫生科技创新人才。获省部、厅级科技成果奖6项，发表学术论文60余篇。

本书编写人员名单

主　　编　李建章　张杰文

副主编　刘恒方　牛延良　李　楠　富奇志

编　　委　(名次不分先后)

李建章 (郑州大学第二附属医院，教授、主任医师、硕士生导师)

张杰文 (郑州大学附属河南省人民医院，教授，主任医师，博士，博士生导师)

刘恒方 (郑州大学第五附属医院，教授、主任医师、博士，博士生导师)

李　楠 (郑州大学第二附属医院，副主任医师、博士、美国在读研究生)

牛延良 (郑州大学第五附属医院，主任医师)

富奇志 (河南科技大学第一附属医院，主任医师、博士、硕士生导师)

白宏英 (郑州大学第二附属医院，教授、主任医师、硕士生导师)

刘春岭 (郑州大学第二附属医院，主任医师、硕士生导师)

付胜奇 (郑州市人民医院，副主任医师)

陈　斌 (河南大学第一附属医院神经内科，主任医师、教授、硕士生导师)

方　岩 (商丘市中心医院神经内科，主任医师)

序

一个伟大的科学家、伟大的社会学家、伟大的医生，等等，是既伟大又渺小的存在，伟大在于他发现或创造了一项或几项前人所不知或不完全知道的事情，渺小在于对这个世界、天体、人生等知道的太少。一个伟大的天文学家一生瞭望天空，却不知宇宙间有多少颗星。一个伟大的医生，倾注一生的精力为病人看病，还遇到有许多疾病看不懂、治不好。一个医生看了一辈子病，在人类疾病的大学里也只能算个小学生，吹捧一点儿算个初中生；如果一个医生既能看常见病，也会看相对少见的或一些疑难性疾病，最多算个高中生，吹捧一点儿算个大学生，但在人类疾病这个长河里，他最终是一个永远不能毕业的大学生。

本书是笔者继 2008 年出版的《神经系统疾病疑难病例分析》之后，继续学习收集的一些相对疑难疾病的归整，包括 58 个种病，46 万字，240 余幅图片，90% 以上为第一版没有的新病种，每一种病均有实际、简要的病例介绍，均附有质量较高的影像图片，并结合新近文献（多为近 5~10 年）进行分析，全面说明该种疾病的病因、发病机制、临床表现、诊断标准及治疗最新现状，病例、图片与解说紧密联系，逻辑性较强，对某些疾病结合作者的临床实际经验，还提出了一些新的认识理念，对某些目前尚无诊断标准的疾病提出了可供参考的诊断依据，目的是想让医学界的主治医师、副主任医师、主任医师以及各级研究生开阔视野，拓宽思路，认识清晰明了。对一个专科医生来讲，只有通过阅读、认识疑难危症病例，才能提高对疾病的鉴别能力；对疑难危症认识的提高程度是科室水平、专业水平判断的标准。可以肯定地说，本书一定会使你的诊断疾病能力提高一步。

作为一个已有 82 岁高龄、从医 57 年的老医生，最后我还想说一点心里话。也许是最后能说的一次话啦。我虽然每天坚持在电脑上查阅 4~6 小时的专业资料，为能获得一点新知识而感到欣慰，但我也越来越感到自己不是一个合格的医生，疾病种类繁多，新知识、新诊断技术发展太快，对自己的一个相对"小"专业了解得太少了，"沧海一粟"不是瞎说。作为神经内科医生，我们诊治疾病的能力太低。就医的每一位患者都向我们倾诉了他们的痛苦，他们付出了血汗钱来求医，面对因痛苦渴求医治的患者，有些我们却诊断不清，有些即使诊断清楚了，但无力解除他们的痛苦，看着患者及其家属无奈地走去，心里很痛苦，感觉自己真不像个医生，不能以"医"挽回患者的"生"。

本书出版后，我希望众同道有时间就把这本书看完，没有时间就看一下这个"序言"。期望唤起全体同道：在这全民向科学进军的大好时代，奋斗吧医生！奋斗吧药师！！

最后须说明的是由于环境条件所限，部分病例经病理证实，部分病例是依据临床及影像做出诊断的，由于不同疾病可有相似的影像表现，加之作者知识水平、鉴别能力有限，可能存在错误，诚心欢迎读者的批评，批评本身就是认识水平的提高。

李建章

2019 年 6 月于郑州

目　录

第一章　中枢神经系统表面铁沉积症 ……………………………… 1

第二章　原发性中枢神经系统淋巴瘤 ……………………………… 10

第三章　原发性胼胝体变性 ………………………………………… 24

第四章　原发性侧索硬化 …………………………………………… 29

第五章　多系统萎缩 ………………………………………………… 32

第六章　视神经脊髓炎谱系疾病 …………………………………… 43

第七章　渗透性髓鞘溶解症 ………………………………………… 69

第八章　心型梗死 …………………………………………………… 77

第九章　异己手综合征 ……………………………………………… 91

第十章　遗传性小脑共济失调 ……………………………………… 97

第十一章　单纯型遗传性痉挛性截瘫 ……………………………… 99

第十二章　血管内淋巴瘤 …………………………………………… 102

第十三章　可逆性后部脑病综合征 ………………………………… 110

第十四章　肾移植术后合并急性出血性白质脑炎 ………………… 124

第十五章　神经元核内包涵体病 …………………………………… 132

第十六章　桥本氏脑病 ……………………………………………… 137

第十七章　平山病 …………………………………………………… 147

第十八章　皮层蛛网膜下腔出血、皮层静脉血栓、皮层坏死 …… 157

第十九章　皮质基底节变性 ………………………………………… 165

第二十章　脑小动脉病 ……………………………………………… 173

第二十一章　弥漫性软脑膜黑色素细胞增生症 …………………… 184

第二十二章　脑髓静脉病 …………………………………………… 190

第二十三章　瘤样脱髓鞘病 ………………………………………… 198

第二十四章　可逆性脑血管收缩综合征 …………………………… 209

第二十五章　可逆性胼胝体压部病变综合征 ……………………… 215

第二十六章　脊髓亚急性联合变性 ………………………………… 220

第二十七章　脊髓空洞症并发夏科氏关节病 ……………………… 227

第二十八章　肌纤维发育不良 ……………………………………… 230

第二十九章　亨廷顿病 ……………………………………………… 235

第三十章　共济失调-毛细血管扩张症 …………………………… 241

第三十一章　腓骨肌萎缩症 ………………………………………… 246

第三十二章　额颞叶痴呆 …………………………………………… 250

第三十三章　双侧对称小脑中脚梗死 ……………………………… 259

第三十四章　单纯舌下神经麻痹-枕大孔区肿瘤 ………………… 263

第三十五章　大脑胶质瘤病 ………………………………………… 266

第三十六章　白质消融性白质脑病-卵巢性脑白质营养不良 …… 274

第三十七章　Rasmussen 脑炎 ……………………………………… 283

第三十八章　进行性核上性麻痹 …………………………………… 292

第三十九章　POEMS 综合征 ……………………………………… 300

第四十章　原发性中枢神经系统血管炎 …………………………… 311

第四十一章　Krabbe 病 …………………………………………… 322

第四十二章　Hallervorden-Spatz 病 ……………………………… 329

第四十三章　Fabry 病 ……………………………………………… 334

第四十四章　C 型尼曼-匹克病 …………………………………… 340

第四十五章　CARASIL …………………………………………… 347

第四十六章　CADASIL …………………………………………… 354

第四十七章　脑淀粉样血管病相关炎症 …………………………… 367

第四十八章　Bickerstaff's 脑干脑炎 ……………………………… 372

第四十九章　新型隐球菌脑膜炎 …………………………………… 379

第五十章　MELAS 综合征 ………………………………………… 388

第五十一章　肝豆状核变性 ………………………………………… 403

第五十二章　嗜酸粒细胞增多症 …………………………………… 415

第五十三章　神经纤维瘤病 ………………………………………… 423

第五十四章　类风湿关节炎相关性血管炎 ………………………… 433

第五十五章　脑深部静脉系统血栓 ………………………………… 439

第五十六章　肾上腺脊髓神经病 …………………………………… 453

第五十七章　Balo 同心圆硬化 …………………………………… 460

第五十八章　卟啉病 ………………………………………………… 466

第一章 中枢神经系统表面铁沉积症

中枢神经系统表面铁沉积症（SS-CNS）是由慢性、长期、反复、少量蛛网膜下腔出血，红细胞崩解后的代谢产物含铁血黄素沉积于脑、脊髓、脑神经的软脑/脊膜表面、软脑/脊膜下和室管膜下，导致神经元损伤和神经胶质增生，引起神经系统慢性进行性、非可逆的退行性罕见疾病。感音神经性耳聋、小脑性共济失调、锥体束损伤、脑脊液黄变和 MRI T_2 像和 SWI 像脑和脊髓表面的低信号是本病特征性表现。其发病率约为 0.7%。

【病因】

多数学者认为：

1. 经典型的 SS-CNS 由长期慢性、反复的血液进入脑脊液所致。其中约 65% 的病例出血原因可查明，其中蛛网膜下腔出血（SAH）是主要原因；在 68 例 SS-CNS 报道中，60% 的患者由蛛网膜下腔出血引起；37% 继发于 SAH 中，75% 的病例脑脊液反复出现出血或黄变。

2. 继发于脑脊液腔隙系统病变，如下述诸多原因引起腔内脑脊液过多积存，其与神经组织长期接触，引起毒性反应而发病。①脑半球切除术后残腔、脑血管畸形、脑梗死后出血、脑动脉炎、血液疾病及烟雾病等。②淀粉样脑血管病是造成局限性 SS-CNS 常见的原因，常伴有明显认知障碍。③脑外伤后：如脑挫裂伤；慢性脑内血肿（报道占患者的 27.7%）；海绵状血管瘤，尤其位于蛛网膜下腔旁、脑室旁的海绵状血管瘤易致该病。④肿瘤：以室管膜瘤多见。⑤CSF 腔内的病变：如脑脊膜膨出；脊髓手术或外伤所致的假性脑（脊）膜膨出等。

3. 35% 患者原因不明，可能由代谢、血液系统功能异常、遗传性疾病等导致中枢神经系统本身铁代谢异常，对抗血红蛋白、自由铁损伤的保护机制薄弱或缺如；对血红素、铁剂生理性吸收障碍，铁在脑脊液中长期存留。此称为"CNS 抵御血液"。

国外报道的 270 例 SS-CNS 患者的病因：①特发性（35.18%）；②头部及背部创伤（12.96%）；③动静脉畸形（9.26%）；④CNS 肿瘤（14.81% ~ 20%）；⑤既往 CNS 肿瘤切除史（5.92%）；⑥CNS 术后（非肿瘤）（6.67%）；⑦淀粉样血管病（2.59%）；⑧臂丛神经或神经根损伤（6.3%）；⑨其他原因引起的 SAH（6.3%），如系统性硬化症、软脑膜淀粉样物质沉积症等。

【发病机制】

1. 大体解剖可见大量含铁血黄素广泛沉积于软脑膜下的双侧大脑半球表面、双侧小脑半球、脑桥基底、各脑神经及脊髓和脊髓神经根的表面，尤其是在小脑半球蚓部上部、双侧听神经、脊髓白质和终丝。

（1）脑干和小脑表面最先或最易沉积，部分原因是脑脊液循环过程中该区最先接受脑脊液灌溉；另外小脑存在有丰富的小胶质细胞和 Bergmann 细胞，前者可合成铁蛋白，后者对铁蛋白合成起加速作用，铁蛋白含量高，含铁血黄素更多的沉积，导致小脑（蚓部）皮质萎缩而发病。

（2）听神经和终丝易受累，主要是它由中枢髓鞘形成的少突胶质细胞构成，小胶质细胞是合成铁蛋白的主要场所，铁蛋白的合成是神经系统的一种自我保护机制，如果游离铁的产生过多，则可催化过氧化氢为超氧化氢，导致脂质过氧化、细胞膜受损，含铁血黄素较其他脑神经更易在其表面沉积。

（3）SS-CNS 中锥体束征发生，主要是因为皮质脊髓束在大脑脚处走行接近蛛网膜下腔，且锥体束的髓质和腰段脊髓均位于软脑膜下方，易受到含铁血黄素沉积的毒性作用，故锥体束损害也是常见症状之一。

也有解释为上述三联征，脊髓、坐骨神经及部分神经精神症状发生，可能与小脑上蚓部、额叶基底部、颞叶皮质、脑干、脊髓、神经根、第Ⅰ和第Ⅷ对脑神经等部位脑外间隙较宽大、脑脊液含量较多，局部脑组织与脑脊液之间的物质交换更充分有关，而双侧大、小脑半球这些脑外间隙狭小的部分则含铁血黄素沉积表现不明显。

2.SS-CNS 的发病是一个慢性病理过程，可能经过以下几个阶段：①由各种原因造成慢性蛛网膜下腔出血灶，红细胞扩散到脑脊液中；②由于长期、反复、少量出血使脑脊液中红细胞总量超过了神经系统吞噬细胞的清除能力，红细胞在脑脊液中发生溶血，释放出游离的血红蛋白；③游离的血红蛋白进入吞噬细胞或神经元后诱导细胞产生大量血红蛋白氧化酶，分解血红蛋白释放出游离的铁离子和胆绿素；④血红蛋白和游离的铁离子长期存在诱导细胞合成大量脱铁蛋白，结合游离铁形成含铁血黄素而沉积在脑组织并影响脑组织细胞，造成肉眼和镜下所见的含铁血黄素沉积现象。

3. 铁沉积引起神经元不可逆损伤的机制：①神经元铁超载可以诱导细胞产生强烈的氧化应激反应，释放大量氧化自由基，导致细胞损伤；②沉积的含铁血黄素可导致脊髓和听神经髓鞘脱失、轴索变性；③血红蛋白可能通过诱导氧化应激对神经元产生损伤。需注意的是铁沉积的程度或者沉积的范围与临床症状的严重程度有时并不平行，影像上病变严重且范围广泛，但临床症状却比较轻微，反则亦然。

总之，SS-CNS 的发病首先为出血通过脑脊液扩散；二是红细胞溶解，释放血红素；三是血红素转换成游离铁、铁蛋白、含铁血黄素；四是含铁血黄素暴露于脑脊液中，沉积于脑表面且可深达皮质的第三层，损伤神经组织。特征性病理改变为软脑膜表面铁沉积，颗粒状室管膜炎和梗阻性脑积水。镜下显示含铁血黄素沉积、软脑膜纤维化以及细胞外巨噬细胞聚集，并伴有神经胶质增生，细胞内可见卵形小体及轴索脱髓鞘改变。

【临床表现】

1. 一般症状：①发病年龄 14~77 岁，多在 40 岁后才出现临床症状（平均发病年龄为 50 岁），男：女为 3：1；②疾病发生是一种慢性过程，从发病到出现症状潜伏期可达 4~8 个月，甚至 37 年，出现症状的时间早晚主要取决于是连续性出血还是间断性出血以及出血量的多少和个体对血红蛋白、游离铁等脑脊液中有害物质的清除能力；③病死年龄为 29~78 岁，发病至病死时间为 1~38 年。

2. 典型临床表现为进行性加重的感音神经性耳聋、小脑性共济失调和锥体束损伤，其是本病的临床三联征，但很少同时发生于同一个体，且发生顺序无特异性。完全具备此三联征者有约 39%。①小脑共济失调、构音障碍（小脑蚓部与第四脑室毗邻，小脑蚓部易受影响），其发生率为 81%~88%。共济失调者：46% 影响双侧肢体和步态，36% 主要影响步态，少数有眼震。②感音性耳聋、耳鸣，发生率为 81%~95%，甚至多数均有，如无此症状，诊断本病应受到质疑（听神经从脑干发出后经过桥脑池较长，易接触脑脊液中的铁，故最早出现听力下降），当累及前庭神经可出现眩晕，检查可见前庭-眼反射减弱或消失。③锥体束损害表现，病变水平可在脊髓或脑干，症状以双下肢明显，发生率为 53%~76%。④部分患者可单独出现或伴随某些非典型症状，如认知障碍（记忆力减退、痴呆）、膀胱功能障碍、头痛、背痛、神经痛、肠道功能异常、味觉丧失、脑神经损害（嗅觉丧失、视神经、动眼神经，因胶质细胞形成的髓鞘较长）、癫痫、失语、锥体外系的帕金森病及躯体感觉障碍等。神经损害部分原因可能为小量 SAH，部分为伴脊髓蛛网膜炎。

1995 年 Fearnley 等总结了 SS-CNS 的典型临床特点，其中，①感觉神经性耳聋占 95%（几乎均有且双侧，但早期可不对称且主要是高频损伤，发展时间可持续 1~15 年，最后可发展为全聋或仅保留少量对低频音的听力）；②小脑性共济失调占 88%（主要影响步态，眼震少）；③锥体束征占 76%（主要为下肢，重者呈痉挛性瘫，病变主要在脊髓或脑干，腱反射亢进占 24%，损及腰骶部者为下运动神经元征）；④痴呆（认知障碍）占 24%；⑤膀胱功能障碍占 24%；⑥嗅觉丧失占 17%；⑦瞳孔不等大占 10%；⑧躯体感觉障碍占 13%；⑨少见症状包括眼外肌麻痹、颈背痛、双侧坐骨神经痛和下运动神经元损害等。

最近研究将 SS-CNS 分为皮质型与皮质下型，前者含铁血黄素沉积局限于中枢神经系统的幕上结构、不累及幕下结构，临床表现为头痛、认知障碍、癫痫发作、局灶性神经功能缺失。后者含铁血黄素沉积于幕下结构，包括脑干、小脑、脊髓及颅颈交界处，伴或不伴幕上结构受累，主要表现为小脑共济失调、感音神经性耳聋及锥体束征等，也有括约肌功能障碍、吞咽困难、嗅觉丧失等症状，以往报道的病例多为该型。

【辅助检查】

1. 脑脊液检查：①脑脊液颜色可为红色、黄变、铁锈色或正常；红细胞计数和蛋白明显增高，红细胞计数可过万，蛋白可升高，多在 0.4~2.0g/L，甚至高达 5g/L，也可正常；镜下可观察到有含铁血黄素的巨噬细胞和破碎的红细胞，以及出现噬红细胞现象，或噬铁细胞现象。②脑脊液生化检查能提示含铁血黄素、血红素、铁蛋白等含量异常，可用于早期诊断和驱铁治疗疗效的评估，如在正常脑脊液中铁蛋白含量小于 12ng/mL，铁表面沉积症患者脑脊液中铁蛋白的含量一般在 75ng/mL 左右，甚至在临床前期铁蛋白的指标就已经升高，可进一步支持 SS-CNS 诊断。③偶尔可以出现寡克隆区带阳性。

2. 影像学检查：SS-CNS 的诊断主要依靠影像学，其中以 SWI 对早期诊断与病因诊断最敏感。因此，随着影像技术的发展，SS-CNS 的检出率明显提高。

（1）主要累及部位：额叶底部、颞叶中部皮层、外侧裂部、大脑沟回；脊髓表面；小脑蚓部（蚓部上部著）或小脑半球前上部；脑桥基底部、环池；各脑室表面；脑池内；第Ⅰ、Ⅴ、Ⅷ和第Ⅷ脑神经周围（病理检查存在，而 MRI 上仅有 25% 能显示）。

（2）影像表现：①头颅 CT 无异常表现。②MRI 在 T_1WI 可表现为低信号或略低信号，但因无脑脊液映衬，常不易被发现，少数认为在 T_1WI 上可显示线样高信号，并认为具有重要提示价值。③T_2WI 加权成像检查较敏感，可见在上述各组织结构沿着与脑脊液相接触的脑膜表面、脑与脊髓蛛网膜下腔以及脑室的室管膜有特征性的线样低信号带，为含铁血黄素沉积信号影，敏感度为 27.3%。④SWI 比 T_2WI 加权成像显示更敏感、清晰和广泛，敏感度为 90.9%；同时能显示慢性出血灶，有助于发现病因。⑤脊髓表面铁质沉积，在轴位像上于脊髓表面形成环状低信号。⑥尽管有脑神经受累，但在影像上较难清楚显示。

值得注意的是：

（1）淀粉样脑血管病（CAA）无典型的 SAH 病因，可有脑内微出血，铁沉积局限在大脑凸面的皮质内，缺乏上述典型症状，而以反复发作的感觉运动异常和认知障碍为主，有学者把这种类型的铁沉积称为皮质型表面铁沉积症或局限型表面铁沉积症。

（2）在慢性硬膜下血肿患者，含铁血黄素局限的沉积于脑回的顶端而不在脑沟内，主要表现为脑皮质变薄。

（3）破裂动脉瘤致 SAH 患者的铁沉积主要在外侧裂池的占 65.5%，其他部位主要沉积在脑沟内，其概率依次为顶叶 43.1%、额叶 41.3%、颞叶 39.7% 和枕叶 20.7%。

（4）外伤性 SAH 引起的脑表面铁沉积多位于大脑表面，无典型三联征，可因损害部位不同出现某些相应症状。单次外伤性 SAH 致 SS-CNS 原因不清，可能：①外伤性 SAH 常伴硬膜下血肿、脑挫伤，致脑水肿及血液引起的化学性脑膜炎，均加重局部脑沟裂受压变窄，使 CSF 循环、吸收障碍，出血的代谢产物廓清慢。②长时间卧床，血液易沉积于外侧裂池等脑沟内。③出血后致大量自由基、内皮素释放，血管痉挛，脑缺血等，影响铁离子吸收，加重铁蛋白蓄积等，均可致局部含铁血黄素沉积。

【SS-CNS 的诊断】

目前无诊断标准，但多数文献提出具有以下标准。①明确病因：CNS 出血史、肿瘤手术史等。②具备特征性临床表现（双侧感音性听力下降、小脑性共济失调和锥体束征三联征）。③头颅 MRI T_2WI 或 SWI 显示脑和脊髓表面线样低信号影者，确诊并不困难。

令人不解的是，脑出血、SAH、颅脑手术、颅脑外伤等很常见，但中枢神经系统铁表面沉积症并不多见，原因何在？少有解释。我们考虑可能是：①对该病认识不足，警惕性不够，SWI 检查非临床应用常规，影像表现细微、不典型，未仔细观察。②虽有明确病因，但病程太长，临床早期可无症状或症状不典型，未做特殊检查。据报道从含铁血黄素开始沉积到出现该病特征性表现之间的中间期，可经历约 4 个月到 30 年的时间。有研究在 8 843 名接受 MRI 检查的人群中，0.15% 的患者发现有 SS-CNS 的 MRI 表现，其中 85% 没有症状，何时或是否出现症状难说。③是否与轻链铁蛋白、重链铁蛋白在脑脊液或脑组织中含量比例变化有关，含铁血黄素可能仅在大量轻链铁蛋白存在的情况下才出现，而促进了大脑铁储存。

依据上述明确的确诊条件及病因的多见、病程的长期性，我们提出下列诊断标准，可供临床参考施用。

1. 诊断标准

（1）临床标准：①病因明确：脑出血病史或手术史；伴或不伴实验室异常。②有典型感音性听力下降、小脑性共济失调和锥体束征临床"三联征"。③有非典型临床症状。

（2）MRI 影像标准：①典型部位：铁质沉积于小脑蚓部、脑干周围、Ⅶ和Ⅷ脑神经周围，同时或其中 1～2 处。②非典型部位：幕上脑室周围、脑裂池或病变区。

2. 评定标准

确诊：具有临床标准①～③中 3 条及 MRI 影像标准①中 2 处（幕下型）；或具有临床标准①和③及影像标准②（幕上型）。

很可能：具有临床标准①及②中 2 条，MRI 影像标准①中 1 处或以上。

可能：具有临床标准①及②中 1 条，MRI 影像标准①或②。

可疑：具有临床标准①和②中 2～3 条，无明确 MRI 影像标准，并排除可解释的疾病。或有明确影像异常，无明显临床症状。

病例 1：患者，男，65 岁，以"脑出血后行走不稳感 10 月余，加重 6 小时"为主诉入院。患者 10 个月前"左侧脑干出血"，治疗后遗留左侧咀嚼力弱、味觉缺失及行走不稳感，日常活动未受明显影响。半年来行走不稳进行性加重，行走向右偏斜，无肢体无力、麻木、头晕、耳鸣、复视等伴随症状。6小时前患者行走偏斜明显加重，2小时前出现站立不稳，需人搀扶，无明显其他伴随症状住河南大学第一附属医院。病程中患者神志清，饮食可，体质及二便正常。既往史：高血压病史10余年，血压最高190/110mmHg，服药治疗血压控制尚可；2个月前出现头晕、耳鸣、视物不清，疑为"脑梗死"住院输液治疗，出院后规律服阿司匹林肠溶片及降脂药。

体格检查：BP 130/70mmHg，神清语利，皮质功能正常，左侧额纹稍浅、眼裂较小，瞳孔等大、对光反射灵敏，左眼外展、右眼内收稍差伴水平细小眼震，余脑神经（-）。四肢肌张力正常，肌力左上肢约V-、右V、双下肢V级，双上肢腱反射（++），左下肢腱反射（++），右下肢腱反射（+），左颜面部及左下肢针刺觉较对侧稍敏感，深感觉无异常，左侧病理征可疑阳性，右侧阴性，双侧指鼻试验欠准，双下肢跟-膝-胫试验明显不稳，昂白氏征阳性。

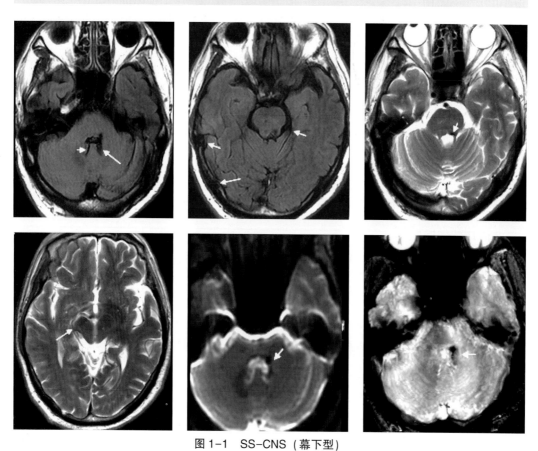

图1-1　SS-CNS（幕下型）

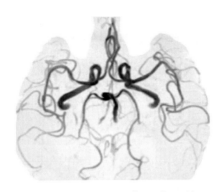

图 1-1 SS-CNS（幕下型）（续）

MRI 依次为 T$_1$、T$_2$、DWI、SWI 分别示脑干左侧及大脑表面低

信号影-含铁血黄素沉积（箭头）；MRA 无异常

本病例特点为有脑出血病史；具有无其他明确可解释诱因的进行性加重的小脑性共济失调；左侧眼裂小，向左同向凝视轻度麻痹，伴水平眼震。左侧痛觉稍敏感，脑干损害症状。

影像上邻近四脑室并伴可疑脑干、右侧颞枕部皮层表面低信号影。因此诊断为SS-CNS（图 1-1）。

> 病例 2：患者，女，23 岁，发作性意识丧失、肢体抽搐 2 年余，始发作较少，近约 10 个月来发作 5 次，一次持续 4~5 分钟；在发作间歇期有时有肢体抖动，但无意识丧失及其他不适。2009 年曾住院检查，诊断为血管畸形；烟雾病（图 1-2C、D）。赴北京就诊诉无特殊疗法，可对症处理。2011 年 2 月 21 日检查，发育正常，一般内科检查、智力及神经系统检查均无异常（影像表现见图 1-2A~D）。

【治疗及预后】

积极寻找出血病因最重要，病因明确后，外科手术切除出血灶（如动静脉畸形，尤其是慢性出血灶），是针对性最强的根本治疗方法，但病程漫长难见效果，且即使停止出血，但病理变化是否会停止尚无定论。

人工耳蜗植入，63% 的患者听力有改善，但并不能延缓听力丧失时间。

药物治疗：对特发性或原因不明者用铁螯合剂治疗，去铁酮可通过血脑屏障，有报道个案治疗 3 个月、1 年半后复查，部分患者临床症状及 MRI 表现有改善；用去铁酮治疗的 38 例患者中，经 2 年随访，63% 患者无进展或至少有 1 个神经系统症状改善，40% 患者听力功能稳定，30% 患者协调和步态稳定或改善，50% 患者 2 年内全脑 T$_2$ 高信号总体平均增加 1%~13%，提示治疗有效。大剂量的维生素 C 及维生素 E 治疗，部分个案有效。激素治疗（或）联合免疫抑制剂治疗部分患者有效。

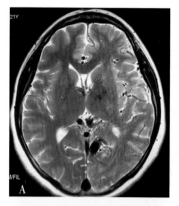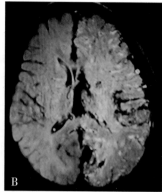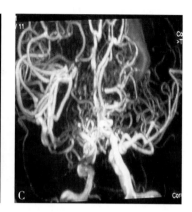

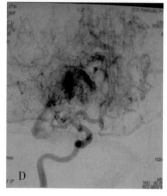

图 1-2 SS-CNS（幕上型）

A 为 T_2、B 为 SWI，左侧顶叶、枕叶及脑室旁广泛低信号，为含铁血黄素沉积；C 为 MRA，显示烟雾血管；D 为 DSA 显示广泛侧枝循环血管影及出血。

预后较差：一项 87 例病例研究，患者在发病之后的 1~37 年中因为小脑性共济失调或者锥体束损伤而不能行走甚至卧床。另报道在 33% 的患者中出血灶行手术切除或修补手术，术后症状停止进展的仅有 11%。

参考文献

［1］孙沄，张晨.中枢神经系统表面铁沉积症［J］.国际脑血管病杂志，2009，17（4）：309-311.

［2］贺旻，费国强，毛悦时.中枢神经系统表面铁沉积症 1 例报道及文献复习［J］.中国临床神经科学，2015，23（2）：156-160.

［3］高瑜，矫黎东，王玉平.中枢神经系统表面含铁血黄素沉积症临床研究进展［J］.疑难病杂志，2016，15（9）：279-985.

［4］赖针珍，庞伟茂.中枢神经系统表面铁沉积症合并脑梗死 1 例［J］.中国乡村医药，2018，25（13）：41-42.

［5］张世峰，殷建瑞，张文胜，等.中枢神经系统表面铁沉积 1 例报道［J］.中国实用神经疾病杂志，2018，21（14）：1620-1024.

［6］王美豪，李又成，杨运俊，等.中枢神经系统表面铁质沉积症一例［J］.中华放射学杂志，2007，41（5）：560.

［7］周瑾，吴宗山，彭传勇.中枢神经系统表面铁沉积症的 MRI 诊断［J］.安徽医学，2018，

39（6）：725-727.

［8］刘军委，王安平，刘衡，等．中枢神经系统表面铁质沉积症的 MRI 表现［J］．实用放射学杂志，2018，34（1）：12-18.

［9］赵宏伟．中枢神经系统表面铁沉积症研究进展［J］．国际神经病学神经外科学杂志，2014，41（1）：89-92.

［10］赵宏伟．基于序列研究单次引起脑表面铁质沉积症的可能性［J］．浙江大学硕士学位论文，2013.

［11］赵宏伟，陆忠烈，吴卿杰，等．外伤性蛛网膜下腔出血致中枢神经系统表面铁质沉积症的 MRI 评价［J］．实用放射学杂志，2017，33（2）：186-189.

［12］朱明睿，杨军，张朝东，等．中枢神经系统表面铁沉积症的早期诊断及文献复习［J］．中国临床神经科学，2011，19（5）：489-492.

第二章　原发性中枢神经系统淋巴瘤

原发性中枢神经系统淋巴瘤（Primary central nervous system lymphoma，PCNSL）是一种仅累及中枢神经系统而全身其他部位未受累的结外非霍奇金淋巴瘤，较罕见，占颅内肿瘤的 3%~5%，近年发病率明显增加，年发病率约为 0.47/10 万，好发年龄在正常免疫人群中为 50~70 岁，免疫缺陷者以 30~40 岁多，通常以中老年（50~70 岁）多见，40 岁以上者占 84.6%，男性发病率略高于女性。本病起病快，病情进展迅速，但对放疗和（或）化疗治疗敏感，治疗效果尚佳。

【发病机制】

PCNSL 98% 以上为大 B 细胞淋巴瘤，少数为 T 细胞淋巴瘤，其发病机制复杂，目前尚不清楚，主要有以下四种：①EB 病毒感染引起 B 细胞过度增殖，进入神经系统致病。② 淋巴细胞激活后发生间变发展成瘤细胞，并随血液循环进入中枢神经系统。③ 脑血管中部分未分化的多潜能干细胞分化为瘤细胞。④抑制凋亡基因 Bcl-2 高表达者易发。值得关注的是，2015 年 Louveau 等的研究，对中枢神经系统淋巴瘤的发生，给我们提供了新思路，发现大脑中存在有功能的淋巴管，可引流脑脊液、转运免疫细胞，并与颈部淋巴结相连。

【临床表现】

无特异性，常见症状为：①慢性或隐袭起病，以 CNS 为首发部位。②弥漫性脑损害：主要为认知功能减退、记忆力显著下降及行为异常，这与肿瘤沿血管进行浸润，病变通过胼胝体并累及双侧半球的广泛区域，特别是额叶与颞叶等有关。③颅内压增高：表现为头痛、恶心呕吐及视乳头水肿，与肿瘤侵犯脑室系统、软脑膜等有关。④局部压迫症状：包括癫痫、行走不稳、视野障碍、言语模糊以及轻偏瘫等。⑤周围神经受损：表现为脑神经病变、腰骶髓症状等，其中眼部受累者占 10%~20%，是软脑膜性淋巴瘤的主要表现；当患者出现周围神经受损且合并认知功能减退或记忆力下降时，应想到 PCNSL 可能。⑥影像表现严重、症状相对轻，二者表现的不对称性是该病的一大特点，与大脑胶质瘤病相似，是因瘤细胞在血管间隙中浸润生长，早期对周围组织挤压轻。

【影像表现】

1. CT 表现（图 2-1A~C）：①平扫密度与灰质比较，若将密度分为稍低、等、稍高和高低 4 个等级，88% 病灶呈等或稍高密度，其中以高密度多，即是早期为低或等密度，随病程最后会变为高密度，质地均匀或不均匀，这与病灶中瘤细胞排列密集，间质水分相对较少，细胞核/质比例高，细胞核大，胞质成分丰富，染色质数量多，这种病理组织吸收 X 射线量较多有关。仅 12% 呈稍低密度。②增强 80%~90% 患者病灶呈轻中度强化，部分为环形强化，延迟 1 分钟后扫描强化更明显。③灌注成像病灶区为低灌注。④部分病灶内有血管影（裂隙征）。⑤钙化、出血、坏死、囊变少。

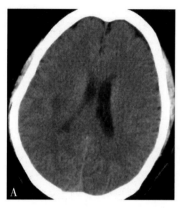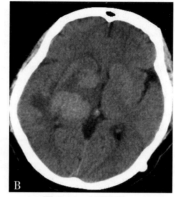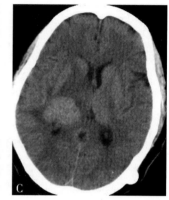

图 2-1　PCNSL

A~C 为 CT 成像；A 示病灶呈低密度；B~C 呈稍高密度

2. MRI 表现（图 2-2）：

（1）病灶数目：单发或多发；多发占 62.7%。

（2）病灶部位：PCNSL 往往呈弥漫性生长，几乎可以侵犯中枢神经系统的任何部分，包括脑、脑膜、脊髓和周围神经。80%~90% 的病灶位于幕上结构，最多侵犯血管周围间隙较为丰富的脑中央深部结构，即侧脑室周围白质、基底节和胼胝体，占 70%~85%；24% 位于浅部脑组织。肿瘤有向邻近室管膜或脑膜浸润生长的特点，可高达 75%。

（3）瘤周多有水肿，占 90% 以上。肿瘤体积与瘤周水肿程度不成比例，多呈轻、中度水肿为一特征，占位效应轻；少数大病灶水肿及占位重，可呈现两极化——轻度或显著改变。

（4）病变形态：病变边缘较清，呈团状、结节状或不规则片状，质地多均匀，少数有出血、囊变、坏死，质地可不均。少有呈弥漫性脑病样异常而无肿块影。

（5）平扫所见：病灶多呈 T_1 等信号或稍低信号，少数呈高信号；T_2 及 FLAIR 多呈稍高及高信号，少数呈等信号。DWI 100% 扩散受限，呈高信号，坏死、囊变者为低信号，ADC 为等信号或低信号对诊断有重要价值，为细胞毒性水肿表现，这与肿瘤细胞排列密集，间质少，间质内含水量相对少；瘤内含有丰富的网状纤维；细胞核大，胞质少，核/浆比例高有关。

（6）增强扫描：几乎均有强化且明显，病变形态显示清晰，72% 病灶表现为均质明显强化；28% 为不均匀强化。典型及特征性强化方式为：①多呈均匀一致"团块状"、结节状、斑片状强化。②"裂隙征"。③"尖角征"。④"卫星灶"征。⑤"蝶翼状"，见于双侧额叶及胼胝体病灶。⑥"握拳状"，或称缺口征、脐征、凹陷征等。⑦"硬环征"，即环形强化。⑧累及软脑膜、室管膜者呈弥漫性、弥漫粟粒结节状或带状强化；沿室周的线性增强强烈提示 PCNSL。

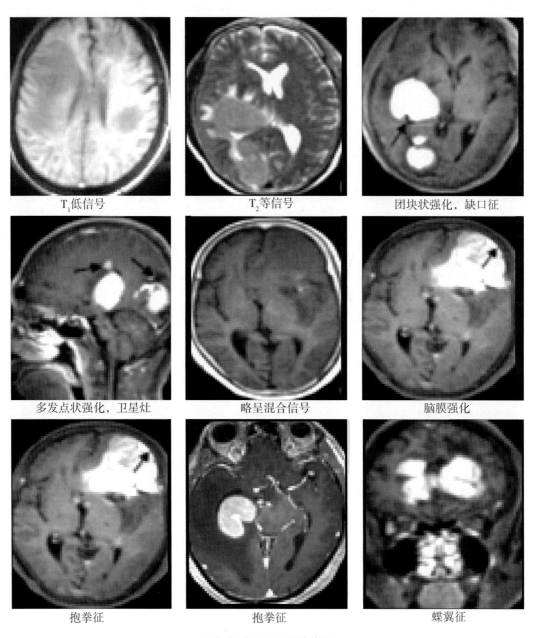

T_1低信号	T_2等信号	团块状强化，缺口征
多发点状强化，卫星灶	略呈混合信号	脑膜强化
抱拳征	抱拳征	蝶翼征

图 2-2　PCNSL 影像表现

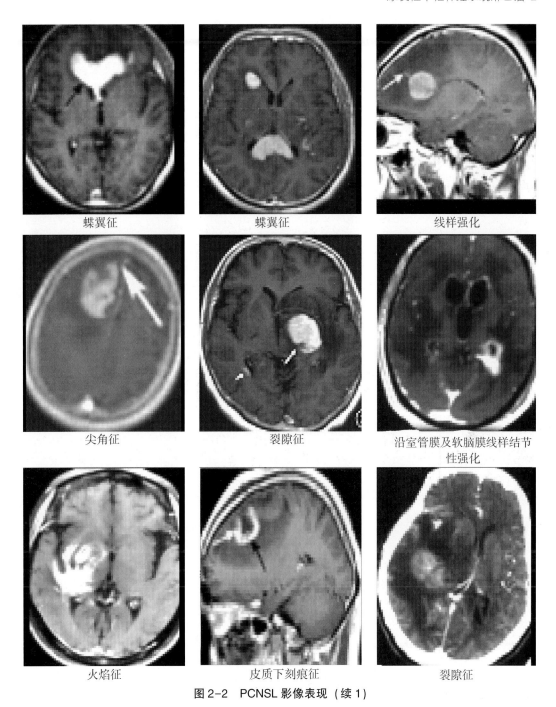

图 2-2 PCNSL 影像表现（续 1）

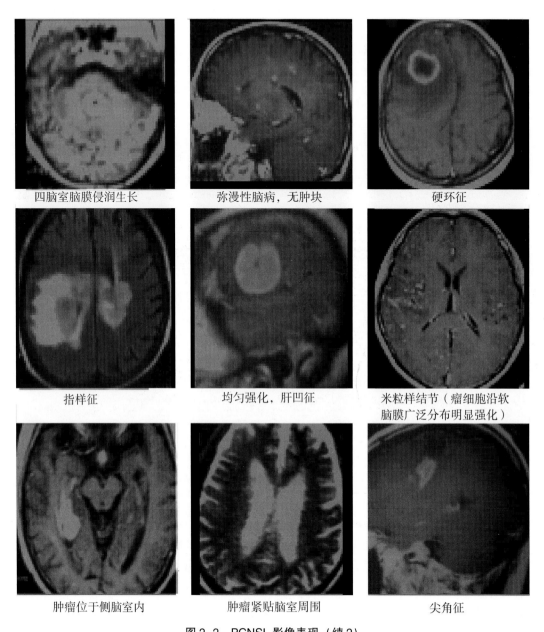

四脑室脑膜侵润生长　　　弥漫性脑病，无肿块　　　硬环征

指样征　　　均匀强化，肝凹征　　　米粒样结节（瘤细胞沿软
脑膜广泛分布明显强化）

肿瘤位于侧脑室内　　　肿瘤紧贴脑室周围　　　尖角征

图2-2　PCNSL影像表现（续2）

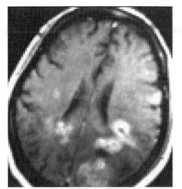
不规则强化

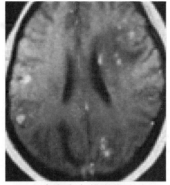
多发斑点状强化

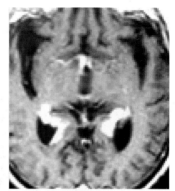
肿瘤侵犯室管膜

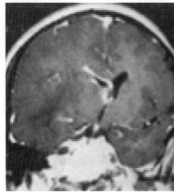
肿瘤侵犯室管膜

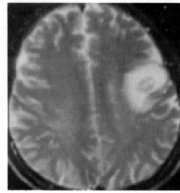
瘤内坏死室变及线样强化

图 2-2　PCNSL 影像表现（续 3）

3. MRS 分析（图 2-3），在肿瘤实性部分：NAA 中度降低（与瘤细胞沿组织间隙浸润生长，单位体积内神经元减少相关），Cr 轻度降低，NAA/Cr 比值较正常侧降低；Cho 升高（与肿瘤细胞增殖时细胞膜上的磷酸胆碱酯酶升高相关），Cho/Cr 比值较正常侧增高；出现宽大耸立的 Lac/Lip 峰（Lac 升高与瘤内低灌注、无氧代谢相关；Lip 升高与瘤内富含脂质及局部小的坏死相关，不同于其他病变在坏死区内出现 Lip 峰）是诊断要点之一。总之，Cho 峰显著增高，NAA 降低，高大的 Lip 且有时可与 Lac 融合更显高大是一特点。

4. MR 灌注成像（PWI）呈低灌注，与肿瘤本身无明显血供，新生血管较少有关。这与胶质瘤的高灌注不同，有鉴别价值。这种低灌注与病变增强由于通透性增加而形成的均匀强化现象，也是 PCNSL 的特点，有助于对 PCNSL 的诊断。

【对影像表现的说明】

1. 免疫功能正常，肿瘤多呈团块状、结节状明显强化，50%的免疫低下患者存在非均匀增强、环形强化。

2. ADC 值能代替体内 PCNSL 的细胞密度。最小、平均和最大 ADC 值与瘤细胞高增殖率相关，ADC 值的测量有助于标记瘤的治疗反应或疾病复发，ADC 水平越低，则

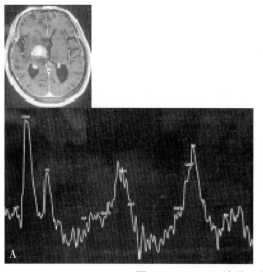
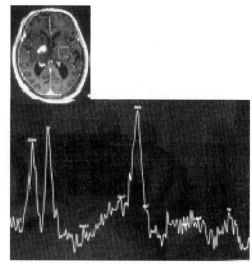

图 2-3 PCNSL 波谱（男，82 岁，A 为病灶区）

临床疗效以及预后越差。

3. 脑淋巴瘤强化的机制是由于肿瘤以血管周围间隙作为中心向外浸润性生长，破坏了血脑屏障，血管通透性增高，对比剂漏出血管渗透至肿瘤细胞外间隙，并且在肿瘤细胞间扩散缓慢，故肿瘤强化明显。

4. 肿瘤好发于或易累及中线结构和（或）脑室，是因瘤细胞以血管周围间隙为中心向外浸润性生长。

5. "缺口征""抱拳征"等的出现是由于淋巴瘤质软、易渗透，在生长过程中遇到较大的血管阻挡、各部分生长速度不均匀所致。

6. "火焰状""指样征""尖角征""线样征"为瘤细胞沿 V-R 间隙、围绕血管周围向邻近脑实质浸润，肿瘤生长速度不均衡及瘤周水肿形态不同所致，高度提示 PC-NSL。

7. 裂隙征为血管穿行于病灶内。

8. 皮质下刻痕征，为位于皮层下区的病灶，围绕邻近脑皮质浸润性生长，使病灶产生相应的凹痕。

9. 蝶翼征系病变位于胼胝体压部或膝部及双侧额叶，呈浸润性生长。

10. 硬环征系病变囊变坏死，呈环形强化（各影像表现见图 2-2）。

【PCNSL 的辅助诊断措施】

1. 病理学是诊断的金标准，可采用尸检或活检取材，临床多采用立体定向或导航引导下的穿刺脑活检，因对脑组织损伤小，被推荐为最有效的诊断方法。免疫组化染色中 CD20、CD3、CD79 等阳性。激素干扰病检结果，若已用激素者要停用 2 周后再做。

2. 脑脊液分析：病理检查受限，由于肿瘤具有高侵袭性，因此鉴别脑脊液中的标志物则成为尽快明确诊断的手段之一。脑脊液细胞病理学及流式细胞术分析：80%的 PCNSL 患者有软脑膜受累，脑脊液细胞学诊断的敏感性为 15%～31%，取 5mL 并立即送检阳性率较高，必要时需反复腰穿。

检查脑脊液中趋化因了配体（CXCL-13）或 IL-10 可能是有效的诊断标志物（浓度要达一定水平）。检查血清内源性非编码的微小 RNA-222（miR-222）有助于发现弥漫性大 B 细胞淋巴瘤。脑脊液 C-myc、bcl-2 的荧光原位杂交分析和 EB 病毒定量 PCR 检测也有辅助诊断价值。脑脊液蛋白分析包括抗凝血酶 III（AT III，浓度 >1.2ng/mL 时，诊断颅内肿瘤的灵敏度为 75%，特异度为 98%，但仅表示为肿瘤，无特异性）、可溶性 CD27、免疫球蛋白轻链，可辅助诊断 PCNSL。

3. 另外，病变对皮质激素治疗敏感，可戏剧性缩小或消失；外周血淋巴细胞可升高；肿瘤标记物 LDH 同工酶，β-葡萄糖苷酸酶和 β2-微蛋白可间接支持淋巴瘤诊断。

病例 1：患者，女，64 岁，以左下肢麻木半年、上肢麻木 1 月余入院。半年前渐出现左下肢麻木、发凉及感觉迟钝，稍伴无力感，未在意，1 月余前出现左上肢及左面部麻木，进行性加重，左手指烫伤而无痛感，不知鞋脱掉，伴记忆力下降、精神差、睡眠多、肢体及持物无力，行走不稳、拖地，病程中无言语不清、头痛呕吐、抽搐等。既往有"子宫肌瘤手术切除"史。入院体格检查：一般内科检查正常，BP 97/56mmHg，轻度嗜睡，精神差，言语尚清晰流利，听理解正常，对答切题，记忆力下降。左侧鼻唇沟稍浅，伸舌左偏，余脑神经（-）。四肢肌张力基本正常，右侧肢体肌力 5 级，左侧肢体肌力 4-级，双上肢腱反射对称存在，双膝、踝反射对称未引出，左侧 Babinski 征阳性，右侧阴性。左侧浅、深感觉减退。脑膜刺激征阴性。

辅助检查：血常规、凝血功能、感染五项、空腹血糖、肝功、血脂、血同型半胱氨酸、糖化血红蛋白、肿瘤标志物、心肌酶、肾功均正常。尿常规示亚硝酸盐阳性，细菌数稍高，电解质氯 97.9mmol/L，二氧化碳 31.3mmol/L 稍异常。心电图示 ST-T 改变，彩超示左室舒张功能下降，肺部 CT 右肺中叶局限慢性炎性改变，彩超示胰头部囊性病变，肝胆脾肾未见占位变、双侧颈部无肿大淋巴结、双侧腋窝淋巴结可见。头颅 CT 示右侧基底节区及脑干右份密度异常考虑多发占位。MR 平扫、增强及波谱分析示右侧基底节区、脑干多发占位，临床可疑淋巴瘤。经病理证实为大 B 淋巴细胞瘤，行放疗，2018 年 6 月来院复查，颅内病灶基本消失，但患者体质很差（图 2-4、图 2-5）。

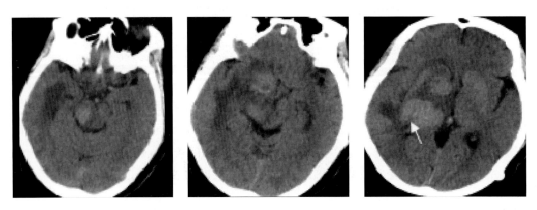

图 2-4　PCNSL

2017 年 5 月 11 日头 CT 示右侧脑桥、丘脑、基底节团块状高密度，并见裂隙征（箭头）

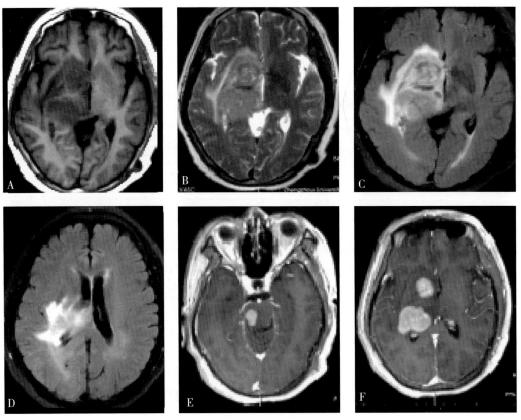

图 2-5　PCNSL

第二章
原发性中枢神经系统淋巴瘤

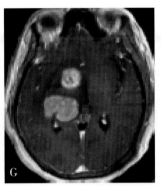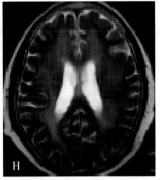

图 2-5　PCNSL（续）

2017 年 5 月 12 日 A MRI T_1 示右侧中脑、颞叶、丘脑、基底节病变为低、等密度信号；B T_2 示相应区域病变为稍高信号，质地基本均匀，中线略移位；C 为 FLAIR 示病变为更高信号，边缘清楚，可见裂隙征；D 为 FLAIR 示"火焰征"，E 为 GT_1 增强，病灶均匀强化；E 示脑膜强化；F 示缺口征、卫星灶；G 示裂隙征；H 放疗后于 2018 年 6 月 14 日 MRI 显示病灶基本消失，脑白质脱髓鞘，轻度脑萎缩

（该病例由郑州大学第五附属医院神经内二科张舒校提供）

病例 2：患者，女，36 岁。45 天前不明原因突发意识不清，四肢抽搐，约数分钟恢复正常，经住院检查：胸部 CT 正常，结核抗体、囊虫抗体、弓形体抗体、旋毛虫抗体、肺吸虫抗体均（-），肿瘤标记物（-），HIV（-），脑脊液：白细胞 4 个/mm³，红细胞 2 个/mm³，小淋巴细胞占 82%，一般淋巴细胞 18%（淋巴细胞明显增高），蛋白 53.7mg/dL，糖>50%，氯化物 123mmol/L，脑脊液 ADA 5.2U/L（正常值<7U/L），按炎症及抗癫痫治疗。近半个月来头晕、头痛、恶心，偶有呕吐，继而出现左侧肢体乏力，行走困难。既往史：一年前有精神异常，经治疗恢复正常，无高血压、糖尿病、肝炎、输血史。

体格检查：神清，左侧肢体张力正常，肌力 4 级，腱反射正常，病理征（-），脑膜刺激征可疑阳性，余神经系统检查正常。右额顶叶组织活检、免疫组化检查结果，最后诊断：右额顶叶大 B 细胞淋巴瘤（图 2-6、图 2-7）。经放疗及化疗后症状明显好转，半年后随访，患者基本健康生活。9 个月时随访：症状渐加重，出现吞咽困难，呼吸较困难，行走困难，颈痛，抬头困难，左侧肢体瘫痪重，右侧痛觉减轻明显，MRI 显示出现延髓、颈髓病变（图 2-7、图 2-8）。

【PCNSL 治疗】

近年来，PCNSL 发病率呈上升趋势，预后较差，未经治疗者中位生存时间为 1.5~3 个月，及时治疗后 30%~40% 患者可达 5 年生存期，但由于血脑屏障的存在，在很大程度上限制了药物的使用，故目前仍无有效治疗方法，其治疗主要包括化疗、放疗、靶向治疗和自体干细胞移植等。

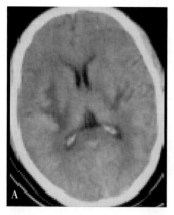
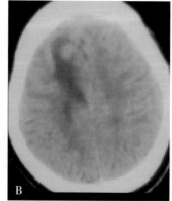
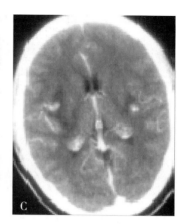
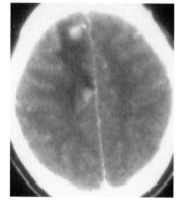

图 2-6　患者 2005 年 12 月 PCNSL

A~D 为 2005 年 12 月 CT 轴位，A、B 平扫示双侧白质及右侧额顶叶呈低、等密度，无明显占位效应；C、D 增强扫描，显示双侧病灶多发结节样强化

1. 手术治疗：由于病变广泛，部位深，具有弥漫浸润的特点，单纯手术治疗效果不佳，术后很快复发进展，对生存期亦无改善，故手术仅限于一般情况较好、年龄较轻、病变较浅或伴有明显高颅压患者，以缓解颅压、病检明确病变性质，有助于后续治疗。

2. 放疗：20 世纪全脑放疗曾作为 PCNSL 的一线治疗方案，总缓解率可达 90%，可作为化疗禁忌患者、难治或复发患者的挽救性治疗。但几乎所有患者仍会复发，中位总生存期仅为 12~16 个月，10%~29% 的患者达 5 年生存期，放疗的神经毒性大，放疗 1 年内诱发放射性脑病者高达 83%。放、化疗综合治疗的中位生存时间远长于单一单纯化疗或单纯放疗。

3. 化疗：化疗在治疗 PCNSL 中具有重要地位，然而由于 CNS 存在血脑脊液屏障（BBB），使得化疗效果受到一定限制，治疗时要注意：①剂量相对要大；②选择能通过 BBB 的药物。目前多推荐以大剂量甲氨蝶呤（HD-MTX）为基础的多药联合化疗，如有用 MTX+阿糖胞苷+ 利妥昔单抗+ 替莫唑胺，或 MTX 联合阿糖胞苷、丙卡巴肼和长春新碱等。利妥昔单抗与 HD-MTX 联合治疗，完全缓解率达 78%，2 年总生存率为 67%。其他药物如替莫唑胺、异环磷酰胺、亚硝基脲、甲苄肼也已被纳入 PCNSL 联合化疗方案中。具有良好的安全性并可以通过 BBB，治疗复发/难治性 PCNSL 患者的完

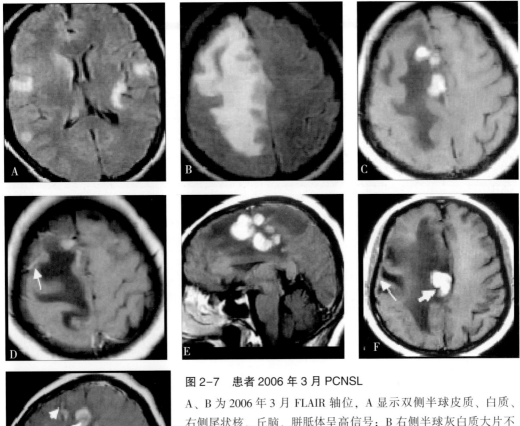

图 2-7　患者 2006 年 3 月 PCNSL

A、B 为 2006 年 3 月 FLAIR 轴位，A 显示双侧半球皮质、白质、右侧尾状核、丘脑、胼胝体呈高信号；B 右侧半球灰白质大片不规则高信号，类火焰征；C~G 为 T_1 增强扫描，示脑内多发散在，大小不一，密度均匀结节样强化病灶，周围伴明显水肿，轻度占位效应；D 可见脑膜强化（细箭头）；F 示凹陷征（稍粗箭头），脑膜强化（细箭头）；G 示裂隙征（粗箭头）、尖角征（三角箭头），并见胼胝体及丘脑线样强化

全缓解率达 25%。替莫唑胺联合 HD-Ara-C 及 MTX 治疗，患者完全缓解率为 85%，部分缓解率为 15%，5 年生存率为 77%。

大剂量化疗联合自体造血干细胞移植；手术治疗后的放、化疗等综合治疗，均可不同程度地提高疗效。在治疗中均应严密观察药物的不良作用。

4. 淋巴瘤对激素极其敏感，糖皮质激素可使恶性淋巴细胞瘤缩小甚至消失，甚至 48h 内即可显现疗效，因此可应用激素冲击治疗，但缓解期短，5 年生存率仅为 20%~30%，生存中位值为 10~20 个月。与化、放疗联用，有利于在化、放疗作用未显现时控制病情发展。

5. 目前针对 PCNSL 的靶点药物治疗研究也有所进展，有望在将来获得更有效的新疗法。

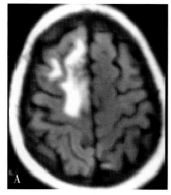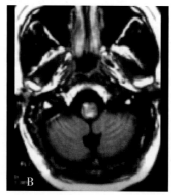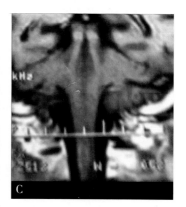

图2-8　患者2007年1月PCNSL

A~C为2007年1月MRI大脑、脑干轴位及颈髓冠状位，示原右额病灶缩小，又出现延髓及颈髓病变（箭头，幽灵瘤），右侧重

　　本病预后差，自然生存期短者仅2~3个月。提示预后差的5个因素：①年龄>60岁。②体能状态差，采用美国东部肿瘤协作组（ECOG）评分标准评价体能状态为2~4级。③血清乳酸脱氢酶增高。④脑脊液蛋白质含量增高。⑤脑实质深部受累。

参考文献

[1] 刘运培. 原发性中枢神经系统淋巴瘤的诊断、治疗及预后分析［J］. 国际神经病学神经外科学杂志, 2016, 43（6）: 595-597.

[2] 李扬, 刘福生, 刘元波, 等. 原发性中枢神经系统淋巴瘤的诊断与治疗［J］. 中华血液学杂志, 2014, 35（5）: 771-773.

[3] 宋丹丹, 刘建国, 戚晓昆. 原发性中枢神经系统淋巴瘤的临床诊治现状［J］. 中华神经科杂志, 2017, 50（8）: 636-640.

[4] 杨柳青, 张磊, 王光宪, 等. 原发性脑内淋巴瘤MRI表现与病理结果的关系［J］. 解放军医学院学报, 2016, 37（7）: 761-765.

[5] 程岗, 董超, 张雷鸣, 等. 原发性中枢神经系统淋巴瘤的影像学特征［J］. 中华神经外科疾病研究杂志, 2015, 14（6）: 490-493.

[6] 林洪平, 肖大春, 邵晓彤, 等. 原发性中枢神经系统淋巴瘤的MRI特征分析［J］. 实用放射学杂志, 2018, 34（3）: 347-450.

[7] 段玲玲, 王小利, 张明智, 等. 75例原发中枢神经系统淋巴瘤临床分析［J］. 中国肿瘤临床, 2018, 45（2）: 88-91.

[8] 陈其钻, 王守森, 刘峥, 等. 原发性中枢神经系统淋巴瘤的影像学研究［J］. 中华神经外科杂志, 2017, 33（2）: 173-177.

[9] 姜宇, 周仁华, 李晶, 等. 原发性中枢神经系统非霍奇金淋巴瘤的影像学特征［J］. 临床神经病学杂志, 2018, 31（1）: 26-28.

［10］李连霞，张延军，崔阿娜，等．磁共振成像在颅内原发性中枢神经系统淋巴瘤诊断中应用研究
［J］．影像研究与医学应用，2018，2（6）：54-55．

［11］邱伟智，龚国梅，李文臣，等．原发性中枢神经系统淋巴瘤影像学特征和疗效分析［J］．中国
神经精神疾病杂志，2012，38（1）：22-27．

［12］丁慧，陶荣杰，刘元波．原发性中枢神经系统淋巴瘤治疗进展［J］．中华肿瘤防治杂志，
2018，25（5）：375-380．

第三章　原发性胼胝体变性

【病例报告】

患者，男，46岁。以渐进性记忆力差、语言不清、行走不稳1年，发烧、嗜睡5天入院。1年来记忆力差，反应迟钝，但能日常生活未予重视。7个月前说话欠清，走路不稳，双下肢乏力，曾服用一些改善循环药无效。2个月前突发左侧肢体无力，并出现人格改变。在某医院住院治疗，当时查：表情淡漠，语言不清，衣着不整，记忆力明显减退，刚吃过东西说未吃，注意力不集中，简单计算困难。四肢肌张力高，左侧明显，肌力左侧4°，右侧尚正常，腱反射活跃，左侧著，病理征左（+），右（±），B超示肝大，谷丙转氨酶及谷草转氨酶均升高。头CT示双基底节区梗死，诊断多发性脑梗死；慢性酒精中毒性脑病，经治疗症状好转出院。5天前发烧、意识障碍加重入院。既往有高血压、糖尿病史，有饮酒嗜好，从16岁开始饮酒，饮酒量邻近闻名，经常陪酒，每天必饮酒1斤。体格检查：体温37~38℃，嗜睡，反应极迟钝，能回答简单问话，四肢均能动，轻瘫试验左侧上肢阳性，腱反射活跃，左侧著，双侧病理征（+），脑膜刺激征（−）（图3-1）。

临床诊断：Marchiafava-Bignami（该患者有长期大量饮酒史且肝功异常，一则引起胼胝体囊变坏死及脑白质脱髓鞘，二则也伴有动脉硬化、血管损害致脑腔梗）。

病例分析：原发性胼胝体变性又称 Marchiafava-Bignami syndrome（MBS），是一种临床罕见的慢性酒精中毒性并发症之一，其主要病理特征为对称性胼胝体脱髓鞘和坏死，偶可伴有出血。

【病因及发病机制】

尚不清，可能为：①慢性酒精中毒及营养代谢障碍：长期过量酒精摄入引起肝损害和胃肠功能紊乱，生物酶活性改变，营养代谢失调，尤以蛋白质、硫胺素、叶酸等缺乏为主，致脑内髓磷脂代谢障碍、白质脱髓鞘。胼胝体髓磷脂含量相对丰富，因此极易受累。②乙醇及其代谢产物对神经系统的直接毒性作用：酒精是脂溶性物质，可以通过血脑屏障和细胞膜，其代谢产物与卵磷脂结合，可产生直接毒性作用，脑组织中卵磷脂最丰富，较易受损害。③非乙醇中毒性，如严重营养不良、氰化物及一氧化碳中毒均可引起；个别患者因长期处于低钠状态，并发脑桥中央髓鞘溶解症，故认为与其发病机制相关，也属一种渗透压相关性脱髓鞘综合征；甚至有人认为可能是副肿瘤综合征或中枢神经系统狼疮的特殊表现。总之，目前多认为乙醇中毒或营养不良是主要因素，长期嗜酒者多见，据统计我国平均饮酒史为 21.8 年，是慢性酒精中毒并发症之一。

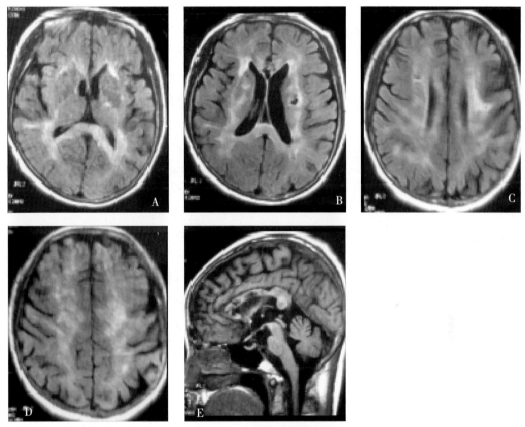

图 3-1　原发性胼胝体变性

A～D 为 MRI FLAIR 轴位像，示胼胝体膝部、压部对称性高信号，膝部伴有囊变坏死，侧脑室周围白质内对称性白质脱髓鞘，并见陈旧腔梗，灰质也有受累；E 为 T₁ 矢状位，见胼胝体腹背侧边缘清楚完整，中心囊变坏死呈低信号

【病理改变】

①胼胝体对称性脱髓鞘和中心性坏死是本病的主要病理特征。组织学检查胼胝体病变区内可见不同程度的髓鞘脱失伴反应性胶质增生，病变中心区髓鞘和少枝细胞几乎完全消失，而轴索改变较轻。坏死区境界较清楚，可呈小囊状并伴有大量巨噬细胞浸润，特别是病灶周边区。脱髓鞘和坏死可同时出现，也可在不同的患者或同一患者不同时期单独存在。② 有些病例，两侧大脑半球白质内也可出现对称性边缘清楚的脱髓鞘改变，晚期可出现脑萎缩，一般为轻到中度，是酒精长期大量持久作用，致大脑神经元变性所致。皮层损害与 Morel's 层状坏死有关，多系 B 族维生素缺乏所致。③急性期

患者，胼胝体肿胀，特别是胼胝体膝部，其病理基础是病灶区血脑屏障的破坏。

【MBS 临床表现】 胼胝体区损害临床症状复杂，且无特异性。按病变损害部位：胼胝体广泛病变产生精神症状，如嗜睡、淡漠、注意力不集中、健忘、失用症等。胼胝体前部受损出现面肌、舌肌失用，运动性失语。胼胝体中部受损出现半身失用，右利手者左手失用，左利手者右手失用。胼胝体后部受损出现偏盲，下肢失用。据报道，胼胝体损害尚有其他少见临床表现，如手足徐动、缄默、短暂性脑缺血发作等。按发病缓急程度分为急性、亚急性和慢性 3 型：急性患者共同特征为癫痫发作、意识障碍、昏迷、肌张力增高，多在短时间内病情恶化而致命；亚急性患者表现为不同程度的意识模糊、构音障碍、行为异常、记忆缺失、视幻觉、半球离断状态和步态障碍；慢性患者少见，表现为渐进性痴呆，病情在数年内缓慢进展。虽分为 3 型，但急性和亚急性间结果无明显差异。Heineich 又根据临床症状及影像学将其分为 A 、B 型。A 型多为急性意识障碍、癫痫、肌张力增高、锥体束征等，MRI T_2WI 示胼胝体广泛水肿高信号及多合并胼胝体外病变，一般预后差，病死率高；B 型临床症状轻，可表现为嗜睡、失语、步态不稳等，MRI T_2WI 胼胝体膝部、压部呈"夹心饼干"高信号，病变多局限于胼胝体本身，临床预后较好。

【影像学表现】 CT 和 MRI 有助于对本病的确诊。

CT 表现为：①急性期胼胝体呈密度均匀降低，注射对比剂后可强化。②后期胼胝体萎缩、囊变伴有额叶皮质萎缩，不再强化。

MRI 表现具有特征性：①急性期胼胝体由于水肿、髓磷脂破坏表现为对称性、弥漫性肿胀病变，以膝部或压部明显，轴位上显示 T_1 等或稍低信号、T_2 及 FLAIR 高信号，DWI 序列呈明显高信号，为细胞毒性水肿，ADC 信号可有较大差异，报道 ADC 值升高、降低均有，ADC 相对升高者（包括皮层白质病灶）预后较好，相反，降低者预后较差，提示细胞毒性损害、坏死严重，但也有报道尽管呈低信号，对治疗也有较好反应。增强后病灶可有不同程度强化。②亚急性期，胼胝体内可出现坏死和（或）囊变，以体部明显，尤以在矢状位上胼胝体的背侧及腹侧层边缘保留完好，胼胝体内中心层状坏死、囊变，在 T_2 和 FLAIR 序列上清楚显示胼胝体背、腹侧边缘呈等信号，中心呈稍高信号，或 T_1 序列上边缘呈等信号，FLAIR 序列上中心呈低信号（囊变坏死著），形成特征性的称为"夹心饼干征"或"三明治征"，具有与其他胼胝体疾病鉴别意义。③慢性期胼胝体萎缩变薄，T_1WI 低信号，T_2WI 高信号。④MBD 近半数患者可伴有胼胝体外部位如幕上、幕下白质及幕上灰质受累，主要分布在额顶叶中央前后回白质、双侧半卵圆中心及双侧脑室后角周围，皮层损害主要在脑叶第三层，呈皮层坏死或胶质细胞增生表现特征，称为 Morel 薄层硬化，DWI 呈高信号。以上病变（包括胼胝体内、外）在轴位上几乎均呈双侧对称性表现，其是本病影像的另一体征。胼胝体外出现病变者，病情多重、预后差。⑤弥散张量成像可显示胼胝体中央白质纤维严重缺失。

【诊断依据】 目前无统一诊断标准，我们提出以下诊断依据供临床应用参考。

1. 多为中年男性，亚急性、慢性起病，缓缓发展。

2. 有长期大量饮酒、营养不良史。

3. 有认知、行为异常、癫痫发作、大脑半球分离综合征等临床症状，伴锥体束或锥体外系等损害体征。

4. MRI 检查显示有对称性、胼胝体或伴胼胝体外病变，尤其显示"夹心饼干征"或 DWI 高亮信号者。

5. 排除脑梗死及多发性硬化等疾病。

【鉴别诊断】 见表 3-1。

表 3-1　MBD 与胼胝体梗死鉴别

原发性胼胝体变性	胼胝体梗死
长期大量饮酒史	脑血管病危险因素
中年男性多见	老年多见
亚急性、慢性起病，渐加重	急性起病，少有进行性恶化
轴位示对称性胼胝体体部、压部受累；矢状位示"夹心饼干征"；胼胝体外病变相对少见	病变主要位于胼胝体压部；多伴胼胝体外半球新、老不一多发梗死灶及白质病变；多为非对称性病变
B 组药物及类固醇治疗有效	溶栓及改善循环剂有效

【治疗及预后】

目前无特异性疗法，主要为：①戒酒及大量服用 B 族维生素等药物。②皮质类固醇药对部分患者有效，可用甲泼尼龙 1g、0.5g 等冲击治疗，或用口服泼尼松（起始量 30mg，每日 1 次）治疗，均有较好疗效。机制可能有：减轻脑水肿；抑制脱髓鞘；稳定血脑屏障；减轻炎症反应。

预后总体尚好，但报道不一，有将预后分为两型：A 型主要表现为意识障碍，早期 T_2WI 提示胼胝体整体肿胀且多伴有胼胝体外受累病变，预后较差；B 型以行为和步态障碍为主，意识损害多较轻，MRI 显示病灶仅局限于胼胝体，预后较好。有认为胼胝体全程损害、皮质受累、ADC 值降低是预后不良的因素。有认为预后差仅与昏迷及抽搐有关。总之，早诊断、早治疗是决定预后的关键。

参考文献

[1] 张慧. 国人 Marchiafava-Bignami 病的临床特点分析［J］. 大连医科大学附属第一医院硕士生论文，2013，5.

［2］刁剑霞 . Marchiafava - Bignami 病 1 例报道并文献复习［J］. 中国现代医生，2008，46（13）：139.

［3］郝悦含，马瑞，何志义 . Marchiafava - Bignami 病伴脑白质广泛脱髓鞘病变 1 例报告并文献复习［J］. 中风与神经疾病杂志，2017，34（11）：1103-1106.

［4］刘静，高博，余永程，等 . 不同临床类型 Marchiafava-Bignami 病的 MRI 表现分析［J］. 临床放射学杂志，2017，36（1）：19-23.

［5］高媛 . Marchiafava-Bignami 病研究进展［J］. 西南军医，2015，17（1）：86-88.

［6］白超博，董晓宇，岳海楠，等 . 成年男性胼胝体变性病的临床及影像学特点［J］. 临床神经病学杂志，2017，30（6）：461-483.

［7］刘娟丽，王世君，李冬松 . 累及白质急性 Marchiafava-Bignami 病一例及文献复习［J］. 中华脑科疾病与康复杂志（电子版），2016，6（3）：190-199.

［8］汤敏，冯永恒，缪星宇，等 . MR 扩散加权成像在急性 Marchiafava-Bignami 病诊治中的应用实用［J］. 放射学杂志，2014，30（8）：1251-1254.

第四章 原发性侧索硬化

【病例报告】

患者，女，49岁，2年前有短暂复视，几天即愈。近2个月前出现右下肢无力，渐加重并波及四肢，近20天前出现过2次癫痫大发作。体格检查：神清语利，智力正常。饮水偶有呛咳，右侧似有轻度中枢性面瘫，吸吮反射阳性，下颌反射阳性。四肢肌张力增高，右侧著，下肢比上肢著。肌力右侧50-，左手握力似差，四肢反射亢进，双侧 Rossolimo 征（+），双侧踝阵挛均阳性，双侧巴氏征（+），右侧著，无深浅感觉障碍及肌肉纤颤，无共济失调，脑膜刺激征（-）。脑脊液压力及常规正常，寡克隆区带血及脑脊液均阳性。髓鞘碱性蛋白脑脊液3.72（正常值<3.5μg/L），血正常。24小时 IgG 鞘内合成率13.2（<7.0mg/24h）。IgG指数0.91（<0.85）。经用激素冲击治疗无效，症状进行性渐加重。诊断为原发性侧索硬化症（图4-1）。

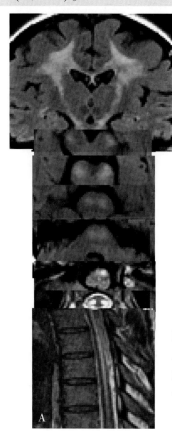
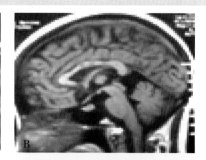
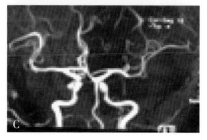

图4-1 A~C 为原发性侧索硬化
A 为从皮层到脊髓的肢体束变性，
B、C 为该患者头 MRI 矢状位及血管像无明显异常

原发性侧索硬化（primary lateral sclerosis，PLS）是罕见、特发性、非家族遗传性，仅选择性侵犯上运动神经元（UMN）的慢性进行性变性疾病，占运动神经元病的1%～3%。其病因不明，可能与慢性病毒感染或自身免疫障碍有关。病理特点为病变仅限于上运动神经元，疾病初期运动区皮质神经元细胞完好，而脊髓锥体束出现显著的脱髓鞘改变，随着病情的进展，脑干、内囊及大脑中央前回的锥体细胞也发生变性，此称为逆行性死亡。

PLS的主要临床特点：主要累及上运动神经元，但也可伴有下运动神经元受累，并最终进展为肌萎缩侧索硬化（ALS）或为上运动神经元主导的肌萎缩侧索硬化，故称其是运动神经元病的一种类型。与其他运动神经元病一样，无感觉障碍。括约肌功能不受累（可能因病期不同，少数报道可有尿频甚至失禁）。无意识障碍，少数晚期患者可有情绪不稳、强哭强笑。自主神经功能障碍症状不明显。它与肌萎缩侧索硬化等其他运动神经元病相比，主要有以下特点：①起病隐袭，发病年龄多为30～60岁。②进展慢，病程长，生存期长，生活质量较高。③初始症状多以双下肢对称性乏力、僵硬为主诉，后缓慢隐袭地发展到上肢，均表现为上运动神经元损害体征，四肢肌张力增高，行走时呈痉挛步态，腱反射亢进，病理反射阳性，且在数年内不出现明显的肌萎缩、肌束震颤，少有肢体瘫痪；双侧皮质延髓束受损时，可有轻度假性延髓性麻痹。④肌电图可表现为运动神经传导速度下降或正常，感觉神经传导速度正常。⑤MRI可见中央前回皮质轻度萎缩（运动神经元减少），并可逐渐累及邻近皮质区，沿锥体束走行区常可见较明显的锥体束变性征，呈长T_2信号，双侧内囊后肢后3/4处尤为明显（锥体束变性后导致的髓鞘苍白，信号应高于皮层信号，以别于正常人的内囊后肢高信号）。⑥磁共振波谱示在病灶区有乙酰天门冬氨酸盐（NAA）降低及NAA/Cr比值降低（为神经元受损害，因NAA只存在于神经元内）。

【诊断标准】 诊断标准（Brown，1992）为：①病程长。②选择性地只侵犯上运动神经元。③中央前回锥体细胞脱失而脊髓前角细胞相对保留。④电生理检查：a. 周围神经运动传导时间正常；b. 运动神经诱发电位消失或极度延迟；c. 晚期远端肌肉偶可见失神经电活动；d. 体感诱发电位正常；e. 头部MRI于放射冠内囊锥体束行走处T_2加权像可见高信号影。

【鉴别诊断】

①与多发性硬化鉴别，多发性硬化多为急性或亚急性起病；病程中有缓解与复发；常有深浅感觉障碍；MRI见病灶大多分布于脑室周围区，并可见病灶长径与脑室呈垂直现象。PLS：为隐袭起病；病程为缓慢进行性发展；无感觉障碍；MRI见病灶局限于上运动神经元分布区。②肝豆状核变性主要表现为：角膜K-F环、血清铜蓝蛋白明显减低，临床以锥体外系症状为突出，常有精神症状、智能减退及肝脏受损，可别于原发性侧索硬化。

【治疗与预后】

PLS 作为神经变性疾病之一，目前尚无有效治疗方法，谷氨酸受体拮抗剂、抗氧化剂、钙离子拮抗剂、神经营养保护剂等治疗均未见明显效果。国外研究发现，骨髓干细胞治疗 ALS 动物模型可显著延缓其病程并提高生存率，进一步通过近有报道采用自休骨髓干细胞进行蛛网膜下腔移植治疗效果尚待观察。

参考文献

［1］王凤志，何志义，李蕾，等. 原发性侧索硬化 2 例报道及相关文献复习［J］. 中风与神经疾病杂志，2013，30（3）：244-247.

［2］张莹，张朝东，卢金婧. 原发性侧索硬化的影像学特征 1 例报告［J］. 中风与神经疾病杂志，2012，29（6）：561-562.

［3］孙琦，刘文，王立，等. 原发性侧索硬化的临床和影像学特征［J］. 临床神经病学杂志，2005，18（5）：344-346.

第五章 多系统萎缩

多系统萎缩（multiple systemic atrophy，MSA）又称多系统变性病，是中枢神经系统一组散发的、进行性的主要累及自主神经、锥体外系和小脑的变性病，以50～70岁男性好发，表现为自主神经功能衰竭、帕金森综合征和小脑性共济失调三组症状，这些症状可先后出现或相互重叠。

MSA并不像过去所认为的是一种罕见疾病，1957—1987年Jellinger收集维也纳及附近三所医院600例原发性帕金森病尸解资料中，发现MSA占5.1%；英国于1984年建立原发性帕金森病脑库，结果在第一批接受的83个脑中发现MSA占11%，可见在原发性帕金森病队伍中隐藏着一批未被识破的MSA。MSA平均发病率为（0.6～0.7）/10万人，患病率为（3.4～4.9）/10万人，40岁以上人群中患病率为7.8/10万人，50岁以上人群中患病率为3/10万人，我国目前尚无确切的流行病学资料。随着医疗水平的提高，越来越多的MSA病例被发现。

【MSA病因、发病机制与病理】

MSA病因未明，多认为是一种散发性疾病；但也可能与遗传因素有关，据对尸检证实的日本家族性MSA患者全基因组测序研究显示，在COQ2基因上存在一个编码4-羟基苯甲酸聚异戊烯化转移酶功能相关的基因突变。发病机制：主要是神经元凋亡，其细胞膜保持完整，细胞器结构和形态存在，溶酶体成分保存，但细胞体积变小，核染色质浓缩，内源性DNA内切酶激活，使DNA降解产生DNA片段和凋亡小体。据统计，正常成年脑组织中发育成熟的神经元有140亿~200亿个，正常老化的速率是平均每增加10岁海马神经元数量减少10%；从20～80岁的过程中，视觉皮层细胞减少48%，Meynert基底核胆碱能神经元减少65%，皮层Ⅰ和Ⅳ层的小神经元减少50%，大锥体细胞减少60%，神经元体积变小。多系统萎缩者与同龄组老人脑组织相比，神经元数量再明显减少，再减少率：锥体细胞为27%，黑质神经元为40%~60%，额叶皮层神经元为25%~60%。神经元空泡变性、老年斑形成、神经原纤维缠结和异常包涵体形成。病理特征是存在以异常折叠α-突触核蛋白为主要成分的胞质包涵体。这些嗜银聚集体主要见于少突胶质细胞的胞浆内，所以被称为（少突）胶质细胞包涵体（GCI）。而少突胶质细胞α-突触核蛋白聚集和线粒体功能障碍等，可能是MSA相关病理生理的关键因素。因此，MSA目前也被认为是一种少突胶质细胞α-突触核蛋白病。

【MSA临床症状及分型】

多系统萎缩变性损害主要包括纹状体、黑质、桥核、小脑皮质和下橄榄核，引起自主神经功能障碍、帕金森症状、小脑性共济失调、锥体束征和智能损害等症状，并依据其病变部位的先后累及和程度不同所发生的症状差异，1969 年 Graham 和 Oppenheimer 二氏最初提出的多系统萎缩（MSA）分为橄榄脑桥小脑萎缩（OPCA）、黑质纹状体变性（SND）和以自主神经症状为主表现的 Shy-Drager 综合征（SDS）3 种亚型，并被临床应用多年，但在其后的临床应用中，发现自主神经这些非运动性症状常出现较早，多与帕金森和（或）小脑性共济失调等运动性症状伴随，似乎成为 MSA 的基础症状，因此，1998 年 Gilman 等将 MSA 改分为以小脑性共济失调症状为突出表现的 MSA-C 亚型和以帕金森症状为突出表现的 MSA-P 亚型，取消了 Shy-Drager 综合征亚型。

1. 共性症状：

（1）隐袭起病，进行性发展，多起病于 30~74 岁，平均 53 岁，其中 90% 起病于40~64 岁。

（2）自主神经功能障碍：是 MSA 特征性症状之一，出现早、进展快、症状重。其症状严重的原因一是 MSA 属于中枢交感神经节前纤维病变，二是脑干不同分布区域的自主神经核发生病变，受累神经的数量、程度广泛，MSA 者均有不同程度存在，其中以泌尿系统和心血管系统损害为主，预后较差。①泌尿生殖系统受累主要表现为尿频、尿急、尿失禁、夜尿频多、膀胱排空障碍（残留尿量>100mL 有助于 MSA 诊断）和性功能障碍等，男性患者几乎均有勃起功能障碍，近半数患者为首发症状，且可早于MSA 患者其他症状 5~10 年，女性近半数表现为外生殖器敏感度降低。②心血管系统受累：主要表现为直立性低血压，发生率较泌尿生殖系统功能障碍低，在 121 例中，首先出现排尿障碍者占 96%，出现直立性低血压者占 43%；在另 52 例中，前者占48%，后者占 29%，同时出现者占 23%，直立性低血压的判断标准为受试者安静仰平卧 5min 后迅速站立 1min，收缩压下降>30mmHg 和（或）舒张压下降>15mmHg 即可诊断，如果直立性低血压在站立 3min 后发生，则称之为迟发型直立性低血压，临床工作中应多次测，一次不达标不能排除，患者在突然起立或站立过久时出现头晕、面色苍白、视物模糊、肢体软弱无力甚至晕厥，但心率常无增加；部分患者于直立位时出现头颈部疼痛（常被称为"衣架痛"），部分患者可伴有餐后低血压、仰卧位或夜间高血压。③呼吸系统功能障碍：50%的患者出现白天或夜间吸气性喘鸣，晚期患者中更多见。夜间吸气性喘鸣常与阻塞性睡眠呼吸暂停同时存在。主要是疑核神经元变性，导致喉肌失神经支配，喉展肌麻痹而诱发，但也可由声带的肌张力障碍引发。④睡眠障碍：是 MSA 患者早期出现的特征性症状，睡眠呼吸暂停、白天过度嗜睡及不宁腿综合征，多导睡眠脑电图有助于睡眠障碍的诊断，可见快速眼动睡眠行为障碍（RBD），有时可以在 MSA 临床诊断前 10~15 年出现，它的发生与脑桥核病变有关。⑤其他自主神经功能症状：包括便秘，肛门-括约肌肌电图（EAS-EMG）：往往出现不同程度的肛门括约肌神经源性受损改变，包括自发电位的出现、MUP 波幅增高、时限延长、多项波比例增多、卫星电位比例增多等，对 MSA 具有支持诊断的作用；发汗实验有助于发现患者的排汗功能丧失、泌汗神经轴异常；油脂面等。应强调的是在对左旋多巴治疗不敏感性帕金森症状或小脑性症状为诊断前提下，自主神经功能障碍严重程度是可能和很可能 MSA 诊断之间最重要的区分点。如存在尿失禁、勃起功能障碍或体位性收缩压下降≥30mmHg 或舒张压下降≥15mmHg，为自主神经功能衰竭，支持很可能 MSA 诊断，反之，未到达这一自主神经功能衰竭标准，则属于可能 MSA。

表 5-1　MSA 患者主要自主神经功能障碍症状与中枢/周围神经组织病理损害部位间关系

泌尿系统功能障碍	主要结构	蓝斑核；脑桥排尿中枢；豆状核和黑质；小脑浦肯野细胞；迷走神经背核；S2-S4 脊髓中间外侧柱；Onuf's 核
	次要结构	额叶皮层；节后胆碱能纤维
勃起障碍		S2-S4 脊髓中间外侧柱；Onuf's 核
		中脑皮层；中脑边缘系统与下丘脑室旁核间的通路
直立性低血压		延髓心血管中枢（孤束核、弓状核、迷走神经背核）
		胸段脊髓中间外侧柱
		交感神经节
		节后肾上腺素能神经纤维
呼吸系统功能障碍	夜间喘鸣及阻塞性睡眠暂停	疑核退化致声带外侧肌萎缩、麻痹
		延髓中缝血清素能神经元缺失
		吸气相声带内收肌肌张力障碍
		起源自大脑脚核和被盖核的脑干胆碱能神经元缺失
	中枢性肺通气不足	孤束核，脊髓中缝区及弓状核等

（3）锥体束损害：诊断 MSA 虽无皮质脊髓束损害的要求，但部分患者可有巴氏征阳性和腱反射亢进，尤其见于晚期患者。

（4）脑功能障碍：一般无痴呆，但部分患者可伴有认知功能下降、注意力分散、情绪失控、抑郁、焦虑等异常。

欧洲 MSA 协会，曾经对来自 10 个国家的 19 个中心的 437 例 MSA 患者，进行了临床特征的汇总分析，99%患者存在自主神经功能障碍，泌尿系统症状占 83%，其中急性尿失禁 73%，不全膀胱排空 48%，阳痿 84%；直立性低血压 75%，晕厥 19%，慢性便秘 33%；神经精神症状与睡眠障碍、抑郁症 41%，幻觉 5.5%，痴呆 4.5%，失眠 19%，白天嗜睡 17%，不宁腿 10%。另外，锥体束征和腱反射活跃体征在 MSA 中并不常见，其中巴氏征阳性为 28%，腱反射活跃为 43%，说明 MSA 临床特征的多样性及复杂性。

此外，18 氟-脱氧葡萄糖 PET 技术（18F-FDG-PET）、单光子发射计算机断层成像术（SPECT）、磁敏感成像（SWI）、弥散张量成像（DTI）、皮质厚度分析等功能神经影像学检查可有助于 MSA 早期诊断与分型，新的 MRI 标志物也正在开发中。基因检测：目前 MSA 疾病尚无明确的致病基因，但研究发现 SNCA 基因、COQ 2 基因变异位点可增加 MSA 的发病风险。FMR1 基因、SCA 基因的筛查可有助于 MSA 的鉴别诊断。

2. MSA 的特异性症状及分型：MSA 主要包括帕金森病样症状、小脑性共济失调、自主神经功能障碍、锥体束征及影像学异常，其间症状的不同组合是分型的基础，但各型之间临床表现又有交叉和重叠，许多患者会表现出混合表型。

（1）MSA-P 亚型：临床上以帕金森症状为突出表现，逐渐出现肢体运动减少、活动变慢、强直、姿势异常；震颤多为姿势性或运动性，仅 1/3 患者为静止性震颤，但搓丸样震颤少见；其他可有面具脸，路标手，构音障碍，吞咽困难，翻身困难等典型帕金森症状和体征；对左旋多巴类药物反应大多数较差，仅约 40% 患者短暂有效。影像上该型的特征性改变为：①"裂隙征"，即在 MRI T_2 序列，双侧壳核信号明显降低，壳核背外缘线样高信号，这是由于铁元素选择性地沉积于壳核，萎缩的壳核与外囊间的组织间隙增宽。裂隙状高信号也可分成 4 个期，0 期为正常；Ⅰ期裂隙状高信号出现在一侧，Ⅱ期裂隙状高信号出现在两侧，只有一侧明显；Ⅲ期裂隙状高信号出现在两侧，且两侧一致（图 5-1）。②红核、黑质、豆状核信号低。③可伴有 MSA-C 亚型的一些异常影像改变。

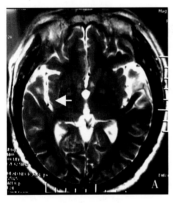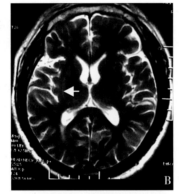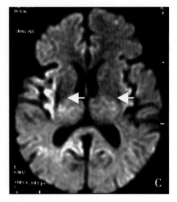

图 5-1　MSA-P

A、B、C 示裂隙征-Ⅱ期，以右侧明显

病例 1：患者，男，40 岁，以渐进性肢体活动障碍 2 年为主诉入院。2 年前无明显诱因发现右侧肢体活动发紧，灵活性差，活动受限，上肢轻下肢重，行走困难，症状渐重；1 年前左侧肢体也发紧，活动受限，感四肢僵硬，走路时稍呈慌张步态，经美多巴治疗效果不佳，曾先后做颈部、胸部、腰部 MRI 未见异常。无家族史。体格检查：神清，血压卧位 156/86mmHg，立位 138/80mmHg，一般内科检查未见异常。言语欠流利，语速较慢，计算力稍差，余脑神经（-），四肢肌力正常，肌张力高，呈铅管样，以下肢最明显，右手有轻度静止性震颤，腱反射双上肢对称性弱，双下肢对称性亢进，双侧踝阵挛（+），右侧巴氏征（±），深浅感觉及平衡共济均无明显异常，行走稍呈跛行，右侧明显。皮层诱发电位双侧明显不对称，左下肢波幅明显减低，提示中枢性运动通路传导障碍，深感觉通路及周围神经功能正常（图5-2）。

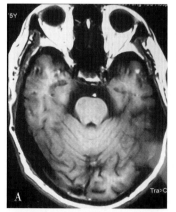
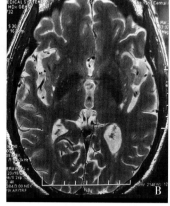
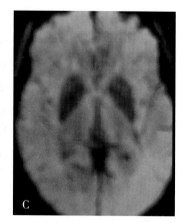

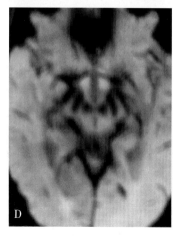

图 5-2　本例患者 MSA-P
A 示桥脑、小脑萎缩；B 示裂隙征；C、D 示苍白球、
红核、黑质低信号

（2）MSA-C 亚型：临床上以小脑性共济失调症状为突出表现。主要表现为平衡障碍、共济失调，初始从下肢开始，走路不稳，呈蹒跚步态、易跌倒，双手动作逐渐不灵活，完成精细动作困难，有意向性震颤，辨距不良，快复动作差；小脑性构音障碍，说话含糊不清、言语缓慢呈吟诗样，眼震，部分病例出现吞咽困难（为球型或假球型麻痹）等。影像上：①脑干萎缩，尤以脑桥前后径变短最明显；脑池及四脑室扩大，其中以桥前池增宽最明显。②小脑体积变小，小脑沟裂增宽加深，半球小叶变细变直，呈枯树枝状。③MRI T_2 像可见桥脑"十字征""纵线征"，有认为是诊断 OPCA 患者的特征性表现，但应注意在其他神经系统疾病，如脊髓小脑性共济失调（SCA）、副肿瘤综合征等也可见。"十字征"出现的机制是桥横纤维变性（脑桥核及其发出的通过小脑中脚到小脑的纤维），即桥横纤维和小脑中脚的变性和神经胶质细胞增生使其含水量增加，形成 MRI T_2 上的十字形高信号。④桥脑"纵线征"，周旭峰等报道在 OPCA 患者

可出现桥脑纵线征，为位于桥脑至延髓上部贯穿于脑干前后径，把脑干对称性一分为二的连续线样高信号，宽约 1mm，出现原因：其一可能为桥脑萎缩，引起桥脑中线交叉纤维显示而出现纵线；其二可能在桥脑萎缩基础上，其内对称性的灰质核团发生铁质沉积所致。Horimoto 等经动态观察了"十字征"的演变过程，将其分为 6 期：0 期，正常。Ⅰ 期，脑桥出现垂直高信号。Ⅱ 期，出现清晰的高信号。Ⅲ 期，继垂直线后出现水平高信号。Ⅳ 期，清晰的垂直线和水平线同时出现。Ⅴ 期，水平线前方的脑桥腹侧出现高信号，或脑桥基底部萎缩脑桥腹侧体积缩小。⑤小脑中脚（MCP）高信号，其与萎缩有关。⑥部分患者伴有脊髓萎缩、变细。

> 病例 2：患者，男，42 岁，干部，共济失调 2 年，原因不明，逐渐加重，余无特殊不适。无家族史。有饮酒史 8 年，月饮 10 余次，一次 4 两左右。
>
> 体格检查：血压卧位 120/80mmHg，立位 100/70mmHg，无头晕。语言欠流利，无眼震，指鼻试验欠准，左侧明显，快复动作左侧较差，昂白氏征（±），走路欠稳，转弯时动作慢，余神经系统检查无异常。影像学检查如下（图 5-3）。

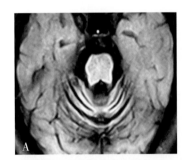 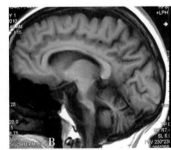 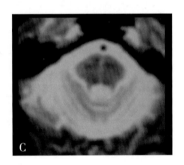

图 5-3 MSA-C

A 示桥脑萎缩，桥池明显增宽，小脑脑沟增多、增宽；B 示小脑萎缩，呈枯树枝状；C 示桥脑"十字征"；D 示双侧大脑、基底节及丘脑放射性分布均匀、对称，双侧小脑半球放射性摄取异常减低，以左侧明显，脑干放射性摄取亦减低

【诊断】

诊断标准：目前 MSA 的诊断主要参考 2008 年 Gilman 等提出的第 2 版诊断标准。该诊断标准基于自主神经功能障碍、帕金森综合征、小脑功能障碍和锥体束损害 4 种功能障碍的组合及其严重程度，将 MSA 分为"可能的"（possible）、"很可能的"（probable）和"确诊的"（definite）3 个等级，具体见下表。

表 5-2　MSA 两种亚型临床表现比较

项目	MSA-C	MSA-P
发病年龄	26~63	45~70
性别	男>女	男>女
病理损害	小脑、橄榄体、脑桥	纹状体、黑质
病程	3	5
首发症状	吟诗语言、共济失调、行走不稳、平衡障碍、眼震	肌强直、动作缓慢、行动迟缓、表情呆滞
小脑症状	+++	+
自主神经	++	+
锥体症状	+	+
PD 症状	+	+++
MRI	小脑、橄榄体、桥脑萎缩重，脑桥"十"字征，第四脑室及脑池扩大明显	壳核萎缩明显，壳核裂隙征及线样高信号、壳核背外侧极低信号
多巴反应	无	有

表 5-3　MSA 等级的诊断标准

诊断类型	诊断标准
可能的 MSA	散发、进展性，成年（30 岁以上）起病，并具备以下特征： 1. 具有下面两项之一：（1）左旋多巴反应不良性帕金森病（运动迟缓，伴肌强直、震颤或姿势不稳）；（2）小脑功能障碍（步态共济失调，伴小脑性构音障碍、肢体共济失调或小脑性眼动障碍） 2. 至少有下列 1 项自主神经功能不全的表现：（1）无其他病因可以解释的尿急、尿频或膀胱排空障碍，勃起功能障碍（男性）；（2）直立性低血压（但未达到"很可能的"MSA 的诊断标准） 3. 至少有下列 1 项表现：（1）可能的 MSA-P 或 MSA-C：① 巴宾斯基征阳性，伴腱反射活跃；② 喘鸣。（2）可能的 MSA-P：① 进展迅速的帕金森症状；②对左旋多巴不敏感；③ 运动症状发作 3 年内出现姿势不稳；④ 小脑功能障碍；⑤ 运动症状发作 5 年内出现吞咽困难；⑥MRI 表现为壳核、小脑中脚、脑桥或小脑萎缩；⑦ 18 F-FDG-PET 表现为壳核、脑干或小脑低代谢。（3）可能的 MSA-C：① 帕金森症状；② MRI 表现为壳核、小脑中脚或脑桥萎缩；③ 18 F-FDG-PET 表现为壳核、脑干或小脑低代谢；④SPECT 或 PET 表现为黑质纹状体突触前多巴胺能纤维去神经改变

诊断类型	诊断标准
很可能的 MSA	散发、进展性，成年（30 岁以上）起病，并具备以下特征：
	1. 具有下面两项之一：（1）左旋多巴反应不良性帕金森病（运动迟缓，伴肌强直、震颤或姿势不稳）。（2）小脑功能障碍（步态共济失调，伴小脑性构音障碍、肢体共济失调或小脑性眼动障碍）
	2. 至少有以下 1 项自主神经功能障碍的表现：
	（1）尿失禁（不能控制膀胱排尿，男性合并勃起功能障碍）。
	（2）直立性低血压［站立 3min 收缩压下降 ≥30mmHg 和（或）舒张压下降 ≥15mmHg］
确诊的 MSA	需经脑组织尸检病理学证实在少突胶质细胞胞浆内存在以 α-突触核蛋白为主要成分的嗜酸性包涵体（GCIs），并伴有橄榄脑桥小脑萎缩或黑质纹状体变性
说明	该标准项目多，记忆难，为临床应用方便，可用以下三句话概括：
	1. 有病理检查证实者为确诊
	2. 有帕金森病或小脑性共济失调典型症状中任一条，同时伴有泌尿系统或心血管系统典型症状任一条即为很可能或临床确诊
	3. 凡不符合很可能条件者均为可能，但轻重程度跨度大

表 5-4　支持及不支持条件

支持点	不支持点
口、面部肌张力障碍	典型的搓丸样静止性震颤
不成比例的颈项前倾	临床表现为其他神经系统疾病
驼背（脊柱严重前倾）和（或）Pisa 综合征（严重的脊柱后倾）	不是由药物诱发的幻觉
手或足关节挛缩	75 岁后发病
吸气性叹气	痴呆（符合 DSM-Ⅳ 诊断标准）
严重构音障碍	白质受损提示多发性硬化
严重发音障碍	
新出现或者加重的打鼾	
手脚冰冷	
病理性强哭、强笑	
体位性的抽搐，肌肉阵挛/运动性震颤	

【鉴别诊断】

1. MSA-C 亚型与特发性晚发型小脑性共济失调（ILOCA）：二者鉴定较困难。MSA-C 亚型患者发病年龄晚，病情进展快，自主神经功能障碍更为明显，且绝大多数无家族史，影像上脑干萎缩更明显。

2. MSA 尤其 MSA-P 亚型与帕金森病（PD）鉴别：它们具有相同的病理改变，均有突触核蛋白（a-synuclein）沉积，临床表现有肌强直、震颤等许多相似之处，鉴别较难，应仔细辨认。MSA-P 亚型早期即出现严重的进展性的自主神经障碍（多为首先是阳痿、次为排尿困难、最后为直立性低血压）、发病年龄早、进展快病程短、对左旋多巴疗效欠佳或仅短时改善；^{131}I 间碘苄胍（^{131}I-MIBG）检查对二者的鉴别特异性较高，^{131}I-MIBG 可被心脏交感神经节后纤维摄取，PD 属于外周交感神经节后纤维受损，心脏对其摄取率明显低，MSA 属于中枢交感神经节前纤维受损，心脏对其摄取率正常或略低，差异显著。肛门括约肌肌电图（EAS-EMG）检查有助于二者鉴别，当平均时限>13ms 有助于 MSA 诊断；或 5 年后 EMG 仍正常，这可排除 MSA 而有助于 PD 诊断。

3. MSA-P 亚型与进行性核上性眼肌麻痹（PSP）鉴别：PSP 主要表现为垂直性眼肌麻痹、假性延髓性麻痹和中轴躯干性肌强直等，一般无明显自主神经功能障碍。同时神经影像上因 PSP 主要是中脑萎缩（尤以中脑被盖部为著），故在 MRI 轴位上表现为"鼠耳征"或"牵牛花征"，在矢状位上表现为"蜂鸟征"。有报道可通过测量中脑/脑桥比，有助于 MSA、进行性核上性麻痹（PSP）二者的鉴别（图 5-4）。

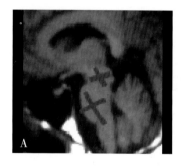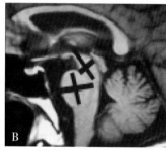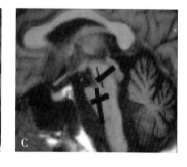

图 5-4　MSA

横线为中脑和桥脑的长轴的垂直线，测量中脑/桥脑横线长度之比，A 为正常人，比值约为 2 : 3；B 为 PSP 患者，该比值小于 1 : 2；C 为 MSA 患者，该比值大于 2 : 3

4. MSA 与皮质基底节变性（CBD）相鉴别：CBD 突出表现为严重的认知功能障碍，并有异己手（肢）综合征、失用、皮质感觉障碍、不对称性肌强直等，可与 MSA 鉴别。

5. MSA 与特发性直立性低血压鉴别：MSA 是节前交感神经元变性；血浆去甲肾上腺素（NE）水平正常；直立时血压降低但心率不变，还有尿便障碍、汗少、阳痿等其他自主神经受累，合并小脑及锥体外系症状；对静脉 NE 显示正常反应。特发性直立性低血压是节后交感神经元病变；血浆 NE 水平低；患者站立时有血压降低且心率明显增快，不伴其他自主神经及中枢神经系统症状；对静脉 NE 非常敏感，引起血压异常升高。

【治疗】

常用治疗方法如下。

1. 直立性低血压：平卧时头高于下肢 15°~20°，以促进肾素释放和刺激自主神经；使用腹带和弹力袜，腹部加压比腿部加压效果更好，因为腹部静脉更易瘀滞；用血管收缩药：α-受体激动剂盐酸米多君，增加血管外周阻力，提高收缩压，初始剂量 2.5mg，2~3 次/日，建议白天服用，避免夜间卧位高血压，不良反应为心率减慢、竖毛、尿潴留、尿频、卧位时血压高；安装心脏起搏器，将心率调至每分 100 次，可使血压适当升高；也有报道应用氟氢可的松产生钠和水分的潴留以增加血容量；Kocher 曾用消炎痛治疗，他认为消炎痛可抑制前列腺素合成，从而减少血液在外周血管聚集以达到舒张压增高。Matsubara（1990）提出左旋-苏-3、4-双氢苯基丝氨酸（DOPS）对直立性低血压有效，其机制为少量 DOPS 可通过血脑屏障进入脑实质转变成去甲肾上腺素而起作用，而且 DOPS 不良反应小。重庆沈氏（1980）报道应用甘草流浸膏、生脉散、归脾汤、半夏白术天麻汤等中医药治疗获得临床症状改善。

2. 帕金森病症状：可用多巴胺替代剂或受体激动剂，效差虽差，但 40% 以上 MSA 患者可能有效，应该通过逐渐增加剂量进行试治 >3 个月（如果患者可耐受，左旋多巴剂量可达 1 000mg/d 以上）。除左旋多巴一线药物外，多巴胺受体激动剂作为二线用药推荐，但要关注用药后低血压、恶心、水肿等不良反应。金刚烷胺作为三线用药，可逐渐增加到 100mg，3 次/d，但如果症状不缓解，建议尽早停用。

3. 神经保护治疗：一些基础研究和临床试验显示雷沙吉兰、辅酶 Q10 具有神经保护作用，可试用于神经退行性疾病治疗。

4. 非运动性症状治疗也需关注：对神经源性膀胱要置管排尿并检测有无感染；对伴有严重抑郁、焦虑者可选用 5-羟色胺再摄取抑制剂，该药发生直立性低血压和尿潴留不良反应低。

【预后】

MSA 为隐袭起病、缓慢进展的疾病，神经系统症状和体征可于数月至 1 年或数年内相继发生，即是经过治疗，血压及有关症状有所改善，而神经系统病理改变依然不断进展，尚未发现神经系统变性能被药物治疗逆转者。MSA 患者比一般人寿命要短，从发病到需要辅助行走、依赖轮椅、卧床不起和死亡的平均时间分别为 3 年、5 年、8 年和 9 年，从起病至死亡的自然病程为 6~10 年，猝死和感染（肺炎和泌尿系感染）为 MSA 患者最常见的死亡原因。

参考文献

[1] 杨建芳，阎鹤立，周柏玉，等. 多系统萎缩三个亚型概述［J］. 脑与神经疾病杂志，2004，

12（4）：319-321.

［2］王霞，陈生弟. Shy-Drager 综合征 7 例临床分析及文献复习［J］. 中国综合临床，2004，20（12）：1081-1082.

［3］戚晓昆，朱克. 多系统萎缩的诊断与治疗进展［J］. 中华神经科杂志，2002，35（2）：114-117.

［4］Gilman S，Low DA，Quinn N，et al. Consensus statemnt on the diagnosis of multiple system atrophy［J］. J Neurol Sci，1999，163（1）：425.

［5］狄政莉，田晔，李安泰，等. 多系统萎缩26 例分析［J］. 疑难病杂志，2006，5（1）：44-45.

［6］张菁译. 多系统萎缩［J］. 放射学实践，2006，21（5）：540.

［7］王胜军，迟兆富，吴伟，等. 多系统萎缩的临床与 MRI 特征［J］. 临床神经病学杂志，2006，2：86-89.

［8］Gilman S，Wenning GK，Low PA，et al. Second consensus statementon the diagnosis of multiple system atrophy［J］. Neurol，2008，71（9）：670-676.

［9］唐北沙，陈生弟. 多系统萎缩诊断标准中国专家共识［J］. 中华老年医学杂志，2017，36（10）：1055-1060.

［10］王珧. 多系统萎缩的自主神经功能表现研究进展［J］. 国际神经病学神经外科学杂志，2012，39（4）：339-343.

第六章　视神经脊髓炎谱系疾病

第一节　视神经脊髓炎谱系疾病概述

视神经脊髓炎谱系疾病（neuromyelitis optica spectrum disorders，NMOSD），是一种与血清水通道蛋白4-免疫球蛋白G抗体（AQP4-IgG）相关的中枢神经系统自身免疫性离子通道病，即指包括视神经脊髓炎（NMO）在内的主要由体液免疫参与的抗原-抗体介导的一组中枢神经系统（CNS）炎性脱髓鞘病谱。2015年由国际NMO诊断小组正式命名。

各年龄段均可发病，平均年龄在34.3±12.5岁，20~30岁及40~50岁为两个发病高峰期，女性多发，亚洲人及加勒比黑人发病率高于白种人。

一、病因及发病机制

NMOSD的病因与NMO相同，认为发病与感染、劳累、情绪激动等因素有关，感染或劳累可促进体内炎症因子异常分泌或免疫系统紊乱，细菌或病毒通过上呼吸道等途径感染外周组织，与肺、心脏或皮肤的水通道蛋白4（AQP4）结合，产生外源性水通道蛋白4-抗体（AQP4-IgG），抗体通过血脑脊液屏障相对薄弱的区域（主要包括延髓极后区及下丘脑后部）或血脑屏障发育薄弱部位（如视神经板前部、脊髓神经根入髓区）或室管膜周围和软脑膜进入CNS，并与AQP4结合后，使得AQP4-IgG以偶联形式通过AQP4的内化，减少与Na^+依赖的兴奋性氨基酸受体2（$EAAT_2$），导致谷氨酸摄入减少，细胞外谷氨酸浓度升高，产生神经兴奋性毒性及补体激活，以攻击星形胶质细胞为主，造成脱髓鞘病变。另外，当靶细胞表面AQP4抗原与AQP4-IgG结合后，抗体Fc段再结合到抗体依赖性细胞表面，形成一抗体桥与靶细胞接触而发生杀伤效应，从而引发抗体依赖性细胞毒性反应，导致AQP4细胞裂解，这一途径可无补体参与。

据研究报道还认为属于免疫球蛋白超家族的髓鞘少突胶质细胞糖蛋白抗体（MOG-IgG），可通过激活细胞抗体和补体介导的细胞毒性作用，以攻击少突小胶质细胞为主，加重CNS髓鞘脱失，尤其在AQP4-IgG阴性患者发病中起作用，且以男性患者为主。其他自身免疫性疾病抗体，如抗核抗体、抗SSA抗体、抗Ro-52抗体等在疾病的发生中可能也发挥作用（图6-1）。

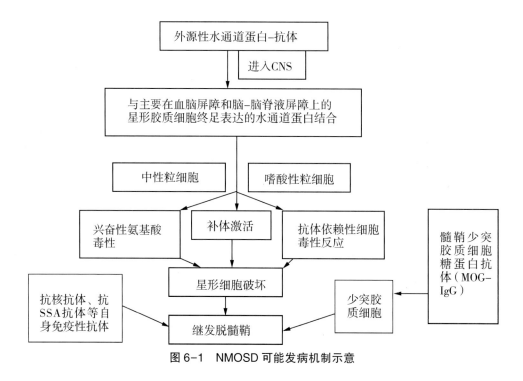

图 6-1　NMOSD 可能发病机制示意

二、NMOSD 的诊断

2015 年国际 NMO 诊断小组（IPND）制定的 NMOSD 诊断标准见表 6-1。

表 6-1　成人 NMOSD 诊断标准（IPND，2015）

AQP4-IgG 阳性的 NMOSD 诊断标准：

（1）至少 1 项核心临床特征

（2）用可靠的方法检测 AQP4-IgG 阳性（推荐 CBA 法）

（3）排除其他诊断

AQP4-IgG 阴性或 AQP4-IgG 未知状态的 NMOSD 诊断标准：

（1）在 1 次或多次临床发作中，至少 2 项核心临床特征并满足下列全部条件：①至少 1 项临床核心特征为 ON、急性 LETM 或延髓最后区综合征；②空间多发（2 个或以上不同的临床核心特征）；③满足 MRI 附加条件

（2）用可靠的方法检测 AQP4-IgG 阴性或未检测

（3）排除其他诊断

核心临床特征：

（1）ON

（2）急性脊髓炎

（3）最后区综合征，无其他原因能解释的发作性呃逆、恶心、呕吐

（4）其他脑干综合征

（5）症状性发作性睡病、间脑综合征，脑 MRI 有 NMOSD 特征性间脑病变

（6）大脑综合征伴有 NMOSD 特征性大脑病变

AQP4-IgG 阴性或未知状态下的 NMOSD MRI 附加条件：

（1）急性 ON：需脑 MRI 有下列之一表现：①脑 MRI 正常或仅有非特异性白质病变；②视神经长 T_2 信号或 T_1 增强信号>1/2 视神经长度，或病变累及视交叉

（2）急性脊髓炎：长脊髓病变>3 个连续椎体节段，或有脊髓炎病史的患者相应脊髓萎缩>3 个连续椎体节段

（3）最后区综合征：延髓背侧/最后区病变

（4）急性脑干综合征：脑干室管膜周围病变

注：NMOSD：视神经脊髓炎谱系疾病；AQP4-IgG：水通道蛋白 4 抗体；ON：视神经炎；LETM：长节段横贯性脊髓炎

【诊断原则】

1. 以病史、核心症状、影像学特征为基本依据。

2. 以 AQP4-IgG 为诊断分层。

3. 参考其他亚临床及免疫学证据。

4. 排除其他疾病。

【NMOSD 的六个特征性核心症状】

1. 视神经炎。

2. 急性脊髓炎。

3. 极后区综合征（发作性呃逆、恶心呕吐，除外其他原因）。

4. 急性脑干综合征。

5. 发作性睡病或其他急性间脑症候群，且伴 NMOSD 典型间脑病灶。

6. 大脑受损的综合征，且伴有与 NMOSD 相符的特征性病灶。见表 6-2。

表 6-2　NMOSD 的临床与影像特征

疾病	临床表现	MRI 影像特征
视神经炎	可为单眼、双眼同时或相继发病。多起病急，进展迅速。视力多下降，甚至失明，多伴有眼痛，也可发生严重视野缺损。部分病例治疗效果不佳，残余视力<0.1	更易累及视神经后段及视交叉神经，病变节段可>1/2 视神经长度。急性期可表现为视神经增粗、强化，部分伴有视神经鞘强化等。慢性期可表现为视神经萎缩，形成"双轨征"

疾病	临床表现	MRI 影像特征
急性脊髓炎	多起病急，症状重，急性期多表现为严重的截瘫或四肢瘫，尿便障碍，脊髓损害平面常伴有根性疼痛或 Lhermitte 征，高颈髓病变严重者可累及呼吸肌，导致呼吸衰竭。恢复期较易发生阵发性痛性或非痛性痉挛、长时期瘙痒、顽固性疼痛等	脊髓病变多较长，纵向延伸的脊髓长节段横贯性损害是 NMOSD 最具特征性的影像表现，矢状位多表现连续病变，其纵向延伸往往超过 3 个椎体节段以上，少数病例可纵贯全脊髓，颈髓病变可向上与延髓最后区病变相连。轴位病变多累及中央灰质和部分白质，呈圆形或 H 形，脊髓后索易受累。急性期，病变可以出现明显肿胀，呈长 T_1、长 T_2 表现，增强后部分呈亮斑样或斑片样、线样强化，相应脊膜亦可强化。慢性恢复期，可见脊髓萎缩、空洞，长节段病变可转变为间断、不连续长 T_2 信号。少数脊髓病变首次发作可以<2 个椎体节段，急性期多表现为明显肿胀及强化
延髓最后区综合征	可为单一首发证候。表现为顽固性呃逆、恶心、呕吐，不能用其他原因解释	延髓背侧为主，主要累及最后区域，呈片状或线状长 T_2 信号，可与颈髓病变相连
急性脑干综合征	头晕、复视、共济失调，部分患者无明显临床表现	脑干背盖部、四脑室周边、弥漫性病变
急性间脑综合征	嗜睡、发作性睡病样表现、低钠血症、体温调节异常等。部分病变无明显临床表现	位于丘脑、下丘脑、三脑室周边弥漫性病变
大脑综合征	意识水平下降、认知语言等高级皮层功能减退、头痛等，部分病变无明显临床表现	不符合典型 MS 影像特征，幕上部分病变体积较大，呈弥漫云雾状，无边界，通常不强化。可以出现散在点状、泼墨状病变。胼胝体病变多较为弥漫，纵向可>1/2 胼胝体长度。部分病变可沿基底节、内囊后支、大脑脚锥体束走行，呈长 T_2、高 FLAIR 信号。少部分病变亦可表现为类急性播散性脑脊髓炎、肿瘤样脱髓鞘或可逆性后部脑病样特征

对上述临床表现的说明：6 组核心临床症候群，其中 ON、急性脊髓炎、延髓最后区综合征的临床及影像表现最具特征性。需要强调的是每组核心临床证候与影像同时对应存在时支持 NMOSD 的诊断特异性最高，如仅单一存在典型临床表现或影像特征，其作为支持诊断的特异性会有所下降，此时应注意寻访观察，因临床症状或影像表现在病程中会先后出现和演变（ON 的 MRI 特征可以为阴性，后三组临床证候可以为阴性）。

总之，①病变要"长"：脊髓病变长；视神经病变长；胼胝体病变长；皮质脊髓束病灶要长。②病变多围绕着室管膜，与脑脊液接触的区域，因水通道蛋白在软脑膜、脑室周围、导水管周围及脊髓中央灰质是高度表达区。即在下丘脑、丘脑、三脑室、导水管、桥脑被盖及四脑室周围的星形胶质细胞、毛细血管内皮细胞、脑室室管膜上皮细胞、邻近软脑膜的胶质细胞及脉络丛上皮细胞为高表达区，因此病灶多发生在这些部位。

三、AQP4-IgG 的诊断分层

1. AQP4-IgG 阳性的诊断标准

（1）至少有 1 个核心临床特征（其中以急性视神经炎、急性脊髓炎、极后区综合征为最典型、常见，最具诊断性）。

（2）AQP4-IgG 阳性（强烈推荐基于 AQP-4 转染细胞的检测方法）。

（3）除外其他诊断。

对阳性诊断的说明：

1）AQP4-Ab 阳性的 NMOSD 临床特点：①好发于女性，男女比例达 1∶（5~10），成年型多见。②CSF 检查：近半数 AQP4-Ab 阳性，寡克隆区带（OB）阳性率低，不足 10%，CSF 蛋白、白细胞数及 24h-IgG 合成率稍高于阴性患者。③CNS 病变以视神经和脊髓受累为主，ON 病灶多累及视神经后段及视交叉，脊髓炎主要以颈段及上胸段为主，颅内多发性脱髓鞘病灶出现相对较晚，多在频繁复发后才出现。主要累及半卵圆中心、基底节区及脑室旁、丘脑、脑干边缘，少数患者可累及小脑，少数患者首发病灶可呈瘤样或 MS 样病灶。④治疗：激素治疗的反应性均较好，但停用激素后较易复发，更易遗留视神经或脊髓萎缩，致残率较高。

2）对于 AQP4 抗体阳性而无症状者的诊断：文献报道 AQP4 抗体阳性的患者中，79% 有脑部异常，56% 有中枢神经系统症状，且可作为首发症状出现。说明部分患者虽有抗体但无症状，其诊断：①对既往至少有一次明确的中枢神经系统发作症状；AQP4 抗体阳性，可诊断。②对从无临床症状者，虽 MRI 表现有 NMOSD 特征病灶，AQP4 抗体阳性，诊断应慎重，不宜轻易做出诊断。

3）该标准之所以较松，甚至对脊髓病变长度不再做出规定，是为了将谱系疾病诊断时间点前移，尽早开始治疗。

2. AQP4-IgG 阴性者（确实没检测到或无法检测如基层、经济差、不愿测），诊断具有不确定性，诊断标准更严格，诊断标准为：

（1）在 1 次或多次临床发作中，至少有 2 项核心临床特征（可以同时存在，也可先后出现）并且满足下列所有条件：①其中至少有一个核心临床特征为急性视神经炎、或急性长节段横贯性脊髓炎，或极后区综合征。②空间多发（核心症状至少是累及两个或两个以上不同解剖部位）。③出现的核心症状必须同时具有符合相应要求的 MRI 表现：a. 急性视神经炎，需脑 MRI 有下列一项表现：脑 MRI 正常或仅有非特异性白质病变；视神经长 T_2 信号或 T_1 增强信号>1/2 视神经长度，或病变累及视交叉。b. 急性脊髓炎：长脊髓病变>3 个连续椎体节段，或有脊髓炎病史的患者相应脊髓萎缩>3 个连续椎体节段。c. 极后区综合征：延髓背侧/最后区病变。d. 急性脑干综合征：脑干室管膜周围病变。

（2）除外其他诊断。

对阴性诊断的说明：

1）对于检查确实是阴性者要注意：①是否不是 AQP4-IgG 抗体导致的病。②应用免疫抑制剂或血浆置换治疗后，抗体滴度下降到测不出，在其后复查时可能成为阳性。③首次发作，抗体处于滴度低期，其后复查滴度升高时呈阳性。④个别情况，血清阴性，但脑脊液可能阳性，此时查脑脊液有助于提高敏感性。

2）在阴性患者或即使未查 AQP4-IgG 者，在诊断时应特别强调谱系疾病的临床核心症状、影像表现，尤其以临床孤立病灶起病者，只要具备典型表现，其诊断的正确性也可达 65.5%左右。

3）AQP4-IgG 阳性与阴性患者比较：①阳性患者病情、病程及复发次数高于阴性患者，后遗症重（遗留失明、脊髓萎缩）。②阳性患者其他自身免疫疾病抗体、脑脊液 AQP4-Ab 阳性检出率显著高于阴性患者，提示血清其他自身免疫抗体可能参与 NMOSD 的体液免疫，且可能是易复发的独立危险因素。③阳性患者脑脊液中白细胞数、髓鞘碱性蛋白（MBP）和 24h-IgG 合成率均显著高于阴性患者。④AQP4-Ab 阳性，是妊娠者疾病复发独立危险因素之一。⑤AQP4-Ab 阴性者，成人大多合并有颅内病灶。

3. 髓鞘少突胶质细胞糖蛋白抗体（MOG-IgG）阳性的诊断：MOG-IgG 介导的特发性炎性脱髓鞘疾病，是视神经脊髓炎谱系疾病的一个亚型（简称 MOG 抗体的 NMOSD 或 MOG 抗体病）。多见于白种人，亚洲人群少，发病年龄较小，中位年龄在 31 岁。在全部 AQP4 阳性患者中，有 13%的患者同时伴 MOG 抗体阳性，即为双阳性，在阴性患者中 MOG 抗体单阳性者占 30%。其主要临床特点为：①常为双侧视神经炎，80%以上的患者视力低于 0.5；主要累及视神经前段，视神经乳头肿胀明显；MRI 显示病变广，除前视路受累外，少数病灶可累及视束及枕叶脑白质，增强常显示视神经鞘及周围脂肪组织强化。②脊髓炎病变：多位于胸腰髓，截瘫多；圆锥常受累，括约肌功能受损最常见，出现排便困难或尿潴留；感觉症状也较常见，表现为感觉异常、减退、疼痛及 Lhermitte's 征阳性。MRI 显示脊髓除可呈长节段横贯损害外，而非连续、非长节段损害（小于 3 个椎体节段）更是诊断本病的特点。③幕上病变多位于非典型部位，类似急性播散性脑脊髓炎（ADEM）样改变，病灶可见于侧脑室周围、额叶、顶叶、颞叶、枕叶深部白质及放射冠，皮层下 U 形纤维及灰白质交界处，丘脑、基底核等深部核团受累多。幕下病灶可特征性累及双侧小脑中脚。④与AQP4抗体阳性患者相比，较少合并系统性自身免疫病。⑤临床过程相对较轻，预后相对较好，复发率低（表6-3）。

表6-3　MOG抗体病、AQP4介导的NMOSD的鉴别

	MOG抗体病	AQP4介导的NMOSD
免疫机制	T细胞介导	B细胞介导
攻击部位	少突胶质细胞MOG抗原	星形细胞足突AQP4抗原
人群	高加索人多见	亚裔人多见
发病年龄	4~60岁（中位数31岁）	5~77岁（中位数32~41岁）
伴其他免疫病	少	相对较多
临床表现	视神经损害为主，脊髓次之胸腰段、圆锥损害多见，可呈长或短节段损害，复发少	颈胸段长节段损害多见，延髓极后区、视神经损害次之，易复发，个别单相病程
预后	完全/部分恢复	预后较差
脑脊液	白细胞中位数33/μL，多数小于50/μL，蛋白、糖多 正常	15%~35%，患者白细胞计数50-100/μL，个别患者蛋白高、糖多 正常
血清AQP4-IgG	阴性	60%~70%阳性
脊髓MRI	长节段、不连续中央病灶，累及胸腰段及圆锥	长节段、连续中央病灶，累及颈胸段
脑MRI	大片弥散病灶，ADEM样改变，累及四脑室周围、小脑中脚	间脑、大脑枕叶、脑干极后区病灶
视神经MRI	双侧受累，可超过全长1/2，可累及视交叉；视神经前部受累、视神经鞘及周围脂肪强化具有特征性	双侧受累，可超过全长1/2，可累及视交叉；视神经颅内段、视交叉及视束受累，视通路中轴强化具有特征性
OCT	变薄程度最重，所有象限pRNFL变薄，轴索缺失，MME常见	变薄程度重，所有象限pRNFL变薄，轴索缺失，MME极少见

注：OCT：光学相干断层成像；pRNFL：视乳头周围视网膜神经纤维层；MME：微囊性黄斑水肿

4. 儿童NMOSD的诊断特征：儿童正处于髓鞘发育和免疫系统不断完善的阶段，其临床表现与成人稍有不同，儿童NMOSD MRI病灶表现特点：①脑部病变出现早，可出现在视神经炎或脊髓炎前；②脑MRI可呈类似ADEM的影像学改变：表现为半球多发、弥散片状炎症改变；③脑MRI表现酷似MS：出现病变长轴垂直于侧脑室的多发性异常信号；④基于上述情况：儿童AQP-4抗体的检测对诊断非常重要，但儿童患者该抗体的阳性率较成人低（儿童66.7%~80%；成人>90%），故应反复检查；儿童患者

如若 AQP4-Ab 阴性，而血清髓鞘少突胶质细胞糖蛋白抗体（MOG-IgG）阳性时也可作为一种诊断指标。

四、其他亚临床及免疫学的参考证据

在 AQP4 抗体阳性的 NMOSD 患者中，可同时伴有风湿免疫疾病或与其相关的其他自身免疫性疾病，如干燥综合征、系统性红斑狼疮、重症肌无力、桥本氏甲状腺炎、多肌炎等。血清其他自身免疫抗体检测：约近 50%NMOSD 患者合并其他自身免疫抗体阳性，如血清抗核抗体（ANAs，阳性率达 50%）、抗 SSA 抗体（约占 22%）、抗 SSB 抗体、抗甲状腺过氧化物酶抗体（30% 左右）等，血清补体 C3 及髓鞘碱性蛋白（MBP）可增高。这些疾病可能是 NMOSD 共病而并非因血管炎导致的并发症，伴有这些疾病或抗体者，更加支持 NMOSD 诊断。

五、辅助检查

1. 脑脊液（CSF）：多数患者急性期 CSF 白细胞可有不同程度升高，多为 $>10\times10^6/L$，约 1/3 可 $>50\times10^6/L$，但一般不超过 $500\times10^6/L$。部分患者 CSF 中性粒细胞增高，甚至可见嗜酸性粒细胞，近半数患者蛋白多明显增高，可大于 1g/L。CSF 寡克隆区带（OB）阳性率 <20%，IgG 指数升高约 12%。

2. 血清及 CSF AQP4-IgG：AQP4-IgG 是 NMO 特有的生物免疫标志物，具有高度特异性。目前推荐采用细胞转染免疫荧光法及流式细胞法检测 AQP4-IgG，其特异度高达 90%~100%，敏感度高达 70%~91%。酶联免疫吸附法测定（enzyme linked immunosorbent assay，ELISA）AQP4-IgG 较敏感，但有假阳性。因此，对 ELISA 结果中低滴定度的 AQP4-IgG 阳性病例和不典型临床表现者应该谨慎判断。血清其他自身免疫疾病抗体检测：约近 50% 的 NMOSD 患者可呈阳性，其合并者更倾向于支持 NMOSD 的诊断。NMOSD 是否存在异质性一直存在争议：临床研究发现，有 20%~30% 的 NMOSD 患者 AQP4-IgG 阴性，最近报道其阴性患者中合并血清髓鞘少突胶质细胞糖蛋白（myelin oligodendrocyte glycoprotein，MOC）抗体阳性较高。

3. 视功能相关检查：①视敏度：视力下降，部分患者残留视力小于 0.1。严重者仅存在光感甚至全盲。②视野：可表现为单眼或双眼受累，表现为各种形式的视野缺损。③视觉诱发电位：多表现为 P100 波幅降低及潜伏期延长，严重者引不出反应。④OCT 检查：多出现较明显的视网膜神经纤维层变薄且不易恢复。

六、鉴别诊断，排除其他疾病

对于早期 NMOSD 或临床、影像特征表现不典型的病例，应该充分进行实验室及其他相关检查。注意与其他可能疾病相鉴别，主要包括：①其他炎性脱髓鞘病：MS、

ADEM、假瘤型脱髓鞘等。②系统性疾病：系统性红斑狼疮、白塞病、干燥综合征、结节病、系统性血管炎等。③血管性疾病：缺血性视神经病、脊髓硬脊膜动静脉瘘、脊髓血管畸形、亚急性坏死性脊髓病等。④感染性疾病：结核、艾滋病、梅毒、布氏杆菌感染、热带痉挛性截瘫等。⑤代谢中毒性疾病：中毒性视神经病、亚急性联合变性、肝性脊髓病、Wernicke 脑病、缺血缺氧性脑病等。⑥遗传性疾病：Leber 视神经病、遗传性痉挛性截瘫、肾上腺脑白质营养不良等。⑦肿瘤及副肿瘤相关疾病：脊髓胶质瘤、室管膜瘤、脊髓副肿瘤综合征等；⑧其他：颅底畸形、脊髓压迫症等。

在鉴别诊断中 NMOSD 与 MS 鉴别最重要，因在治疗选择上，β-干扰素、那他珠单抗、芬戈莫德等预防 MS 复发的药物可使 NMO 恶化。见表 6-4、表 6-5。

表 6-4　NMOSD 与 MS 的鉴别

	NMO/NMOSD	MS
种族	非白种人	白种人
发病年龄中位数	39 岁	29 岁
性别（女∶男）	（5~11）∶1	（1.5~2.0）∶1
严重程度	中重度多见	轻度多见
早期功能障碍	可致盲或截瘫	可正常
临床病程	>90%为复发型，无继发进展过程	85%为复发-缓解型，最后半数发展成继发进展型，15%为原发进展型
血清 AQP4-IgG	70%~80%阳性	<5%阳性
CSF 寡克隆区带	<20%阳性	>70%~95%阳性
IgG 指数	多正常	多增高
CSF 白细胞	多为>10×10^6/L，部分>50×10^6/L 可见中性粒细胞甚至嗜酸细胞	多数正常，少数轻度增多，以淋巴细胞为主
脊髓 MRI	病灶>3 个椎体节段，急性期肿胀多明显，亮斑样强化，轴位呈中央对称横贯性损害，缓解期脊髓萎缩、空洞	<2 个椎体节段，轴位多呈非对称性部分损害，病灶呈短节段、非横贯、无肿胀、无占位效应
脑 MRI	延髓极后区、第三及第四脑室周围、下丘脑、丘脑病变，皮质下或深部较大融合的白质病变，胼胝体病变较长（>1/2 胼胝体）弥散	脑室旁（直角征）、近皮质圆形、类圆形病变，小圆形开环样强化

表 6-5　不支持 NMOSD 的表现（2015 年视神经脊髓炎谱系疾病国际共识）

临床或实验室表现

（1）临床特征和实验室结果

1）临床病情逐渐进展（如像原发进展性多发性硬化那样症状慢慢加重，神经系统症候虽恶化，但与发作无关）

2）发作达高峰时间不典型：进展太快<4 小时（很可能是脊髓缺血/梗死），进发病后恶化展太慢>4 周（可能是结节病或肿瘤等）

3）部分性横贯性脊髓炎，病变较短，脊髓损害不是横贯性，瘫痪限于单侧，尤其是 MRI 也非长段横贯（提示 MS 可能）

4）CSF 寡克隆区带阳性（多提示 MS，因 MS>80% 为阳性，NMO 阳性<20%）

（2）与 NMOSD 表现相似的疾患

1）神经结节病：通过临床、影像和实验室检查诊断（纵隔腺病、发热、夜间出汗、血清血管紧张素转换酶或白细胞介素-2 受体增高）

2）恶性肿瘤：通过临床、影像和实验室检查排除淋巴瘤和副肿瘤综合征［脑衰蛋白（collapsin）反应性调节蛋白-5 相关的视神经病和脊髓病或抗 Ma 相关的间脑综合征］

3）慢性感染：通过临床、影像和实验室检查除外艾滋病、梅毒等

（3）脑 MRI

1）影像特征：MRI T_2 加权像有下列表现者多提示 MS 病变：病灶与侧脑室表面垂直（Dawson 征）；颞叶下部近侧脑室前角处病灶；近皮层病变累及皮质下 U 型纤维的病灶；皮层病灶

2）影像显示病变持续性强化（>3 个月），不支持 NMOSD 和 MS

（4）脊髓 MRI

以下表现支持 MS：脊髓矢状位 T_2 加权像病变<3 个椎体节段；横轴加权像病变主要位于脊髓周边白质（>70%）；T_2 加权像示脊髓弥散性、不清晰的信号改变（可见于 MS 陈旧性病变或进展型 MS）

注：NMOSD，视神经脊髓炎谱系疾病；MS，多发性硬化；CSF，脑脊液

七、治疗与预后

NMOSD 的治疗分为急性期治疗、序贯治疗（免疫抑制治疗）、对症治疗和康复治疗等。急性期主要治疗药物及用法如下。

1. 糖皮质激素：①治疗原则：大剂量冲击，缓慢阶梯减量，小剂量长期维持。②推荐方法：甲泼尼松龙 1g 静脉点滴，1 次/d，共 3d；500mg 静脉点滴，1 次/d，共 3d；240mg 静脉点滴，1 次/d，共 3d；120mg 静脉点滴，1 次/d，共 3d；泼尼松 60mg 口服，1 次/d，共 7d；50mg 口服，1 次/d，共 7d；顺序递减至中等剂量 30~40mg/d 时，依据序贯治疗免疫抑制剂作用时效快慢与之相衔接，逐步放缓减量速度，如每 2 周递减 5mg，至 10~15mg 口服，1 次/d，长期维持。

2. 血浆置换（plasma exchange，PE）：部分重症 NMOSD 患者尤其是 ON 或老年患者对大剂量甲基泼尼松龙冲击疗法反应差，用 PE 治疗可能有效（B 级推荐），对 AQP4-IgG 阳性或抗体阴性 NMOSD 患者均有一定疗效，特别是早期应用。建议置换 5~7 次，每次用血浆 1~2L。

3. 静脉注射大剂量免疫球蛋白（intravenous immunoglobulin，IVIg）：对大剂量甲基泼尼松龙冲击疗法反应差的患者，可选用 IVIg 治疗（B 级推荐）。免疫球蛋白用量为 0.4g/（kg·d），静脉点滴，连续 5d 为 1 个疗程。

4. 激素联合免疫抑制剂：在激素冲击治疗收效不佳时，因经济情况不能行 IVIg 或 PE 治疗者，可以联用环磷酰胺治疗。

5. 序贯治疗（免疫抑制治疗）目的：为预防复发，减少神经功能障碍累积。一线药物包括：硫唑嘌呤、吗替麦考酚酯、甲氨蝶呤、利妥昔单抗（rituximab）等。二线药物包括环磷酰胺、他克莫司、米托蒽醌。定期 IVIg 也可用于 NMOSD 预防治疗，特别适用于不宜应用免疫抑制剂者，如儿童及妊娠期者。

目前认为 NMOSD 是一种以复发性为特征的主要累及脊髓和视神经的 CNS 炎性疾病，据报道首次复发距首次发病的时间间隔 6 个月左右，发病后 5 年的平均复发率可达 100%，因此预后较差。研究还认为血清 AQP4-IgG 阳性、自身免疫抗体阳性与 NMOSD 发病 3 年内的复发次数呈正相关，血清 AQP4-IgG 阳性 3 年内 1～3 次的复发率近 30% 左右，自身免疫抗体阳性 3 年 1～3 次的复发率可达 25% 左右。

【病例】

患者，女，30 岁。2016 年 4 月患急性脊髓炎，病变位于颈髓，长度居 2～5 椎体水平，经治疗临床症状完全恢复，未遗留后遗症。2017 年 4 月患急性视神经炎，始于右眼，2 天后发展到左眼，经治疗临床症状消失，无明显后遗症。2017 年 11 月初出现不明原因的腹部难受，19 日出现频繁呕吐，严重影响进食，当天晚上出现频繁呃逆，查 AQP4-IgG 阳性，头 MRI 可见极后区小点状病灶（图 6-2），用激素 500mg/d，连续 3 天，后渐减量，至 24 日来门诊就诊时，呕吐次数减轻，连续频繁呃逆仍存。此次病程中四肢及视觉无加重表现。神经系统检查未见异常体征。

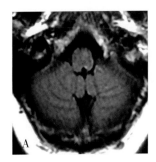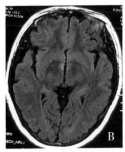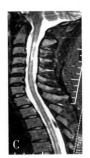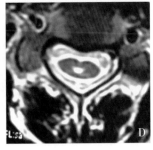

图 6-2 反复发作的 NMOSD

A～B 为 2017 年 11 月 21 日 MRI，A 示延髓导水管周围及左侧软脑膜线样高信号；B 显示小丘脑高信号，无症状；C～D 为 2016 年 4 月长节段脊髓炎病变后遗症表现，病灶呈非连续性

第二节　视神经脊髓炎谱系疾病六种核心证候病案示意

【视神经炎】

　　患者，女，52岁。以视物模糊6天于2017年10月12日入院。6天前起床时发现视物模糊，4天前发现右眼视野缺损，伴视物模糊加重，未予诊治，2天前感左眼视野缺损来诊，余无不适。体格检查：神清语利，智能正常。双侧眼球运动充分，无眼震，双瞳孔等大等圆，直径约2.5mm，光反射灵敏，右眼上象限、外象限、下象限视野缺损，左眼无明显视野缺损。眼底检查正常，余脑神经及四肢运动、感觉、共济运动、脑膜刺激征均无异常。辅助检查：肌电图示右侧视觉径路传导阻滞，左侧视觉径路未见异常；颈胸髓MRI及脑MRA无特殊异常；血脑脊液抗AQP4抗体均（++）；脑炎六项、寡克隆区带、副肿瘤综合征诸项抗体、自身免疫性脑炎抗体及传染病八项检查均无异常。经激素治疗16天，视力有恢复，影像无明显改变（图6-3）。

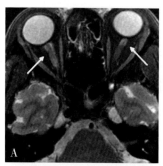
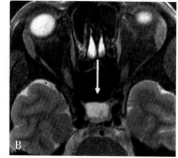
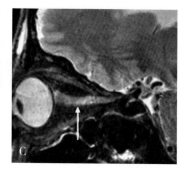

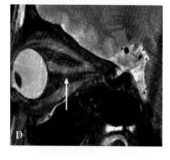

图6-3　视神经炎

视神经MRI（2017年10月15日）示：A~D示双侧视神经炎（右侧著，增粗），B示交叉异常信号（箭头）

　　急性视神经炎诊断依据：急性起病；视力、视野异常；血脑脊液AQP4抗体均（++）；除眼底病变，排除其他疾病。

【病例分析】

　　1. 视神经炎（ON）是一种急性或亚急性的阻碍视神经传导功能，引起视功能一系列改变的视神经病变，常致青、中年人群急性视力下降。全球单侧ON的年发病率为

0.94/10 万~2.18/10 万，双眼同时罹患者亚洲人高于白种人。NMOSD 相关的 ON 大多表现为：①女性患者。②双眼同时或短时间内相继受累比例大。③复发率高。④视力损伤重且预后差；⑤发生脊髓炎及进展为 NMO 的风险高。⑥AQP4-IgG 阳性。⑦MRI 在 T$_2$ 呈高信号或 T$_1$ 增强强化高信号；病变长度超过 1/2 视神经全长，可以累及视神经前段或后段为主，据报道累及前 1/2 者占 9.8%，累及后 1/2 者占 88.2%，累及后部者仅有 2.0% 累及视交叉；急性期视神经水肿、增粗者占 92.2%，晚期可有萎缩；但也有少数患者仅有视力下降而 MRI 表现正常。⑧眼底检查可显示视网膜血管稀疏、动脉节段性狭窄及动脉呈"结霜"样改变。⑨对激素治疗敏感。在谱系疾病中很少有眼震报道。

2. 视神经炎发病原因较复杂，具体发病机制迄今也不清楚。一般认为其与遗传基因、病毒感染、免疫功能紊乱以及全身疾病相关，大多数研究倾向于本病可能是具有遗传易感性的患者受到病毒感染，产生抗病毒抗体，通过分子模拟等形式触发自身免疫反应，产生自身抗体，攻击患者有髓神经纤维，导致神经细胞损伤和脱髓鞘病变，进而引发视神经炎。

3. MS 患者也可发生视神经炎，其典型临床表现为急性单眼视力下降，视野缺损，多伴眼痛或转眼痛，以中青年女性常见，患者中 2/3 急性期视乳头正常或轻度水肿，晚期可出现原发性视神经萎缩。经治疗多数患者视功能恢复较好，但容易复发，治疗采用 β 干扰素类药物进行免疫调节。二者的主要区别点：NMOSD 患者的视神经病变受累节段长；双侧同时受累者多；病变向后延伸累及视交叉者多；β 干扰素类药物治疗可加重症状。

【急性脊髓炎】

> 病例 1：患者，女，23 岁，4 天前无明显诱因出现双手麻木、双下肢无力、小便费力，呈持续性，行颈髓+胸髓 MRI 显示异常高信号病变，经对症处理效果差。1 天前下肢无力加重，不能行走，伴大小便潴留，留置尿管，余无异常，于 2016 年 9 月 10 日入院。平素体健。体格检查：双上肢肌张力正常，肌力 5 级，腱反射（++）；双下肢张力低，肌力 3 级，腱反射（-），双侧病理征阴性。胸 4 平面以下针刺觉消失。余无异常特征。辅助检查：血常规：白细胞 15.53×10^9/L，中性粒细胞比率 85.6%，红细胞 3.75×10^{12}/L，HCT 33.3%，血红蛋白 101g/L，肌电图：双下肢深感觉通路未引出，眼底检查（-），腰穿压力：110mmH$_2$O，糖 2.2mmol/L，氯化物 117.0mmol/L，蛋白定量 131.7mg/L，墨汁染色、抗酸杆菌、ADA、OB/IgG 均阴性。血清 AQP4-IgG（+）、脑脊液 AQP4-IgG（-），自身免疫性脑炎诸抗体均阴性，血清抗核抗体（ANAs）、抗 SSA 抗体、抗 SSB 抗体、抗甲状腺抗体均阴性。

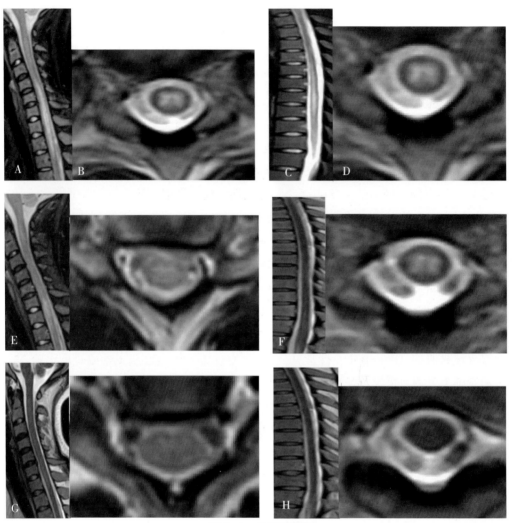

图 6-4 急性脊髓炎

A~D 为 2016 年 9 月 12 日 MRI FLAIR，A~B 为颈髓示 C_3~C_8 髓内横贯性高信号，颈髓肿胀；C~D 为胸髓内 T_4~T_8 横贯长 T_2 信号；E~F 经激素治疗后，2016 年 9 月 28 日复查 MRI，矢状位及横断面颈胸髓内病灶较前缩小、变淡；G~H 为 2016 年 12 月 20 日随访 MRI，矢状位及横断面颈胸髓内病灶基本消失

急性脊髓炎诊断依据：①急性起病。②临床表现为脊髓横贯性急性损害症状：双下肢软体、大小便潴留、感觉平面。③MRI 示颈胸髓内长节段（>3 个椎体水平）病灶，局部脊髓肿胀；横冠面病灶位于脊髓中央，损害灰质，呈"H"形（图 6-4）。④血清 AQP4-IgG（+）。⑤可排除其他疾病：患者虽有贫血表现，但临床无深感觉障碍，脊髓无明显萎缩，其影像表现、水通道蛋白抗体阳性等均不支持亚急性联合变性。⑥激素治疗有显效。

【病例分析】

（1）视神经脊髓炎在临床工作中常同时或先后相继发生，因此在 18 世纪，由 Device 提出了视神经脊髓炎并命名为 Device disease。后发现水通道蛋白抗体是该病的特异性抗体，且该抗体除存在于视神经脊髓炎外，也存在于某些其他疾病中。因此，于 2015 年国际 NMO 诊断小组（IPND）推出 NMOSD 并制定了诊断标准，将视神经炎和脊髓炎分为两个类型加以叙述。事实上视神经炎和脊髓炎虽可分别单一发生，但多为同时或在病程演变过程中相继发生，甚至可伴有其他脑部疾病。因此，在临床上不可将脊髓炎视为单一孤立疾病，应注意在病程中的相互演变及恶化。

（2）急性脊髓炎的诊断主要依据为：①急性起病。②多见于青壮年。③病前可有或无上呼吸道感染等诱因。④临床症状为截瘫、传导束性感觉障碍及尿便障碍。⑤影像表现为脊髓连续长节段（>3 个椎体）横贯性病灶，急性期病变区脊髓肿胀，增强可呈斑片状或团块状强化，轴位可见病灶主要位于脊髓中央或以灰质损害为主，位于中央者呈圆点状或完全性高信号，病灶主要位于灰质者呈"蛇眼征"或"H"形，晚期病灶可不连续，脊髓萎缩，遗留后遗症（病例附后）。⑥血清 NMO-IgG 阳性。⑦排除椎管内其他病变。从目前急性脊髓炎血清抗体及脊髓病变部位看，似乎可把急性脊髓炎分为两种亚型：AQP4-IgG 介导型，病变部位主要位于颈胸段；MOG-IgG 介导型，病变主要位于下胸、腰段及圆锥，其鉴别见表 6-3。

在 NMOSD 中，尤其在少数脊髓炎患者可以皮肤瘙痒症状起病，瘙痒部位多位于头颈部、躯干及上肢，可为发作性，或为持续性，可伴随有麻木、疼痛。其原因是患者存在脊髓背侧后角炎症或脱髓鞘损伤，特异性地表达一些瘙痒胃泌素释放蛋白受体，产生的信号冲突通过脊髓丘脑束传导至皮层感觉区，导致发生中枢神经系统神经源性瘙痒。

> 病例 2：患者，女，69 岁，18 岁时患双下肢瘫，遗留双下肢乏力及小便频伴尿不净感、大便需用通便药至今来诊。体格检查：脑神经及双上肢正常，双下肢肌张力高，左下肢肌力基本正常，右下肢肌力 4~5 级，腱反射活跃，双侧巴氏征（+），胸 8 以下痛觉减退，双侧深感觉消失（图 6-5）。

（3）NMOSD 中的急性脊髓炎与脊髓型多发性硬化在时间和空间上均有一些相似处，应注意鉴别，主要鉴别点见表 6-6。值得注意的是，NMOSD 早期病灶可短于 3 个椎体，病灶也可呈偏心性分布，临床症状非为横贯性，呈不典型改变，此时鉴别主要依赖于 AQP4-IgG 的检出，必要时可反复检测，在 MS 中 AQP4-IgG 少有阳性（图 6-6、表 6-6）。

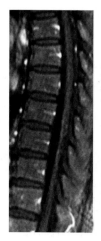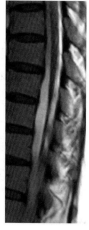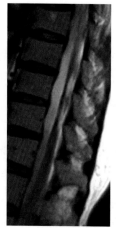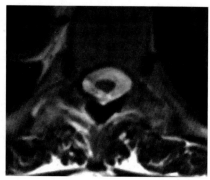

图 6-5　急性脊髓炎后遗症期

2015 年，67 岁脊髓片，示胸髓中下段 3 个节段明显萎缩

表 6-6　NMOSD 中的急性脊髓炎与脊髓型多发性硬化鉴别

	急性脊髓炎（NMOSD）	脊髓型 MS
临床症状	重，多为截瘫，束性感觉障碍、排便	轻，症状多呈非对称性运功、感觉损害，括约肌功能障碍少，少有脊髓休克样表现
MRI 矢状位	障碍三联征，多呈对称性，急性期多呈脊髓休克样表现	病灶短（< 2 个椎体节段），多个病灶者多不连续
MRI 轴位	病灶呈连续性长节段（>3 个椎体水平），局部变薄肿胀增粗	面积小（<脊髓 1/2），多位于白质，增强多呈小圆形或"C"形强化
水通道蛋白	面积大（>脊髓 1/2），病灶多在导水管周围，侵犯灰质，增强多呈"圆点状""蛇眼样"或"H"形强化阳性	阴性
预后	预后差，病程多呈复发	相对较好，病程可为复发-缓解

【极后区综合征】

　　患者，女，77 岁，1 个半月前受凉、劳累后出现发烧，体温 38℃左右，3 天后出现顽固呃逆，恶心、呕吐，呕吐多在早饭后 0.5h、午饭后 1h 左右，晚饭后 3~4h 后频繁发生，几乎将所进食物吐完。同时感头晕，偶有复视，舌感僵硬，无吞咽困难；走路感不稳、有漂移感；四肢乏力。体检：一般内科检查正常。神清，语言流利性稍差，吞咽无异常，咽反射灵敏，四肢肌力、张力正常，腱反射无明显异常，双侧加强试验巴氏征（+），指鼻及跟膝胫试验尚可，昂白氏征阳性，走路欠稳。辅助检查：血常规、尿常规及生化检查正常。脑脊液压力及内容检查正常。寡克隆区带阴性。AQP4-IgG 血清阳性（+++），滴度 1：320，脑脊液阳性（+）。

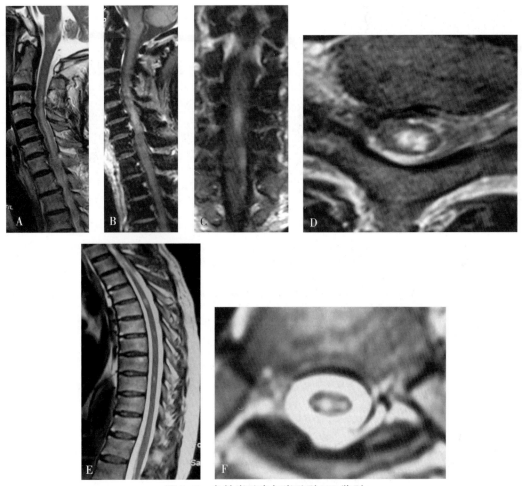

图6-6 急性脊髓炎与脊髓型MS鉴别

A~D为FLAIR示颈髓为长节段高信号，延髓极后区高信号；B~D为T_1增强，病灶部分强化，

横断面呈典型"H"形改变。E、F为T_2为MS，示胸髓呈多发点状、非连续高信号

极后区综合征诊断依据：急性起病，临床表现为典型的呃逆、恶心、呕吐症状；病灶出现于延髓背侧，为水通道蛋白高表达区，血和脑脊液AQP4-IgG均阳性；可排除其他疾病，尤其MS鲜有类似症状及抗体报道（图6-7）。

【病例分析】

极后区综合征（APS）是指临床表现为无法用其他原因解释的顽固性呃逆、恶心、呕吐（IHN），持续时间> 48h，MRI表现为延髓背外侧第四脑室髓底部的极后区（AP）病变。这可以是NMOSD的前驱或唯一症状，在NMOSD中其发生率占16%~43%~62%，作为首发症状者约占12%，一旦发生往往提示更严重的神经功能缺陷及更快速的病情进展。MRI病灶主要累及第四脑室髓底的延髓背外侧/极后区，检出率占NMOSD患者的7%~46%，可向下延伸至颈髓，MRI矢状位表现为典型的

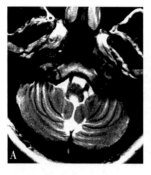
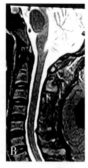
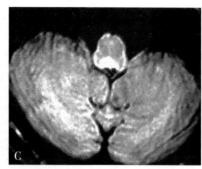
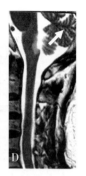

图6-7 极后区综合征

2017年4月8日MRI，A、B为T_2像示延髓极后区高信号小病灶；C、D为2017年4月20日病灶扩大

线样延髓征（病灶仅在延髓）、线样延髓脊髓征（病灶向下延伸至上颈髓或由上颈段病灶延伸至延髓）；轴位表现为小而孤立的病灶，多以延髓或脊髓中央管为中心，常为双侧对称性分布，主要累及灰质，一般无增强。影像上的病灶可因检查时间不同而表现有异：太早可因太小不显示，或因太晚而消失，或在多次检查中大小有变化。但应注意即使只有不明原因的呃逆、恶心、呕吐临床症状而无明显影像病灶也要高度警惕本综合征。

极后区综合征的临床表现与该区的解剖及生理功能有关：①该区位于第四脑室髓底背侧面，在迷走神经三角和第四脑室边缘之间呈一窄带，紧邻孤束核和疑核，是延髓呕吐、呃逆中枢，高位颈髓是呃逆反射的低级中枢，当受累时约51%可出现顽固性恶心、呕吐，26%出现顽固性呃逆，二者可同时发生或为单一症状。②该区是AQP4-IgG抗体大量聚集区，易受攻击。a.该区在解剖上内皮细胞缺乏紧密连接，血脑屏障缺如，成为抗AQP4-IgG抗体进入CNS的首要"入口点"；b.同时该区也是AQP4高度表达的区域；c.血管间隙较大，血浆流动减缓，增加了该区神经元和神经胶质细胞与外周血液成分的接触；d.由于内皮细胞缺乏，AQP4-IgG抗体的清除作用延迟。由于这诸多因素致该区抗体聚集、浓度增高，加剧了抗体诱导的炎性反应对该区的损伤而出现症状。

【急性脑干炎】

患者，女，38岁，因"头晕、行走不稳11天，双眼视物不清7天"于2016年11月11日住院。11天前无明显诱因出现头晕、行走不稳，在当地医院输液治疗（具体不详）效差。7天前头晕、行走不稳症状加重，并出现双眼视力急剧下降。小便潴留、咳嗽无力，蹲下站起困难。体格检查：意识清楚，智力正常。双眼视力仅有光感，双侧瞳孔等大等圆，直径约3.0mm，光反射灵敏。构音欠清，语速慢，左侧咽反射迟钝，饮水呛咳、吞咽困难。四肢肌力、肌张力正常，腱反射（++），双侧病理征阳性。深浅感觉正常。左侧指鼻试验、跟膝胫试验欠稳准，

Romberg 征睁眼、闭眼欠稳准（向左偏）。余无异常。辅助检查：腰穿，压力 160mmH$_2$O，无色透明，WBC 12×10^6/L，蛋白、糖、氯化物正常。血液：AQP4-IgG（−）。血脑炎六项（−）。寡克隆区带（−）。血清抗核抗体（ANAs）、抗 SSA 抗体、抗 SSB 抗休、抗甲状腺抗体阴性。肌电图示：双侧视通路传导障碍，重度（双侧 VEP-100 未引出波形）。

入院后给予甲泼尼松龙 1g 静脉点滴，1 次/d，共 3d；500mg 静脉点滴，1 次/d，共 3d；240mg 静脉点滴，1 次/d，共 3d；120mg 静脉点滴，1 次/d，共 3d；泼尼松 60mg 口服，1 次/d，共 7d；50mg 口服，1 次/d，共 7d；递减至 40mg/d 时，给予吗替麦考酚酯片 150mg 口服，1 次/d。出院后随访头晕缓解，可独立行走，吞咽困难及视物模糊症状较前好转。继续服用泼尼松+吗替麦考酚酯治疗（影像见图 6-8）。

临床诊断：急性脑干综合征（AQP4- IgG 阴性）。

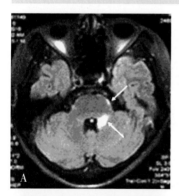 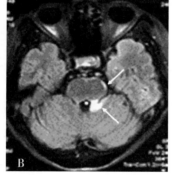 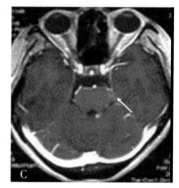
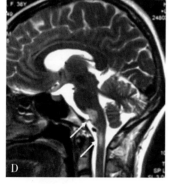

图 6-8　急性脑干综合征
A~B 为 MRI FLAIR 像示左侧桥小脑脚片状及四脑室周围、桥脑周围软脑膜线状高信号；C 为 T$_1$ 增强扫描示桥脑周围软脑膜强化，双侧视神经强化，累及视交叉；D 为 T$_2$ 示延髓腹侧片状及高颈髓片状高信号。

【病例分析】

该患者血清 AQP4- IgG（−），未查脑脊液抗体是一不足。对 AQP4-IgG 阴性者，诊断更要严格。该患者除具有小脑、脑干症状外，还具有视神经炎及相应的影像表现；在空间上具有视神经及短的高颈髓病变；通过对其他抗体的检查，可排除 MS 及其他自身免疫性疾病，因此符合 AQP4- IgG 阴性的急性脑干综合征。值得考虑的是，该患者出现的延髓症状：饮水呛咳、吞咽困难，甚至双侧病理征，其原因可能与高颈髓病灶有关，高颈髓是延髓的延续，该处病变可引起与延髓病变相似的某些症状。

【间脑综合征】

患者，男，20岁，2年前出现多饮多尿，每天饮水约8L，未予治疗。1年前出现纳差伴恶心呕吐，进食后加重，至多家医院就诊无明显效果。4个月前出现双下肢乏力，行走拖曳，表情淡漠、言语减少、不爱活动、乏力、嗜睡、怕冷，记忆力及计算力减退，自觉唾液多，下咽困难。2个月前出现双眼视力降低，伴间断发烧，最高达38℃，以夜间为主，大便失禁。病程呈隐袭起病，进行性发展，体重下降达15kg。对症治疗无效。既往史无特殊异常。体格检查：T 37.3℃，P 90次/分，R 16次/分，BP 98/63mmHg。神清语利，精神差，检查合作。记忆力差，不知早餐内容，计算力差（93-7=?），眼球运动正常，视力左眼眼前1市尺指数，右眼半市尺指数，双瞳孔等大（4mm），光反射正常，四肢肌张力低，左上肢双下肢肌力5-级，腱反射引不出，病理征（-），感觉正常，Lhermitte征（+）。视觉诱发电位报告为双侧视交叉前神经病变，双侧P100均未引出。食道钡餐无异常，胸部CT未见异常；头MRI+增强示：双侧视神经、垂体及垂体柄、三脑室旁、胼胝体、左侧侧脑室旁、右侧基底节区多发异常信号，考虑炎症。辅助检查：血钠170mmol/L，氯122.1mmol/L均高；FT$_3$ 2.78pmol/L，FT$_4$ 5.86pmol/L均低；TSPOT阴性；垂体泌乳素72.98ng/mL增高；空腹皮质醇0.51μg/dL，促肾上腺皮质激素1.30pg/mL均低；24小时尿钾23.2mmol/24h、尿钠59mmol/24h、尿氯56mmol/24h、尿钙0.4mmol/24h均降低；脑脊液压力70mmH$_2$O，白细胞59×10^6/L，单核细胞96.6%，蛋白0.77g/L；氯化物142.9mmol/L。AQP4抗体（ELASA法：血及CSF均阴性）；细胞转染免疫荧光法（CBA）阴性（患者在不同医院住院，不排除用过激素治疗）。

诊断：间脑综合征（图6-9）。

【病例分析】

间脑位于两侧大脑半球间，三脑室周围区域，上接大脑，下连脑干，主要包括丘脑、上丘脑、下丘脑和底丘脑。急性间脑综合征，系病灶累及丘脑或下丘脑所致，临床表现多样：丘脑损害时主要引起感觉异常，下丘脑损害时可引起抗利尿激素分泌异常从而引起水、盐代谢等异常，如多饮、多尿的尿崩症；低钠或高钠血症；血压过高或过低；体温调节异常；饮食亢进或食欲减退而引发肥胖或体重下降等。丘脑还与脑干上部或丘脑的网状激活系统及前额叶-边缘系统联系，损害时可导致大脑皮层机能处于抑制状态，引起发作性睡病、嗜睡，甚至无动性缄默；与垂体联系可引起腺体分泌功能异常，其中以单一内分泌腺功能受损多见，多腺体受累者少，但也可因并发下

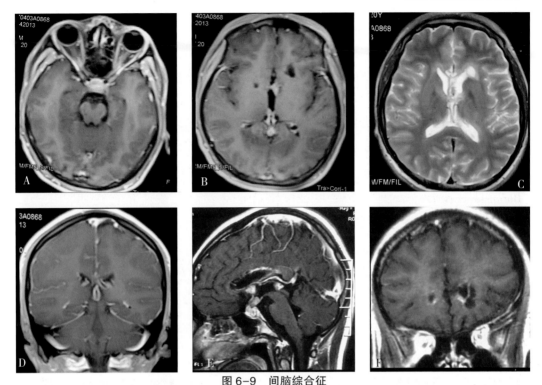

图 6-9 间脑综合征

A~B 为 FLAIR，A 示双侧视神经炎，累及视交叉；B 示左侧三脑室旁、下丘脑及中脑导水管周围高信号病变；C 为 T_2 示邻近左侧高信号病灶，可疑胼胝体膝部及压部病变；D~F 为 T_1 增强，D 示三脑室室管膜强化，四脑室旁双侧信号稍高，右侧大脑镰旁点状高信号病灶，E 示下丘脑、垂体柄、垂体、导水管上端、胼胝体异常高信号，可疑四脑室周围室管膜强化，前壁著，F 示双侧侧脑室室管膜强化，左侧著

丘脑-垂体-肾上腺轴、下丘脑-垂体-甲状腺轴、下丘脑-垂体-性腺轴功能损害而出现众多症状。MRI 可示下丘脑、丘脑、第 3 脑室、中脑导水管附近的 T_2 及 FLAIR 高信号病灶，增强扫描可显示部分病灶及室管膜强化等。

【大脑综合征】

患者，女，15 岁，以"视力下降 2 月余，右侧肢体无力，反应迟钝、精神行为异常 1 周"为主诉于 2015 年 12 月 10 日入院。2 月余前（2015 年 10 月 1 日）感冒后出现视物模糊，右眼先于左眼出现，次日双眼视物模糊加重，至当地眼科测视力：右眼<0.01，左眼 0.01，头颅 MRI 检查示中脑导水管、三脑室周围异常信号影，按"双侧视神经炎"给予激素治疗，住院 43 天，视力恢复至：右眼 1.2，左眼 0.8，11 月 18 日出院规律口服"泼尼松片"，15mg，每周减量 5mg。1 周前（2015 年 12 月 5 日）感冒后出现右侧肢体无力，行走不稳，逐渐加重至行走不能，双眼视力下降，反应迟钝，有时烦躁，小便失禁，偶有恶心、呕吐伴颈

部背侧面持续性钝痛，至当地市医院就诊，头颅MRI：双侧枕叶、左侧额叶、胼胝体、顶叶异常信号影；增强示软脑膜、右侧顶叶部分病灶强化；MRA未见异常，诊断为急性播散性脑脊髓炎（ADEM）。给予"甲泼尼龙琥珀酸钠1g"冲击5天后改为0.5g，同时给予"丙种球蛋白"治疗4天，病情无明显缓解来院。体格检查：神志清楚，体格检查不配合，表情淡漠，烦躁，言语错乱，记忆力、定向力可，计算力差（93-7=?），视空间及执行功能差，强握反射阳性。肌力右上肢4级、下肢2级，左侧肢体5-级，四肢肌张力正常，腱反射活跃，双侧Babinski征阳性。脑膜刺激征阴性。辅助检查：脑脊液：无色透明，压力：180mmH$_2$O，白细胞10×10^6/L，葡萄糖4.81mmol/L，AQP4-IgG（++），寡克隆区带（-）；脑炎血六项（-）。血液：AQP4-IgG（++）。甲状腺功能七项示：ATG-Ab 243.7U/mL（0~60U/mL），TPO 517.8U/mL（0~60U/mL）。ANA 1:100核颗粒型；抗SSA抗体（+）；Ro-52（+）。免疫球蛋白G 22.79g/L（6.3~15.2g/L）；C3 0.847g/L（0.89~1.79g/L）；C4 0.14g/L（0.15~0.46g/L）。复查头颅MRI平扫+增强像同前，颈髓、胸髓MRI平扫未见明显异常（图6-10）。

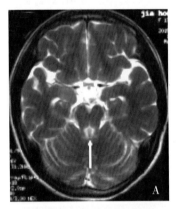
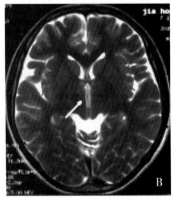
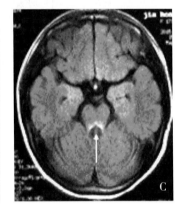
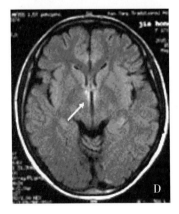

图6-10 大脑综合征

2015年10月1日头颅MRI：A~B T$_2$，C~D FLAIR 示中脑导水管、三脑室周围高信号影（箭头）

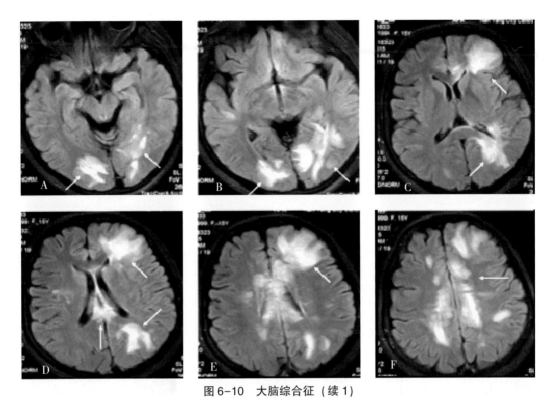

图6-10　大脑综合征（续1）

2015年12月5日头颅MRI FLAIR：A~F示双侧枕叶、左侧额叶、顶叶片状高信号（箭头），无占位效应；胼胝体广泛受累

入院后继续甲泼尼龙120mg/d静脉点滴，3天后改为泼尼松60mg口服，1次/d，共7天；50mg口服，1次/d，共7天；递减至40mg/d时，联合给予吗替麦考酚酯150mg/d。至2015年12月27日患者精神症状明显好转，烦躁消失，记忆力、定向力、计算力、执行功能正常，视力较前明显改善，左侧肢体肌力5级，右上肢肌力4级，右下肢肌力3级，四肢腱反射仍活跃，Babinski征阳性。MRI示病灶较前稍减小出院。院外继续口服泼尼松+吗替麦考酚酯联合治疗。1年后（2017年1月13日）复查：遗留有轻微右眼畏光。血清AQP4（+），头颅MRI：颅内病灶较前明显缩小。（图6-12）

临床诊断：大脑综合征。

【病例分析】

视神经脊髓炎谱系疾病的六种类型，有时可单独发生，尤其在早期，但多数情况，随着疾病的发展，常可以不同形式的组合出现而表现出复杂的症状，在抗体检测中，可仅为AQP4-IgG阳性或阴性，也可合并或不合并其他自身免疫性疾病及其抗体。如本例患者，临床上既有双侧视神经炎，又有大脑受损害症状，还有仅有影像表现（如

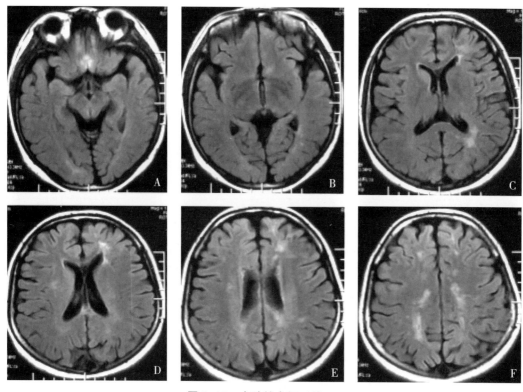

图6-10 大脑综合征（续2）

2017年1月13日头颅MRI FLAIR示：A～F示双侧枕叶、左侧额叶、胼胝体、顶叶异常信号影明显缩小，部分病灶消失

间脑病变、胼胝体病变）而无明确相应症状。在实验检测上既有水通道蛋白阳性，也有其他自身免疫性疾病抗体阳性（如甲状腺、抗核抗体、干燥综合征、副肿瘤综合征）。应注意的是这只能说明可能伴有这些疾病的存在，也可能是在某一疾病中可有多种抗体反应，诊断时应以主要矛盾、核心症状为依据。

视神经脊髓炎谱系疾病的大脑综合征可有症状，也可无症状，本病为症状性大脑综合征。大脑受损综合征的主要MRI表现为：单侧或双侧，多呈多发的斑片状表现，脑室旁、中脑导水管周围、丘脑、桥脑和延髓背侧即四脑室底部最为特征，但也可分布于半卵圆中心、基底节区、脑叶。也可呈大而融合的皮质下或深部白质脱髓鞘病灶伴水肿，以及合并干燥综合征者的小血管炎样白质病灶。胼胝体受累，病灶长（>总长1/2以上），表现为弥漫混杂信号，可伴水肿，形成"拱桥样"特征性病灶。此类患者往往出现进展性认知功能减退或睡眠增多；长的皮质脊髓束病灶，可单侧可双侧，从内囊一直延续到大脑脚；广泛的室管膜附近病灶，可伴增强。大脑皮质受累最常见的部位是后顶叶、额叶和枕叶。这些部位受累时常会出现癫痫、焦虑抑郁、精神状态异常，认知水平下降和（或）抽动、症状性睡眠发作以及间断性肌阵挛发作等临床症状。

参考文献

［1］ Lennon VA, Wingerchuk DM, Kryzer TJ, et al. A serum autoantibody marker of neuromyelitis optica: distinction from multiple sclerosis［J］. Lancet, 2004, 364: 2106-2112.

［2］ Wingerchuk DM, Lennon VA, Pittock SJ, et al. Revised diagnostic criteria for neuromyelitis optica ［J］. Neurology, 2006, 66: 1485-1489.

［3］ Wingerchuk DM, Banwell B, Bennett JL, et al. International panel for NMO diagnosis. International consensus diagnostic criteria for neuromyelitis optica spectrum disorders［J］. Neurology, 2015, 85 (2): 177-189.

［4］ Nagaishi A, Takagi M, Umemura A, et al. Clinical features of neuromyelitis optica in a large Japanese cohort: comparison between phenotypes［J］. J Neurol Neurosurg Psychiatry, 2011, 82: 1360-1364.

［5］ Chen Z, Lou X, Liu M, et al. Assessment of optic nerve impairment in patients with neuromyelitis optica by MR diffusion tensor imaging［J］. PLoS One, 2015, 10 (5): 27-34.

［6］ Jarius S, Wildemann B. Aquaporin-4 antibodies (NMO-IgG) as a serological marker of neuromyelitis optica: a critical review of the literature［J］. Brain Pathol, 2013, 23:661-683.

［7］ Mai W, Hu X, Lu Z, et al. Preliminary study on the association of AQP4 promoter polymorphism with anti- aquaporin-4 antibody positivity in southern Han Chinese patients with idiopathic demyelinating disorders of central nervous system［J］. J Neuroimmunol, 2013, 255 (1-2): 75-80.

［8］ Pittock SJ, Lennon VA, Bakshi N, et al. Seroprevalence of aquaporin-4-IgG in a northern California population representative cohort of multiple sclerosis［J］. JAMA Neurol, 2014, 71: 1433-1436.

［9］ Kitley J, Waters P, Woodhall M, et al. Neuromyelitis optica spectrum disorders with aquaporin-4 and myelinoligodendrocyte glycoprotein antibodies: a comparative study［J］. JAMA Neurol, 2014, 71: 276-283.

［10］ Wu L, Huang DH, Yang Y, et al. Combined screening for serum anti-nuclear and anti-aquaporin-4 antibodies improves diagnostic accuracy for distinguishing neuromyelitis optica from multiple sclerosis ［J］. Eur Neurol, 2014, 72: 103-108.

［11］ Sato DK, Callegaro D, Lana-Peixoto MA, et al. Distinction between MOG antibody-positive and AQP4 antibody-positive NMO spectrum disorders［J］. Neurology, 2014, 82: 474-481.

［12］ Mao Z, Lu Z, Hu X, et al. Distinction between MOG antibody-positive and AQP4 antibody-positive NMO spectrum disorders［J］. Neurology, 2014, 83 (12): 1122.

［13］ Torres J, Pruitt A, Balcer L, et al. Analysis of the treatment of neuromyelitis optica［J］. J Neurol Sci, 2015, 351 (1-2): 31-35.

［14］ Mealy MA, Wingerchuk DM, Palace J, et al. Comparison of relapse and treatment failure rates among patients with neuromyelitis optica: multicenter study of treatment efficacy［J］. JAMA Neurol, 2014, 71 (3): 324-330.

［15］ Kimbrough DJ, Fujihara K, Jacob A, et al. Treatment of neuromyelitis optica: review and recommendations［J］. Mult Scler Relat Disord, 2012, 1：180-187.

［16］Collongues N, de Seze J. Current and future treatment approaches for neuromyelitisoptica ［J］. Ther Adv Neurol Disord, 2011, 4：111-121.

［17］Joanna Kitley, Isabel Leite, Ichiro Nakashima, et al. Prognostic factors and disease course in aquaporin-4 antibody-positive patients with neuromyelitis optica spectrum disorder from the United Kingdom and Japan ［J］. Brain, 2012, 135：1834-1849.

［18］中国免疫学会神经免疫学分会. 中国视神经脊髓炎谱系疾病诊断与治疗指南［J］. 中国神经免疫学和神经病学杂志, 2016, 23（3）：155-167.

［19］伍坛, 张炜华, 任晓暾, 等. 儿童视神经脊髓炎及其谱系疾病临床特征及随访 ［J］. 中华儿科杂志, 2015, 53（4）：268-272.

［20］张瑛, 管阳太. 2015 年视神经脊髓炎谱系疾病诊断标准国际共识介绍以及应用中值得注意的问题 ［J］. 中华脑科疾病与康复杂志（电子版）, 2015, 5（6）：1-3.

［21］黄鑫, 王晓风, 刘建国, 等. 视神经脊髓炎谱系疾病的研究进展 ［J］. 中华神经科杂志, 2017, 50（2）：148-151.

［22］刑燕蒙. 血清 KIR4.1 水平与视神经脊髓炎谱系疾病临床特点的相关性研究［J］. 郑州大学第一附属医院硕士论文, 2016.

［23］杜慧杰. 抗 AQP4-IgG 抗体与抗 MOG-IgG 抗体的检测及与视神经脊髓炎谱系病的相关性分析 ［J］. 贵州医科大学 2016 届硕士学位论文.

［24］贾昆, 郭会月, 周冰洁, 等. 2015 年视神经脊髓炎谱系疾病诊断标准临床应用评估 ［J］. 中国神经免疫学和神经病学杂志, 2017, 24（3）：153-157.

［25］方灵芝, 陈超阳, 马凌悦, 等. 视神经脊髓炎谱系疾病预防发作的治疗进展及 1 例患儿的用药监护 ［J］. 中国新药杂志, 2017, 26（8）：957-959.

第七章　渗透性髓鞘溶解症

【定义】

渗透性髓鞘溶解症（osmotic myelinolysis，OM）包括脑桥中央髓鞘溶解症（central-pontine myelinolysis，CPM）和脑桥外髓鞘溶解症（extrapontine myelinolysis，EPM）或二者的共存，合称为渗透性髓鞘溶解症，以此命名较原"脑桥中央髓鞘溶解症"命名的含义更广，又可较好反映疾病发生的机制，较为合理。它是一类较少见的中枢神经系统渗透性、特殊的脱髓鞘疾病。

【病因及发病机制】

OM 发病率较低，在 Victor 和 Laureno 统计的 3 548 例成年患者的后续尸检中只有 9 例典型病例，占 0.25%，呈散发性，无家族遗传性。常见病因：大多见于低钠血症的快速纠正过程中，偶尔在长期低血钾、糖尿病、低磷酸盐血症的纠正中或镁和锂盐治疗过程中。也可见于伴有低钠或血钠正常的慢性酒精中毒、肝移植术后、垂体手术、长期营养不良、脱水、电解质紊乱、脑外伤、恶病质、肝硬化、糖尿病、获得性免疫缺陷综合征、妊娠呕吐、恶性肿瘤、肺部感染、大面积烧伤、败血症、霍奇金病等。血钠 < 136mmol/L 为低钠血症，血钠 < 120mmol/L 为严重低钠血症；急性低钠血症为在48 小时内产生低钠血症或血钠降低 > 0.5mmol/L，慢性低钠血症为 48 小时以上持续产生低钠血症或血钠降低 < 0.5mmol/L。

OM 发病机制不清，主要有以下假说。

1. 对于严重低钠血症纠正过快引起 OM 发病机制解释是，主要是脑内渗透压平衡失衡：急性低血钠时由于细胞外渗透压低，促使水沿渗透压浓度梯度进入脑细胞内，导致脑水肿。在慢性低血钠时，大脑可通过一天或数天时间产生适应性保护反应，脑细胞通过产生一些有机性小分子，如肌醇、牛磺酸、谷氨酸等，以增加脑细胞内的渗透浓度；或神经细胞通过排出胞内的上述有机溶剂及 Na^+、K^+ 等无机盐，最终抵消脑细胞内外的渗透浓度失衡，减轻脑水肿。当低血钠被快速补液纠正，又加之牛磺酸等有机溶质难以迅速回到细胞内，使得上述平衡被再次打破，脑细胞外渗透浓度骤增，引发脑细胞急速脱水、皱缩及损伤因子释放，从而导致髓鞘破坏和少突胶质细胞损伤。由于少突胶质细胞位于富含血管的灰质附近，对这种渗透浓度的变化敏感，因而病变多发生在灰白质混合处，桥脑之所以易发髓鞘溶解症，源于此处灰白质广泛交汇。

2. 部分患者并无低钠血症也会发病，部分患者纠正低钠速度并不快也发病，故认为 OM 发病机制复杂，有个体差异性；除上述发病机制外还应有其他机制参与，如炎症反应机制、免疫机制、凋亡机制及能量缺乏机制等。①细胞凋亡机制认为，由于供给神经胶质细胞的 $Na^+- K^+- ATP$ 酶泵功能下降、能力不足，加之脑细胞对渗透压变化的敏感性，在上述发病诱因存在的情况下，即是有轻微的渗透压波动，神经胶质细胞就呈现不耐受或不适应反应，最终导致细胞凋亡。②营养不良，维生素 B_1、维生素 B_{12} 缺乏：维生素 B_1 缺乏时导致能量不足以及核酸合成障碍，影响神经细胞膜髓鞘磷脂合成；维生素 B_{12} 缺乏时，脂肪酸合成异常，影响髓鞘转换，结果使髓鞘变性退化，造成进行性脱髓鞘。

【病理】

特征性病理改变是以桥脑基底中央部为中心向外扩散的髓鞘和少突胶质细胞的脱失，病灶中央几乎所有髓鞘均被破坏，而神经元和轴索相对保存完好，周围无炎性反应和炎症细胞浸润，病灶边界清楚，病变不仅向桥脑背盖、中脑等扩展，同时还可累及桥脑外有髓神经纤维相对集中的灰质，如基底节，特别是豆状核、尾状核，其他如外侧膝状体、小脑、小脑中脚、皮层下白质、丘脑、胼胝体、内囊和外囊、颈髓等。病灶多呈对称分布。

【临床表现】

1. 本病为散发性，任何年龄均可发生，以 30~50 岁为多，男性多。

2. 患者多存在基础疾病或水电解质紊乱，以低钠血症最常见。

3. 急性起病，进行性发展。

4. 疾病多见于低钠血症被快速纠正后，临床症状呈典型双相：第一时相为原发病及其伴发的低钠血症或低钠血症性脑病导致的相关临床表现，经纠正低钠后神经症状得到缓解，在此后 2~3 天或 1~2 周内，出现第二时相，神经症状再度恶化，表现为桥脑或桥脑外或二者兼有的神经、精神损害症状。如脑桥基底皮质脊髓束和皮质延髓束受损-闭锁综合征；假性延髓性麻痹及其他脑神经损害，四肢痉挛性瘫或偏瘫；脑桥基底病变延伸到被盖累及上行性网状激活系统或由于双侧丘脑受损-昏迷；小脑、脑桥或小脑脚受损-共济失调等（详见分型）。

5. 辅助检查：影像学检查在诊断中有重要意义，MRI 为最佳首选，在脑桥和（或）脑桥外多有病灶，均呈长 T_1 长 T_2 信号，FLAIR 显示清楚，部分患者 DWI 比 T_2 显示病灶早。①病变累及的部位取决于脑组织的结构，即累及灰白质并存的组织，具有这种结构的脑组织以脑桥最多，其次是纹状体、丘脑、膝状体、皮髓交界区等，因此脑桥病变最常见，脑桥外病变多见于上述区域；苍白球是否受累报道不一，有报道称苍白球回避是 OM 的特征影像表现，也有报道受累；皮层坏死相对少见。②GRE 或 SWI 成像中，部分病例还可见脑桥及基底节区渗血或微出血，这是因血浆渗透压的波动不仅损伤胶质细胞，也损伤血管内皮细胞，通过损伤紧密连接部，加重血脑屏障的破坏，实际上 OM 影像的改变完全取决于血脑屏障破坏的"阈值"，当孔径较小时，髓鞘溶解的毒性物质首先析出导致髓鞘溶解病变，孔径中等大小时有造影剂析出，增强扫描病灶强化，血脑屏障破坏严重时可有红细胞渗出，影像即表现为微出血或渗血。③应注意临床症状出现与影像学显示病灶并不同步，常有 1~2 周的时间差，因此在临床怀疑而头颅 MRI 阴性者，应在出现临床表现后 2 周左右复查 MRI，以免漏诊。④影像所见病变大小可与临床症状不一致。⑤若具有 OM 发病的危险因素，如酗酒、垂体瘤手术、器官移植等患者，又出现典型临床表现，即使影像正常，亦应怀疑此病。

其他检查，如腰穿脑脊液压力可升高，少数有常规及生化异常；脑电图可见弥漫性异常，但均无特异性。

【诊断及分型】

渗透性髓鞘溶解症目前无统一的明确诊断标准，以下诊断条件可供参考。①发病前有基础疾病或诱因，多伴有或不伴低钠血症史；②低钠血症纠正后出现神经、精神症状、体征及桥脑/桥脑外影像异常；③双相临床症状：患者首先有头痛、肌痛、癫痫等低钠/低钠脑病症状，纠正低钠后短暂表现正常，最后症状再次恶化，出现昏迷、假性延髓性麻痹、眼球震颤等；④临床排除其他疾病。

依据病灶部位不同，临床表现各异，可分为以下几种类型。

1. 脑桥中央髓鞘溶解症（CPM）：最早报道，发病率约为 0.25%，肝移植术后发病率约 5%~10%。病灶局限于脑桥中央，症状常在快速低钠纠正后 2~10d 内出现。典型临床表现是假性延髓性麻痹、中枢性四肢瘫和特殊的意识状态。①假性延髓性麻痹——皮质脑干束在桥脑基底部位于中线附近受损。②中枢性四肢瘫——锥体束损害，且上肢重于下肢。③病灶范围较大累及脑桥被盖时，可引起瞳孔及眼球运动异常，甚至出现精神行为异常、闭锁综合征或昏迷等症状。④MRI 表现为脑桥中央病灶呈长 T_1、长 T_2 信号，边界清楚，不累及脑桥边缘；病灶形态可呈圆形、椭圆形、三角形、"蝙蝠翅样"或"三叉戟样"改变，边界清楚，多无水肿及占位效应。

> 病例 1：患者，女，26 岁，以"胃不适、进食极少伴肢体乏力 4 天"入院，血钠 97mmol/L，氯化物 86mmol/L，钾 4.07mmol/L，余无异常，口服盐水及静脉输生理盐水，治疗至第 6 天出现言语不清、吞咽困难、四肢运动障碍。体格检查：神清，张口、伸舌困难，构音不清，吞咽困难，咀嚼肌力差，双侧面瘫，四肢肌张力高，肌力 4 级，腱反射活跃，双侧巴氏征（+），深浅感觉正常（图 7-1）。

2. 脑桥外髓鞘溶解症（EPM）：约占 10%，较脑桥者少。病灶分布主要累及灰白质混杂区，基底节尤其是壳核及尾状核由于特殊的解剖结构，不仅有大量神经元聚集，又有大量神经纤维穿插其间，故常受累，其他如丘脑、胼胝体、外侧膝状体、黑质、小脑或小脑脚、大脑皮质深部及附近白质。主要症状为：①锥体外系症状：出现运动障碍，可表现为帕金森病，或仅有肌张力障碍。帕金森病表现为面部表情减少，动作缓

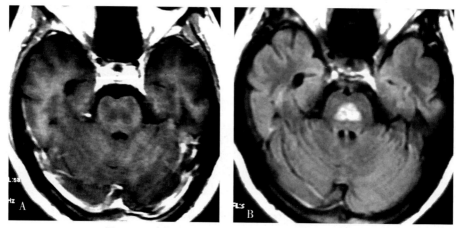

图 7-1 脑桥中央髓鞘溶解症-脑桥型患者头 MRI

A 为 T_1，示脑桥中央蝶形低信号影；B 为 T_2，示脑桥中央三角形高信号影

慢、少动和四肢静止性震颤、齿轮样强直，急促小步。肌张力障碍表现为口-下颌-舌肌张力障碍、手足肌张力障碍或全身肌张力障碍，有时也伴舞蹈、手足徐动；小脑损害为共济失调。②大脑皮质、皮质下及灰质核团损害可表现为精神症状、谵妄、失眠、缄默、行为异常、昏迷及锥体束征。③MRI 病灶区呈长 T_1 长 T_2 信号；DWI 为高信号，ADC 呈等或稍低信号，病变多呈对称性分布；增强不强化或病灶中心强化或周边强化或轻度均一强化；MRS 可出现 NAA 峰降低及 NAA/Cho 比值降低。

病例2：患者，女，56 岁，因"腹泻 10 天，言语混乱 4 天"于 2012 年 3 月 13 日入院。患者 10 天前（2012 年 3 月 3 日）感冒后出现严重腹泻，呈水样便，同时患者出现意识模糊，呈睡眠状，难以言语交流，急入当地医院，急查电解质示"钠 107mmol/L，钾 2.5mmol/L"，给予静脉补钠补钾及口服"盐胶囊"，患者意识逐渐恢复清楚，2 天后复查电解质，"钠 126mmol/L，钾 2.9mmol/L"。4 天前，患者无明显诱因出现言语混乱，夜间睡眠差，诉"不要打扰我，我要向全国人民讲话"，固执地要求家属去做无意义的事，重复地说父母的名字（已去世）。同时家属发现患者表情呆板，情绪激动，无四肢无力，无饮水呛咳，无言语不清，无睡眠增多，于当地医院查头颅 CT 未见明显异常。既往有强直性脊柱炎 10 余年，未规律诊治，目前转颈困难。入院体格检查：患者表情淡漠，情绪激动，记忆力、计算力、理解力及定向力正常，脑神经（-），四肢肌力 5 级，肌张力正常，病理征（-），双侧深浅感觉及共济检查正常。颈项强直。辅助检查：常规检查、血沉、自身抗体谱无异常。头颅 MRI 示双侧尾状核、豆状核、岛叶对称性异常信号。

临床诊断：脑桥外髓鞘溶解综合征（EPM）。对症治疗后患者精神症状恢复，饮食睡眠改善（图 7-2）。

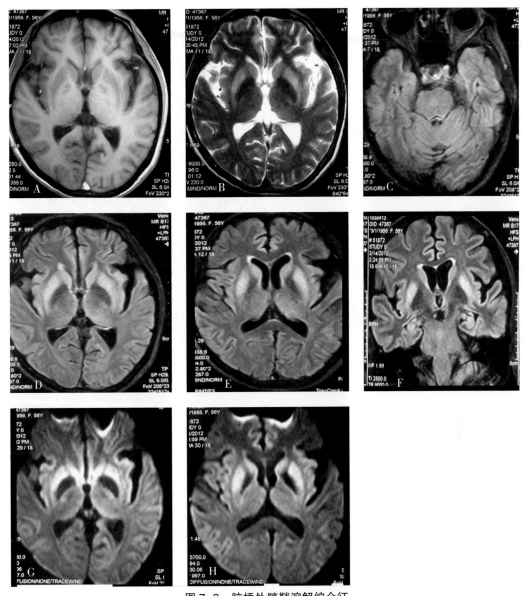

图 7-2　脑桥外髓鞘溶解综合征

A 为 T_1 除苍白球钙化呈低信号外，余无异常；B 为 T_2 尾状核头、壳核信号似稍高；C～F 为 FLAIR 尾状核头、壳核及岛叶对称性高信号，桥脑中央是有小片状稍高信号；G、H 为 DWI 尾状核头、壳核及岛叶对称性更高信号

3. 典型渗透性髓鞘溶解症（OM）或称混合型：脑桥中央与脑桥外同时受侵，占 10%～30%，也有报道在 CPM 患者中有 50% 的患者合并有 EPM，在 EPM 患者中，有 60% 合并有 CPM。临床表现复杂，具有脑干及脑干外症状；影像学表现既有脑桥病灶又有脑干外病变。值得注意的是当脑桥病变明显时，脑干外症状可被掩盖。

病例 3：患者，男，56 岁，因"食道癌术后 10 天，精神烦躁 3 天"于 2009 年 8 月 30 日入院。患者食道癌术后，电解质紊乱，出现严重低钠血症，给予快速补充（每天补钠>10mmol/L），后逐渐出现烦躁，意识状态差。

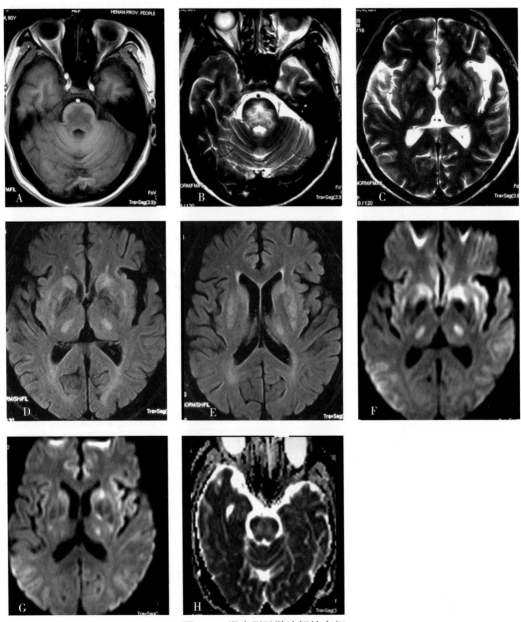

图 7-3　混合型髓鞘溶解综合征

A 为 T_1 脑桥中央呈蝶形低信号；B、C 为 T_2 分布时脑桥中央蝶形高信号、双侧尾状核、丘脑及壳核不规则高信号；D、E 为 FLAIR 示双侧尾状核、壳核、丘脑及半卵圆区高信号；F、G 为 DWI 上述区呈更高信号；H 为 ADC 示脑桥中央对称性稍高信号

4. 无症状型：如病灶仅为 0.2cm×0.3cm 大小时，皮质延髓束、皮质脊髓束和被盖部均可无损害，因而无临床症状（图 7-3）。

【治疗】

目前尚无特异性治疗方法，主要是积极治疗原发病；脱水等对症支持治疗；避免发生并发症，激素治疗，静脉用免疫球蛋白治疗及促甲状腺激素释放激素治疗。①有报道使用促甲状腺素释放激素成功治疗 CPM，它可以增强左旋多巴的作用和增加局部血液供应。②类固醇激素（甲基泼尼松龙）可以清除髓鞘毒性物质，应早期足量冲击治疗。③静脉注射免疫球蛋白可以减少髓鞘毒性物质及抗髓鞘抗体，并促进髓鞘再生，延缓及阻止脱髓鞘的发展。④纳洛酮治疗，中枢神经系统脱髓鞘时，血浆内 β-内啡肽含量增加，体内最强的缩血管肽-内皮素和氧自由基过量合成及释放，体内最强的舒血管肽-降钙素基因相关肽含量降低，这是脑组织继发性损害的重要因素。纳洛酮可拮抗β-内啡肽毒性作用，降低内皮素及氧自由基，还可改善意识，维持脑灌注及减轻脑水肿。⑤苯哌啶醋酸甲酯（methylphenidate）可以有效治疗 CPM 患者的精神症状。

【预后及预防】

预后较差，多数患者病情不断发展，可于数日或数周内死亡，有报道 1/3 的病例于 2 周内死亡，1 个月内病死率为 75%，2 个月内病死率为 90%。少数预后较好，经治后很少或没有后遗症；部分患者可遗留严重后遗症，如四肢强直，共济失调，记忆障碍等。

本病重点在于预防。临床上水电解质紊乱及渗透压失衡常见，对其进行纠正治疗是必须的，但这又是导致渗透性髓鞘溶解症发生的主要原因，尤其是缓慢形成的低钠血症被快速纠正时易发生，已证实低钠血症持续超过 48 小时者较 48 小时内者发生多。但目前尚无合理纠正低钠方案能避免疾病发生。一般认为对无症状性低钠血症患者选择口服补钠及适当限水使血钠水平缓慢提升；如需静脉补钠纠正，速度每天不超过 10mmol/L（最好不超过 8mmol/L）；对于重度低钠血症的患者，在第一个 24 小时内使血钠浓度升高 4~6mmol/L 就足以缓解低钠血症所致的脑部症状。对合并有低氧血症、营养不良、脱水等情况时静脉输注高渗液体更应慎重；对有慢性酒精中毒等高危人群应加强营养及补充 B 族维生素。

参考文献

[1] 常麦会，李杰，孟焱，等．以精神症状为首发表现的渗透性髓鞘溶解症 1 例及文献复习 [J]．国际精神病学杂志，2017，44（3）：570-572.

[2] 孟闯凯，王敦敬，徐凯．脑桥外中央髓鞘溶解症的临床及影像表现（附 3 例报告）[J]．实用放射学杂志，2015，31（12）：2085-2088.

［3］宋伟，王颖，杨勇．脑桥外髓鞘溶解症二例临床及影像分析［J］．中国医师进修杂志，2015，38（2）：149-150.

［4］唐鹤飞，张在强．渗透性髓鞘溶解症的影像学特征及非典型表现［J］．中国实用神经疾病杂志，2014，17（23）：115-116.

［5］李仲光，王小木，夏峰，等．渗透性髓鞘脱失综合征的临床研究［J］．中华神经外科疾病研究杂志，2009，8（5）：428-431.

［6］文宝红，程敬亮，张会霞．桥脑中央髓鞘溶解症 MRI 诊断（附 8 例报告）［J］．实用放射学杂志，2012，28（1）：151-153.

［7］柳青，李伟荣，郑宇飞，等．渗透性髓鞘溶解症三例临床和 MRI 特点分析［J］．中华临床医师杂志（电子版），2012，6（20）：6582-6584.

［8］King JD, Rosner MH. Osmotic demyelination syndrome［J］. Am J Med Sci, 2010, 6（6）：561-567.

［9］Martin RJ. Central pontine and extrapontine myelinolysis：the osmotic demyelination syndromes［J］. J Neurol Neurosurg Psychiatry, 2004, 75 Suppl 3：22-28.

第八章　心型梗死

【中脑心型梗死】

病例1：患者，男，67岁，以突发意识障碍5小时住院。既往无高血压、糖尿病史。体格检查：昏迷，双侧瞳孔光反射消失，右眼外展，左眼中位，双侧锥体束损害（右侧重）。经检查诊断为基底动脉尖综合征，急行拉栓治疗，5周后患者意识清楚，张口、吞咽、四肢活动基本正常，但嗜睡，言语少且低沉（图8-1）。

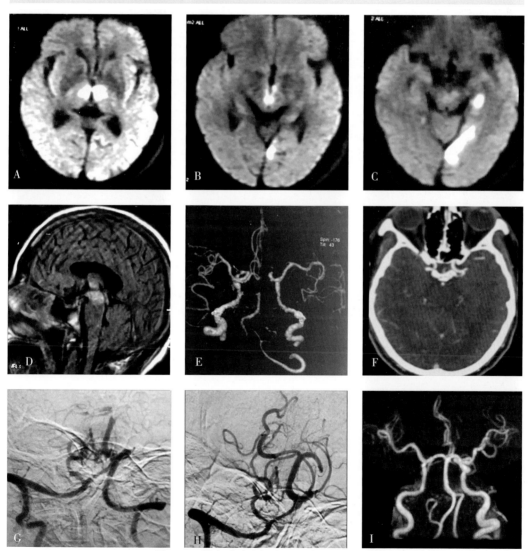

图8-1　基底动脉尖综合征、中脑心型梗死

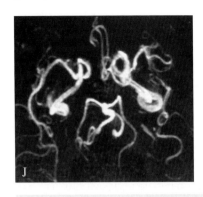

图 8-1 基底动脉尖综合征、中脑心型梗死（续）
A~D 为 DWI，A 示双侧丘脑梗死；B 示中脑心型梗死，病变累及脚间窝室管膜；C 示左侧颞叶内侧面梗死；D 为矢状位，显示中脑、丘脑梗死。E 为 MRA，示基底动脉远端闭塞；F 为 T_1 增强，显示基底动脉细，未显示双侧大脑后动脉。急行基底动脉拉栓治疗，G 为术中 DSA，显示基底动脉远端呈杯口样闭塞；H 为拉栓后术中 DSA，显示右侧大脑后动脉显影良好，左侧大脑后动脉 P1 段后未显影；I~J 为拉栓后 1 周 MRA，大脑后动脉显示良好

病例 2：患者，女，65 岁，以突发意识不清 2 小时急诊入院。发病前过斋月进食少，2 小时前突发意识不清。既往有高血压病史 10 年，未正规治疗。体格检查：T、P、R 正常，BP 140/100mmHg，浅昏迷，瞳孔直径右 1.5mm，左 1.0mm，对光反射均迟钝，四肢张力正常，不自主乱动，腱反射（+），巴氏征（+），脑膜刺激征阴性。余检查不能配合。实验室：血糖 5.9mmol/L，D-二聚体 0.63μg/mL（0~0.5），余检查无特殊异常。鼻饲氯吡格雷 150mg、肠溶阿司匹林 100mg；静脉滴注丁苯酞注射液、依达拉奉、羟乙基淀粉，6 小时后清醒。醒后检查：精神差、问话能对答，脑神经未见明显异常，四肢肌力 4 级，腱反射（++），双侧 Babinski 征、Chaddock 征（+），深浅感觉无明显异常（图 8-2）。

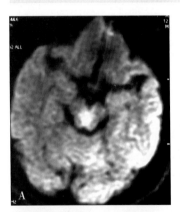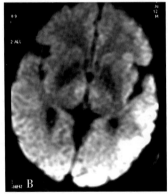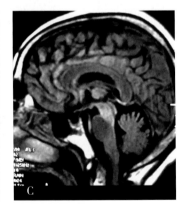

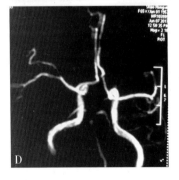

图 8-2 穿支动脉闭塞、中脑心型梗死
A 示中脑心型梗死；B 示丘脑梗死；C 是中脑、丘脑梗死；D 示基底动脉明显狭窄、变细，双侧大脑后动脉血压不良，穿支动脉未显示

对病例 1、2 分析：中脑心型梗死常见于后循环缺血，梗死灶单纯仅限于中脑者很少见，约占 0.6%，它常与基底动脉缺血，尤其基底动脉尖梗死伴同。中脑心型梗死主要是由于双侧丘脑穿通动脉以一支主干形式，自一侧大脑后动脉 P1 段发出（称percheron 动脉），供血于中脑上部及双侧旁正中丘脑，当其闭塞时会出现典型双侧丘脑梗死、中脑中央区"V 字"或"Y 字"形的心型梗死。percheron 动脉阻塞可因起始的主干动脉狭窄闭塞、主干动脉粥样硬化斑块延伸至穿支动脉口或穿支动脉口斑块致闭塞，也可因椎基底动脉低灌注引起。病例 1 是由于基底动脉远端栓塞，导致双侧丘脑穿支动脉闭塞，或由于主要起自左侧大脑后动脉 P1 段的 percheron 动脉闭塞所致（右侧大脑后动脉在术前 DSA 上尚可隐约显示），并由于左侧大脑后动脉严重闭塞导致左侧颞叶内侧梗死。病例 2 基底动脉发育较细，中、远段或伴有狭窄未明确显示，加之过节进食少，血容量减少，黏度增高，导致低灌注发病。据报道 percheron 动脉闭塞可引起 4 种模式：①双侧丘脑旁正中区伴中脑受累；②丘脑旁正中区受累；③双侧丘脑伴中脑及丘脑前部受累；④丘脑旁正中区伴丘脑前部受累，主要引起意识障碍、眼球运动及瞳孔异常、四肢瘫痪、记忆障碍等，心型梗死者前三者症状可明显加重，影响预后。病例 1 患者由于及时取栓治疗，血流再通，恢复良好。病例 2 患者通过抗凝、扩容病情很快恢复。

病例 3：患者，男，60 岁，以"突发头晕、复视、行走不稳7 小时"为主诉急诊入院。既往有高血压 10 年，未正规治疗。患者睡前突感头晕、视物成双，持续 20 余分钟缓解，晨起感头晕明显、视物重影、站立行走不稳，体格检查：T、P、R 正常，BP 180/100mmHg，神志清、精神差，定向力正常，高级智能正常，言语含糊不清，视力正常，视野无缺损；双侧眼裂等大，眼睑无下垂，双侧前核间性眼肌麻痹（双眼向左凝视时，右眼内收不能，左眼外展伴旋转性眼震，双眼向右凝视时，左眼内收不能，右眼外展伴旋转眼震），上视时可见垂直性眼震。双侧瞳孔等大等圆，直径约 3mm，直接及间接对光反射灵敏，张口下颌无偏斜，双侧咀嚼有力，双侧掌颏反射阴性；双侧额纹对称，闭目有力，鼻唇沟对称，示齿口角无明显偏斜，粗测味觉正常；粗测听力正常；无声嘶，悬雍垂居中，双侧软腭上抬力可，咽反射正常；双侧转颈耸肩有力；伸舌居中，无舌肌萎缩及肌束震颤。四肢肌力 5 级，肌张力正常，四肢腱反射基本对称存在，双侧巴氏征阴性。指鼻试验及跟膝胫试验几乎不能完成，单独坐起困难，前后左右摇晃不稳，步态不能评价；左侧偏身痛觉减退；脑膜刺激征阴性。DWI 序列提示中脑下端导水管前顶盖区"V"字形外观的弥散受限高信号病灶，ADC 为相应低信号，提示急性梗死。轴位 FLAIR 提示心型梗死（图 8-3）。MRA 提示双侧大脑后动脉多发不规则狭窄，信号强度不均，椎基底动脉未见明显狭窄闭塞。定位诊断：双侧核间性眼肌麻痹，定位于双侧内侧纵束（中脑端）；双侧共济失调，定位于Wernekink联合；垂直型眼震定位于中脑Cajal间质核；综合定位于：双侧中脑下端被盖部。定性诊断：缺血性卒中。CISS分型：动脉-动脉栓塞或穿支血管闭塞可能。责任血管：下旁正中中脑动脉（IPMA's）。治疗上给予阿司匹林100mg，波立维75mg，立普妥40mg，并给予改善循环，清除自由基等内科治疗。入院第2天患者出现白天嗜睡，夜间烦躁不安、兴奋，治疗3天后该症状改善，随后患者核间性眼肌麻痹（INO）体征逐渐改善，但是言语不清及共济失调症状无明显改善。出院3个月后再次随访评估，患者可扶墙缓慢行走，但出现头部不自主震颤，检查发现软腭阵挛。MRI检查（1.5T）提示双侧橄榄核肥大变性。

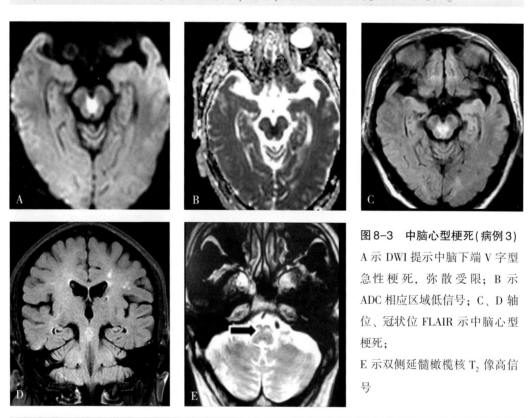

图8-3 中脑心型梗死（病例3）
A示DWI提示中脑下端V字型急性梗死，弥散受限；B示ADC相应区域低信号；C、D轴位、冠状位FLAIR示中脑心型梗死；
E示双侧延髓橄榄核T_2像高信号

病例4：患者，58岁，女性，以"突发眩晕、复视、言语不清、步态不稳10小时"为主诉来我院。既往有高血压15年、2型糖尿病病史。入院体格检查：BP170/108mmHg，心率70次/分，患者神志清，精神差，计算力、记忆力等高级智能正常，神经系统体格检查：严重构音障碍，双侧核间性眼肌麻痹，躯干和肢体共济失调。四肢肌力、感觉正常，双侧病理征阴性。症状起始28小时后的DWI示中脑下端正中区高信号（ADC低信号），呈垂直柱状征（图8-4A）。MRA

显示基底动脉、椎动脉和双侧大脑后动脉等呈不规则动脉硬化样狭窄改变。给予阿司匹林100mg、波立维75mg和阿托伐他汀40mg等治疗至第3天，病情仍恶化进展，她几乎不能发音，饮水明显呛咳，强哭强笑，不能独自站立和坐稳。第2次MRI示中脑下端梗死范围扩大，呈明显心型梗死外观（图8-4B、C）。2周后患者转康复科治疗效果欠佳。

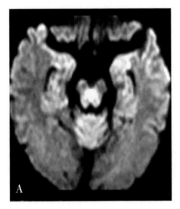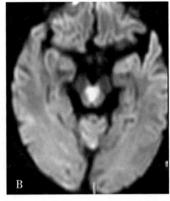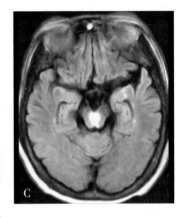

图8-4　中脑心型梗死（病例4）

A：DWI序列提示中脑下端急性梗死，呈现垂直柱状征像；

B、C：DWI序列和FLAIR序列提示心型梗死

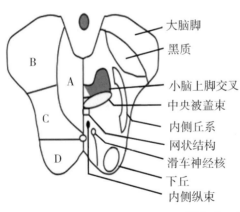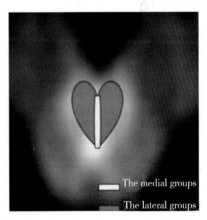

大脑脚
黑质
小脑上脚交叉
中央被盖束
内侧丘系
网状结构
滑车神经核
下丘
内侧纵束

图8-5　心型梗死模拟图

中脑下端血供及横断面结构示意图　　　　　　心型梗死发生血管机制模拟图

A为前内侧组；B为前外侧组；C为外侧组；D为背侧组，提示中脑前内侧组的两组穿支血管先后受累

（引自 Frontier in neurology）　　　　　　（引自 Neurological Science）

对病例3、4的分析：病例3、4临床症状与影像表现与病例1、2不同，在影像上仅表现为中脑心型梗死，而无丘脑梗死表现。众所周知中脑梗死可导致各种临床综合

征（图8-5），如 Weber 综合征、Benedict 综合征、Claude 综合征等，另还有极为少见的 Wernekink 联合综合征，我们的2例患者即为典型的 Wernekink 联合综合征，表现为典型的双侧小脑功能障碍、双侧核间性眼肌麻痹，迟发型的软腭阵挛，MRI 显示中脑下端旁正中心型梗死，随访3个月后 MRI 可见双侧橄榄核异常肥大信号。

Wernekink 联合综合征发生是由于旁正中中脑下端动脉梗死所致。中脑和间脑旁正中区主要由大脑后动脉 P1 段、基底动脉顶端及双侧小脑上动脉构成的脚尖窝动脉发出的穿支血管群供血。Percheron 和 Pedroza 等将这脚尖窝动脉分成旁正中丘脑动脉（PTHA's）、上旁正中中脑动脉（SPMA's）、下旁正中中脑动脉（IPMA's）三组，PTHA's 供应旁正中丘脑区域，血管变异较大，常见双侧穿支血管起源于一共同主干，即为 percheron 变异，该动脉闭塞可导致双侧旁正中丘脑梗死、伴或不伴中脑上端旁正中梗死；SPMA's 供应中脑上端旁正中区域，常和 PTHA's 共干，也属于 percheron 动脉变异的一种形式；IPMA's 为中脑下端旁正中梗死的责任血管，该穿支病变可导致 Wernekink 联合综合征（表8-1）。

表8-1　脚尖窝动脉

穿支血管	旁正中丘脑动脉（PTHA's）	中脑上端旁正中动脉（SPMA's）	中脑下端旁正中动脉（IPMA's）
供应部位	丘脑旁正中区域	中脑上端（Rostra）前内侧组	中脑下端（Caudal）前内侧组
相关解剖结构	丘脑内侧核 乳头体丘脑束 髓板内核 丘脑前核	CN3、红核、黑质内侧部、网状结构、中脑导水管周围灰质、部分小脑上脚交叉	小脑上脚交叉、CN4、中脑导水管周围灰质、内侧纵束、中脑被盖束、网状结构
临床表现	意识障碍 垂直眼动麻痹 记忆障碍 （Percheron 动脉综合征）	很少见孤立梗死报道 Thalamopeduncular syndrome	Wernekink 联合综合征

中脑 Wernekink 联合综合征发生的临床症状与其解剖结构密切相关。解剖学上，小脑结合臂（小脑上脚）交叉被称为马蹄形的 Wernekink 联合，该联合由两种交叉的纤维构成，一是小脑上脚交叉，即交叉的齿状核红核丘脑束（图8-6），它由一侧的齿状核连接对侧红核，并终止于对侧丘脑腹外侧核进而与大脑皮层联系，以控制肢体运动；二是交叉的齿状核-红核-橄榄纤维束。该纤维束连接齿状核和对侧红核，并在结合臂腹内侧走行，在结合臂下方交叉后，下降至延髓橄榄核，构成 Bechterews's 中央被盖束（图8-7）。该联合位于中脑下端导水管前，在下丘水平，毗邻的解剖结构包括内侧纵束、网状结构、滑车神经核等。根据这些解剖分布及血管供应区域，可导致临床三大症状：累及结合臂交叉致双侧小脑共济失调；累及内侧纵束及眼动神经核团致眼

球运动障碍；累及齿状核-红核-橄榄核环路致迟发型腭阵挛和不自主运动。

中脑下端旁正中梗死可出现形式多样的眼动障碍，其中核间性眼肌麻痹体征是其最重要的临床表现，具有定位诊断意义。核间性眼肌麻痹定位于内侧纵束，内侧纵束连接对侧的外展神经核与同侧动眼神经核的内直肌亚核，协调一侧眼球的外展与另一侧眼球的内收，内侧纵束中也有前庭核与动眼神经核之间的连接。当

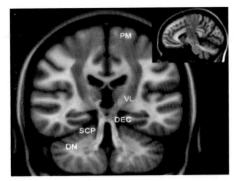

图8-6　DTI成像显示齿状核红核丘脑束

（Guillain-Mollaret 三角组成结构）

DN：小脑齿状核；SCP：小脑上脚；DEC：小脑上脚交叉；

VL：丘脑腹外侧核；PM：运动前区皮层

（图片引自 cerebellum, 2013）

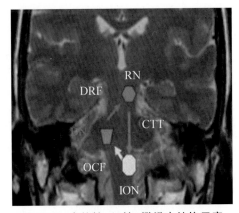

图8-7　齿状核-红核-橄榄束结构示意

DN：小脑齿状核；DRF：齿状核红核丘脑束；RN：红核；CTT：中央被盖束；

ION：下橄榄核；OCF：橄榄核小脑齿状核纤维束

（图片引自文献）

向一侧的侧向注视时，可见同侧眼的内收麻痹或内收延迟；对侧外展眼出现眼球震颤。双侧核间性眼肌麻痹很少见，这种情况常伴有垂直特别是下跳性和（或）上跳性眼球震颤。又被称为外斜眼双侧核间性眼肌麻痹，即 WEBINO 综合征。因为内侧纵束在中脑水平位于中脑背侧导水管附近，所以核间性眼肌麻痹体征仅出现在 V 字形、心形或长椭圆形为影像特点的病例中。

肥大性下橄榄核（ION）变性是一种小脑齿状核、中脑红核和延髓下橄榄核环路受损后少见的跨突触变性，此种变性引起的是 ION 肥大而不是萎缩。该环路被认为是腭肌阵挛的解剖基础，称之为肌阵挛三角，它联系着一侧红核、ION 和对侧齿状核，齿

状核和对侧红核通过小脑上脚联系，红核与同侧ION通过中央被盖束相连。因此当原发病变位于中央被盖束时，同侧可发生HOD，原发病变位于小脑齿状核或小脑上脚时，对侧可发生HOD，当原发病变同时累及中央被盖束和小脑上脚时双侧可发生HOD。单侧中脑下端旁正中梗死病例也可导致影像学上双侧橄榄核肥大变性，与损伤交叉的中央被盖束纤维有关。在我们先前报道的14例中，5例出现了影像学上的HOD而仅有1例出现腭肌阵挛，表明肥大性下橄榄核变性并不总是伴随腭肌阵挛。总结：中脑下端旁正中梗死患者，双侧小脑功能障碍是最具有特征性的临床表现，眼动障碍多变，以核间性眼肌麻痹为主。软腭阵挛和骨骼肌不自主震颤等椎体外系统障碍是不常见的临床表现。

【脑桥心型梗死】

病例5：患者，男，71岁，发现血糖高20年、血压高11年，服药治疗，血糖控制不佳，有时查血糖仍达10～20mmol/L。2年前因头晕头痛、走路不稳住院诊断为糖尿病并发脑梗死，经治疗好转。1年前出现双下肢无力伴麻木住院，诊断为急性脑干梗死（图8-8），治疗好转。3个月前出现言语不清、少语、对语言理解困难、计算力下降、表情淡漠。2h前出现间断发作性意识不清，间歇期感全身无力，行走不稳住院。

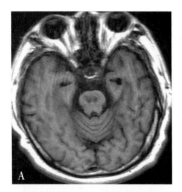
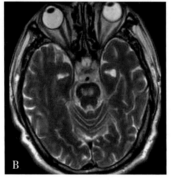
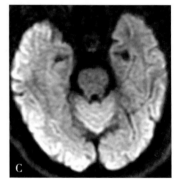
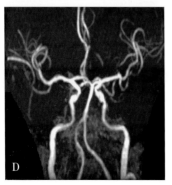

图8-8 脑桥心型梗死（陈旧性）
A为T$_1$示脑桥中央对称性低信号；B为T$_2$相应部位呈高信号；C为DWI呈低信号；D为MRA未显示明显异常

脑桥心型梗死是双侧脑桥梗死中一种罕见类型，主要由基底动脉分出的双侧脑桥旁正中动脉与短旋动脉分支同时或相继闭塞引起，脑桥旁正中动脉闭塞引起脑桥旁正中区梗死；短旋动脉闭塞引起前外侧区梗死；二者双侧闭塞引起心型梗死（图 8-9、图 8-10）。脑桥心型梗死的临床表现取决于缺血范围大小及并发水肿的严重程度，最常见的临床表现是四肢瘫、意识障碍（昏迷、嗜睡、闭锁综合征等）、假性延髓麻痹；其中，四肢瘫多呈进行性加重；还可表现为头晕、眼球运动障碍、中枢性或周围性面瘫、中枢性舌瘫、感觉障碍、共济失调等。本例患者高龄，有糖尿病、高血压、脑血管病高危因素，有以后循环为主的脑缺血表现，影像检查示脑桥中心区域对称性腔梗，符合桥脑心型病变分布表现，只不过系陈旧性病变，范围较小（图 8-8）。

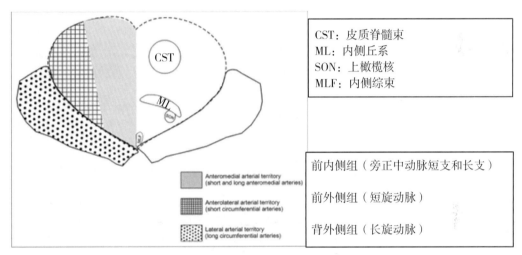

CST：皮质脊髓束
ML：内侧丘系
SON：上橄榄核
MLF：内侧综束

前内侧组（旁正中动脉短支和长支）

前外侧组（短旋动脉）

背外侧组（长旋动脉）

图 8-9　脑桥心型梗死模式图

引自 Neurology India

【延髓心型梗死】

病例 6：患者，男，65 岁，以"头晕伴双下肢无力 1 天、加重 7 小时"为主诉入院。1 天前无诱因出现持续性头晕、言语不清、行走不稳，未予治疗；7 小时前出现四肢无力、麻木、咳痰困难，伴语言不清及行走不稳加重，于 2017 年 12 月 14 日住院。既往抽烟 40 年，日 40 支，饮酒 40 年，日半斤；发现糖尿病 2 年，控制欠佳。体格检查：T、P、R 正常，BP 172/60mmHg，神清，双眼有水平及垂直眼震，吞咽困难，饮水发呛，咽反射消失，四肢肌力 4 级，张力正常，腱反射上肢（++），下肢（+++），病理征（-），行走摇晃不稳，指鼻试验不准，余无异常。入院 6 小时后症状加重，出现瞳孔对光反射迟钝，四肢肌力 1 级，巴氏征阳性。辅助检查：除血糖 18.30mmol/L（3.9~6.1），糖化血红蛋白 10.91（4~6）外，余检查无明显异常（图 8-11）。

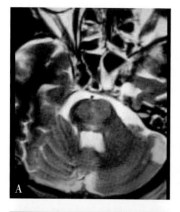
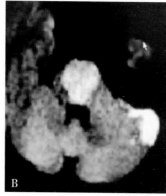
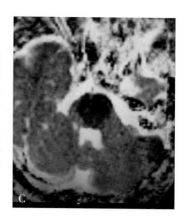

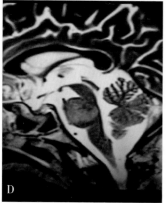

图 8-10　脑桥心型梗死 MRI 典型表现

A 为 MRI T_2 示脑桥中心心型梗死高信号；B 为 DWI 示更高信号；C 为 ADC 同一区域呈低信号；D 为 T_2 矢状位脑桥呈高信号

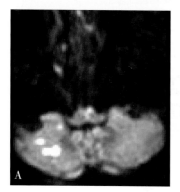
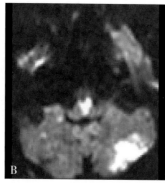
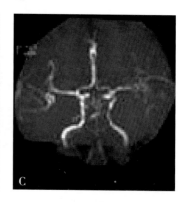

图 8-11　延髓心型梗死

A 为当天 DWI，B 为次日 DWI，均显示延髓"Y"形梗死及小脑多灶梗死，C 为 MRA 示椎基底动脉系统显影淡，结构不清，似左侧椎动脉及椎动脉-基底动脉连接处不显影（MRI 场强小）

（该病例由太原市中心医院神经内科王智军提供，致谢）

病例7：患者，男，62岁，因"头晕、四肢无力2天，加重伴饮水呛咳4小时"入院。入院前2天，患者出现头晕、非旋转性，四肢无力，持物不灵活，行走不能。就诊于当地医院，头部CT示左侧多发腔隙性脑梗死，给予静脉输注药物治疗，具体药物不详。4h前，出现饮水呛咳、言语不清转入我科。既往高血压病史20年，未规律用药；吸烟、饮酒30余年。体检：血压170/110mmHg，脉搏80次/min，呼吸23次/min，体温37.2℃。神志清，精神差，构音障碍，智力正常，双瞳孔等大，光反应灵敏，双侧眼球水平运动受限，有垂直眼震，四肢肌力I级；腱反射对称活跃，病理征阳性，四肢深浅感觉减退，脑膜刺激征阴性。实验室检查：三酰甘油2.48mmol/L，低密度脂蛋白胆固醇3.29mmol/L；空腹血糖5.68mmol/L；白细胞14.24×10^9/L，中性粒细胞90.0%；超敏C反应蛋白4.67mg/L。心电图正常。心脏彩超示左室舒张功能轻度降低。MRI T$_2$影像见图8-12。

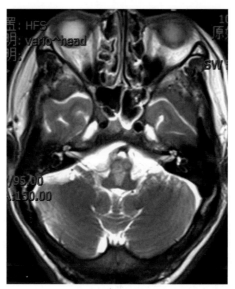

图8-12　延髓心型梗死

【病例分析】

延髓位于脑干最下方，与脊髓相延续，可分为4个区域：腹内侧区，解剖上包括内侧丘系、锥体束、舌下神经核及内侧纵束，受累时主要出现病灶侧舌下神经瘫、病灶对侧轻偏瘫、病灶对侧深感觉障碍；腹外侧区，解剖上包括锥体束，受损时出现病灶对侧轻偏瘫；外侧区和背侧区，解剖上主要包括疑核，三叉神经升、降支，脊髓丘脑束，小脑下脚及部分锥体束下行纤维，损害时主要出现吞咽困难、病侧面部及对侧面部以下痛觉消失、病侧肢体共济失调、对侧肢体轻度运动障碍（图8-13、图8-14）。

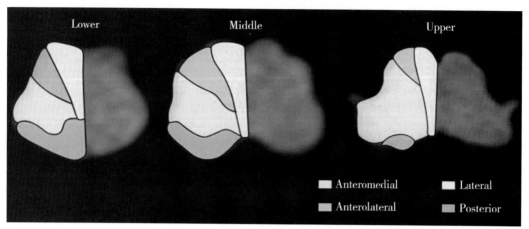

图 8-13　延髓上中下部分区分布模型图

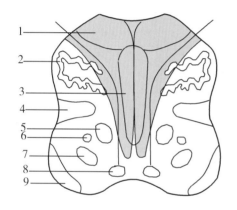

图 8-14　延髓结构及损害症状
1：锥体束；2：下橄榄核；3：内侧丘系；4：脊髓丘脑侧束；5：疑核；6：交感纤维；7：三叉神经脊束核；8：舌下神经核；9：小脑下脚（脊髓小脑后束。黑色为延髓腹内侧及腹外侧区；其余为延髓外侧及背侧区）

　　延髓梗死多为延髓背外侧梗死，常表现为 Wallenberg 综合征。延髓内侧梗死少见，占后循环梗死的 1%～5% 以下，其中单侧延髓内侧梗死发病占所有卒中的 0.5%～1.5%，双侧延髓内侧梗死罕见，据报道国内仅有 30 例左右。双侧延髓内侧梗死或延髓心型梗死是指双侧椎动脉和脊髓前动脉闭塞，引起双侧腹内侧区及腹外侧区梗死，临床出现典型延髓内侧梗死综合征，MRI 尤其 DWI 显示类似"心"形或"Y"形的长 T_1 长 T_2 信号、DWI 高信号、ADC 低信号影。

　　延髓内侧梗死主要是由双侧椎动脉和脊髓前动脉及其穿支动脉病变引起。椎动脉病变主要是动脉粥样硬化（62%），病变部位多在椎-基底动脉接合部，这个部位的动脉粥样硬化斑块狭窄，或斑块延伸至穿支动脉口，或穿支动脉近端血栓等，均可导致椎动脉旁正中穿支动脉闭塞；其次为糖尿病引发的小血管病、椎动脉夹层、心源性栓塞、动脉-动脉栓塞，也有大动脉炎所致，椎动脉分支主要供血于延髓内侧上 1/3 区域。脊髓前动脉是椎动脉末端发出的小分支，左右各一，发出后在延髓前面斜向内下，至延髓橄榄下端水平，两侧脊前动脉合成一条脊髓前正中动脉，脊髓前动脉及脊髓前正中动脉的起始段都发出细小的延髓支，供血于延髓腹内侧下 2/3 中缝两旁，闭塞时引起下 2/3 区域梗死。另外由双侧脊髓前动脉起源于一侧椎动脉的穿支动脉血管变异（此种变异约占 20%）也可造成双侧延髓内侧梗死。

延髓内侧梗死主要临床表现为头晕、四肢轻瘫（78.4%，锥体束受损）、双侧深感觉障碍（内侧丘系受损）、发音困难及构音障碍（48.6%，原因可能为面-腭-舌功能障碍或小脑延髓束的损伤导致咽部肌肉活动不协调）、舌下神经瘫（40.5%），甚至当梗死范围较广时，因疑核及核上性纤维受累出现咽喉肌麻痹致咽反射消失、吞咽困难；垂直性眼震及眼球水平或向上协同运动障碍（可能由于延髓背侧的内侧纵束受累）；严重者出现呼吸困难（呼吸困难及心动过速考虑病变累及延髓背内侧的迷走神经核和延髓外侧的孤束核，是控制心血管、呼吸等自主神经反射弧的组成部分）。应注意的是延髓内侧及上下区分别为两侧椎动脉及脊髓前动脉供血，因而缺血可有不同类型，上 1/3 区梗死预后较好，下 2/3 区梗死因多伴呼吸机麻痹预后较差，局限单侧内侧梗死可分别表现为经典型（Dejerine 综合征：病灶侧舌下神经瘫、病灶对侧轻偏瘫及对侧深感觉障碍三联征）、纯运动性卒中型（单纯病灶对侧轻偏瘫）、感觉运动性卒中型（病灶对侧轻偏瘫、深感觉减退、无舌瘫）、双侧同时或相继梗死或累及范围更广时，临床症状较多复杂。如本例患者尚伴有双侧小脑多发梗死，因此共济失调出现早且重，进行性肢体瘫痪也是本病发展特点之一。

延髓腹内侧从腹侧到背侧依次有双侧锥体束、内侧丘系或丘系交叉、双侧舌下神经、网状结构和内侧纵束锥体束受累，可出现对侧或双侧肢体瘫痪、病理征阳性等表现。

内侧丘系受损，可表现为对侧肢体和躯干的深感觉障碍。

舌下神经受累，可出现同侧或双侧的颏舌肌瘫痪而表现为伸舌偏向病灶侧或双侧舌肌瘫痪。

有时也累及下橄榄核，表现为软腭及咽喉肌肉的阵挛。

表 8-2　心型梗死总结

	延髓心	脑桥心	中脑心（caudal）
临床特点	四肢瘫、双侧深感觉障碍、吞咽困难、发音困难、构音障碍以及呼吸衰竭	闭锁综合征	双侧小脑共济失调双侧核间性眼肌麻痹迟发型腭肌阵挛
心型梗死累及的分布区	前内侧组，前外侧组	前内侧组，前外侧组	前内侧组
责任血管	延髓内侧由椎动脉和脊髓前动脉分支供血，其中延髓内侧上 1/3 由椎动脉旁分支供应，下 2/3 由双侧脊髓前动脉及其汇合而成的前正中动脉延髓支供应	基底动脉脑桥穿支前内侧组有正中和旁正中动脉组前外侧组：短旋动脉	主要源于大脑后、小脑上动脉的穿支血管

续表

	延髓心	脑桥心	中脑心（caudal）
病因及发病机制	双侧延髓内侧梗死血管病理学改变以大动脉粥样硬化最为常见，其次是小穿支动脉病变，另外也有栓塞、动脉夹层、动脉炎或合并先天血管变异等病因报道	大动脉粥样硬化为主穿支动脉病变相对少见	穿支血管病变为主大血管源性少见（载体动脉堵塞穿支口）

　　心型梗死（表8-2）是脑干梗死的一种少见类型，治疗与其他缺血梗死一样无特异性，可行抗凝、抗血小板甚至溶栓治疗；扩管、扩容改善血流；应用神经保护剂及支持、康复治疗等。

参考文献

［1］曹树刚，吴倩，张文婷，等.脑桥心型梗死二例临床及MRI特点分析并文献复习［J］.中华神经科杂志，2015，48（12）：1088-1091.

［2］任晓琳，杜微，宋晓南.延髓"心型"梗死1例报告［J］.中风与神经疾病杂志，2012，29（2）：174.

［3］凌晴，胡世红，何嫱.椎动脉夹层致延髓内侧梗死1例报告［J］.中风与神经疾病杂志，2014，31（8）：744-745.

［4］Chenguang Zhou, Yuanhong He, Zhiwen chao, et al. The " heart appearance " sign on MRI of Wernekink's commissure syndrome caused by bilateral caudal paramedian midbrain infarction［J］. Neurological Sciences, 2018, 39（3）：587-589.

［5］Chenguang Zhou, Yuanhong He, Zhiwen Chao, et al. Wernekink Commissure Syndrome Secondary to Bilateral Caudal Paramedian Midbrain Infarction Presenting with a Unique "Heart or V" Appearance Sign：Case Report and Review of the Literature［J］. Frontiers in Neurology 8（2017）：376.

［6］Voogd J, Van BK. The horseshoe-shaped commissure of Wernekinck or the decussation of the brachium conjunctivum methodological changes in the 1840s［J］. Cerebellum, 2014, 13（1）：113-120.

［7］Van BK, Kleinnijenhuis M, Konert T, et al. Tractography demonstrates dentate-rubro-thalamic tract disruption in an adult with cerebellar mutism［J］. Cerebellum, 2013, 12（5）：617-622.

［8］Venkatesan P, Balakrishnan R, Ramadoss K, et al. Heart appearance sign in pontine stroke：a result of bilateral infarction due to small vessel disease［J］. Neurology India, 2014, 62（1）：115.

［9］Van BK, Kleinnijenhuis M, Konert T, et al. Tractography demonstrates dentate-rubro-thalamic tract disruption in an adult with cerebellar mutism［J］. Cerebellum, 2013, 12（5）：617-622.

［10］Pedroza A, Dujovny M, Ausman JI, et al. Microvascular anatomy of the interpeduncular fossa［J］. Journal of Neurosurgery, 1986, 64（3）：484-493.

第九章　异己手综合征

异己手综合征（alien hand syndrome，AHS）是一种少见的以高级运动控制障碍为特征的疾病综合征。普遍认同的主要特点有：患侧手或肢体（多为左侧）出现不自主的、无目的的、不能自控的运动；患者对受累肢体可有陌生感、缺失感或拟人格化。1972年Brion和Jedynak首先描述，女性多见；症状持续数天、数周、数月不等，多在数周内症状减轻或消失。

【病因及发病机制】

异己手综合征的病因较复杂，常见者：胼胝体卒中，可为缺血性或出血性，以缺血多见；中线部位肿瘤、丘脑病变；神经变性疾病，如皮质基底节变性，进行性核上性麻痹等；颅脑外伤，胼胝体切除；CJD等；少见者如MS、偏头痛等。异己手综合征的发病机制不清，主要是双侧半球联系网破坏或半球间失联络。胼胝体是半球间最大的联系纤维束，不同症状与不同部位纤维受损有关：①观念运动性失用，机制较复杂，但关键因素是胼胝体体部前端纤维的中断。②拮抗性失用，责任病灶考虑在胼胝体的膝部和体部交界处附近，该处病变导致了优势半球对右半球控制的丧失。③步态异常，表现为步幅小，失平衡，无上肢摆动，体干转动小，步基宽，始动性差，表现出类似额叶损害的步态。这是胼胝体体部前端，联系双侧大脑额叶的辐射纤维受损，造成胼胝体前部失联系所致。④左手失写：损伤部位是胼胝体压部的前面。⑤左手绘图困难，与胼胝体后部联系纤维中断，使左视觉成像不能传递所致。

【临床症状及分类】

1. 1992年前后提出按解剖学分为：①前部型或额叶型：最常见，损害优势半球辅助运动区、内侧前额叶皮质、胼胝体前部、前扣带回。表现为优势手常有强握、摸索、强迫性模仿语言及强迫性的操作工具等，发病机制被认为是由于涉及运动计划和启动的补充运动区病变，导致运动释放即系额叶释放症状。②胼胝体型：通常为胼胝体病变（切除、梗死、血管瘤等）或双侧额叶受损（如胼胝体周围肿瘤）阻断了大脑两半球间的联系，以前1/3区受累最典型，常累及非优势侧上肢，特征性表现为冲突手/矛盾手。累及下肢出现意念运动（走到非自己想去的地方）或言语运动分离（听到命令后的腿部运动与言语的分离）、腿间运动失联络（静止不能行走）的表现。当胼胝体损害范围较广时，还可出现顶叶甚至枕叶皮层病损症状。③后部型或感觉型：由丘脑、后外侧顶叶、枕叶损害引起，多累及非优势手，可伴随偏侧感觉缺失、偏盲、视空间忽视、拟人化以及视觉共济失调。累及顶叶及丘脑的患者多有感觉缺失，受累手常有异常姿势、自发动作，如过度夸张的上举、手指过伸等。④混合型：如胼胝体型与后部型共存的混合型，表现为二者症状同时出现。胼胝体型：手间冲突，在执行需要双手完成的动作时，两只手总是"打架"；左手总是执行与右手相反的运动；肢体拟人症：抱怨其左手不是自己的，而是别人的；后部型：健忘症、定向障碍、失写症、左侧视野失读症、偏侧空间忽视与单侧抽搐；影像（DWI）显示胼胝体完全梗死是其原因（图9-1）。

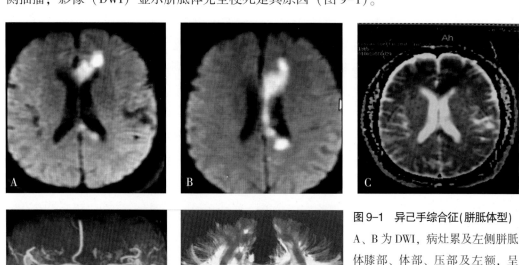

图9-1 异己手综合征(胼胝体型)
A、B为DWI，病灶累及左侧胼胝体膝部、体部、压部及左额，呈高信号；C为ADC，示双侧额叶呈低信号；D为MRA，示左侧大脑前动脉闭塞；E为张量成像，示胼胝体纤维受损

另外，尚需注意一些非典型症状：如单侧胼胝体病损或胼胝体不全损害，剩余的胼胝体功能正常保留，剩余的胼胝体可代偿受损的胼胝体功能，重新建立起两侧半球之间的联系，出现一些演变中的不典型症状。

2. 2003年又提出按临床症状特点分为五类：①手间冲突：累及非优势手，表现为患肢发出的动作与健侧肢体相反，当试图完成某一动作时，患侧肢体不断地干扰这一目的活动；双手拖拉战，即一手拉住另一手相互争持不放；矛盾运动：如右手拿一个东西，把它交给左手时，左手抓紧右手不放，两手相争；开门时，右手拉门把，左手却反向用力推门；穿袜时右手穿左手脱，久久不能完成一个动作；镜像运动，表现为一手自主地模仿另一手动作。②异己手：累及非优势手，无视觉引导下，感觉患肢不是自己的，视其为外来或外人的肢体；并伴其不受患者意愿支配的不自主运动，如诉"左手不听使唤，想叫放哪不放哪"；随便抓东西；或表现为忽略综合征：即当不看肢体时，不知患肢归属。③反常手：表现为患肢出现无目的的或无法自控的行为，如强迫性操作工具等。均累及非优势侧上肢。突出症状为看报纸时左手不自觉反复揉捏、撕扯纸张或左手不能自控地上举、摸索和持物动作，如紧握茶杯不放、掀被子等。另外在皮质基底节变性患者会出现无目的地抬起患肢。④多余手：患者自感有 3 只或更多肢体，且多出现在左侧，作者曾遇到一例女性急性脑梗死患者出现失肢体感，说患肢丢在了厕所，另一例男性患者患多肢，且伴患肢发痒，不时去拍打患肢部位。⑤竞争性失用：要求患者用一侧手完成指令动作时，另一侧手总是不可控地抢先完成，优势侧和非优势侧手均可发生。

另外还可有其他附加症状：①胼胝体征：如失写、空间失算、不能触摸命名。②运动滞留：即重复动作，如反复穿鞋脱袜。③自责。④自主运动失用和结构失用，即对口头命令执行及模仿使用工具笨拙。⑤皮质基底节变性患者可并发皮质反射性肌阵挛。

总之，脑结构及功能非常复杂，科学发展至今，虽可上天攀月、下海捉鳖，但还难以清楚说明脑功能。胼胝体是联系双侧半球间的最大纤维网，充分协调、始动两半球的功能，"超极限试验及神童演艺"的成功及一束电缆显示全球超越能力，都难以充分说明脑功能及胼胝体功能的复杂性以及尚未被发掘的功能。上面所描述的异己手综合征（原名称为胼胝体中断综合征，现文献报道多用异己手综合征，其实含义不如前名）症状难以包含其所有症状；临床上虽有不同的分型，其间绝不可能有严格分隔，如果按分型可能混合型最多。相信随着更多病例的检出，会有更多特异性症状。

【诊断】

目前无标准，主要依据：

1. 存在有异己手综合征，尤其具有典型症状如患肢陌生感觉及典型的手间冲突及竞争性失用即可诊断。

2. 结构性或功能性影像学检查发现胼胝体存在病变；或证实存在有两半球间连接纤维网被破坏、失连接可作为补充诊断依据。

【治疗】无特异性治疗，可酌情应用：对因治疗；因影响患者日常生活，常伴有焦虑、抑郁等心理障碍，因行心理干预；康复训练；患者预后多较好。

最后报道 2 例混合型病例。

病例 1：患者，男，40 岁，以肢体协调运动障碍近 3 个月于 2005 年 8 月 19 日入院。2005 年 5 月 23 日无诱因突然失语，左侧肢体无力，下肢重，需扶持行走，伴头沉、头蒙、胸闷、大小便失控，无意识障碍。在当地测血压为 130/100mmHg，按脑缺血治疗，输液 2 天语言稍恢复，能说简单的话，肢体力量无改善，有时有无目的摸索。治疗至第 5 天，语言及肢体肌力基本恢复，但出现明显的左侧肢体失用及协调运动障碍，表现为左手不听使唤，想拿东西时，不能随意去拿，如左口袋有钱，知道用左手去掏钱，但左手就是不插入口袋里去掏，而让别人去掏；行走时左腿不能任意使用，让迈左腿，就是迈不开，问为何不走，说左腿不让走；右侧肢体可随意行动。触摸失认：能摸到口袋里的东西，

但摸不出是什么（左右手均如此）。矛盾运动：右手开门，左手关门，右手掏烟，左手捂住烟盒，脱裤时一手向下脱，一手向上拉。拉锯战：左手或右手拿东西给另一只手时，总是一只手抓得很紧，另一手用力拉，互不相让，最少要坚持1分钟。干扰运动：左手要拿东西时，右手马上抓住左手腕部，右手要拿东西时左手依然。发出口令与意愿相反：患者说让妻子去拿某一东西，当妻子按命令去拿时患者认为不是所要之物，表现出不高兴，当患者让妻子不要去做某一件事，妻子按反话去执行，患者则表示同意。体格检查：神清，语言流畅，记忆力可，左侧肢体深感觉迟钝，无触觉命名障碍，余无明确定位体征。

临床诊断：异己手综合征（混合型）（图9-2）。

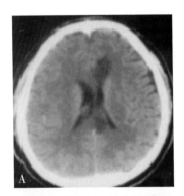
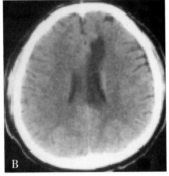
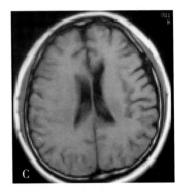
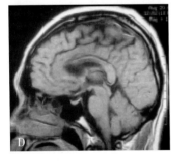

图9-2　异己手综合征（病例1）

A、B为2005年5月26日头CT轴位像，示左侧胼胝体膝部、体部为低密度影，伴轻度占位效应；C、D为3个月后头MRI T$_1$像，轴位示病变与CT比明显变小，矢状位片示胼胝体膝部、体部低信号影，以膝部明显，体部萎缩，病变主要累及胼胝体腹侧而非中央区

病例2：患者，男，63岁，以左侧肢体瘫痪6天入院，6天前左侧肢体乏力，次日住院，下午完全瘫痪。既往有高血压病史近20年，糖尿病史16年，饮酒史近30年，每天饮白酒半斤左右。6年前突发右侧肢体无力，症状轻，能骑自行车，能拿20斤东西，但出现矛盾运动：一手脱袜，一手穿袜，一手开门，一手关门；运动滞留现象：裤子脱了穿，穿了又脱，上街拿着菜，也不买，也不放下，出门时不能马上开门，要在房内转来转去；拖拉战：一手拿着东西不松手，另一手一直拉，持续几分钟，一只手拿着馒头不放，另一只手去夺，直到把馒头

弄碎；肢体外来感，不听使唤，上楼时要停留一会儿，不知马上行走，不知抬腿；干扰运动：一只手要拿东西，另一只手去拉着手；协调运动不能，两只手不能同时拿东西，只能一只手拿；触摸失认，摸到口袋东西，但不知是什么；强握；步态异常：走路呈接踵步态，且上肢无协调运动；失计算：职业为会计，但算不出一斤菜3.5角，2.5斤是多少；发出口令与意愿相反，说让拿碗，实际上是让拿杯，曾到外地大医院就诊，未能引起注意，后经治疗好转。此次为左侧偏瘫来诊。体格检查：神清，语利，左侧轻度中枢性面瘫，左侧肢体肌力2级，腱反射比右侧稍活跃，巴氏征（±），右下肢深感觉稍迟钝，余神经系统未见异常。血糖16.93mmol/L，谷丙转氨酶116u/L，谷草转氨酶106u/L，白蛋白43.7g/L，球蛋白39.0u/L，三酰甘油2.12mmol/L。

临床诊断：异己手综合征（混合型）（图9-3）。

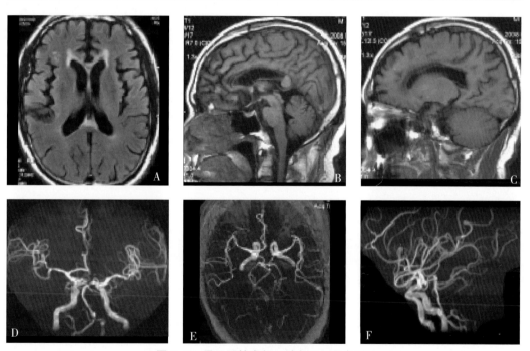

图9-3 异己手综合征（病例2，混合型）

A~C为MRI，A为FLAIR，示胼胝体膝部体部及体后部呈高信号；B、C为矢状位，示胼胝体明显萎缩，伴膝部及体前部低信号，病灶以腹侧受累著甚至全层损害；D为MRA，示左侧大脑前动脉未充盈，胼周支及胼缘支充盈不佳，椎基底动脉不规则狭窄，左侧大脑中动脉侧裂段轻度狭窄

参考文献

[1] 王辉，陈巍，单春雷．异己手综合征的研究进展［J］．中国康复医学杂志，2013，28（12）：1160-1162.

[2] 王炳雷，郑嘉华，岳赞，等．异己手综合征［J］．中风与神经疾病杂志，2017，34（5）：464-465.

[3] 赵杏丽，杨丽娟，龚梅，等．胼胝体梗死致异己手综合征 1 例及文献复习［J］．中华保健医学杂志，2012，14（5）：406-408.

[4] 李晴，秦琴保．异己手综合征临床特征分析［J］．实用医学杂志，2016，32（12）：2023-2025.

第十章 遗传性小脑共济失调

病例：患者，女，24岁，幼年约2岁才会走路，在成长过程中一直走路欠稳，未加注意，也未治疗。2年前分娩一小孩后，出现走路明显不稳，但尚可维持日常生活。家族史：所生小孩现已2岁，还不能走路；叔叔的小孩现已20余岁，走路不稳。体格检查：神清，语速慢。口齿不清，行走呈共济失调步态，指鼻试验及跟膝胫试验均为阳性，余无明显阳性体征（图10-1）。

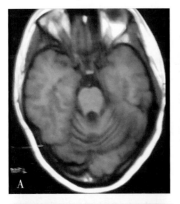
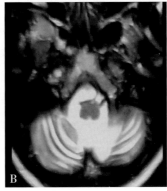
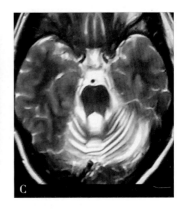
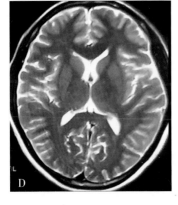

图10-1 小脑性共济失调 MRI 成像
A 为 T_1 以脑桥稍萎缩；B、C 为 T_2，示小脑半球及小脑蚓部明显萎缩，脑沟增多、增宽；D 为 T_2，大脑皮层正常

遗传性共济失调是一组以共济运动障碍为主要症状的中枢神经系统遗传变性疾病，临床上一般根据发病年龄、受损部位、遗传方式分为脊髓型、脊髓小脑型、小脑型。其病因和发病机制总的来说目前尚不完全清楚。某些类型与酶缺乏有关，如 Freidreich 型共济失调患者的丙酮酸脱氢酶活性较正常人低；某些类型与免疫缺陷有关，如共济失调毛细血管扩张症；某些类型的发病则可能与病毒感染有关，如橄榄-脑桥-小脑萎缩；某些类型与 DNA 修复功能缺陷有关；某些与生化酶有关，在对123例临床拟诊为

常染色体隐性遗传共济失调家系的先证者，进行血浆维生素 E 和辅酶 Q10 水平的检测，结果患者血浆中二者水平明显低于健康对照组，有统计学意义，提示隐性遗传共济失调患者可能存在一定的生化缺陷。临床上对 Freidreich 型共济失调、共济失调伴毛细血管扩张症等，补充维生素 E（100~300U/次，1 日 2 次口服）和（或）辅酶 Q10 有缓解症状作用。

遗传性共济失调主要病变部位是小脑及其联系部位，其主要特点是：①以共济失调、构音障碍、辨距不良为主要临床症状；伴或不伴发育异常、智能降低、腱反射异常、锥体束征、骨骼、心脏异常等体征。②多有家族史，常染色体显性或隐性遗传，少数病例为散发。③发病年龄自婴儿期至成年不等。④起病缓慢，病情呈进行性加重。⑤影像检查可显示单纯小脑萎缩或小脑-脑干-脊髓萎缩，甚至少数可伴大脑皮层萎缩等混合表现（Koller 等于 1981 年提出正常 CT 扫描：小脑半球部位不显示脑沟；蚓部脑沟≤2 个，否则可视为小脑萎缩）。如有临床症状但 CT 无明显异常可视为解剖上已有病理改变但大体结构尚无改变。⑥病因不明，无特殊治疗。

遗传性小脑性共济失调目前认为属常染色体显性遗传，男女均可患病，起病隐匿，发病年龄多在 20 ~ 40 岁，下一代发病往往较上一代提前。发病年龄越早，病情进展越快。小脑性共济失调临床症状最早多表现为三步：最先症状为行走不稳、步态蹒跚和容易跌跤；其次是言语含糊；后为上肢动作笨拙，以上三大症状大都依次出现。认为是从步态不稳到言语含糊之间的间隔一般为半年至 1 年，最长者达 6 年；但有少数病例二者可同时发生。

无特殊治疗：对症治疗可用毒扁豆碱、胞磷胆碱、卵磷脂、力奥来素、左旋多巴、加兰他敏、各种维生素、血管扩张药、多受体激动剂/拮抗剂等综合治疗；有报道用鞘内注射胞磷胆碱、体外扩增的神经干细胞治疗；配合针灸、理疗、按摩等康复治疗及支持治疗能收到一定的效果，但多疗效甚微。

参考文献

[1] 黄志东，顾承志，黄怀宇. 家族性遗传性小脑性共济失调一家系 7 例报告 [J]. 河南实用神经疾病杂志，2002，5（6）：30.

[2] 刘宗超，周官恩，饶明俐. 遗传性共济失调一家系报道 [J]. 中风与神经疾病杂志，2005，22（1）：33.

[3] 张鑫，顾卫红，王国相，等. 常染色体隐性遗传共济失调患者血浆维生素 E 和辅酶 Q10 水平及临床意义 [J]. 中华神经科杂志，2016，49（6）：463-466.

[4] Koller CW. Cerebellar atrophy demonstrated by computed tomography [J]. Neurology, 1981, 31: 405.

第十一章 单纯型遗传性痉挛性截瘫

【病例介绍】

患者，男，65岁，7年前出现双下肢僵硬，行走迈不开步，几年来症状缓慢加重，无智力及二便障碍等其他症状。家族史：其爷爷瘫痪，卧床；患者兄妹4人，2个妹妹均在50岁前后出现行走困难，步幅小，其兄及姐正常；其二叔及其3个女儿中2个也在50岁前后出现同样症状。体格检查：神清，智力、言语正常，脑神经（-），双上肢肌力、张力正常，双侧肱三头肌反射亢进，肱二头肌及桡骨膜反射正常，无病理征。双下肢肌张力明显增高，双髋关节肌力似略差，余关节肌力正常，双侧腱反射均亢进，无膑、踝阵挛，双侧巴氏征强阳性，行走呈痉挛性步态。深浅感觉及肢体共济运动正常。

临床诊断：单纯性遗传性痉挛性截瘫（图11-1）。

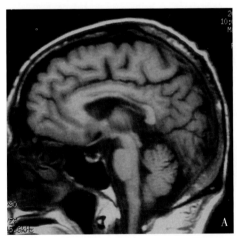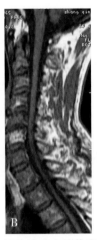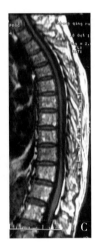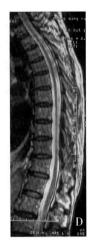

图11-1 遗传性痉挛性截瘫

A~D为MRI，A为头矢状位，可疑胼胝体体部轻度变薄；B、C、D为颈胸髓T_1、T_2矢状位，显示颈胸髓明显变细萎缩

遗传性痉挛性截瘫（hereditary spastic paraplegias，HSP）又名Strumpell-Lorrain病，是一组以进行性双侧下肢无力和肌张力增高为主要临床表现的中枢神经系统单基因遗传性疾病，由Seeligmuller于1876年首先报道，发病率在0.9%~9.6%。它具有高度异质性，表现为：①具有多种遗传方式，如常染色体显性遗传、常染色体隐性遗传、X-连锁遗传及母系遗传。②发病年龄多变（从儿童早期到70岁）。③疾病的进展、严重

程度及预后复杂多变。④多数伴有其他症状和体征。

【病理】

遗传性痉挛性截瘫属于中枢神经系统神经元选择性和进行性死亡的变性疾病，主要神经病理学特征为轴索变性，可伴有脱髓鞘和（或）神经元脱失等改变。尤其是单纯型轴索变性主要累及脊髓内长的上、下行纤维束（皮质脊髓束和脊髓后柱），特别是这些纤维束的远端。受累最严重的为传导至下肢的皮质脊髓束和来自下肢的薄束纤维。约50%的病例报道有脊髓小脑束受累。脊髓前、后角细胞及周围神经少有受累。

【诊断】 痉挛性截瘫的诊断主要依据临床症状及家族史：据临床症状分为单纯型及复杂型；据家族史分为遗传性及散发性。

1. 单纯型：

（1）单纯型最常见，可发生于任何年龄（3~66岁），其中以儿童期和青少年期发病多，男性多于女性（1.75：1）。

（2）常有阳性家族史，以常染色体显性遗传多。

（3）步态障碍为常见首发症状，主要表现为：①渐进性下肢痉挛性截瘫（肌张力增高、剪刀步态）和无力，痉挛和下肢无力在不同患者中的表现不尽相同，有些患者表现为痉挛状态但无明显的下肢无力表现，有些患者既有痉挛也有明显的下肢无力表现。②大部分患者上肢具有正常的力量和灵巧性，少数可伴有轻度锥体束损害症状与体征。

（4）部分患者可合并周围神经损害，可见下肢感觉神经传导速度波幅降低；深感觉障碍（下肢轻度振动减弱或关节位置敏感）；无或伴轻度下肢肌肉萎缩；弓形足等。

（5）膀胱功能障碍（高渗性膀胱、尿急）。

（6）除上述症状外，无智力发育迟缓、癫痫发作、皮肤病变、视力下降及白内障等症状。

（7）MRI表现：大脑，①可有胼胝体变薄，因本病主要病理改变为神经轴索变性，胼胝体是神经轴索聚集区之一。②部分患者可有非特异性改变，如脑室系统扩张、脑沟增宽加深；双侧半卵圆中心或放射冠区小片状脑软化灶。③无异常。脊髓：颈髓和上、中段胸髓萎缩变细是本病特征性表现，为脊髓锥体束变性和脱髓鞘改变所致。在矢状位显示脊髓萎缩变性明显，在轴位可显示脊髓侧索及后索变性，呈境界清楚的点状高信号影。

（8）排除其他疾病。

2. 复杂型：复杂型HSP除了以上症状，还有更广泛的神经系统和非神经系统病变。

（1）神经系统表现：包括上肢痉挛、害羞性格、情绪不稳、智力障碍、认知障碍、痴呆、癫痫、失语、肌张力障碍、锥体外系障碍（帕金森综合征、舞蹈病、手足徐动症、运动障碍）、小脑异常（小脑萎缩、眼球震颤、构音障碍、吞咽困难、共济失调、震颤、步态异常）、脑积水、畸形特征（小头畸形、颅后窝畸形）、脑白质病变、脊髓萎缩、肌肉萎缩或多发性神经病变。影像显示可有表现为胼胝体变薄和脑或脊髓萎缩。

（2）非神经系统表现包括视网膜病变、黄斑变性、视神经萎缩、白内障、耳聋、身材矮小、面部畸形、持续性呕吐、骨科畸形（上颌骨发育不全、脊柱侧弯、髋关节脱位、足畸形）、胃食管反流或皮损。

3. 家族遗传性：家族遗传型患者则根据遗传方式分为常染色体显性遗传的痉挛性截瘫（AD-HSP）、常染色体隐性遗传的痉挛性截瘫（AR-HSP）、X-连锁遗传的痉挛性截瘫（XL-HSP）及母系遗传特征的痉挛性截瘫。目前已证实有近60种不同的基因位点与 HSP 有关。

在 AD-HSP 患者中40%~45%的患者携带 SPAST 基因突变（SPG4 型）和10%的患者携带 ATL1 基因突变（SPG3 型），因此对 AD-HSP 患者首先应该筛查 SPAST 基因和 ATL1 基因，若发病年龄<10 岁，则首先检测 ATL1 基因。在 AR-HSP 患者中有20%携带 KI-AA1840 基因突变（SPG11 型），因此首先应该筛查 KIAA1840 基因。对于散发或家族病史不明确的患者考虑到新生突变、外显不全等因素可首先筛查 SPG4、SPG5A 型相关基因，其次再根据临床表现推测最可能的 HSP 类型，最后根据上述顺序进行基因诊断。

散发性病例主要是无明确遗传家族史，其临床表现并无特异性，在目前科技发展情况下，尽可能筛查遗传基因，以目前诊断或鉴别诊断。

【治疗】

目前尚无有针对性的有效药物能够阻止遗传性痉挛性截瘫的病情进展，所有治疗方法均为对症治疗，如肌肉松弛药巴氯芬、多巴丝肼（美多芭）等可改善患者肢体僵硬；局部注射肉毒素有助于维持患者肢体功能；物理治疗也可改善肢体僵硬。

基因筛查和产前诊断，可避免缺陷患儿的出生以降低疾病发生率。

参考文献

［1］高海玲，张海东，张广文，等．SPG6 单纯型遗传性痉挛性截瘫的颅脑 MRI 表现［J］．青岛大学医学院学报，2015，51（3）：345-346.

［2］ Harding AE. Classification of the hereditary ataxias and paraplegias［J］. Lancet，1983，1：1151-1155.

［3］魏倩倩，郭晓燕，宋伟，等．单纯型遗传性痉挛性截瘫临床特点分析［J］．中国现代神经疾病杂志，2013，13（7）：606-610.

［4］禹文茜，段文元，鞠吉峰，等．遗传性痉挛性截瘫临床诊治与基因分型［J］．国际生殖健康/计划生育杂志，2014，33（3）：191-196.

第十二章　血管内淋巴瘤

血管内淋巴瘤（intravascular lymphoma，IVL）以中枢神经系统（CNS），肺、肾、肾上腺、肝、脾等淋巴结外脏器的毛细血管，小、中血管腔内淋巴瘤细胞弥散性、闭塞性增殖为特征，是弥漫性大 B 细胞淋巴瘤独特临床、病理学亚型，具有高度进展性和侵袭性，属非霍奇金淋巴瘤的一个亚型。其主要病理特征为淋巴瘤细胞在脑白质，蛛网膜下腔，大脑皮层的毛细血管，小、中血管管腔内充填，导致血管堵塞、坏死，从而在脑白质内产生新鲜或陈旧性的缺血性改变。

病因与发病机制：不明，可与感染有关，病原体主要为病毒，如 EB 病毒、人类疱疹病毒 8 型和人类免疫缺陷病毒等；也可继发于其他淋巴瘤；其他如免疫功能缺陷（如器官移植术后长期应用免疫抑制剂）、遗传因素及地域环境等也可能参与了发病过程。

【IVL 临床表现】

IVL 主要分为两种类型：西方型或经典型，以欧美国家多，主要侵犯神经系统（53%~60%）和皮肤（27%~40%），我国绝大多数病例倾向于西方型；亚洲型或称噬血细胞相关型，也称"血管内淋巴瘤亚洲变异型"：以日本报道最多，其突出特点为多脏器衰竭、肝脾大、全血细胞减少以及噬血细胞综合征，神经系统（27%）或（和）皮肤损害（6%）少见。

1. 通常呈急性或亚急性起病。

2. 好发于中老年人，34~84 岁多见，72%的患者超过 60 岁，平均发病年龄为 67 岁，男女患病比例无明显差异或男性稍多。

3. 中枢神经系统症状：75%的患者以中枢神经系统表现为首发症状，但也有报道 CNS 症状出现在疾病进程中，首发者仅占 25%。临床症状表现为快速进展性、多样性，但无特异性。中枢神经系统受侵主要表现为 4 种症状：①急性/亚急性脑病：最常见，约占 63%，表现为进展性认知功能障碍，记忆力、定向力下降、痴呆，迅速出现的意识障碍、昏迷等。②多灶性脑血管病：反复发作的 TIA 或脑梗死，也可为脑出血，导致不同程度的局灶性的神经功能缺失，但这些患者多无脑血管病危险因素。③脊髓炎和神经根病：约占 20%，四肢麻痹、痉挛及马尾综合征、根痛等。④周围神经及脑神经病：单或多神经病，脑神经以第 7、8 对多。以上症状可重叠出现，也可合并癫痫发作、局限性或广泛性脑电图异常和肌肉病。

4. IVL 是一种全身性疾病，因此也可以不明原因发热、体重减轻、乏力等非特异性症状为首发。CNS-IVL 除侵犯中枢神经外，还常合并其他一处或多处器官损害，如皮肤、骨髓、肺、肾上腺、肝、肾、脾、甲状腺、子宫、眼、前列腺和胃肠道等，但几乎不累及淋巴结，导致脏器肿大、器官缺血梗死、功能衰竭等。血液异常可表现为贫血、血小板减少、弥漫性血管内凝血等，典型的皮肤表现为下肢或躯干部红色硬结和多发的不规则形皮疹（表12-1）。

文献记载 IVL 各脏器的累及率分别为：①脑 92%～100%；②肾 17%～100%；③肾上腺 33%～79%；④肺 33%～100%；⑤心脏 17%～64%；⑥脾 17%～50%；⑦淋巴结 17%～46%；⑧肝 33%～64%；⑨胃肠道 25%～62%；⑩泌尿生殖系统 17%～80%。

表 12-1 血管内淋巴瘤的非神经系统症状

受累部位	临床表现
系统性	发热（常为不明原因），乏力，体重下降，水肿，夜间盗汗
皮肤	痛性硬化性红斑疹，紫红色斑块，剥脱性斑块，斑片，可触及痛性红色结节，色素沉着，蜂窝组织炎，紫癜，溃疡或橘皮样改变
骨髓和（或）脾脏	贫血，血小板减少，白细胞减少，弥漫性血管内凝血，噬血细胞综合征，脾大（多有或全部有）（骨髓受累也可不明显）
肺	咳嗽，胸闷，气短，肺动脉高压，呼吸衰竭，间质性肺病
肾	腰痛，蛋白尿，血尿，肾病综合征，肾功能不全
肾上腺	肾上腺功能不全（通常为亚临床），腰痛
肝	肝大，黄疸，出血倾向，腹水，肝功能不全
其他	心肌梗死，对称性多发性关节炎

【实验室检查】

主要表现：①贫血、血小板减少（占73%～100%）、白细胞减少少见，低蛋白血症，血沉增快（约占80%），C反应蛋白升高。乳酸脱氢酶增高（80%），尿素氮、肌酐、$\beta 2$ 微球蛋白水平升高（80%～90%），可溶性白细胞介素2受体水平升高，单克隆血清成分检测异常（14%）。②可有不同脏器受累检查异常表现，如肝、肾、甲状腺功能水平检测异常（15%～20%）等有助于佐证。③5%的患者外周血涂片发现淋巴瘤细胞。④局限性或广泛的脑电图改变。⑤脑脊液蛋白升高，淋巴细胞增多，但一般不超过 $300 \times 10^6/L$，葡萄糖和氯化物水平多正常，77%的患者寡克隆区带阳性，肿瘤细胞较少发现。⑥PCR技术在所有患者的骨髓发现B细胞克隆群，有重要诊断价值。

【病理检查】

大体观察，可见弥漫脑水肿，软脑膜表面有较多的小点状出血，脑实质内常见多灶性梗死和（或）出血；镜下见异形肿瘤细胞呈现介于中心母细胞和免疫母细胞之间的特征细胞，小血管内充满肿瘤细胞，可见肿瘤外渗、血管内膜增厚、管壁坏死、血管闭塞、脑实质梗死、出血等。

IVL 多为 B 淋巴细胞来源（88%），T 淋巴细胞型（6%）和自然杀伤细胞（2%）型 IVVL 少见。免疫组化学检查发现多表达 B 细胞表面抗原，包括 CD79a（100%）、CD20（96%）、MUMI（95%）、Bcl-2（91%）、CD19（85%）及其他多种抗原阳性。

【影像学】

主要表现为多发脑梗死或血管炎改变。①CT 可见脑内多发低密度影，可强化，无明显占位效应。②头颅 MRI 显示病灶清楚，可为皮质下缺血伴继发出血或广泛白质病变，多可见多发的不同时相的皮层或皮层下 T_1 低信号、T_2、FLAIR 高信号，DWI 上可有弥散受限。T_1 增强扫描部分可见强化；多无明显占位效应。治疗后部分病灶可消失。多达 45% 的患者在血管造影上可见多节段串珠样狭窄甚至闭塞，类似于 CBS 血管炎的表现，多累及中小血管，少数累及大血管。③脊髓受累在 MRI 上可表现为梗死，或呈长节段脊髓炎样改变，也可出现脊膜强化。④偶有脑桥出现长 T_2 信号。

Yamamoto 等将 CNS-IVL 的 MRI 表现分为以下 5 种类型。

1. 梗死样病灶：最常见，约占 36%，主要累及小动脉。

2. 非特异性白质病变：主要位于脑室旁，可散发，或融合成片，也有类似多发性硬化样改变，与肿瘤细胞在血管内特别是毛细血管内浸润导致慢性缺血性改变有关。

3. 脑膜强化：可能与肿瘤细胞致脑膜血管增粗以及脑膜炎性反应有关。

4. 肿瘤样病变：表现为广泛的血管源性水肿和占位效应，可能为淋巴瘤细胞血管外渗、播散聚集、伴血管壁炎症、和周围实质微梗死有关。

5. 脑桥 T_2 高信号，病灶位于脑桥中央，不累及脑桥被盖和腹外侧区，无强化，弥散受限，类似桥脑中央髓鞘溶解，可能与肿瘤细胞致小静脉和小动脉闭塞引发静脉瘀血有关。

另外表现有颅内多发出血及微出血，可能与肿瘤细胞外渗穿过血管壁进入邻近脑实质或者肿瘤细胞血管内增殖导致血管壁慢性退行性变和炎性反应、最终引发血管破裂有关。

PET 显示病变呈典型高代谢表现。

有学者将其影像学改变归纳为 3 个时期：①早期，颅内单一长 T_1 长 T_2 信号，无明显占位效应，可有强化及病灶周围水肿；②中期，在原病灶基础上由于血管堵塞、坏死出现多发新鲜、陈旧缺血病灶及出血灶；③晚期，可见病灶增大，出现大面积梗死病灶，并有明显水肿及占位效应。

【诊断】

本病诊断无特异性，主要依据以下几种。

1. 中老年患者。

2. 出现中枢神经系统精神状态及神经功能异常、认知功能下降、癫痫发作、反复卒中发作、神经缺失体征等。

3. 恶性病程，进展迅速、急剧恶化。

4. 可伴有脑外器官受累症状或体征。

5. 血沉快、血清乳酸脱氢酶升高。

6. CT、MRI 显示由于小血管闭塞引起的多发梗死、继发性出血或白质病变。应考虑本病可能。

7. 5%~9% 的患者外周血涂片可发现肿瘤细胞，有一定诊断价值。

8. 最终诊断依靠病理及免疫组化证实。

亚洲变异型血管内大 B 细胞淋巴瘤诊断标准。

1. 临床表现和辅助检查（符合下列 3 项中的 2 项以上）：①血细胞减少（并非由于骨髓低增生或增生异常）：贫血（Hb<110g/L 或 RBC<3.5×10^{12}/L）和（或）血小板减少（<100×10^9/L）（白细胞减少不计在内）。②肝和（或）脾大（CT、超声波检查确认）。③无明显的淋巴结肿大和瘤块形成。

2. 病理学检查（符合以下 3 项）：①噬血细胞现象（通过骨髓或外周涂片检查）。②呈大 B 细胞肿瘤的免疫学表型。③病理学上确认血管内肿瘤细胞增殖或窦状隙浸润。

符合上述 1、2 可确诊亚洲变异型血管内大 B 细胞淋巴瘤；符合 1 和 2② 为可能。

【病例摘要介绍】

患者，男，75 岁，1 个月前无诱因出现左手指麻木，伴右侧口角抽搐，呈一过性，可自行缓解，日发数十次，余无不适，在单位医院 CT 报告无明显异常，按"脑梗死"输液治疗症状缓解，出院口服药物，后出现嗜睡、食欲差停药。2 周前出现左前臂及手麻，一次持续 10 分钟左右，省级医院诊断为"脑梗死"，输液治疗麻木缓解。4 天前出现四肢乏力，头 CT 提示多发脑腔梗、中线部位点状出血，服药治疗不缓解，症状明显加重，2017 年 7 月 5 日住院。

既往有"阑尾炎手术""心肌缺血"史。无脑血管病危险因素。

入院后体格检查：T、P、R 正常，BP 148/83mmHg，神志欠清，烦躁，体格检查不合作，左侧上下肢肌力、张力基本正常，右侧上肢肌力 3 级、下肢 4 级，张力正常，双侧巴氏征阳性。

无皮疹。余无明显异常。急行 MRI 检查 FLAIR 示颅内多发片状高信号，DWI 示多发低信号。

血常规：白细胞 3.8×10^9/L，红细胞 4.27×10^{12}/L，血红蛋白 128g/L（130~175），血小板 111×10^9/L（125~350），血小板压积 0.12%（0.17~0.35），D 二聚体 1.44μg/mL（0~0.5），C 反应蛋白 8.65mg/L（0~10），尿素 2.93mmol/L（3.9~7.3），尿酸 145mmol/L（150~440），肌酐 50mmol/L（44~115）。超声检查脾大。腰穿 CBF 压力 250mmH$_2$O，无色透明，白细胞 13×10^6/L，红细胞 0 个，腺

苷脱氢酶、葡萄糖、乳酸脱氢酶正常，氯化物 112.7mmol/L，蛋白 1.20g/L。

入院后疑为自身免疫性脑炎？脱髓鞘病变？给用激素冲击，次日即意识转清，持续 2 天后不明原因又出现症状加重，渐呈昏迷状态，对疼痛刺激有反应，左侧肢体有不自主活动，肌力约为 2 级，右侧肢体 0 级，双侧巴氏征未引出。症状进行性加重，治疗无效，于 2017 年 7 月 26 日死亡。其间影像检查如下（图 12-1～图 12-5）。

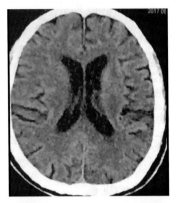 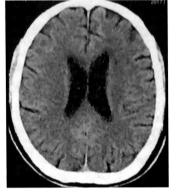 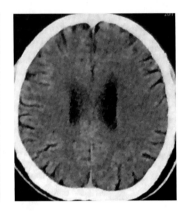

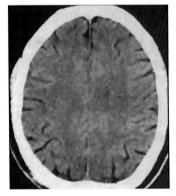

图 12-1　血管内淋巴瘤（2017 年 6 月 1 日 CT 诸图）
显示：可疑胼胝体体部有低密度影

诊断：可疑为中枢神经系统血管内淋巴瘤。依据：①老年患者。②以脑卒中起病，反复出 TIA 及多发性、多灶性梗死伴继发性出血，无脑血管病危险因素。③血细胞减少。④脾大。⑤恶性病程，进展迅速。⑥CT、MRI 检查显示皮层、皮质下多发性梗死、微出血、小血管异常影。⑦MRA 显示节段性血管狭窄，中小血管显示不良。

【治疗】

目前尚无理想的治疗方法，一般选用联合化疗，其方案多为：CHOP 方案（环磷酰胺+多柔比星+长春新碱+泼尼松）或 R-CHOP 方案（利妥昔单抗+CHOP）；针对中

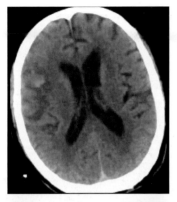
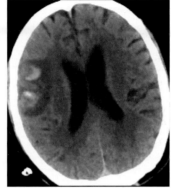
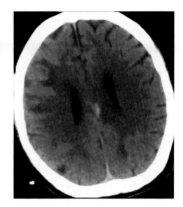
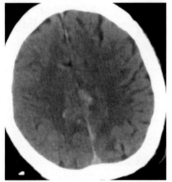

图 12-2 血管内淋巴瘤（2017 年 7 月 3 日 CT 诸图）

右侧额顶部多发皮层斑片状、皮质下线条状出血伴周围水肿，胼胝体体部及顶部矢状窦旁不规则出血

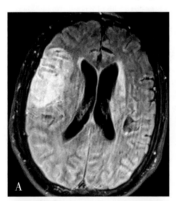
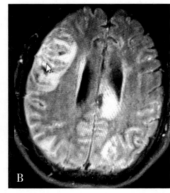
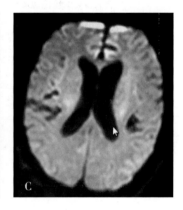
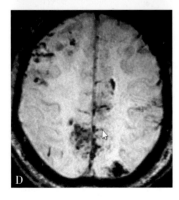

图 12-3 血管内淋巴瘤（2017 年 7 月 5 日 MRI）

A、B 为 FLAIR 示右侧额顶部大片高信号，内疑有条状血管影、微出血，双侧脑室旁及左侧胼胝体体部高信号；C、D 为 DWI 示多发、杂乱的血管影及微出血

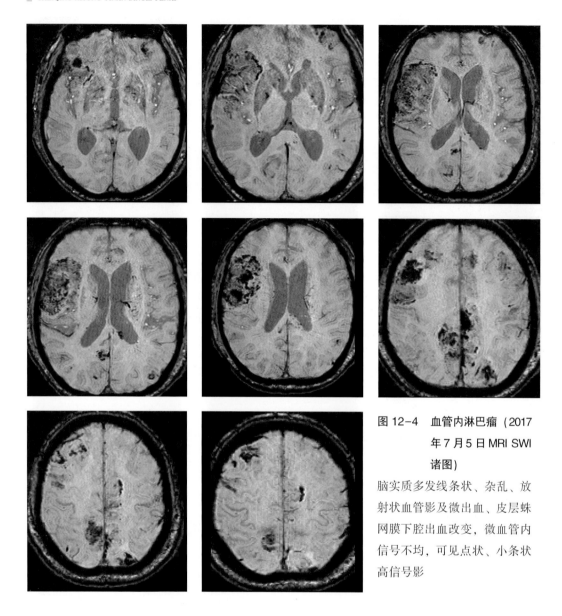

图 12-4　血管内淋巴瘤（2017年 7 月 5 日 MRI SWI 诸图）

脑实质多发线条状、杂乱、放射状血管影及微出血、皮层蛛网膜下腔出血改变，微血管内信号不均，可见点状、小条状高信号影

枢神经系统的大剂量甲氨蝶呤定向治疗，也应报道；有报道称选用自体干细胞移植可作为一种有效的治疗方法。糖皮质激素对部分患者可缓解症状，但持续时间较短，容易复发，故不主张单纯依赖糖皮质激素治疗。

CNS 血管内淋巴瘤预后差，病程为 2 周到十几个月，平均 8 个多月，2 年生存率仅为 12%。

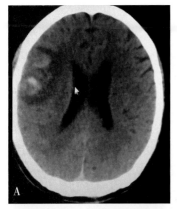 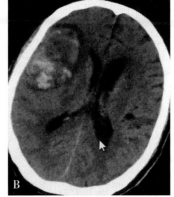 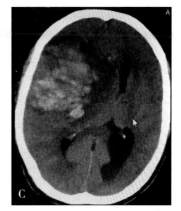

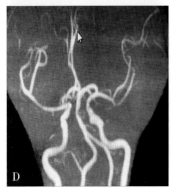

图12-5　血管内淋巴瘤（2017 年 7 月 11 日、12 日、13 日 CT 及 MRA)

A、B、C 分别为 7 月 11 日、12 日、13 日 CT，示右侧额顶部进行性不规则出血伴水肿，占位效应进行性加重；D 为 MRA 显示颅内血管有不规则节段性狭窄，皮层血管显示不良

参考文献

［1］王冉，周洪语，徐纪文，等.经脑组织活检诊断的血管内淋巴瘤病：1 例报道及文献复习［J］.中国神经精神疾病杂志，2010，36（7）：414-418.

［2］孙萌，章殷希，丁美萍.中枢神经系统血管内淋巴瘤的研究进展［J］.中华神经科杂志，2017，50（4）：317-320.

［3］王学文，杨继红.日本血管内淋巴瘤的研究进展［J］.江苏医药，2007，33（2）：192-193.

［4］王晓风，姚生，黄鑫，等.血管内淋巴瘤病［J］.北京医学，2016，38（5）：481-484.

［5］袁云，陈清棠，孙相如，等.中枢神经系统血管内淋巴瘤病一例报告［J］.中华神经科杂志，1999，32（3）：171-173.

［6］袁鲁明，马林，盛复庚，等.中枢神经系统血管内淋巴瘤病一例［J］.中华放射学杂志，2004，38（10）：1117-1119.

第十三章　可逆性后部脑病综合征

可逆性后部脑病综合征（reversible posterior encephalopathy syndrome，PRES）是一系列临床和影像学改变的总称。它是一个具有头痛、神经精神状态异常、癫痫发作和视力改变等多种临床症状和以大脑后部白质血管源性水肿为主要影像学表现，并常见于恶性高血压、子痫、自身免疫性疾病、结缔组织病、肾病、败血症、电解质紊乱、内分泌疾病，以及应用抗肿瘤的化疗药物、细胞毒性药物、免疫抑制剂等多种疾病状态和诱发因素的一组急性综合征。

【病因及发病机制】

PRES 发生的确切原因目前不明，据报道可导致其发生的疾病、疾病状态或药物多达上百种，尽管病因不同，而最终共同的发病路径可能是脑血管自动调节机制失调，血脑屏障破坏，导致毛细血管渗漏而发病。目前对其发病机制主要有以下几种。

1. 血管痉挛导致的脑缺血学说：据目前报道 PRES 发生多与多种因素所致的血压升高有关，突然升高的血压导致脑血管自身调节机制过度反应，引起血管收缩、痉挛-脑血流下降-毛细血管和脑组织缺血、缺氧，出现细胞毒性水肿，同时引起局部酸性代谢产物增加，使毛细血管通透性增加，血管内液体进入细胞外间隙，引起血管源性脑水肿。PRES 患者在脑血管造影中显示的脑血管痉挛及病灶区表观扩散系数（ADC）增高、扩散加权成像（DWI）呈等或低信号表现，支持血管源性脑水肿而非缺血引起的细胞毒性水肿。该学说与妊娠相关性脑病的发生关系最密切；另外，也应注意妊娠患者性激素的变化，雌激素、孕激素水平在妊娠期进行性地升高，产前达最高峰，产后骤降，脑循环系统是性激素作用的靶器官，受到这种性激素的高浓度及快速波动影响易产生血管痉挛而导致发病。

2. 脑血管自动调节功能崩溃-脑过度灌注学说：平均动脉压在 $60\sim180$mmHg 范围内，毛细血管前小动脉的舒缩张力自主调节功能正常，可维持脑灌注压相对恒定。当平均灌注压迅速升高到 180mmHg 以上时，即超过了大脑血管自动调节能力的上限，导致血管由收缩变为被动扩张，血管内静水压升高，分离了毛细血管内皮细胞的紧密连接，血脑屏障被破坏，血管内液体、大分子物质甚至红细胞外渗至脑细胞间质，引起血管源性水肿。从病理生理学角度可看为毛细血管渗漏综合征。

3. 血管内皮细胞损伤学说：本病的发生部分与免疫性疾病或应用免疫性药物有关；部分患者发病时血压正常或轻度升高；部分研究发现脑水肿程度与发病时血压无明显相关性，均说明高血压不是本病发生的必要因素；研究发现，在 PRES 患者中，血管内皮素、血栓素水平升高，子痫/先兆子痫患者中抗内皮抗体高、脑脊液中胎盘生长因子升高等，这表明在诸多疾病的内在性代谢紊乱或外在性毒物的作用下，可能产生对血管内皮细胞的毒性作用或直接损伤，导致血脑屏障破坏，最终出现脑水肿。甚至目前还有众多研究支持低灌注学说或混合学说，认为血管收缩引起低灌注，引发血管内皮缺氧，内皮损害释放的舒血管物质以及产生代谢毒物继发了血管舒张，因而发生血管源性水肿，目前认为这一学说是本病发生的最主要机制之一。大量案例报道 PRES 患者的 SPECT 影像特点，显示的就是低灌注。

4. 病变易发生在大脑后部的机制：虽然本病可累及大脑各叶、基底节、脑干、小脑等部位，但一般多见于大脑半球后部的顶枕叶，虽可累及白质及灰质，但以白质为主，其原因主要是由于：①脑血管自动调节机制：这包括肌源性和神经源性两个方面。肌源性是由于高血压导致血管被动扩张或血管内皮损伤，血管自动调节功能丧失；神经源性调节多认为起主要作用，其有效性直接取决于交感神经支配的比例。血管神经支配来源于颈上交感神经节，颈内动脉系统较椎基底动脉系统有更丰富的交感神经分布，交感神经的活性增强，或交感神经感受器敏感性增高，引起前循环的血管收缩，起相对保护作用，以防止过度灌注；而椎基底动脉系统相对缺少交感神经支配，脑血管的自动调节能力和对过度灌注保护作用弱，同时由于前循环血管收缩将压力转入椎基底动脉系统，故后循环易发生高灌注和血管源性脑水肿，甚至毛细血管破裂出血、微出血等。但也有认为此种解释不确切，因正常情况下椎基动脉系统和颈内动脉系统不相沟通，不可能将前循环血液转入后循环，因而提出由于血管源性水肿致颅内压升高，脑脊液经枕骨大孔流向椎管，两侧小脑扁桃体及邻近的小脑组织向下方的枕骨大孔移位，致使穿行于枕骨大孔的椎基底动脉受压变窄血流减少，出现比颈内动脉更早的或更严重的缺血缺氧改变而出现后部水肿明显。②脑解剖结构：在解剖上脑白质主要结构是成束的、紧密排列的神经纤维，其内分布着毛细血管，大脑后部白质内组织结构相对疏松、毛细血管更丰富，细胞外液较易潴留，导致大脑后部水肿明显。③大脑皮层结构较白质更紧密，水肿发生少。

【临床诊断】

主要依据临床症状及影像学表现。

【临床症状】

(1) 多为急性或亚急性起病，可发生于任何年龄，以成人多见，女性好发。

(2) 起病前常有高血压、子痫/先兆子痫、感染、自身免疫性疾病、使用免疫抑制剂或细胞毒性药物等致病危险因素。

(3) 头痛：占 76%，性质、程度、部位及伴随症状不一，可呈搏动性或雷击样，也可呈先兆偏头痛样发作。常伴有恶心、呕吐等颅高压症状。

(4) 癫痫发作：占 86%，提示为脑灰质受累，多发生于病程早期，可为首发症状或唯一症状，可反复发作或呈持续状态，开始多为部分性发作，后发展为全身强直-阵挛性发作。

（5）视觉症状：由于选择病例角度及表现类型不同，发生率几乎均有，有报道称占57%。表现以视物模糊为主，还可出现偏盲、视觉忽视、幻视以及明显的皮层盲（枕叶损害），包括 Anton 综合征（皮层盲；否认视觉缺失；欣快或淡漠；可伴偏瘫、失语、定向力障碍）。

（6）精神及意识水平改变：精神障碍表现为活动减少、思维混乱、反应迟钝、主动性降低、言语减少、记忆力减退、注意力下降、定向障碍或性格改变等；意识障碍表现为嗜睡、昏睡、躁动不安、昏迷等，可能与颅压高、脑广泛损害、频繁癫痫发作等有关，如系幕下病变，症状发生可能与脑干网状激活系统直接或间接受损有关。

（7）可有局灶性神经损害体征：如偏瘫、失语、构音障碍、感觉异常、共济失调、脑神经麻痹或 TIA 样发作等。

（8）影像学异常，以 MRI 表现明显：病灶分布主要在双侧顶叶后部及枕叶，多较对称，偶尔也可出现在额叶、颞叶、脑干、小脑等；但约70%的患者病灶分布呈顶枕型、全半球分水岭型及额上回型，而以脑干、基底节区分布的中央型少见。病灶范围：主要累及皮层或皮层灰质和皮质下白质同时累及，约94%的患者可发现皮质受累。因病理改变主要为脑组织水肿，所以 T_1 低信号、T_2 高信号，FLAIR 高信号病灶更清楚、更多；DWI 为等信号或低信号，ADC 为高信号。增强扫描无或呈多样式强化。影像学表现随病程可有不同演变。波谱成像可显示广泛的代谢异常，包括胆碱和肌酐水平增高，轻度的乙酰天冬氨酸水平降低，可能与神经元功能改变及胶质细胞激活有关；但如 NAA 正常提示神经元功能无损害。DSA 或 MRA 可显示血管痉挛改变，血管不规则，呈节段性狭窄与扩张，以后循环区多见。新近研究发现 SWI 检查可发现64.5%患者有微出血（低信号）、小静脉内血栓及静脉周围出血（低信号，在 FLAIR 序列呈条状高信号影，为小静脉痉挛血流淤滞所致）。

（9）经积极治疗症状可恢复，影像学病灶可部分或完全消失（病灶消失的最佳时间，目前尚不清楚，数天、数周、数月后复查病灶方完全消失者均有），但据报道有43%的患者可遗留局部胶质增生、梗死、出血、皮质层状坏死等，演变为不可逆的永久性损伤灶及白质软化症。

【诊断标准】

2001年 Provenzale 等首次提出了诊断标准；2002年 Covarrubias 标准包括了症状+危险因素+MRI 表现比较全面；后有2007年 McKinney 等标准及2009年高波等标准，上述标准可大致概括为临床症状+危险因素+MRI 模式。

1. 危险因素：有高血压、子痫/先兆子痫、自身免疫性疾病、应用细胞毒性药物等致病因素或诱因。

2. 临床表现：主要为头痛、精神状态改变、癫痫发作或视力改变等急性症状，伴或不伴神经系统损害体征。

3. 满足以 MRI 为主的下列 3 条标准之一：①初次 MR T_2 或 FLAIR 像上显示皮质或（和）皮质下高信号，以后循环区分布为主，CT 或 MRI 随访可见病灶完全吸收或显著改善。②初次 MR T_2 或 FLAIR 像上显示以顶枕叶分布为优势的典型影像，T_1 呈等或稍低信号，T_2 或 FLAIR 像呈高信号，DWI、ADC 图显示为血管源性水肿，尽管缺乏影像随访，但患者临床表现可完全恢复至 PRES 发作前状态。③初次 MR T_2 或 FLAIR 像上显示脑干、小脑、基底节、额叶皮质或皮质下高信号，而无顶枕区病变，随访 MRI 示病灶完全吸收或显著改善，并存在导致 PRES 发生的基础疾病及相关因素。第一条强调典型影像学表现+复查（病灶吸收），第二条强调典型影像学表现+症状改善，第三条强调不典型影像学表现+复查（病灶吸收）+危险因素。

4. 排除其他可能的脑白质病变。

临床症状是诊断的前提，影像学表现是诊断的必备条件，更有研究认为 MRI 是诊断 PRES 的"金标准"，DWI 和 ADC 对 PRES 的诊断和鉴别诊断具有重要价值。需强调的是：①如果临床症状、体征+危险因素符合，而影像表现分布不典型应诊断，即使后续寻访（一般在 1 周后）病变有吸收但仍残留有病灶也不影响此诊断，因影像学恢复常晚于临床症状的改善。②如果临床症状、体征符合，但危险因素不明确；或有典型危险因素但临床症状欠明确，此时影像学改变对诊断是必需的，且应在治疗 1 周后复查，评估病变吸收情况，以考虑其诊断。

为临床应用方便，目前比较公认的简化诊断标准为：

1. 有高血压病、肾功能不全、子痫等基础疾病。

2. 急性或亚急性起病，表现不同程度的头痛、精神神经症状、癫痫样发作或视觉异常。

3. 颅脑 MR 示双侧大脑后部以白质为主的水肿性改变。

4. 治疗后影像学上病灶大部分或完全消失。

5. 排除其他疾患。

【鉴别诊断】

1. 与妊娠相关性脑静脉及静脉窦血栓形成（CVST）的鉴别：

该病和 PRES 患者有诸多相似点，包括：①均急性起病。②以头痛、视力模糊、抽搐为主要临床表现。③血管源性脑水肿是共同的影像学改变基础。④横窦血栓形成患者脑水肿常位于双侧枕、顶叶，与 PRES 影像表现相似。⑤PRES 患者 MRV 检查，横窦也可能不显影或显示有异常（正常变异），误认为横窦血栓形成。但二者的病因、发病机制及治疗完全不同。妊娠相关性脑静脉及静脉窦血栓形成（CVST）：发病以妊娠期高凝状态为主要原因；治疗主要包括抗凝、溶栓，以及相应的产科处理等。在鉴别上除仔细询问病史外，影像学检查对二者鉴别具有重要意义：在 MRI 上应注意寻找脑静脉窦血栓形成的直接征象（静脉窦流空效应消失，静脉窦内出现各期信号不同的血栓）和间接征象（脑水肿、脑梗死、脑出血等）；在 MRV 上虽能显示阻塞静脉窦，但在区别这两种疾病中有一定的局限性，尤其对孤立性皮质小静脉血栓形成；或在正常人群中有时可出现一侧横窦血流中断不显影或两侧明显不对称，一侧横窦细小，最常见于非优势侧横窦，这种现象多达 31%。造成这一征象的原因与静脉窦小、血流慢或流向混杂以及图像采集平面与静脉窦不垂直有关。DSA 检查可将二者区分：静脉窦血栓形成除表现为静脉（窦）部分或完全不显影等血栓形成的直接证据外，尚有侧支静脉螺旋状扩张、脑循环时间延长、闭塞的静脉（窦）反流等间接征象，是诊断 CVST 最重要的方法。据报道 DSA 对 CVT 的诊断率达 75%～100%，因此在二者鉴别中必要时应做 DSA。

2. 与基底动脉尖综合征鉴别：二者在 T_2 均为高信号，病灶均在枕部及丘脑等，但基底动脉尖综合征为细胞毒性水肿，DWI 为高信号，ADC 为低信号。PRES 为血管源性水肿，DWI 为低信号，ADC 为高信号。DWI 是将其与急性脑梗死区分开的最佳影像学检查方法。

【治疗】

早期诊断、及时有效治疗多有良好预后，其措施主要为病因治疗及对症治疗。

1. 病因治疗：积极控制高血压，尽可能阻止或减少靶器官损伤，要求是快速、安全、可控；对使用有免疫抑制剂及细胞毒性药物者，应酌情减量或停用。

2. 对症治疗，如控制癫痫的频繁发作，减轻脑水肿。

3. 对伴有并发症者，据不同性质酌情治疗。

【预后】

可逆性后部脑部的预后一般较好，但也受多种因素影响。

1. 与病因有关：高血压、子痫引起 PRES 一般都可完全恢复，后者的可复性更优于前者；尿毒症、化疗等所致者预后较差。

2. 与病变部位有关：皮质和皮质下病灶可复性达 91%～96%、丘脑 60%、脑干 44%、深部白质 47%。说明脑干、深部白质区域病灶的可复性较低，其原因尚不明确。

3. 与并发症有关：合并梗死和（或）出血、血栓性微血管病等预后差，PRES 发生脑出血（包括 SAH）的概率为 5.0%～19.4%。

4. 影像学：DWI 与 ADC 图联合应用有助于判断患者预后，ADC 值下降的病变预后差，最后往往发展为真正的梗死。

【临床分型】

1. 以视力障碍为主的可逆性后部脑病综合征：

本型除具有可逆性后部脑部综合征的共同特点外，其主要临床特点是以视力障碍最突出，是本病中常见、典型症状。视力障碍主要为视物模糊，系视觉皮层受损所致，为皮层盲表现，可为偏盲、象限盲、幻视及 Anton 综合征；因病变主要累及大脑后部，局灶性特征较少见，可伴有腱反射活跃等。病理基础为大脑半球后部血管源性水肿，因此在诊断上除临床症状外，影像学也是诊断的又一必备条件，表现为双侧或单侧大脑半球后部特别是双侧顶枕叶应 100% 受累，T_1WI 上呈等或稍低信号，T_2WI 或 FLAIR 像呈高信号，典型者 DWI 呈等或低信号（少数患者 DWI 呈现部分高信号，提示同时存在细胞毒性脑水肿，与病情进展形成梗死灶有关）、ADC 为高信号；病变位于灰质或灰白质均受累，对称或不对称均可。血管造影检查通常正常，部分患者可能有节段性、可逆性狭窄表现，不具有诊断的决定性。

> 病例：患者，男，36 岁，一个月前开车撞死一人，本人无伤，事后 1 周内除思想紧张外无任何异常，第 7 日晚上与人争论该事，思想更紧张，次日晨发现双眼全盲即住院。既往有高血压史，血压最高 150/110mmHg，控制尚可。
>
> 体格检查：神清语利，血压（140~160）/（80~94）mmHg。顺行性遗忘，对发生失明前的一切回忆正常，对其后的如何就诊、住何家医院均不能回忆，近期记忆力稍差，计算力正常，左右辨别正常，无命名性失语。双眼除有黄斑回避现象（仅有中心小管状模糊视力）外，余各视野范围均无光感，双瞳孔等大光反射灵敏，眼底检查提示轻度动脉硬化改变，余脑神经（−），四肢腱反射对称活跃，病理征（−），深浅感觉正常，脑膜刺激征（−）。脑脊液（病后 10 天）检查：压力正常（用有脱水剂），蛋白 0.91g/L，细胞数、糖及氯化物正常；脑脊液 IgA 19.8mg/L（0~6），IgG 42.7mg/L（10~40），IgM 3.8mg/L（0~13）。经治疗 2 周视野及视力明显好转出院（图 13-1）。

2. 以精神、意识障碍为主的可逆性脑病综合征：

除具有总的表现外，本类型的主要特点是：①临床主要以全脑损害为主的精神及意识障碍：精神症状主要为反应迟钝、记忆及定向障碍、活动减慢、思维混乱及躁动不安、主动性降低、幻觉或行为、性格异常等；意识障碍主要为嗜睡、意识模糊、昏睡、昏迷等。多有较广泛、明确的神经损害体征。②脑广泛性缺血、水肿改变，可涉及前、后循环或以前（或后）循环为主，病理基础仍以血管源性脑水肿为主，但多可伴不同程度的细胞毒性脑水肿，影像表现为多发斑片状长 T_1 长 T_2，FLAIR 表现更清楚，DWI、ADC 均可呈高信号或以某种改变为主，CT 或 T_1 上也可有斑点状高密度（信号），说明合并有少量出血或渗血，病变分布较广，可涉及两个或更多脑叶。③为及时排除其他疾病，应注重发病诱因、注意复查观察影像改变（一般 2 周左右病变可以完全消失或明显减轻）及对治疗的相对良好预后。

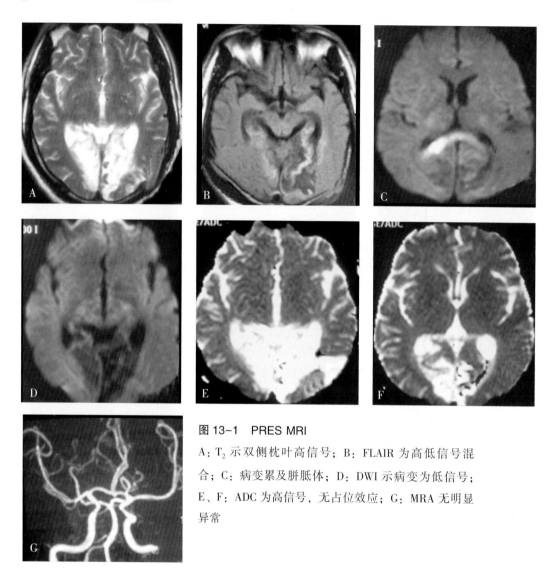

图 13-1　PRES MRI

A：T_2 示双侧枕叶高信号；B：FLAIR 为高低信号混合；C：病变累及胼胝体；D：DWI 示病变为低信号；E、F：ADC 为高信号，无占位效应；G：MRA 无明显异常

总之，该型诊断的基本要素是：①基础疾病的诱因。②神经系统症状、体征较广泛。③涉及多部位损害的影像学改变（尽量采用 MRI 检查，包括 DWI、ADC 等）。④注意观察，及早排除其他可能疾病。

病例：患者，女性，22 岁，孕 37 周，头痛半个月，加重伴呕吐 6 天于 2011 年 8 月 7 日入院。半个月前，无明显诱因出现全头胀痛、跳痛，呈持续性，无发热、肢体活动及视觉障碍等。6 天前，突然出现头晕后摔倒，头痛加重，伴呕吐，无抽搐及意识障碍，立即到当地医院就诊，按"静脉窦血栓形成"治疗无效，期间血压波动在（150～170）／（90～110）mmHg，出现意识障碍转院。既往无特殊病史。体格检查：BP 170/105mmHg，意识模糊，脑神经未见异常，四肢肌张力正常，肌力 4+级，腱反射对称（+++），深浅感觉检查不配合，病理征（-）。入院当天行剖宫产，后经用解痉、降颅压、营养细胞及对症治疗 10 天，神志清，头痛消失，体格检查无异常（图 13-2）。

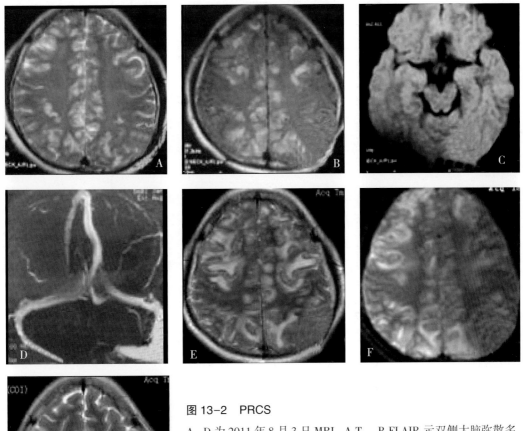

图 13-2　PRCS

A~D 为 2011 年 8 月 3 日 MRI，A T$_2$、B FLAIR 示双侧大脑弥散多发高信号病灶；C DWI 呈等信号；D MRV 无明显异常；E~F 为 8 月 7 日 MRI，E T$_2$ 双侧大脑弥散多发病灶似稍增大；F DWI 显示多发高信号病灶，提示出现细胞毒性水肿；G 8 月 16 日复查 MRI T$_2$ 与前相比，病灶消失

3. 以严重高血压，并常伴抽搐为主的可逆性后部脑病综合征：

此征见于血压急剧升高超过脑血管调节能力而引起颅内压升高和脑功能障碍的患者，常发生于子痫、肾炎，尤其是高血压脑病者等。子痫是指在围生期由于急剧血压升高而出现抽搐、昏迷等。高血压脑病是因血压急剧升高，脑循环障碍，出现严重头痛、抽搐、意识障碍等症状的一种临床综合征。与可逆性后部脑部综合征相比，其发病机制相同，主要为脑自动调节功能崩溃所致；影像学表现也基本相似，临床表现主要为：①动脉压升高：通常在高血压的基础上突然出现血压急剧升高，舒张压往往升至120mmHg以上，平均动脉压常在150~200mmHg；子痫患者舒张压可达110mmHg。②头痛：位于后枕部或全头，严重者可伴有恶心、呕吐。③癫痫发作：多为全身性抽搐伴意识丧失，严重者可发展为癫痫持续状态。④意识障碍：可表现为嗜睡、昏睡及昏迷，也可出现烦躁不安等精神异常。⑤脑功能损害体征：可出现失语、偏瘫、偏身麻木、病理反射等。⑥脑脊液：压力多增高，蛋白质可轻微增高，极少患者有少量红细胞或白细胞。⑦脑电图：呈弥漫性慢波活动，可有散在痫性放电。⑧头颅 MRI 和 CT 可显示特征性的顶叶、枕叶损害，但也常累及其他脑叶，呈多发、对称分布，性质以血管源性水肿为主，CT 表现为低密度灶，MRI T_1WI 呈等信号或低信号，T_2WI、FLAIR 呈高信号，DWI 呈等信号，ADC 呈稍高信号，也可 DWI 和 ADC 均呈稍高信号（原因与颅内压升高使颅内灌注压下降，脑组织缺血缺氧，脑细胞无氧代谢引起细胞毒性水肿，同时无氧代谢产物可进一步加重血管源性脑水肿。这一征象在高血压脑病中多见，也是本病影像学特点之一）；增强扫描部分患者可有病灶强化。⑨经及时降血压治疗，症状可在短时间内完全消失（图 13-3）。

高血压脑病诊断依据：①有原发或继发性（如肾病、妊高征及引起高血压的其他疾病）高血压病史，过度疲劳、神经紧张、情绪激动等常为诱发因素；②突然出现显著迅速的血压升高，尤以舒张压升高为主（>120mmHg）；③有高血压脑病三联征（即头痛、惊厥、意识障碍）或伴有失语、偏瘫、黑蒙等脑部局灶性症状，一般在血压显著升高后12~48小时内发生；④头颅 CT 或 MRI 显示特征性顶叶、枕叶水肿，多双侧对称；⑤降压治疗奏效迅速，患者经用速效降压药后，症状和体征随着血压下降，一般在数小时内消失，不遗留任何脑损害后遗症。

高血压脑病及时处理预后良好，处理不当则可丧命。因此，一经确诊便应立即进行治疗。治疗的关键是绝对卧床休息，尽快降低血压，控制惊厥，减轻脑水肿，降低颅内压，预防心力衰竭等。具体治疗方法简述如下。

（1）降低血压：要求在数分钟至 1 小时内使血压下降，降低多少为宜应根据患者原有基础血压而定。原有高血压者舒张压降至 110mmHg 以下，原血压正常者舒张压降至 80mmHg，下降后血压维持1~2周。应用降压药物时应注意：①根据患者病情和心肾功能情况，应选用作用快、无中枢抑制作用及毒性小的药物，原则上是静脉给药。②血压不宜降得过低，以防发生脑血流灌注不足，若降压到一定程度时又出现新的神经系统定位体征或原有的体征加重，则要考虑到脑缺血的可能性，可将血压适当提高。③重症高血压患者脑血流的自动调节恢复通常需 18~48 小时，降压时应注意脑血流恢复的时间性。④老年人及以往血压水平较高者，降压宜保持在较高水平，由于老年人个体差异大，血压易波动，用药应从小量开始，逐渐加量，以免血压降得过快、过低，出现心肌梗死等不良后果。⑤子痫患者，应迅速分娩，分娩后高血压脑病症候群通常能很快好转。⑥伴有高碳酸血症的患者，应加强换气，以免高血压脑病症状加重。首选降压药物可用硝普钠，其他药物有硝苯地平、肼苯哒嗪、硝酸甘油、卡托普利等。

（2）控制脑水肿，降低颅内压：在降血压同时应降低颅内压，20%甘露醇、呋塞米、甘油果糖或人体白蛋白等，以防发生不可逆脑损害。

（3）控制抽搐：可选用安定10~20mg静脉缓慢注射，若仍不能有效控制者，可继用安定40~50mg加于10%葡萄糖溶液500mL中静脉滴注，或用水合氯醛灌肠，应注意呼吸情况。抽搐停止1~2天后可改用口服苯妥英钠或卡马西平维持2~3个月，以防复发。

（4）一般治疗：宜安静卧床休息，避免精神紧张、情绪激动和烦躁不安。饮食宜清淡，不可多摄入食盐及含酪胺的食物。能查清原因者如肾小球肾炎、子痫等，应针对原发疾病积极对因治疗。伴有心衰者应给予洋地黄等治疗。要注意水、电解质平衡。

> 病例：患者，女，22岁，以发作性四肢抽搐7天，于2011年11月12日转住本院。7天前因孕30周、腹痛就诊，彩超检查胎儿正常，未予处理。6天前突发恶心、呕吐，随之出现四肢抽搐，数分钟缓解，急诊住院，住院后约30min又癫痫大发作一次，历时约2min，血压高达210/124mmHg，诊断为妊高征、子痫，即行剖宫产。术后又癫痫大发作一次。血压欠稳定，余无不适。头颅CT示颅内多发病变。既往无特殊病史。入院体格检查：神清语利，双侧瞳孔等大等圆，光反射灵敏，神经系统检查无异常体征。住院观察5天，除有时稍感头晕外，余无不适，脑电图检查正常。做头颅增强扫描示软脑膜强化，复查MRI与2011年11月6日比较病灶消失。

4. 不典型的可逆性后部脑病综合征：

典型的可逆性后部脑病综合征是以头痛、癫痫发作、视觉模糊、意识障碍及精神异常为主要临床表现、在大脑后循环区域有典型影像学表现（主要表现为双侧顶枕叶血管源性脑水肿）的临床-影像学综合征，病因多见于妊娠先兆子痫/子痫、高血压、自身免疫性疾病、癌症化疗后等多种疾病状态。

不典型的可逆性后部脑病综合征指病变部位不典型或影像表现不典型，对于这种情况诊断必须结合临床症状、随访观察及排除其他疾病。

（1）脑水肿病变部位不典型：典型者病变部位在顶枕部，不典型者病变可同时累及其他部位或以其他部位为主，据57例统计，累及部位见表13-1。

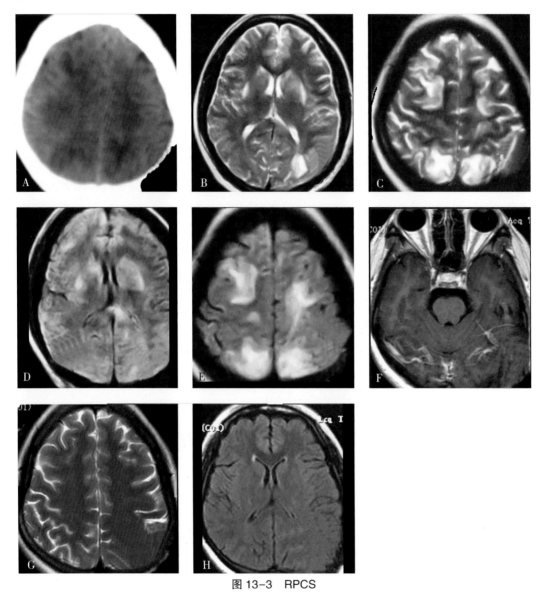

图 13-3 RPCS

A 为 2011 年 11 月 5 日头 CT，大脑多发斑片状低密度影；B~E 为 6 日头 MRI，T_2、FLAIR 示双侧尾状核、壳核、苍白球及大脑半球散在多发片状高信号；F 为 14 日增强扫描，脑内双侧顶枕叶软脑膜强化；G、H 为 15 日复查 MRI，T_2 及 FLAIR，病灶完全消失

表 13-1 RPCS 病灶分部区

额叶	63.2%	深部白质	45.6%
颞叶	49.1%	小脑	21.1%
顶叶	93.0%	脑干	26.3%
枕叶	78.9%	胼胝体	22.8%
基底节	35.1%		

由此统计来看，PRES 病变并不是完全位于脑后部，脑前部额叶受累也常见，通常位于额上沟后缘（大脑前动脉区域）与中央前沟（大脑中部）之间。国外研究认为，病情较严重患者可能会出现前循环区域的累及。高波等曾报道 6 例以脑干受累为主的 PRES，临床症状相对较轻，影像学改变明显，病变以桥脑为主且呈广泛受累，机制不清，可能与长期严重高血压或血压反复波动有关。由此有些学者认为 PRES 的"后部"一词欠妥，会引起对疾病诊断误导，并提出是否定名为可逆性脑病综合征。

（2）影像学表现不典型：

1）PRES 仅病灶分布不典型，而且病变表现形式也多种多样，类似于脑炎、脑干脑炎、播散性脑脊髓炎、类似于 CJD 的花边征、多发性硬化等，诊断上要综合分析，并寻访观察，不能根据一次影像检查就下结论。

2）典型者 DWI 上最常表现为等或低信号，ADC 为高信号。不典型者：①DWI 也可表现为高信号或稍高信号，称为"T_2透过效应"，可能为合并脑梗死；也可能合并病灶渗血，据报道脑出血的比例为 5%～19.4%，可能与严重高血压和脑血流自动调节功能失调有关，Bartynski 研究小组将 PRES 出血分为 3 种类型：少量出血、脑沟内 SAH 和血肿。②弥散加权成像（DWI）及表观弥散系数（ADC）均为高信号；或病灶在 T_2WI 或 DWI 上呈高信号，而 ADC 值正常，即"假正常化现象"，这提示病变区既有细胞毒性水肿，又有血管源性水肿。ADC 值增高的病变是可逆的，而 ADC 值减低的病变最后往往导致真正的梗死。

3）病变一般不强化，尤其在症状发作早期的 6～48 小时内，但也有报道其强化率为 13.9%～37.7% 不等，强化与基础疾病等因素有关，提示病理改变不仅有血管源性水肿，还合并血脑屏障（BBB）的破坏，从而支持"血管内皮损伤学说"。

（3）影像学表现典型，临床症状、体征不典型。

病例：患者，女，49 岁，间断头痛 3 天住院。病程演变过程如下：第一天在较强运动后突发眼前有蒙雾样感，持续约 10 分钟后正常；次日在行走中突发后枕部剧烈疼痛，持续约 10 分钟后正常；第 3 日间断出现顶枕部中等程度的头痛，一次持续约 2 分钟，共发约 10 余次住院。住院后头两天仍有间断中度头痛，多位于右颞部，跳痛，一次约几分钟，余后无明显不适症状。既往有轻度贫血史，曾行子宫息肉切除术。体格检查：BP 150/90mmHg，一般内科及神经系统检查无异常，粗测双眼视力、视野正常。实验室：血红细胞计数 3.84 ×10^{12}/L，血红蛋白 76g/L，血小板 345×10^9/L，高同型半胱氨酸 26.6μmol/L，余未发现异常。入院第 6 天眼科检查，眼底轻度动脉硬化，双眼视野无异常。病程中临床检查均无明显症状及体征，影像表现渐好转（图 13-4）。

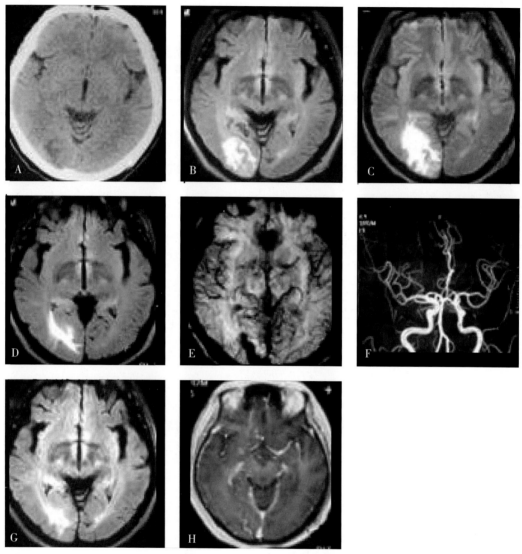

图 13-4　RPCS（49 岁患者）

A 为发病第 6 天 CT，示右枕部条带状低密度；B 为第 7 天 MRI FLAIR，示右枕部片状高信号，无占位；C 为第 18 天病灶范围增大；D 为第 25 天病变范围缩小；E 为 SWI，示条带状出血；F 为MRA未见异常；G 为第 37 天，病灶明显缩小；H 为增强显示条状高信号

参考文献

［1］陈建华．高血压脑病 CT 和磁共振成像表现机制探讨［J］．中国药物与临床，2011，11（9）：1035-1036.

［2］高波，王志业．可逆性后部脑病综合征发病机制及相关影像学研究进展［J］．国际医学放射学

杂志，2011，34（1）：12-14.

［3］高波，刘奉立．可逆性后部脑病综合征研究方法进展［J］．国际医学放射学杂志，2013，36（1）：12-16.

［4］高波，吕翠，李瑞生，等．以累及脑干为主的可逆性后部脑病综合征6例临床、影像学分析［J］．临床放射学杂志，2012，31（4）：582-584.

［5］王子高，祖衡兵．可逆性脑血管收缩综合征［J］．中国神经精神疾病杂志，2013，39（5）：314-316.

［6］汤亚男，卢丽萍，杜小鹏，等．可逆性后部白质脑病综合征的临床分析［J］．心脑血管病防治，2008，8（5）：308-310.

［7］张鸿举，高波．可逆性后部脑病综合征的不典型影像学表现［J］．医学影像学杂志，2010，20（10）：1418-1421.

［8］王瑞华．可能性后部脑部综合征的研究进展［J］．内蒙古中医药，2017（16）：140-142.

［9］刘玉霞，宋旭霞，李冬梅．可逆性后部白质脑病综合征21例临床分析［J］．中国医刊，2017，52（8）：31-32.

［10］王庆云．MRI对可逆性后部脑病综合征的诊断价值［J］．河北医科大学研究生学位论文，2014.

第十四章 肾移植术后合并急性出血性白质脑炎

【病例介绍】

患者，男，13 岁，以"发现肾功能异常 6 年余，肾脏替代治疗 1 年余"为主诉，于 2016 年 12 月 9 日住肾移植科。诊断为慢性肾衰竭（血肌酐 1 200mmol/L），长期应用血液透析治疗。于 2017 年 2 月 20 日在全麻下行同种异体肾移植术，术中血压波动在 120/70mmHg 左右，手术顺利，术后患者意识清楚，根据尿量补液、抗排斥反应（他克莫司胶囊、吗替麦考酚酯胶囊、泼尼松片、别嘌醇缓释胶囊）等对症治疗后，患者一般情况可，肾功能较前明显恢复，出入液量基本正常。术后第 5 天患者出现发热，无咳嗽、咳痰，无尿痛、尿急等，血白细胞计数为 12.22×10^9/L，中性粒细胞百分比 92.3%，尿潜血（+++），胸部 CT 提示：双下肺炎性改变，给予头孢哌酮舒巴坦注射液 1.5g q8h 抗感染治疗，术后第 6 天无明显诱因突然出现抽搐，表现为意识丧失，双眼上翻，口唇发绀，口吐白沫，双上肢屈曲，双下肢强直，考虑癫痫发作，立即给予地西泮注射液静推等药物治疗效差，四肢抽搐及意识丧失持续不缓解，以"癫痫持续状态、全面强直阵挛发作"，转入 NICU 治疗。术后第 7 天患者四肢抽搐明显好转，但仍处于浅昏迷状态，行头颅 MRI+MRA 示：T$_2$/FLAIR 序列大脑半球额叶、枕叶、顶叶皮层和皮层下区可见片状异常高信号；MRA 未见明显异常（图 14-1）。颈部 MRI：颈椎可见扁平颅底，齿状突上移位压迫延髓下段和颈髓，枕骨大孔狭窄，颈髓内可见斑点状长 T$_2$ 异常信号；胸部 MRI 脊髓未见明显异常（未显示）。既往史：7 年前在北京某医院诊断为"生长发育迟缓"。6 年有寰枢关节脱位病史。NICU 体格检查：浅昏迷，双侧瞳孔等大等圆，直径约 4.0mm，光反射灵敏，双侧鼻唇沟对称，双侧口角对称，左侧肢体病理征（+）。颈稍强硬。两肺呼吸音粗，双下肺可闻及湿性啰音。余检查无异常。实验室检查：脑脊液压力 280mmH$_2$O，脑脊液常规+生化+病毒全套检查：细胞数 289×10^6/L，单个核细胞绝对值 20×10^6/L，蛋白定量 168.43mg/dL，结核细菌涂片、细菌培养、抗酸染色、单纯疱疹病毒 I 型抗体（IgM、IgG）、EB 病毒抗体（IgM、IgG）、巨细胞病毒抗体（IgM、IgG）、风疹病毒抗体（IgM、IgG）、柯萨奇病毒抗体（IgM、IgG）、弓形虫抗体（IgM、IgG）、髓鞘碱性蛋白呈阳性，脑脊液白蛋白、血清蛋白、免疫球蛋白、IgG 指数、24 小时 IgG 定量、水通道蛋白 4 抗体（AQP4）、抗谷氨酸受体（NMDA 型）抗体 IgG、抗谷氨酸受体（AMPA1 型）抗体 IgG、抗谷氨酸受体（AMPA2 型）抗体 IgG、抗富亮氨酸胶质瘤失活蛋白 1 抗 IgG、抗接触蛋白关联蛋白 2 抗体 IgG、抗 GABAB 受体抗体 IgG 无异常。高敏 C 反应蛋白：11.3mg/L。红细胞沉降率：17.8mm/h。降钙素原：0.446ng/mL。尿素：19.32mmol/L。肌酐：87μmol/L。肾脏及血管超声：移植肾结构及动脉血流未见明显异常。脑电图：弥漫性慢活动。综合病史及以上检查结果，诊断考虑急性播散性脑脊髓炎（acute disseminated encephalomyelitis，ADEM）可能大，给予抗感染+抗病毒+大剂量甲泼尼龙琥珀酸钠（300mg/天）及抗癫痫、脱水降颅压等对症治疗，经过上述治疗（术后第 9 天）患者四肢抽搐未再发作，但昏迷程度逐渐加重，双侧瞳孔等大等圆，直径为 4mm，对光反射迟钝，四肢肌力 0 级，肌张力低下，腱反射未引出，双侧病理征未引出。复查头颅 MRI 提示：大脑半球额叶、枕叶、顶叶皮层和皮层下区、半卵圆中心脑白质可见片状、脑回状长 T_1 长 T_2 异常信号影，FLAIR 序列呈高信号影，DWI 皮层病灶呈高信号，皮层区病灶内可见短 T_2 长短 T_1 信号团块状、结节状影，考虑急性出血性白质脑炎（acute hemorrhagic leukoencephalitis，AHLE）（图 14-2），给予静脉滴注免疫球蛋白（14g/d）。复查腰穿提示：无色脑脊液，压力大于 300mmH$_2$O，白细胞数 $25×10^6$/L，红细胞数 $12×10^6$/L，单个核细胞绝对值 $15×10^6$/L，蛋白定量 162.85mg/dL，糖 4.96mmol/L，氯化物 132.6mmol/L，余同前无变化。术后第 10 天 20 点 40 分病情突然加重，经抢救无效死亡。

【诊断】 肾移植术后合并急性出血性白质脑炎。

【诊断依据】

1. 有慢性肾衰及肾脏移植手术史。

2. 有感染前驱症状：发烧，肺炎。

3. 起病急，进行性加重。

4. 突发中枢神经损害症状：癫痫持续状态，昏迷。

5. 典型脑影像学改变：脑实质内多发片状及融合的大片状脱髓鞘病变，部分病灶内伴出血性改变，是最强支持点。

6. 治疗无效，自出现脑损害症状后 5 天死亡。

【病例分析】

急性出血性白质脑炎（acute hemorrhagic leukoencephalitis，AHLE）又称急性坏死性

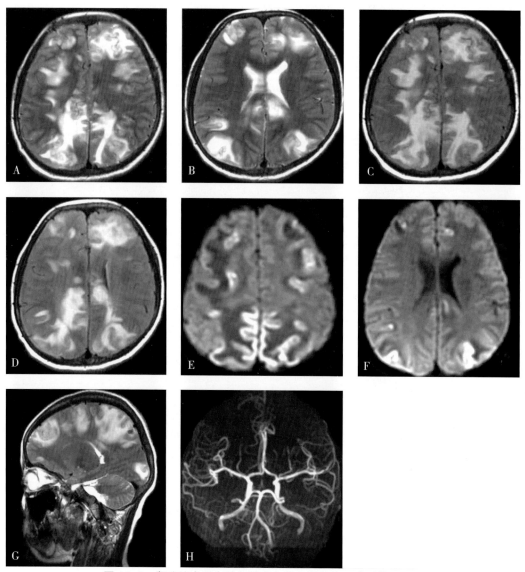

图 14-1　肾移植术后合并急性出血性白质脑炎（术后第 7 天）

A、B：T$_2$ 序列大脑半球额叶、枕叶、顶叶皮层和皮层下区可见片状长 T$_2$ 异常信号；C、D：FLAIR
序列大脑半球额叶、枕叶、顶叶皮层和皮层下可见片状异常高信号影；E、F：DWI 双侧大脑皮层
可见稍高信号影；G：T$_2$ 序列矢状位大脑半球额叶、枕叶、顶叶皮层和皮层下区、半卵圆中心脑白
质可见片状长 T$_2$ 异常信号影；H：MRA 未见明显异常

出血性脑炎，是一种罕见的主要影响中枢神经系统（central nervous system，CNS）炎性
脱髓鞘疾病，1941 年 Hurst 首先较完整地报道了此病，因此也称为 Hurst 病或称为
Weston Hurst 出血性白质脑炎。该病是一种较少见的致死性的中枢神经系统的炎性疾
病，具有发病突然、病情发展快、预后差、病死率高的特点。但肾移植术后合并急性
出血性白质脑炎临床罕见。

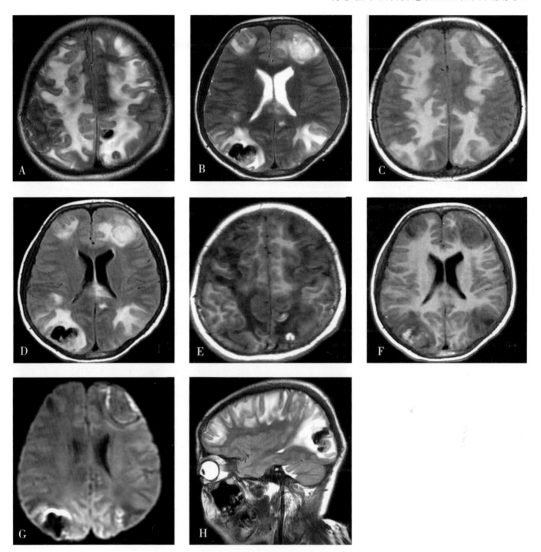

图 14-2　肾移植术后合并急性出血性白质脑炎（术后第 9 天）

A、B：T_2 序列可见大脑半球额叶、枕叶、顶叶皮层和皮层下区大片状长 T_2 信号，皮层区病灶内可见短 T_2 团块状、结节状影；C、D：FLAIR 序列可见大脑半球额叶、枕叶、顶叶皮层和皮层下区呈稍高信号影，皮层区病灶内可见混杂团块状、结节状影；E、F：T_1 序列可见大脑半球额叶、枕叶、顶叶皮层和皮层下区、半卵圆中心脑白质片状、脑回状长 T_1 异常信号影，皮层区病灶内可见短 T_1 信号团块状、结节状影；G：DWI 皮层部分病灶呈高信号，皮层区病灶内可见团块状、结节状低信号影；H：T_2 序列矢状位大脑半球额叶、枕叶、顶叶皮层和皮层下区可见长 T_2 信号，其中可见短 T_2 团块状、结节状影。

AHLE 病因不清，它可能是急性播散性脑脊髓炎严重爆发型，或超急性型。依据多数患者诱因不清楚，又无前驱症状，如发热、头痛、呕吐、不适等，或有疫苗接种史等，因此有研究认为可能是病毒或细菌感染后诱发机体自身过度免疫反应，由自身抗原释放到体循环中与自身抗体反应所形成的免疫复合物所致，导致了脑白质脱髓鞘。目前关于器官移植术后并发 ADEM 的个案报道非常罕见，2005 年 Lindzen 等报道了一例肝脏移植术后出现 ADEM，他指出器官移植术后积极使用免疫抑制剂，抑制机体的免疫反应，在任何一种病毒或细菌感染后可使抗髓鞘碱性蛋白诱发异常的 T 细胞反应，进而诱发急性炎症白质脱髓鞘性疾病。至今为止，还未有肾移植术后出现 AHLE 的病例报道。

AHLE 临床表现：无特异性，主要表现为以下几种。

1. 可见于任何年龄组，以青壮年多见，男多于女。

2. 病前多有上呼吸道感染或疫苗接种史，出现发热、咳嗽、头痛、乏力等，持续1~14 天后出现神经症状。

3. 中枢神经症状主要为：①神经症状：局灶性或全身性抽搐，不同程度的偏瘫或四肢瘫，始为软瘫，后可出现锥体束征、吞咽困难和构音不清等。②精神症状：精神错乱，烦躁不安，定向力障碍，幻觉、意识障碍、昏迷。③颅压高：眼底静脉充盈，或可有视乳头水肿，视网膜出血等。

4. 影像学表现：CT 或 MRI 均可显示脑白质广泛异常，CT 主要显示脑组织广泛水肿及白质内对称或不对称低密度影改变，间或出现点状出血性高密度。MRI 优于 CT，T_1 为显示广泛脑组织水肿，单侧或双侧后额部、顶叶或颞叶白质的多灶性低密度灶，部分病灶可融合成片，从脑室周围延伸至皮质下白质及灰白质交界处，可有明显的占位效应，部分患者可有强化。T_2 和 FLAIR 像更敏感，可见双侧白质内多发片状或大片状高信号，在高信号的脑白质病灶内可伴有多发的斑点状出血性低信号，但罕有血肿，GKE 或 SWI 序列对常规 T_1 和 T_2 显示的出血灶显示更清楚，此影像对本病诊断虽非特异，但具有较高价值。尤其 SWI 可以显示点状出血，这可作为 AHLE 诊断一种独特表现。非典型病例，病变可累及内囊、脑干、胼胝体、脊髓、丘脑和小脑。

5. 腰椎穿刺显示颅内压升高，脑脊液（CSF）细胞数增加，以中性粒细胞为主，红细胞、蛋白水平中度增高，糖、氯化物正常，髓鞘碱性蛋白水平升高。但在症状恶化前腰穿 CSF 细胞数也可能正常。

6. 尽管 AHLE 有上述表现，但与 ADEM 鉴别有时仍困难，确诊要靠病理。AHLE 的病理特点主要是：①出血性坏死，常为球状或环状坏死，球状灶中间为毛细血管，周围为外渗的红细胞。环状出血中央为小静脉，在血管壁或周围或多或少有纤维素渗出或坏死，即具有坏死性血管炎的表现。②静脉周围小胶质细胞增生。③血管周围细胞浸润，主要在毛细血管及微小动脉周围有大量的白细胞浸润，以中性粒细胞为主，形成袖套。

病情重，进展快，病死率高，常在数日内死亡。

【诊断依据】

1. 病前多有感染及疫苗接种史。

2. 起病急、进展快。

3. 出现以神经性或精神性或呈混合型广泛脑损害症状，多伴严重意识障碍或昏迷。

4. MRI 显示大脑白质内多发片状 T_2、FLAIR 高信号病变，并在不同系列显示有出血改变。

5. 脑脊液显示压力高，中性粒细胞及红细胞增多。

6. 排除其他疾病。

符合以上条件即可临床确诊，有条件者可做脑活检，进一步确诊。

【鉴别诊断】

与急性播散性脑脊髓炎鉴别较难，相对区别如下。

表 14-1　AHLE 与 ADEM 区别

	AHLE	ADEM
潜伏期	短，常紧随上感后	长，1~2 周后
外周血白细胞	升高明显	较低
脑脊液	中性粒细胞占优势	淋巴细胞占优势
MRI	出血水肿明显	无明显出血，水肿相对较轻
病理	弥漫性出血性坏死，血管周围的脱髓鞘，可见淋巴细胞、巨噬细胞和嗜中性粒细胞明显浸润	脑白质静脉周围区多发脱髓鞘

与单疱鉴别主要通过单疱脑炎 MRI 病灶只有在颞叶内侧面，而 AHLE 颞叶常不受累，且单疱脑炎患者的 CSF 中可以发现 HSV-1 抗体增高。

治疗：目前尚无特效治疗。

1. 对症治疗：脱水降颅压，维持正常呼吸和控制电解质平衡，对严重脑肿胀可行颅脑外科减压术。

2. 免疫抑制治疗：静脉应用甲强龙，常用剂量 1g/天，使用 3~5 天。若对激素治疗抵抗，可加大剂量；对激素治疗没有反应，需要静脉注射免疫球蛋白，可改善运动功能障碍，其对严重激素抵抗的感染后脑炎患者可能有作用。激素抵抗患者多发神经系统损伤（89%）和脊髓炎（95%）患病率较高；其他可用血浆置换。有研究发现用类固醇、免疫球蛋白和 IL-1 受体拮抗剂阿那白滞素最终可改善患者临床状况，因此建议用阿那白滞素作为这种疾病重要的辅助治疗。

3. 加强护理及康复治疗。然而，此病预后普遍较差，多数患者病程为 1~11 天，从出现神经系统症状到死亡平均为 6 天。

参考文献

[1] Martins HM, Teixeira AL Jr, Lana-Peixoto MA, et al. Acute hemorrhagic leukoencephalitis mimicking herpes simplex encephalitis: case report [J]. Arg Neuropsiguiatr, 2004, 62 (1): 139-143.

[2] Lann MA, Lovell MA, Kleinschmidt-DeMasters BK. Acute hemorrhagic leukoencephalitis: A critical entity for forensic pathologists to recognize [J]. Am J Forensic Med Pathol, 2010, 31 (1): 7-11.

[3] Chellathurai A, Ponnusamy S, Periakaruppan A, et al. Acute Hemorrhagic Leucoencephalitis [J]. Indian J Pediatr, 2016, 83 (3): 276-277.

[4] 张蓉, 朱文丽, 唐波, 等. 急性出血性脑白质脑炎一例 [J]. 中华神经科杂志, 2015, 48 (3): 214-215.

[5] Zhang R, Z WL, Tang B, et al. A case of acute hemorrhagic cerebral leucoencephalitis [J]. Chinese Journal of Neurology, 2015, 48 (3): 214-215.

[6] Lee NK, Lee BH, Hwang YJ, et al. Serial computed tomography and magnetic resonance imaging findings of biphasic acute hemorrhagic leukoencephalitis localized to the brain stem and cerebellum [J]. Jpn J Radiol, 2011, 29 (3): 212-216.

[7] Karussis D. The diagnosis of multiple sclerosis and the various related demyelinating syndromes: a critical review [J]. J Autoimmun, 2014, 48-49: 134-142.

[8] Tenembaum S, Chitnis T, Ness J, et al. Acute disseminated encephalomyelitis [J]. Neurology, 2007, 68 (16 Suppl 2): S23-36.

[9] Yildiz Ö, Pul R, Raab P, et al. Acute hemorrhagic leukoencephalitis (Weston-Hurst syndrome) in a patient with relapse-remitting multiple sclerosis [J]. J Neuroinflammation, 2015, 12: 175.

[10] Bennetto L, Scolding N. Inflammatory/post-infectious encephalomyelitis [J]. J Neurol Neurosurg Psychiatry, 2004, 75 (1): i22-i28.

[11] Kim SC, Jang HJ, Han DJ. Acute disseminated encephalomyelitis after renal transplantation in patients with positive Epstein-Barr virus antibody [J]. Transplant Proc, 1998, 30 (7): 3139.

[12] DOI: http://dx.doi.org/10.1016/S0041-1345 (98) 00967-1.

[13] Lindzen E, Gilani A, Markovic-Plese S, et al. Acute disseminated encephalomyelitis after liver transplant [J]. Arch Neurol, 2005, 62 (4): 650-652.

[14] McLeod DR, Snyder F, Bridge P, et al. Acute hemorrhagic Ieukoencephalitis in male sibs [J]. Am J Med Genet, 2002, 107 (4): 325-329.

[15] Kuperan S, Ostrow P, Landi MK, et al. Acute hemorrhagic leukoencephalitis vs ADEM: FLAIR MRI and neuropathology findings [J]. Neurology, 2003, 60 (4): 721-722.

[16] 伍爱民, 张雷, 张炳俊, 等. 急性播散性脑脊髓炎、多发性硬化及视神经脊髓炎脑深部灰质病灶MRI 影像比较 [J]. 中华神经医学杂志, 2013, 12 (9): 919-922.

[17] Wu AM, Zhang L, Zhang BJ, et al. Different features of deep gray matter lesions on MRI among acute disseminated eneephalomyeHtis, multiple sclerosis, and neuromyefitis opfica in adults [J]. Chinese Journal of Neuromedicine, 2013, 12 (9): 919-922.

[18] 任宁，陈荣杰，徐小林．急性出血性白质脑炎的诊断及治疗研究进展 [J]．山东医药，2015，55（19）：95-99.

[19] 苏国德．小儿急性出血性脑炎的临床诊断及治疗 [J]．中国实用神经疾病杂志，2016，19（19）：124-125.

[20] Takeda H，Isono M，Kobayashi H. Possible acute hemorrhagic leukoencephalitis manifesting as intracerebral hemorrhage on computed tomography-case report [J]. Neurol Med Chir（Tokyo），2002，42（8）：361-363.

[21] Lieberman AP，Grossman RI，Lavi E，et al. Case of the month：April 1997—a 32 year old man with mental status changes and a severe occipital headache [J]. Brain Pathol，1998，8（1）：229-230.

[22] Ghosh M，Deluca GC，Esiri MM，et al. Evidence of axonal damage in hunman acute demyelinating diseases [J]. J Neurol Sci，2004，222（1-2）：29-34.

[23] Jayakrishnan MP，Krishnakumar P. Clinical profile of acute disseminated encephalomyelitis in children [J]. J Pediatr Neurosci，2010，5：111-114.

[24] Fontoura P，Mendes A，Correira M，et al. Weston Hurst acute haemorrhagic leukoencephalitis. Neuropathological study of one case [J]. Rev Neurol，2002，35（4）：328-331.

[25] Lee HY，Chang KH，Kim JH，et al. Serial MR imaging findings of acute hemorrhagic leukoencephalitis：a case report [J]. AJNR Am J Neuroradiol，2005，26（8）：1996-1999.

[26] 曹丽丽，单培彦，韩丹春．急性出血性白质脑炎 1 例并文献复习 [J]．山东大学学报（医学版），2006，44（3）：321-324.

[27] Cao LL，Shan PY，Han DC. A case of Acute hemorrhagic leucoencephalitis and literature review [J]. Journal of shandong university（Medical sciences），2006，44（3）：321-324.

[28] An SF，Groves Ⅲ，Martinnian L，et al. Detection of infectious agents in brain of patients with acute hemorrhagic leukoencephalitis [J]. J Neurovirol，2002，8（5）：439-446.

[29] 李兵兵，洪景芳，尹腾昆，等．脑静脉窦血栓形成致蛛网膜下腔出血三例报道并文献复习 [J]．中华神经医学杂志，2016，15（3）：292-295.

[30] Lin B，Hong JF，Yin TK，et al. Subarachnoid hemorrhage secondary to cerebral venous sinus thrombosis：a report of three cases and literature renew [J]. Chinese Journal of Neuromedicine，2016，15（3）：292-295.

[31] Ryan LJ，Bowman R，Zantek ND，et al. Use of therapeutic plasma exchange in the management of acute haemorrhagic leukoencephalitis：a case report and review of the literature [J]. Transfusion，2007，47（6）：981-986.

[32] lzeake JA，Bilhnan GF，Nespeca MP，et al. Pediatric acute hemorrhagic leukoencephalitis：Report of a surviving patient and review [J]. Clin Infect Dis，2002，34（5）：699-703.

第十五章　神经元核内包涵体病

【概述】

神经元核内包涵体病（neuronal intranuclear inclusion disease，NIID）是一种罕见的以中枢和周围神经系统以及内脏器官嗜酸性透明包涵体为特征的多系统慢性进展性神经变性疾病，多数少年起病，少数中年起病，家族性多见。一般发病 10~20 年后死亡。

1968 年 Lindenberg 在 1 例精神发育迟缓、进行性痉挛和共济失调的 28 岁男性患者的脑和内脏细胞内发现了核内包涵体，最先提出了"神经元核内包涵体病（NIID）"的诊断。2011 年前欧美报道 40 余例 NIID 患者，从婴儿到 60 余岁不等，多为婴幼儿及青少年，多表现大脑皮层及锥体外系症状，确诊方式主要依靠尸检、直肠活检、神经活检等；直到 2011 年 Sone 等学者报道了嗜酸性核内包涵体在皮肤活检标本中的存在，以及 DWI 显示的特征性皮质–髓质交界高信号病变以来，NIID 的诊断主要是通过磁共振成像或皮肤活检进行。日本已报道 60 余例，多为 16~68 岁起病，主要表现为痴呆、自主神经、周围神经、锥体外系、小脑、精神行为异常等症状，可见散发性和家族性类型，遗传方式未明，曾提出常染色体隐性遗传，但未能确认。通过文献检索目前国内缺乏相关病例报道，2017 年温州医科大学附属第一医院陈为安教授、北京天坛医院张在强教授等发起成立了中国 NIID 协作组群。

【病理】

可见弥漫性神经元脱失，中枢神经系统（CNS）、周围神经系统（PNS）、自主神经系统的神经元嗜酸性核内包涵体（neuronal intranuclear inclusion，NII）是位于核周直径为 1.5~10μm 圆形物质，泛素阳性、P62 阳性，电镜下为无膜结构的纤维物质构成。包涵体主要分布在中枢神经系统（大脑皮质、基底节核、脑干、小脑、脊髓的神经元及胶质细胞）、周围神经系统（交感神经节、后根神经节、肠管神经丛等）；非神经组织–肾小管、皮肤组织（脂肪细胞、成纤维细胞、汗腺细胞）。皮肤活检样本和尸检中中枢神经系统、皮肤的病理所见是一样的，因此皮肤活检可作为 NIID 诊断依据。

【临床表现】

NIID 为异质性疾病，临床症状多变，无特异性，主要表现为中枢神经+周围神经+自主神经症状。①中枢神经系统：大脑皮层（持续数小时至数天不等的意识障碍、癫痫、发作性脑病、精神症状等）；皮层下（痴呆最常见）；锥体外系（震颤、强直）；小脑（共济失调）。②周围神经系统：多发性神经病，远端肌力下降、末梢型感觉障碍。③自主神经系统：瞳孔缩小、膀胱功能障碍、晕厥。

根据发病年龄将 NIID 分为未成年型和成年型。

1. 未成年型：NIID 常累及青少年，最早可 3 岁起病，一般在 11 岁前发病，男女发病相当，一般在 30 岁以前死亡。

2. 成年型：成人发病的 NIID 又分为散发型和家族型。

（1）散发型：发病年龄较晚，平均在 63.6 岁（51~76 岁）。痴呆是首发和最主要的临床表现，以认知障碍就诊的占近 95%，94% 的患者出现瞳孔缩小，50% 有运动失调，39% 出现意识障碍，33% 有膀胱功能障碍，13% 有痫性发作。约 20% 表现为意识障碍、发热、头痛、呕吐等亚急性脑炎样症状。四肢肌力低下、感觉障碍、震颤等症状少见。

（2）家族型：根据初发临床症状，分为肌力低下型和痴呆型两类。肌力低下型平均发病年龄较低，为 27.5 岁；而痴呆型患者发病年龄与散发型接近，为 56.2 岁。家族型 NIID 患者中 94% 出现四肢肌力下降，72% 有感觉障碍，62% 有膀胱功能障碍，47.4% 有痴呆（其中肌力低下型 9.1%，痴呆型为 100%），26% 有意识障碍，而痫性发作、脑炎样症状罕见。

【辅助检查】

1. 头颅影像学：头颅影像学，尤其是 MRI-DWI 特征性改变极大提高了 NIID 患者的检出率。

（1）特征性影像：DWI 在皮髓质交界处（U 形纤维）持续性高信号，又称为皮层下火焰征、尿布征，高信号随时间逐渐在皮层扩展加重，不随时间进展而消失，且即使到疾病后期高信号也不会延伸到脑白质，这是 NIID 特征性影像，只要有这种影像就要疑诊 NIID。

（2）T_2、FLAIR 序列出现脑白质高信号，随病情进展出现脑萎缩改变，无特异性，但有学者认为额叶型白质脑病可能是一个更敏感和早期诊断的指标。

（3）MRI 显示小脑萎缩，FLAIR 序列小脑蚓部旁及小脑中脚可见高信号，也具有一定特征性，即使使用过去未检查 DWI 的 MR 成像检查结果，也可以作为诊断 NIID 的指标。

（4）脑炎样 NIID 患者可有脑水肿及病灶强化影像学改变。

（5）SPECT 可见局灶性脑血流减少，在散发型患者中表现更明显。

2. 实验室、电生理检查：①脑脊液检查：蛋白质多增高；少数散发型细胞数可增高，家族型细胞数正常；葡萄糖正常。②神经传导速度：MCV 延长最为常见，其次是 SCV 延长。肌力低下患者疑诊 NIID 时神经传导速度检查是必不可少的。③脑电图：可出现异常，皮质下区域阵发性慢波，背景节律普遍减慢。④糖化血红蛋白、血清肌酸激酶可升高。⑤胸部 X 线显示心脏肥大，肺水肿。⑥心脏超声显示左心室功能不全，少量心包积液。

3. 简易精神状态，检查量表（MMSE）：半数散发型 NIID 患者 MMSE 评分低于 24 分，家族型 MMSE 评分较少低于 24 分。

4. 额叶评定量表（FAB）：超过 90% 的 NIID 患者 FAB 评分降低，提示对 NIID 患者认知功能评价，FAB 较 MMSE 更敏感。

【诊断】

一般根据多系统受损症状（中枢神经+周围神经+自主神经症状）、皮髓交界处 DWI 特征性高信号、神经传导速度延长，病理检查嗜酸性核内包涵体（既往需要尸检，目前通过皮肤活检即可确诊），即可确诊为 NIID。无病理依据，则可诊断为可疑 NIID。

【鉴别诊断】

主要与脆性 X 相关的震颤/共济失调综合征（FXTAS）鉴别，二者均有痴呆、脑白质病变，组织病理学特征相似，目前主要通过 FXTAS 的致病基因 FMR1 检测来鉴别，FMR1 基因的 CGG 重复序列无异常延长则诊断为 NIID。此外还需排除多系统萎缩、亨廷顿病、阿尔茨海默病、额颞叶痴呆、帕金森病、中毒性脑病等。

【治疗】

目前尚无明确有效药物治疗，以对症支持治疗为主。

> 病例：患者，女，74 岁，因"头痛、反应迟钝、言语不利 1 天"于 2018 年 11 月 3 日入院。患者 1 天前晚餐时突发头痛、恶心，无发热、呕吐，无胸闷、胸痛，肢体活动尚可，未在意，少量进食后卧床休息，夜间出现意识模糊，行为异常，胡言乱语，伴大小便失禁，无肢体抽搐，今晨家属发现患者目光呆滞，反应迟钝，言语含糊不清，说话费力，声音低弱，言语交流不能。
>
> 既往有"高血压病史"20 余年，"糖尿病"4 年余，未规律服药，血糖控制不详。间断头痛数年，长期便秘，间断口服"酚酞片"。家属述患者有智能减退 2 年，但未曾评估。最近半个月随女儿出家居住于山顶寺庙，进食少，每顿饭约 1/3 碗粥，1/4 个馒头，基本不吃菜。无有毒有害物质接触史。
>
> 入院体格检查：血压 131/56mmHg，神志清，欣快、不时发笑，反应迟钝，理解力差，计算力差（100-7=？，8+5＝13，13-5＝？），言语低沉无力，双眼球居中，运动无碍，无眼震，双侧瞳孔等大等圆，直径约 3mm，直接及间接对光反射灵敏，右侧鼻唇沟稍浅，构音欠清，咽反射正常，伸舌左偏，肌张力正常，右下肢肌力 5-级，余肢体肌力 5 级，行走稍欠稳，双侧指鼻试验及跟-膝-胫试验欠稳准，闭目难立征不能配合，无不自主运动，双侧巴氏征阴性，四肢腱反射对称减弱。感觉系统检查不配合。
>
> 辅助检查：血同型半胱氨酸 41.9μmol/L，糖化血红蛋白定量 6.9%，血糖 7.11mmol/L，抗核抗体滴度 1∶80，类风湿全项、电解质、肝肾功能、血沉、甲

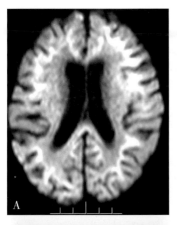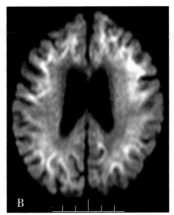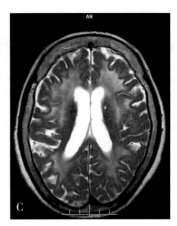

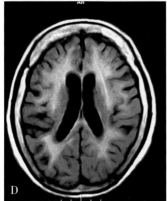

图 15-1　神经元核内包涵体病 MRI

A、B 为 DWI 序列，皮髓质交界处高信号；C、D 分别为
T₂、FLAIR 序列，广泛白质高信号

状腺功能、感染四项（梅毒、艾滋病、乙肝、丙肝）、肿瘤标志物等未见明显异常。心电图未见明显异常。MRI 表现如图 15-1。

　　诊断为可疑 NIID。依据患者老年女性，既往已有智能减退，本次出现意识模糊、行为异常，反应迟钝加重等脑病症状，DWI 有特征性的皮髓交界区"火焰状"高信号，T₂/FLAIR 显示白质内高信号。但患者拒绝皮肤病理活检。

　　入院后给予营养神经，改善脑代谢治疗后，患者意识清，言语不利、反应迟钝较前好转，头痛缓解，家人诉基本恢复至病前状态。目前 MMSE 17 分。

参考文献

[1] Lindenberg R, Rubinstein LJ, Herman MM, et al. A light and electron microscopy study of an unusual widespread nuclear inclusion body disease. A possible residuum of an old herpesvirus infection [J]. Acta Neuropathol, 10: 54-73, 1968.

[2] Sone J, Tanaka F, Koike H, et al. Skin biopsy is useful for the antemortem diagnosis of neuronal intranu-

clear inclusion disease ［J］. Neurology, 76: 1372-1376, 2011.

［3］ Sone J, Kitagawa N, Sugawara E, et al. Neuronal intranuclear inclusion disease cases with leukoencepha-
lopathy diagnosed via skin biopsy ［J］. J Neurol Neurosurg Psychiatry, 85: 354-356, 2014.

［4］ Jun, Sone, Gen, et al. Neuronal Intranuclear Inclusion Disease ［J］. Brain and Nerve, 2017,
69（1）: 5-16.

［5］ Kazuo, Abe, Masashi, et al. Over 10? years MRI observation of a patient with neuronal intranu-clear in-
clusion disease ［J］. BMJ case reports, 2017.

［6］ A. Sugiyama, N. sato, Y. Kimura, et al. MR Imaging Features o fthe Cerebellum in Adult-Onset Neuro-
nal Intranuclear Inclusion Disease: 8Cases ［J］. Adult Brain, 2017, 11: 2100-2104.

［7］ Masataka, Nakamura, Syugo, et al. Two cases of sporadic adult-onset neuronal intranuclear inclusion dis-
ease preceded by urinary disturbance for many years ［J］. Journal of the neurological sciences, 2018,
392: 89-93.

第十六章 桥本氏脑病

【定义】

桥本氏脑病（Hashimoto's encephalopathy，HE）是与桥本氏脑病相关的以神经系统功能紊乱为主的自身免疫性疾病，以血清抗甲状腺抗体滴度增高、神经和精神功能异常及对糖皮质激素治疗敏感为主要特征，其发病虽与甲状腺功能水平无关，但血中抗甲状腺抗体滴度升高是其必要指标。

HE 较少见，发病率约为 2.1/10 万，有报道（2010 年）到目前为止，全世界报道的病例不足 150 例，国内报道不足 10 例。女性多，男女比例为 1∶4，两性发病高峰成人为 50~60 岁，儿童为 10 岁，平均年龄为 44 岁。

【病因及发病机制】

尚不清楚，主要有以下学说：

1. 自身免疫介导的 CNS 血管炎学说：①由于甲状腺抗原的自身免疫反应、促甲状腺激素释放激素过度释放，或 T 细胞介导的淋巴细胞浸润，这些免疫反应的靶点均为血管内皮细胞，从而引起广泛的脑部微血管病变，微血管呈炎性破坏，导致脑水肿或脑部血流低灌注。②病理上可见脑实质内动静脉、毛细血管周围、脑膜血管周围，尤其是静脉为中心的周围淋巴细胞浸润。③应用 SPECT 发现 HE 患者脑灌注降低，随着症状消失灌注也相应恢复，提示自身抗体或免疫复合物沉积导致了微血管损伤。

2. 自体抗体学说：①检查发现 HE 患者的血清中存在自身免疫反应的 α-烯醇化酶抗原与抗 α-烯醇化酶抗体所形成的免疫复合物，α-烯醇化酶抗原集中作用于血管内皮细胞，可导致免疫反应性脉管炎，破坏血脑屏障，引起脑内多发性局灶性水肿或弥漫性脑水肿，即血管源水肿学说。研究还发现 HE 患者组织中 α-烯醇化酶抗体较健康人和普通桥本甲状腺炎患者高，这些抗体与脑和甲状腺存在的共同抗原（α-烯醇化酶）发生自身免疫反应而致病。②也有本病患者伴发其他自身免疫性疾病（如重症肌无力）的报道。③关于抗甲状腺抗体在 HE 中所起的作用目前尚有争议。主要为其水平是否与 HE 的临床过程相关，但多数学者认为，抗甲状腺抗体阳性对诊断 HE 有重要意义。

3. 复发性脱髓鞘假说：HE 为急性播散性脑脊髓膜炎的复发形式；激素治疗反应良好，说明自身免疫的 T 细胞介导的淋巴细胞性血管病，脑组织局部缺血、缺氧导致细胞毒性和（或）血管源性水肿。

4. 其他：如认为与遗传因素有关，曾有报道母女发病的 HE 病，发现了共同的致病基因，认为 HE 发生是遗传易感基因和环境因素共同作用的结果。有认为是一种线粒体疾病等。

病理学改变：无特异性，可显示反应性胶质细胞、小血管增生及其周围有少量淋巴细胞浸润。电镜检查显示神经细胞部分空泡样变性和线粒体肿胀，白质内可见小囊腔形成。

【临床表现】

HE 病程可呈急性、亚急性、慢性、复发缓解或逐渐进展表现。临床表现复杂多样，但无特异性，大致可归纳为以下几种。

1. 神经、精神损害的临床症状、体征：①意识障碍与精神症状：最多见，意识障碍可表现为由轻度嗜睡到重度昏迷等意识水平及内容的改变；精神症状可出现兴奋、抑郁等，亦可有行为异常、视听幻觉。②认知功能障碍：智力降低，记忆力、理解力、计算力及逻辑推断力降低，空间和时间定向力降低等。③癫痫发作：可呈复杂部分性发作、局灶性运动发作、肌阵挛发作、强直性阵挛性发作，很多患者以癫痫发作就诊。④锥体系和锥体外系症状：如偏瘫、四肢瘫、失语等；舞蹈及不自主运动等。⑤小脑性共济失调。⑥脱髓鞘性周围神经病或神经源性肌萎缩、臂丛神经病、感觉性神经节神经病等。

Tamagno 等对 147 例 HE 患者进行分析、归纳，总结该病的临床表现如下：抽搐和意识丧失（51%）、认知衰退和记忆丧失（48%）、肌阵挛（32%）、幻觉和精神不正常（26%）、卒中发作（21%）、颤动和不随意运动（12%）、语言流利性损害（8%）、共济失调（6%）、行为改变（6%）、感觉障碍（6%），此外还可有一些伴随症状如焦虑症、失用症、抑郁症和双相情感障碍、头晕、头痛、失眠、肌力增高、瞳孔散大、眼球震颤等。

Kothbauer 将 HE 分为两型：①表现为中风样发作的血管炎类型：多为急性或亚急性起病，以间断的多发性卒中样发作或癫痫样发作为特征，类似于血管炎的复发/缓解型，甚至出现认知障碍及意识障碍，脑电图提示弥漫性慢波，偶有局部异常和癫痫样改变，MRI 可提示白质多病灶强化信号。②弥漫性进展型：起病相对缓慢，以意识障碍、持续性进展的认知障碍、痴呆，以及幻觉、冷漠、社会孤立等精神行为异常的精神症状为特征的，头颅 MRI 或 CT 可无异常表现。以上分型均包括有震颤、肌阵挛、癫痫发作、锥体外系症状以及小脑性共济失调等症状。同时具有神经及精神两方面症状者称混合型。

2. 具备自体免疫性甲状腺疾病：

（1）甲状腺形态：HE 患者大多数甲状腺肿大，少数形态改变不明显。原因是患者体内存在多种不同功能的抗体，而这些抗体的水平可能因人因时而异，或各种抗体活性交替升降，所以导致甲状腺形态和功能状态的变化复杂。如甲状腺细胞生长免疫球蛋白（TG I）可刺激甲状腺细胞增生，促使甲状腺肿大；当 TG I 缺乏及 TG I 阻断抗体存在时，甲状腺可不肿大。

（2）甲状腺功能：有研究发现，18%~45%的HE患者甲状腺功能正常，23%~35%存在亚临床甲状腺功能减低（游离甲状腺素FT_4水平在正常范围11.5~22.7，促甲状腺素TSH水平升高0.5~5.5），17%~20%甲状腺功能减退（游离甲状腺素FT_4水平降低，促甲状腺素TSH水平升高），7%甲状腺功能亢进（FT_4升高，TSH降低；T_3型甲亢可仅有T_3升高）。说明HE与甲状腺功能状态关系不密切，桥本甲状腺炎亦非诊断桥本脑病的必需条件。

（3）血清抗甲状腺抗体水平明显升高（高几倍或几百倍）：①血清抗甲状腺过氧化物酶抗体（TPO-Ab）升高最具特征性，是诊断HE所必需的，几乎100%存在（有报道约占91.17%），但其增高水平与脑病严重程度不相关。抗甲状腺微粒体抗体（TMAB）意义与TPO-Ab相同。②抗甲状腺球蛋白抗体（TG-Ab）升高，占71%~73%，该抗体临床价值不及TPO-Ab，抗体高低与疾病的严重程度也无相关性；值得注意的是高水平的血清抗甲状腺抗体可存在于5%~20%的正常人群中。③血清中α-烯醇化酶抗体，研究发现HE患者大脑和甲状腺组织中均有这一自身抗原，因此该抗体对桥本氏脑病诊断具有特异性，为诊断本病的特异性血清学标志物。④抗神经元抗体：在桥本脑病患者血清和脑脊液中发现抗神经元抗体。

3. 辅助检查：

（1）血清学非特异性表现：血常规：血沉增快；C-反应蛋白增高、转氨酶增高等。自身免疫指标：抗核抗体（ANA）、ENA、RF可阳性。

（2）脑电图：多有非特异性的异常，异常出现率约为76.13%，表现为弥漫性慢波或局灶性慢节律（以颞叶、额叶多见），还可见三相波、癫痫波、光肌源性反应以及光源发作性反应。脑电图异常常与疾病的临床过程相关，能够判定患者病情的进展情况，多于临床症状改善2周后恢复正常。

（3）脑脊液：多表现为蛋白轻度升高，占70.9%~80%，多在1g/L以下，个别报道达3g/L，细胞数多正常，呈蛋白细胞分离，部分患者淋巴细胞轻度升高（约占7.4%），其他成分正常；IgG合成率增加，寡克隆区带可有异常（阳性）；脑脊液蛋白可升高（阳性）；部分患者能检测到抗甲状腺过氧化物酶抗体及抗甲状腺球蛋白抗体增高，因此提出脑脊液中，抗甲状腺抗体可作为诊断HE的一个重要标准。也有学者研究认为，CSF抗α-2烯醇化酶抗体是HE重要的标志物。

（4）影像学表现：CT及MRI表现多样但无特异性：①正常，尤其是早期。②非特异性皮质和（或）皮质下脑白质改变，表现为双侧额、顶、颞、枕叶皮质及皮质下多个斑片状长T_1、长T_2病灶，以皮质更明显。③基底节病变：双侧豆状核、尾状核、丘脑信号异常。④少数见两侧海马、颞叶内侧面呈边缘叶脑炎样改变。⑤类多发性硬化样或可逆性大脑后部白质脑病样改变。⑥小脑病变及萎缩，脑干及颈髓病变（T_2高信号）。⑦增强时病灶多不强化，也可有脑膜强化。⑧晚期可有脑萎缩。影像异常率约占50%，异常病变可随临床症状的缓解而消失。发生异常病变原因可能是自身免疫介导的脑组织局部缺血、缺氧导致细胞毒性水肿；或为炎症导致的血管源性脑水肿。⑨MRA、DSA少数患者可显示有颅内外血管炎性病变，发生原因不清，多认为是免疫反应性血管炎；也有认为HE是一种线粒体疾病或是一种非特异性脉管炎。⑩SPECT示全脑或局部脑血流减少，治疗后病情好转，脑血流明显好转。

4. 糖皮质激素治疗反应良好，有称桥本脑病为"糖皮质激素敏感性脑病"，90%～98%的患者激素治疗有效。

一般认为，在桥本氏脑病诊断中，上述1、2两项是主要的，如另有上述3、4中1项或两项则有助于诊断。

【诊断标准】

目前无统一诊断标准，诊断原则有三：缓解—复发性或进展性脑病；同时伴抗甲状腺抗体阳性；排除其他疾病。以下作者提出的诊断标准可供参考。

1. 佩舍恩·罗森（Peschen-Rosin）等诊断标准（1999年）：

（1）不能解释的发作性的复发性肌阵挛、全面性痫性发作、精神症状或局灶性神经功能缺损症状。

（2）至少具有下述5项中的3项：①脑电图异常。②血清抗甲状腺抗体水平升高。③脑脊液蛋白和（或）寡克隆带增高。④对激素治疗反应良好。⑤头颅CT及MRI可有异常。若符合5项中的②、④、⑤，可以确诊。

2. Tamagno等提出的诊断依据（2006年）：

（1）主要标准：①与临床或者亚临床自身免疫性甲状腺疾病有关。②血清甲状腺素水平不能解释的症状，或者甲状腺素水平正常而症状仍存在。③对皮质醇敏感。④无其他可能原因的急性或者亚急性神经或者精神症状。⑤排除其他已知的脑病原因，如细菌性、病毒性、真菌性感染、代谢性脑病、Creutzfeldt-Jacob病等。

（2）次要标准：①血清或者脑脊液中的抗甲状腺自身抗体升高。②脑脊液蛋白升高而脑脊液细胞不增多。③脑电图的非特异性异常。

HE的临床诊断标准分3类：①肯定诊断：主要标准+次要标准的全部。②可能诊断：主要标准+次要标准的其中1条。③疑似诊断：只有主要标准。

3. Castillo P等提出的诊断标准：

至少具备以下3个条件：①急性或亚急性起病的神经系统局灶性或弥漫性受累的临床表现。②化验结果患者血清抗甲状腺抗体（尤以TPO-Ab增高意义更大）增高。③排除感染性、代谢性、中毒性、血管性、肿瘤性及副肿瘤性等病因所致。

脑电图出现弥漫性慢波，脑脊液蛋白增高，CT及MRI等影像学无特异性发现以及治疗上对糖皮质激素反应良好，有助于诊断。

总之，临床上对下列情况应高度警惕。①对于原因不明的癫痫或癫痫状态，脑电图上弥漫性慢波为主时要想到 HE 的可能性。②临床上怀疑为边缘性脑炎时（出现两侧海马、颞叶内侧改变），要警惕 HE 的可能性。③当怀疑皮质纹状体脊髓变性（克雅氏病）时，也要注意 HE，因克雅氏病的临床症状（痴呆、肌阵挛、精神症状、小脑失调），甚者出现脑脊液 14-3-3 蛋白阳性、脑活检可见克雅氏病的海绵状白质改变，有时与 HE 极为相似，但克雅氏病抗甲状腺抗体阴性，糖皮质激素治疗无效，是不可治的，HE 可康复，鉴别重要。④对可疑患者做抗甲状腺抗体值的测定是必要的，有些患者仅做了甲状腺功能的 T_3、T_4、促甲状腺素检查，而不进行抗甲状腺抗体检查，结果将会使 HE 漏掉，失去治疗的机会。

【鉴别诊断】

主要与脑梗死鉴别：①HE 好发于中青年，以女性多见，有桥本氏甲状腺炎病史；脑梗死多有高血压、高脂血症、糖尿病、心脏病及高同型半胱氨酸血症等病史。②HE 患者 TPO-Ab 及 TG-Ab 显著升高是 HE 患者的特征性表现，阳性率为 100%。③ HE 头部影像学检查大多正常，少数可有非特异性异常，但病灶主要累及皮质和皮质下白质，不符合血管分布，且持续时间短，多可恢复正常，脑血管检查多无异常，与脑梗死完全不同。

【治疗】

HE 的治疗主要采用以抗甲状腺治疗和激素治疗为主的综合治疗，90%～98%的患者激素治疗有效，但症状复发也相当常见，恢复初始剂量和延长治疗时间可有效控制症状。目前多主张急性期大剂量冲击疗法，甲强龙 0.5～1g/天静滴 3～5 天后，改为醋酸泼尼松 1～2mg/（kg·d）口服，临床症状缓解后逐渐减量，6～12 个月停药，神经系统症状与体征常在治疗后 1 周内或 4～6 周内改善。目前对于激素治疗时间缺乏确切标准，应根据临床进程、个体对激素的反应特异性和对激素耐受性来决定。脑电图和神经精神病学测试的改善可视为调控治疗指标。对于糖皮质激素治疗效果欠佳或病情复发者，可采取联合治疗以控制病情进展。同时应用甲状腺素片或抗甲状腺药物以维持甲状腺正常功能。虽有报道对 HE 患者单用甲状腺素治疗有效，但更多的学者认为单独治疗甲状腺功能障碍并不能有效地改善患者的症状及预防复发。

静脉注射免疫球蛋白、血浆置换疗法可作为二线治疗方案，对激素治疗失败者可用。

联合其他免疫抑制剂：如硫唑嘌呤、甲氨蝶呤、环磷酰胺、羟氯喹，据文献报道现 4/5 的病例通过激素与硫唑嘌呤联合治疗可获得较好效果，2/3 病例单独用环磷酰胺治疗可获得成功，1/2 病例通过环磷酰胺与激素联合治疗可获得成功。目前对免疫抑制治疗的时间长短和药物类型最优联用方案虽还不明确，但多数学者认为应将对免疫抑制有效治疗作为 HE 诊断标准之一。

对于并发症的患者可采取具有针对性的治疗，如癫痫发作行抗痫治疗，特别对左乙拉西坦认为既能控制癫痫，又有抗炎效应，成为有免疫抑制禁忌的患者新的治疗方案；其他如脑水肿予甘露醇降低颅内压等。

病例1：患者，女，54岁，6个月前出现癫痫发作，表现为意识丧失，肢体抽搐，双眼上翻，牙关紧闭，持续1~2分钟；并发现记忆力减退，记不清刚吃过的东西。5个月前出现精神症状，说胡话，常说多年前的人及事，不打针不吃药，见人哭，出现幻视，说房内有人，伴间断性惊恐，于2010年10月24日住院。查睡眠脑电图及脑脊液未见异常，抗甲状腺过氧化物酶抗体（TPO-Ab）180U/mL，考虑桥本氏脑病，给予甲强龙500mg冲击治疗4天后口服强的松维持，上述症状明显减轻，住院24天出院观察。30天随访复查抗甲状腺过氧化物酶抗体（TPO-Ab）202.65U/mL并仍有癫痫发作，于2011年3月3日再次住院。查TSH 8.18μIU/mL，脑电图：清醒期、睡眠期可见高幅尖棘波。尖慢、棘慢综合波长程发放，呈重度弥漫性异常。诊断为桥本氏脑病（图16-1）。

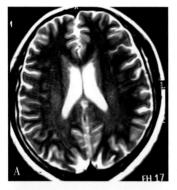
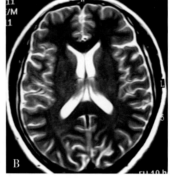
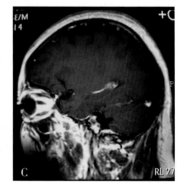
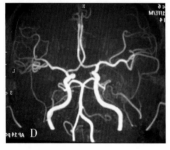

图16-1 桥本氏脑病-混合型
A、B为MRI T_2，示双侧皮质下及半卵圆区白质内有多个斑片状高信号影；C为T_1增强病灶内有小条状强化；D为MRA未见异常

病例2：患者，女，56岁，突发语言障碍及右侧肢体无力，持续约2小时缓解，4小时后又发右侧肢体无力伴失语住院。既往有高血压，病前曾洗澡及因发现血压达200/102mmHg，服用较大量降压药。体格检查：血压150/80mmHg，神清，混合性失语，右侧锥体束征阳性（上肢肌力4级，下肢2级）。血三酰甘油4.84mmol/L，总胆固醇5.65mmol/L，甲状腺功能FT_3 4.7pg/mL，余正常。抗甲状腺过氧化物酶>1 300U/mL（图16-2）。

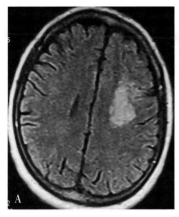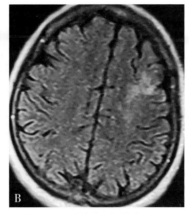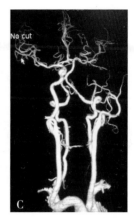

图 16-2　桥本氏脑病-血管炎型

A、B 示左侧额顶叶低信号，为缺血性脑梗死；C 为 MRA 示左侧颈内动脉近端、远端及大脑中动脉不显影，左侧颅内血管分支明显减少

附：桥本氏脑病伴颅内外脑血管病变

　　桥本氏脑病伴颅内外脑血管异常罕有报道，我们报道 3 例，供同道参考，并希望引起临床警惕。

　　病例1：患者，女，38 岁，2 个多月前突发右侧肢体无力，以下肢为重，伴言语不清，经检查发现双侧颈内动脉纤细、行走僵直，末端明显狭窄甚至闭塞，颅内大脑中、前动脉不规则，近端狭窄、闭塞，远端及颅内分支显示不良，左侧重，由大脑后动脉形成侧支循环代偿；双侧大脑多发梗死病灶，以左侧额顶部著。用激素及改善循环治疗症状改善。为求查血管病变原因来诊。既往有甲状腺肿病史。体格检查：神清，双侧甲状腺肿大，呈结节状，甲状腺功能异常（表16-1）。记忆力稍减退，言语流利，右侧上肢肌张力稍高，四肢肌力正常，腱反射对称正常，病理征（-），余神经系统无异常。影像学表现如下（图 16-3、图16-4）。

　　病例2：患者，女，43 岁，以突发视物不清 3 月余、加重 4 天入院。3 个多月前无诱因突发视物不清，检查为右下视野缺损，余无不适，经治疗稍好转。4天前视物不清加重，偶伴右下肢麻木。既往无特殊病史。体格检查：精神较差，同向右下象限偏盲，余无明显体征。住院后患者反复出现发作性右侧肢体瘫痪，一次历时约 20 分钟自行缓解，最后形成右侧持续性偏瘫，呈现右侧中枢性面瘫、舌瘫及右侧肢体完全性瘫痪，肌力 0 级，无感觉障碍（甲状腺功能检查见表 16-1），影像学检查如下。

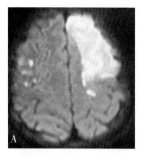
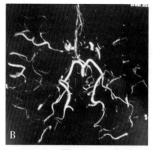
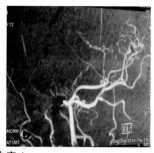
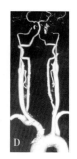

图 16-3　桥本氏脑病 1

A 为 MRI FLAIR 像，示左侧额顶部大面积梗死，右侧皮质多发点状高信号；B～D 为 CTA，示双侧颈内动脉呈肌纤维发育不良改变（D），双侧大脑前、中动脉显影极度不佳，未见基底节区有网状血管形成（B），双侧大脑后动脉及基底动脉发育良好，形成侧支循环（C）

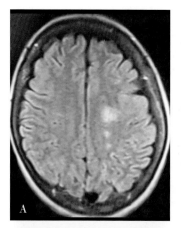
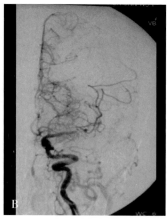
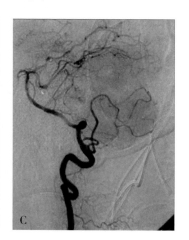

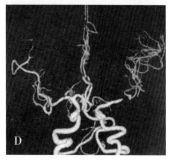

图 16-4　桥本氏脑病 2

A 为 MRI FLAIR 像，示左侧皮质下区呈分水岭梗死；B～C 为 DSA，D 不 CTA，显示左侧大脑中动脉 M1 近端欠规则、末端局限性闭塞；右侧大脑中动脉 M1 段局限性轻度狭窄，皮层分支明显减少，左侧大脑中、前动脉及大脑后动脉分支呈多发不规则狭窄伴多发微动脉瘤，皮层间分支有侧枝循环形成

　　病例 3：患者，男，41 岁，以突发头晕、四肢无力 2 天住院。2 天前活动时突然出现头晕、四肢无力，伴胸闷、气短，余无不适，持续 10 分钟胸闷、气短消失，仍感头晕、四肢乏力，就诊于县医院，按脑梗死治疗，今感症状加重转院。既往有颈椎病 1 年，发现糖尿病 2 个月。饮酒 10 年，平均每天二两。体格检查：T、P、R、BP 正常，神清，思维迟钝，四肢肌力、肌张力无明显异常，病理征（-）。彩超：双侧甲状腺不均质肿大伴血流信号增强；左侧甲状腺实性结节，左颈总动脉内中膜增厚（甲状腺功能检查见下表），影像学检查见图 16-5。

表 16-1 13 例患者甲状腺功能及相关抗体值

病例	T$_3$ （nmol/L）	T$_4$ （nmol/L）	FT$_3$ （pmol/L）	FT$_4$ （pmol/L）	TSH （μIU/mL）	TG-Ab （IU/mL）	TPO-Ab （IU/mL）
例 1	>12.47	>392.59	>50	>100.0	0.006	2 643.7	>600
例 2	正常（3）	正常（3）			正常（3）	⩾500	1 300
例 3	正常	正常			正常	286	600
参考值	1.34~2.73	78.4~157.4	3.1~6.8	12~22	0.27~4.2	0~60	0~34

注：T$_3$ 血清三碘甲状腺原氨酸；T$_4$ 血清甲状腺素；FT$_3$ 血清游离三碘甲状腺原氨酸；FT$_4$ 血清游离甲状腺素；TSH 促甲状腺激素；TG-Ab 抗甲状腺球蛋白抗体；TPO-Ab 抗甲状腺过氧化物酶抗体；（3）为 3 次检查结果

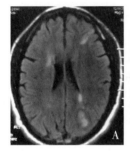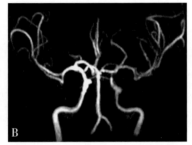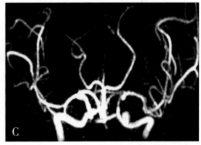

图 16-5 桥本氏脑病 3

A 为 MRI FLAIR 像，示双侧皮质、皮质下及基底节区多发高信号；B、C 为 MRA，示左侧颈内动脉末端狭窄或闭塞，右侧颈内动脉末段不规则狭窄与扩张，颅内动脉分支减少，2、3 级分支呈多发串珠样改变

以上 3 例，男 1 女 2，年龄 38~43 岁，有甲状腺肿大者 2 例，正常 1 例，甲状腺功能正常 2 例、亢进 1 例。均有抗甲状腺过氧化物酶抗体及抗甲状腺球蛋白抗体升高；均有中枢神经功能障碍症状，或为癫痫样/TIA 样发作，或为智力、精神异常或混合存在，部分有定位损害体征；MRI 均有脑部异常改变，3 例均有颅内或颈动脉异常，血管病变与影像病灶部位不完全相符，病灶部位与临床症状、体征也不完全相符，符合桥本氏脑病。

桥本氏脑病并发血管病变及脑实质病变原因尚不完全清楚，但因桥本氏脑病本身为自身免疫性疾病，因此血管病变原因总的考虑应为免疫反应性血管炎。众所周知免疫反应是引起血管病变的重要原因之一，如由免疫复合物沉积可导致的结节性动脉炎和过敏性动脉炎；由 CD$_4^+$ T 细胞-内皮细胞反应性损害可导致的巨细胞动脉炎；免疫可介导多种小血管病等；就 HE 来说也有报道可伴有系统性红斑狼疮、韦格纳肉芽肿的系统性自身免疫性疾病、1 型糖尿病等。桥本氏脑病目前基本确定是一种自身免疫反应性疾病，免疫性复合物沉积、攻击髓磷脂碱基蛋白，可触发广泛的脑部血管性病变；另外，在 HE 患儿中曾发现大脑中动脉短暂性狭窄，从而提出 HE 是一种线粒体疾病或是一种非特异性脉管炎。本组病例 2、病例 3 均显示颅内动脉多发性炎性异常，病例 2 通过 CTA、DSA 检查显示左侧大脑中动脉 M1 末端明显狭窄，右侧大脑中动脉 M1 段轻度狭窄，颅内大脑前、中、后动脉分支呈不规则狭窄且伴多发小动脉瘤异常。病例 3 MRA 可见左侧颈内动脉末段闭塞，右侧颈内动脉颅内段不规则扩张伴狭窄，颅内大脑前、中、后动脉呈多发典型串珠样改变。病例 1 为双侧颈内动脉呈管状变细，末端闭塞，双侧大脑前、中动脉显示不良，椎基底动脉系统扩张并形成侧支循环，此种改变考虑为颈内动脉肌纤维发育不良伴颅内大脑中、前动脉肌纤维发育不良，致颅内血液循环差，病变系一慢性过程，故形成侧支循环。它与桥本氏脑病合并存在，其间关系尚难解释，但也有已提及肌纤维发育不良可能与基因、自身免疫、感染等因素有关，似乎以免疫因素可将二者联系起来，但是否合理有待观察。

参考文献

［1］Peschen -Rosin R，Schabet M，Dichgans J. Manifestation of Hashimoto's encephalopathy years before on-set of thyroid disease ［J］. Eur Neurol，1999，41（2）：79-84.

［2］Tamagno G，Federspi G，Murialdo G . Clinical and diagnostic aspects of Encephalopathy Associated to Au-toimmune Thyroid Disease（or Hashimoto's Encephalopathy）［J］. Intern Emerg Med，2006，1（1）：15-23.

［3］Castillo P，Woodruff B，CaselliR，et al. Steroid -responsive encephalopathy associated with autoimmune thyroiditis ［J］. Arch Neurol，2006，63（2）：197- 202.

［4］章娅，王冬梅，瓶鸿浩，等 . 桥本脑病的研究进展 ［J］. 中国免疫学杂志，2016，32（5）：752-755.

［5］卢节平，王国平 . 12 例桥本氏脑病患者的临床及影像学表现分析 ［J］. 安徽医学，2016，37（4）：420-423.

［6］李文波，魏立平，何玉清，等 . 桥本氏脑病 6 例的临床特点及诊断 ［J］. 社区医学杂志，2015，13（18）：71-72.

［7］张秀玲，孟志华 . 桥本脑病的临床与影像学诊断研究进展 ［J］. 中国医学影像技术，2011，27（6）：1283-1286.

第十七章 平山病

平山病（Hirayama disease，HD），又称不对称青年上肢远端肌萎缩症，是由日本学者平山惠造（Keizo Hirayama）于 1959 年首先报道，并以其名字命名的一类隐匿起病、具有自限性的青少年时期起病的远端上肢肌萎缩性疾病，单侧或双侧手及前臂受累并缓慢进展的无力和萎缩，上肢近端肌肉受累相对罕见，认为是一类具有自限性的良性下运动神经元性疾病，常于发病后 2~5 年后自然停止，但目前越来越多的研究发现，部分平山病患者在进入稳定期后仍然存在缓慢的病程进展，甚至在数年后再次出现快速进展表现，并同时使对侧或近端肌肉出现快速萎缩及肌力下降。由于发病机制一直没有明确，既往的研究中对于平山病有多种称呼，包括良性局限性肌萎缩症（benign focal amyotrophy）、单侧肢体肌萎缩症（monomelic amyotrophy）等。

【流行病学】

HD 好发于青春期，隐袭起病，男性多见。起病年龄 15~20 岁不等，日本 HD 发病的高峰年龄约在青少年生长高峰期之后 2 年。男性发病占大多数，有研究报道为男女发病比例可达到 20∶1，个别研究甚至认为其仅发病于男性。造成男女发病率差别的原因可能是青春期男性比女性身高生长更快导致脊椎与脊髓生长不平衡，也可能与性激素对运动神经元的不同作用相关。大多数 HD 患者并非家族遗传性的，但有研究报道了 9 个家族性的病例，与遗传有关的基因仍未明确，需进一步研究分析。目前认为该疾病多见于亚洲地区，如日本、中国、韩国、印度、巴基斯坦等，但近年来在一些欧美人群中亦有病例报道。HD 是否与种族因素有关尚不清楚。

【病因及发病机制】

HD 的病因及发病机制仍无明确定论，主要的假说包括如下。

1. 脊髓动力学说：研究发现 HD 患者颈部屈曲位时硬膜囊后壁前移压迫低颈段脊髓。然而硬膜囊后壁前移的确切机制不明，认为 HD 可能是脊髓与硬脊膜之间生长发育不平衡所致。患者屈颈时注意保持下颌与胸壁的距离，经过治疗后，不仅阻止了疾病的进展，甚至改善了部分患者肌肉萎缩和无力的症状。从另一方面提示脊髓动力学因素可能是导致 HD 诱发或加重的因素。

2. 生长发育因素学说：Toma 等并不认同动力学说机制，发现 HD 的发病年龄与患者身高快速增长期紧密关联，快速增长期的结束与疾病趋于稳定的时期之间紧密关联，认为 HD 可能是脊髓与硬脊膜之间生长发育不平衡所致。正常情况下，脊髓的硬脊膜通过神经根与枕骨大孔、$C_{2~3}$ 两处骨膜固定，剩余的硬脊膜悬挂，与椎管通过硬膜外脂肪、静脉丛及松散的组织缓冲。正常情况下，松弛的硬脊膜可以代偿因屈曲而增加长度，硬脊膜仍与椎管紧贴，不会造成前移；但在 HD 患者中，当颈部屈曲时紧张的硬脊膜后壁不能代偿增加的长度而前移压迫脊髓。Konno 等发现硬脊膜弹性纤维较少，且没有正常的波浪形结构，从而影响硬脊膜弹性。

3. 免疫机制学说：有研究偶然发现，70% HD 患者血清 IgE 高，提示免疫因素在 HD 发病机制中有一定作用。IgE 介导的血小板活化和动脉痉挛，引起微循环障碍可造成前角细胞的变性坏死，可能与运动神经元损害有关。但此机制仍需要进一步证实。

4. 血管因素学说：颈部屈曲位 MRI 显示移位的硬膜后方可见硬膜外占位，内有流空信号，恢复自然位后占位消失，说明是椎内后静脉丛的充血而不是颅内血管畸形或肿瘤，认为常常保持增大的静脉压力可能对 HD 疾病的进展起一定作用，硬膜外造影证实了这一表现。但采用微导管进入硬膜外腔记录压力，当颈部屈曲时没有明显的压力变化，说明静脉充血并不是脊髓损伤的直接原因，HD 病理生理机制更倾向于无弹性的硬脊膜后壁直接压迫脊髓，支持对 HD 患者行脊髓减压术或硬脊膜成形术。

5. 遗传学机制学说：有研究报道了 9 个家族性的病例，但目前基因与 HD 之间关系尚不明确。

6. 药物中毒学说：土耳其 Yeni Yuzyil 大学报道 1 例因摄入氯菊酯、阿米替林及苯二氮䓬类药物后出现单上肢近端肌肉萎缩。

【临床表现】

1. 常见于青少年男性患者，发病高峰年龄段为 15～18 岁，20 岁以后发病者明显减少。

2. 隐匿起病，表现为手及前臂远端肌肉无力，随病情进展逐渐出现相应肌群萎缩，其中以手部小肌肉（骨间肌、大鱼际肌、小鱼际肌）萎缩明显，肱桡肌保留或相对萎缩较轻，使萎缩后前臂呈现"斜坡样"的特殊形状。手和腕的伸、屈肌均受累，以指伸肌和腕屈肌受累较重，且尺侧比桡侧肌肉萎缩更严重，典型 HD 肌肉无力和萎缩在上肢远端，部分患者上肢近端也受累，患者可出现寒冷麻痹症状（cold Paralysis，即暴露在寒冷环境中时无力症状明显加重）。部分患者萎缩区有轻度麻木感及感觉减退，少数患者可出现远端震颤（伸指震颤），有些患者其受累肢体可有多汗。以小鱼际肌萎缩为主的"分裂手综合征"样表现。

3. 常表现为单侧上肢受累（右侧多）或双上肢受累时常为一侧较重，仅有少数患者为双上肢对称受累。

4. 绝大多数患者的腱反射正常或减弱，少数患者反射活跃，多无锥体束征、客观感觉障碍和括约肌功能障碍等。但也有报道发现少数患者伴有锥体束征及其他体征。

5. 自限性病程：发病后数年内病情呈缓慢、进行性加重，但 85% 以上患者病情在 5 年后停止发展。

【辅助检查】

1. 实验室检查：如血常规、血生化、凝血功能和脑脊液检查无特殊明显异常。

2. 影像学检查：

（1）颈椎 X 线检查：发现 HD 患者颈椎曲度存在异常，如颈椎生理曲度变直或颈椎曲度反向，存在颈椎屈曲活动度增大。

（2）颈椎 MRI 常能显示明显异常，对诊断有重要价值，主要表现是：①颈椎曲度异常：$C_{2\sim7}$ 椎体后缘划一直线，正常者不与 $C_{3\sim6}$ 椎体背侧相交，患者可相交，提示患者上中段颈椎曲度改变：变直或反弓。②MRI 颈髓平扫可无异常；曲颈扫描 T_1、T_2 及增强的颈椎矢状位均可见颈髓后硬膜外腔增宽，呈月牙状，T_1 呈低信号，T_2 呈高信号，增强均匀强化呈高信号，增宽的间隙内信号不均，有血管流空影；有将脊髓硬膜囊前移称为失连接现象，即正常情况下脊髓背侧硬膜应紧贴邻近椎板内壁，HD 患者硬膜明显前移，与邻近椎板分离，LOA 诊断 HD 的灵敏性（88%）、特异性（90.6%）；脊髓前移，脊髓前后径变小、变扁平、萎缩（$C_{5\sim7}$ 为主），变扁灵敏性为 87.5%、特异性为 73.2%，萎缩灵敏性 84.6%、特异性 80.6%。影像异常改变主要位于 $C_4\sim T_1$ 水平，也可扩延及上胸段。③T_2 脊髓横断面可见脊髓不对称受压变偏、变形，变形程度严重侧与肢体萎缩侧一致，有的髓内可见高信号影，提示脊髓缺血改变。④值得注意的是，据报道约有 10%的非进展患者，因病程长，首次检查在起病后 10 年甚至 17 年，影像学可无明显异常或呈不典型改变。或因处于病程早期，可显示有颈髓受压，但无其他典型改变。

3. 神经电生理检查：HD 患者常规肌电图示局限性神经源性损害，以 $C_7\sim T_1$ 节段较为多见。感觉传导正常，患侧上肢运动传导正中神经和尺神经复合肌肉动作电位（CMAP）波幅降低，以尺神经降低更为明显，尺神经和正中神经 CMAP 波幅比（U/M CMAP）降低。多个研究发现，多数 HD 患者 U/M CMAP<0.6，与之相反，绝大多数 ALS 患者 U/M CMAP>1.7。萎缩肌均有纤颤电位或正锐波，少数可见束颤电位，多相电位增多。萎缩肌对侧同名肌也可表现为神经源性异常，其神经传导速度正常，但 F 波缺如或潜伏期延长。单纤维肌电图可见纤维密度增高，Jitter 值增高。既往研究证实，有 21.5%~91.2%的 HD 患者存在 F 波等常规迟发反射异常，且以尺神经 F 波异常更为多见。

4. 肌肉活检：肌肉活检显示 HD 患者具有脊髓节段及其所支配的肌肉神经源性肌萎缩，以颈髓下段（$C_{7\sim8}$）为著，平山病肌萎缩分布极其不均，可一处损害较重，而相邻的肌纤维正常，可见大群萎缩肌纤维，范围波及整个肌束。无坏死肌纤维，无炎性细胞浸润。可见大片群化现象，可继发肌病样改变：核内移、肌纤维断裂或涡旋纤维增多。

5. 神经病理学检查：Fujimoto 等于 2002 年首次解剖 HD 患者发现，其颈髓下段出现明显前移，$C_5 \sim T_1$ 节段颈髓受压变扁，以 $C_{7 \sim 8}$ 节段为著。前角主要表现为神经元丢失及轻度神经胶质增多，残留的神经细胞发生不同程度的退变，提示缺血坏死性改变。

【诊断】

临床上多参照平山惠造的临床诊断标准。

（1）临床表现：①青春早期隐袭起病，男性多见。②表现为手指及腕无力，常出现手和前臂远端肌群萎缩，且病变主要局限在上肢远端。③伸展和寒冷时出现手伸指震颤，寒冷麻痹。④症状多以单侧为主。⑤无感觉异常、脑神经损害及括约肌功能障碍。⑥病情逐渐加重，但约85%的患者在5年内停止进展。

（2）辅助检查：①肌电图显示双侧受累肌肉均呈神经源性损害，周围神经传导速度均正常；②颈椎平片正常，但脊髓造影偶尔可见下段颈髓轻度萎缩。

目前 MRI 和电生理方面的改变对 HD 的诊断越来越重要，颈椎 MRI 的表现已完全替代传统颈椎平片和脊髓造影检查，中立位和屈曲位颈椎 MRI 改变对诊断平山病更具意义。

【诊断分型】

有关疾病分型讨论不多，但临床肌萎缩及影像表现突出部位确有不同，故有将其分为：①远端型（下颈髓型）：表现为上肢远端的肌萎缩和肌无力；颈椎屈曲时，脊髓受压最明显的部位多在 $C_{6 \sim 7}$ 椎体水平，即对应 $C_7 \sim T_1$ 脊髓节段，导致 $C_7 \sim T_1$ 脊髓节段支配的手及前臂肌肉萎缩、无力。②近端型（上颈髓型）：表现为缓慢发病的一侧上肢近端的肌肉萎缩无力，累及胸大肌、三角肌、冈上肌、冈下肌、肱二头肌、肱三头肌等，上肢远端无肌肉萎缩或轻度萎缩；脊髓受压部位一般都在 $C_{4 \sim 5}$ 椎体水平，导致了 $C_{5 \sim 6}$ 脊髓节段支配的上肢近端肌肉萎缩无力。③非典型型：Sakai 等 2011 年报道 1 例 18 岁青年男性患者，15 岁时出现右手无力和肌肉萎缩，逐步进展为左下肢浅感觉障碍和右下肢锥体束征。颈部屈曲位 MRI 和 CT 显示硬膜囊后壁前移，右侧脊髓受压萎缩严重。这种病情进展提示伴有屈颈脊髓明显受压的 HD 患者，有可能会发展为广泛脊髓损伤，而非局限于脊髓前角。我们所见 1 例，病变以累及胸段为主，考虑为非典型平山病。

　　病例 1：患者，男，17 岁，感走路不稳 5 年，无头晕、外伤及二便障碍。体格检查：血压 125/75mmHg，双上肢除腱反射活跃外，余无明显异常，双下肢肌张力较高，肌力5-级，腱反射亢进，巴氏征（±），无感觉障碍（图 17-1）。

【鉴别诊断】

HD 常需与运动神经元病、颈椎病、脊髓空洞症、脊髓肿瘤、颈椎畸形、多发性神经病、局灶性神经病、臂丛神经损伤、原发性肌营养不良等疾病进行鉴别。

（1）与运动神经元病主要鉴别点如下（表 17-1）。

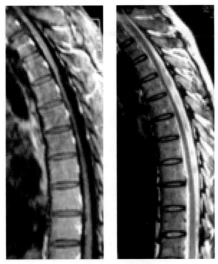

图 17-1　平山病

C$_{3~7}$脊髓前移、萎缩，背侧硬膜囊外间隙明显增宽，其内可见血管流空影，压迫脊髓前移

表 17-1　平山病与运动神经元病鉴别

	平山病	运动神经元病
起病年龄	青少年多	成人多
病变范围	主要累及上肢远端，且以一侧为主	病变较广，累及上肢近端及延髓等
主要症状	伸指束颤，静止消失，寒冷加重，无延髓性麻痹	肌肉纤颤或束颤持续存在，刺激时明显，无寒冷加重，常有延髓性麻痹
主要体征	无锥体束征，腱反射存在	多有锥体束征，上下运动神经元均可受累，腱反射可消失
肌电图	前角细胞损害主要限于颈髓支配肌下肢肌及延髓支配肌无异常	前角细胞损害广泛，可累及脑区、颈区、胸区和腰骶区支配肌
影像学	曲颈时出现典型影像表现	无
预后	自限性，预后多良好	进行性恶化，预后极差

（2）颈椎病：神经根型颈椎病多以上肢放射性疼痛、麻木为主要表现，且针肌电图可提示颈椎椎旁肌存在失神经改变，脊髓型颈椎病则多存在平山病所不具有的 Hoffmann 征（+）及四肢反射亢进等明显锥体束征，中立位颈椎 MR 检测多可见特定的颈脊髓或神经根压迫。

（3）脊髓空洞症、脊髓肿瘤和颈椎畸形等：通过颈椎 X 线片及颈椎中立位 MR 检测等便可明确鉴别。

（4）多发性神经病、局灶性神经病和臂丛神经损伤等：必然存在明显的远端感觉及运动传导异常；而在平山病中，则仅在病程较长的患者中才出现明显的远端运动传导异常，而绝不会存在感觉传导异常表现。

（5）原发性肌营养不良：肌肉萎缩多双侧对称，且多累及面部肌肉，且肌肉活检等可予以明确诊断。

【治疗】

1. 保守治疗：目前考虑到本病是一种颈屈性脊髓病，因此 Tokumaru 等采用颈托治疗，研究结果显示可使患者病情较快趋于稳定，病程进展时间显著缩短，肌力有所恢复，萎缩得以改善。尤其适用于病程短及轻型脊髓萎缩的患者，并且强调要尽早治疗，颈托要尽可能长期佩戴。

2. 手术治疗目前多采用的术式为关节融合术（前路融合及后路融合）、关节融合+硬脊膜成形术以及单纯硬脊膜成形术。前路手术能够直接解除压迫，与后路手术相比保留了更多可活动的节段，同时纠正了颈部屈曲时的局部脊柱后凸。

【预后】

HD 大多为自限性疾病，故其预后与肌萎缩侧索硬化等运动神经元病不同，预后较好，但同样会造成患者一侧或双侧上肢永久性的肌肉萎缩，从而导致严重的功能障碍、劳动力丧失。但由于早期保守及手术治疗有效，故早期诊断成为治疗平山病的关键。因此，对于起病年龄<25 岁的上肢肌肉萎缩患者，应警惕平山病的可能性而积极行屈颈位 MR 和神经电生理检测以明确诊断。

病例2：患者，男，20 岁，以"双手力弱伴肌肉萎缩1.8 年"为主诉于2013年 12 月 10 日就诊。患者于 1.8 年前无明显诱因出现缓慢进行性加重的左手力弱，主要表现在握力差，提重物时较前费力，渐出现大小鱼际及骨间肌肌肉体积变小。并逐渐进展至前臂尺侧肌肉体积变小，力量明显较前减弱，8 个月前可见左手及上臂有肉跳，同时出现右手握力差，肌肉萎缩，肉跳，逐渐向右上臂进展，双手平举时可见双手及前臂肌肉细小肌束震颤，自诉遇凉水时肌无力症状加重。无下肢无力和萎缩表现，无构音障碍，无家族史。体格检查：神志清，思维敏捷，言语流利，颅脑神经检查未见异常。双手伸直可见有细小肌束震颤，右手近端肌力 IV 级，左手近端肌力 IV-级，双手骨间肌、大小鱼际肌明显萎缩，双侧前臂尺侧腕屈肌明显萎缩，呈斜坡状，双侧肱三头肌反射、桡骨膜反射（++）。双侧霍夫曼征（-）。四肢肌张力正常，无感觉异常，双下肢肌力正常，病理反射（-）。

肌电图：神经源性损害，感觉传导正常，以双上肢为主。颈椎 MRI：自然位，未见明显异常。过曲位示：颈髓萎缩（$C_6 \sim T_1$），硬膜囊向前移位，压迫脊髓。对该患者在局麻下行右尺侧腕屈肌开放式肌肉组织活检，结果示：正常肌纤维的直径在 $20 \sim 90 \mu m$。可见大群萎缩肌纤维，范围波及整个肌束。大量小圆状萎缩肌纤维，直径在 $5 \sim 10 \mu m$，较多肥大肌纤维，直径在 $100 \sim 120 \mu m$。未见坏死肌纤维，未发现炎性细胞浸润。未见嗜酸性高收缩肌纤维。可见肌纤维核内移改变，可见数个分叶状肌纤维。没有发现环状以及涡旋状改变肌纤维。未见肌纤维内空泡形成。小血管壁结构正常，血管周围未见炎性细胞浸润以及出现异常物质沉积。在 MGT 染色下未见典型及不典型 RRF。ORO 染色未见肌纤维脂肪滴异常增多，未见血管壁脂肪滴增多。PAS 染色肌纤维未见糖原沉积。肌肉酶组织化学检查：在 NADH-TR 染色可见酶活性呈片状缺失。SDH 染色未见肌纤维深染。未见 COX 阴性肌纤维。免疫组织化学染色 Dysferlin、Dystraphin 细胞膜均匀着色。

诊断：平山病（图 17-2，见彩图第 1 页）。

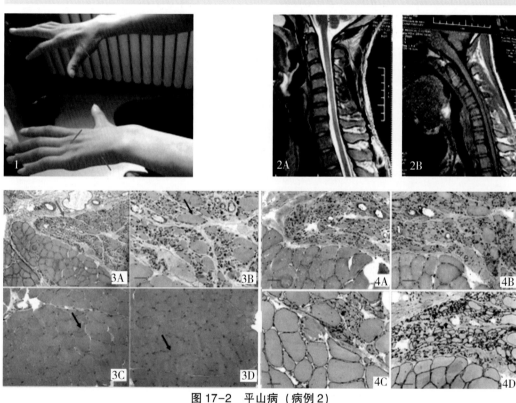

图 17-2 平山病（病例 2）

图 17-2.1 可见双侧骨间肌、大小鱼际萎缩，双侧上臂尺侧腕屈肌呈斜坡样萎缩

图 17-2.2 中立位脊髓未见明显异常，过曲位可见颈髓前移，不同程度的低位颈髓（C$_{4\sim7}$）萎缩变细，硬脊膜后壁前移，硬脊膜外间隙增宽

图 17-2.3 A 10×HE 染色显示可见大群萎缩肌纤维（红箭头所示），范围波及整个肌束。3B 40×HE 可见较多肥大肌纤维（绿箭头所示）。图 17-2 3C、3D 为两位确诊的 ALS 肱三头肌 10×HE 染色，显示多个散在的小角状萎缩肌纤维（黑箭头所示）

图 17-2.4 A 40×MGT 染色下未见典型及不典型 RRF。4B 40×ORO 染色未见肌纤维脂肪滴异常增多，未见血管壁脂肪滴增多。4C 肌细胞膜上 Dystraphin 均匀表达，排除肌营养不良。4D 肌细胞膜上 Dysferlin 均匀表达排除远端型肌营养不良

（河南大学第一附属医院神经内科李延红提供病例）

体会：现有病例中以单侧上肢受累多见，报道双侧上肢均匀受累的病例较少，而且病理上有特征性改变的报道更少，对于可疑平山病的患者行患肢尺侧腕屈肌肌肉活检，同时行患肢肱三头肌活检作对比更有意义，可鉴别运动神经元病及远端型肌营养不良。

病例3：患者，王某，男，17岁，以"右手无力1.5年"为主诉于2014年2月11日入院。体格检查：神清语利，体形消瘦，右上肢远端肌萎缩，以右手大小鱼际肌、骨间肌萎缩为著，四肢腱反射稍活跃，巴氏征（+）。双上肢肌电图示双上肢周围神经感觉传导正常，右上肢运动神经CAMP波幅降低，右第一骨间肌、右拇短展肌可见少量自发电位，运动单位增宽。

诊断：平山病（图17-3，见彩图第2页）。

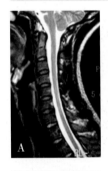
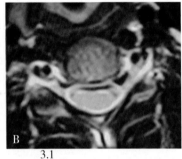
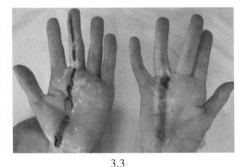

3.1

3.3

图17-3 平山病（病例3）

图17-3.1 颈椎中立位：颈椎曲度变直，$C_{6~7}$节段脊髓较细

图17-3.2 颈椎屈曲位：A 矢状位：硬脊膜明显前移，颈髓受压变扁，硬脊膜外间隙新月形改变；B 轴位 T_2 序列可见颈髓受压变扁，硬脊膜外间隙有静脉丛流空信号影。

图17-3.3 右手肌萎缩，以大小鱼际为著，双侧发汗试验无区别

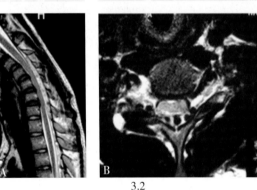

3.2

病例4：患者，男，21岁，以伏案工作为主，发现左手肌肉萎缩1年余，右手肌肉萎缩半年。寒冷麻痹：在寒冷时手指僵硬，活动困难。检查：双手骨间肌及大小鱼际萎缩，左手大鱼际重，左前臂尺侧有"斜坡样"肌萎缩，伸指束颤，以右手明显，手肌握力左4级，右4~5级，余肢体肌力正常，腱反射左上肢稍弱，余肢体腱反射正常，病理征（-），深浅感觉正常。二便正常。肌电图检查：双侧尺神经、正中神经CMAP波幅降低，其神经近端损害，双S1根未见异常；双小指展肌、左拇短展肌、左伸指总肌示神经源性损害，右股四头肌募集减弱，余检肌肉未见异常，余检四肢运动神经及感觉神经未见异常。考虑为神经源性损害，主要限于颈神经根或脊髓前角损害。有关图见图17-4及彩图第3页。

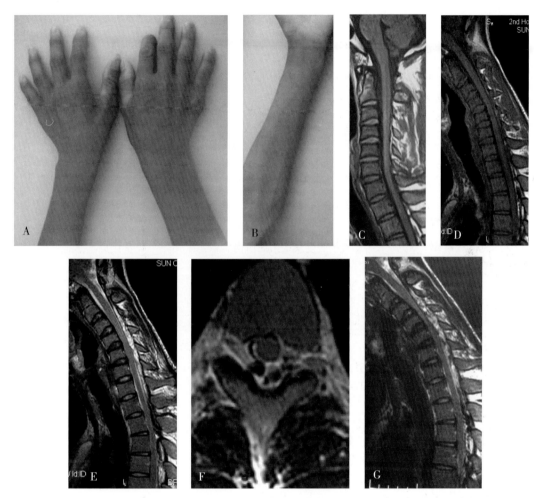

图 17-4 平山病（病例 4）

A 示双手骨间肌萎缩，左侧著；B 示左前臂尺侧条带状肌萎缩，C 示 C$_6$ 以上变直；D 为 MRI T$_1$ 曲颈，脊髓后间隙增宽，其内信号欠均，以低信号为主；E 为 T$_2$ 像，示 C$_3$ 至上段颈髓后硬膜外腔增宽，以 C$_{4\sim6}$ 明显，呈高信号，其内有血管流空影；F 为颈髓横断面放大，示脊髓后硬膜外腔扩大及血管流空影更明显，脊髓右侧受压著；G 为增强扫描，显示病变更明显，颈髓前移，C$_{4\sim5}$ 脊髓前后径明显缩小

参考文献

［1］ Chen CJ, Hsu HL, Tseng YC, et al. Hirayama flexion myelopathy: neutral–position MR imaging findings--importance of loss of attachment ［J］. Radiology, 2004, 231: 39-44.

［2］ Franssen H, Gebbink TA, Wokke JH, et al. Is cold paresis related to axonal depolarization? ［J］. J Peripher Nerv Syst, 2010, 15: 227-37.

［3］Tashiro K, Kikuchi S, Itoyama Y, et al. Nationwide survey of juvenile muscular atrophy of distal upper extremity（Hirayama disease）in Japan［J］. Amyotroph Lateral Scler, 2006, 7：38-45.

［4］Zheng C, Zhu D, Lu F, et al. CMAP Decrement to Repetitive Nerve Stimulation between Hirayama Disease and Amyotrophic Lateral Sclerosis. Journal of clinical neurophysiology：official publication of the American Electroencephalographic Society, 2016.

［5］Fang J, Liu MS, Guan YZ, et al. Pattern Differences of Small Hand Muscle Atrophy in Amyotrophic Lateral Sclerosis and Mimic Disorders. Chinese Medical Journal, 2016, 129：792-798.

［6］袁端华, 李清华, 鲁建华. 平山病的临床与神经电生理学特点分析［J］. 临床神经电生理杂志, 2009, 18：303-309.

［7］金翔, 吕飞舟, 陈文钧, 等. 平山病、肌萎缩性侧索硬化及远侧型肌萎缩型颈椎病的神经电生理特点［J］. 中华骨科杂志, 2013, 33（10）：1004-1011.

［8］李延红, 李香, 薛孟周, 等. 双上肢受累平山病肌肉病理变化分析［J］. 中国实用神经疾病杂志, 2014, 17：50-52.

［9］丁岩, 戎冬冬, 王向波, 等. 从青少年颈椎曲度和生长速度探讨平山病的发病机制［J］. 中华内科杂志, 2015, 8：721-724.

第十八章 皮层蛛网膜下腔出血、皮层静脉血栓、皮层坏死

皮层蛛网膜下腔出血（cortical subarachnoid hemorrhage，cSAH）亦称凸面蛛网膜下腔出血，是自发性蛛网膜下腔出血的一种少见亚型，出血部位局限于一个或几个大脑凸面皮层沟回内，不延伸到外侧裂、脑室及脑池。不是一个独立疾病，而是个综合征，其发病率约占所有蛛网膜下腔出血的 7.45%。

【cSAH 的诊断】

1. 临床表现：cSAH 的出血量少，临床症状多较轻微或无症状，如发生症状，其表现多与病变累及部位及原发疾病性质有关，常见表现为：①局限性神经功能缺损症状，如单侧的肢体无力、麻木、失语等，多呈 TIA 发作。②癫痫发作，出血部位以中央沟多，故多为单纯部分性发作。③头痛等非特异性症状，约占 47.26%。④与原发病相关的症状、体征。

2. 辅助检查：①EEG：对表现的发作性症状患者，可鉴别是癫痫发作还是 TIA。②CSF：大部分患者蛋白水平正常或稍高，可有少量红细胞，但无确诊意义。③免疫检查、血沉、凝血功能等血液检查有助于发现病因。

3. 影像学表现：头颅 CT，急性期表现为大脑皮层凸面一个或相邻的数个脑沟内线样高密度影，敏感性>90%；部位以中央沟最多见，达 80%～90%，其次为中央前沟及顶内沟；单侧多见；随着病程延长，影像渐消失。MRI 所见与 CT 相仿，其中以 FLAIR 对急性和亚急性发病的少量出血检出率较高且更清晰，敏感性达 100%；DWI 也可呈高信号。磁敏感序列 GRE、SWI 对诊断 cSAH 有重要价值，沿脑沟的线样低信号，为含铁血黄素沉积。头颈部 MRA/CTA 及 MRV/CTV 可发现颅内外动静脉情况，有助于明确病因（图 18-1）。

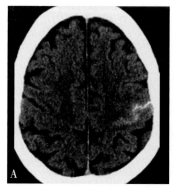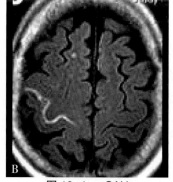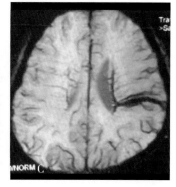

图 18-1 cSAH

A 为 CT 示左侧中央沟线样高密度；B 为 FLAIR 示右侧中央沟线样高信号、更清晰；C 为 SWI 示出血为低信号

cSAH 的治疗：对因治疗：据出血原因治疗；对症治疗：抗癫痫；脑细胞营养剂等。

【鉴别诊断】

1. 与 cSAH 在临床、影像等表现上极其相似的还有皮层静脉血栓形成（CVT），二者在病因上有重叠；临床症状相同，影像表现上基本相似，SWI 多也伴有出血而显示低信号影，二者鉴别非常困难（图 18-2），为此，作者建议：

（1）难以鉴别时，建议在诊断上均以"皮层蛛网膜下腔出血"命名，它含义相对较广。

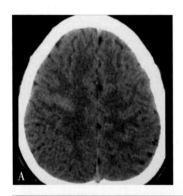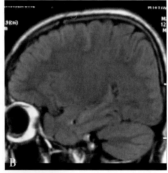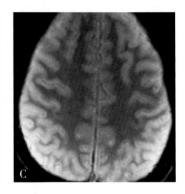

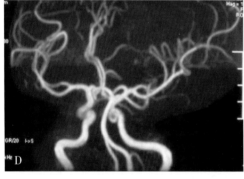

图 18-2　皮层蛛网膜下腔出血与皮层静脉血栓鉴别
A、B 分别为 CT、T₁，示右侧中央沟条状高密度/信号，C GRE 相应部位有一细线样低信号，D MRA 未显示明显异常，是 c SAH？、CVT？

（2）二者在发病机制、性质上完全不同，皮层静脉内血栓形成，是凝血堵塞血管，伴或不伴有周围渗血或出血；后者系多种原因造成的皮层脑沟内小动脉或小静脉破裂积血，治疗上不相同，因此尽可能将二者加以区分也实属必要，下列因素可供参考。

病因上，对如脑淀粉样血管病、可逆性脑血管收缩综合征、动脉夹层、血管炎、血管畸形、海绵状血管瘤、烟雾病、出血性疾病等，通常多考虑 c SAH（图 18-3）。

　　病例 1：患者，男，29 岁，1 周前出现左侧头痛，白天为间断阵发性刺痛，如刀割样，一次持续几秒钟，发作次数较少；晚上发作频繁，几乎呈连续性，痛剧烈，服曲马多效果也不佳。平时身健，无高血压等病史。检查无异常体征（图 18-3）。

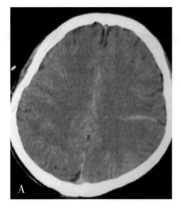 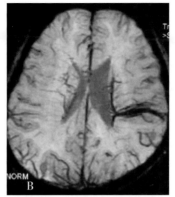 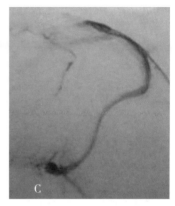

图 18-3　cSAH（病例 1）

A 为 CT 左中央沟条状出血；B 为 SWI 相应部位出血低信号影；C 为 DSA 髓静脉发育异常，水母头征，考虑血管畸形引起 cSAH

病例 2：患者，男，78 岁，1 个月前出现认知功能下降，反应迟钝，不会使用电视遥控器，视物不清，伴恶心、呕吐，曾按脑萎缩治疗效果差，1 周前反应迟钝明显加重，答非所问，四肢肌力 4+ 级，双侧病理征阳性。既往类风湿关节炎 4 年，曾用激素治疗，但已停用 1 年。检查：类风湿全项，类风湿因子 IgA 型 274.14IU/mL，类风湿因子 IgM 型 377.93IU/mL，抗环瓜氨酸肽抗体 356.05U/mL 均明显增高。血沉：魏氏血沉 40 毫米/小时。脑脊液淡黄色，压力 >300mmH$_2$O，总蛋白 2 503.3mg/L，白细胞 11×10^6/L，红细胞未查（图 18-4）。

2. 对有全身性疾病：高热、休克、严重脱水、消耗性疾病、肾病综合征、糖尿病酮症酸中毒、抗磷脂抗体综合征、蛋白 S 和蛋白 C 缺乏症、基因和获得性血栓前状态、中枢神经系统感染、口服避孕药、类固醇激素、抗肿瘤药物等因素者，则应高度警惕皮层静脉血栓。另外，皮层静脉血栓形成患者除 CT/MRI 所见与 cSAH 相同的线样、条索样高密度/信号外，进一步检查尚可间接证明 CVT：①髓静脉征：由于皮层静脉血栓闭塞，MRI 增强扫描时汇流入静脉的髓静脉显影。②静脉结构异常。③血栓形成区静脉分支稀少。④静脉截流阻断。⑤静脉血栓引流区较多的扩张皮层小静脉（图 18-5）。

皮层静脉血栓形成并非少见，但由于：①缺乏认识。②侧支循环丰富，一支病变不一定引起明显症状。③阻塞静脉易再通，症状缓解相对较快常被忽略。皮层静脉易发血栓原因：①由于 73.2% 以上的脑浅静脉自后向前逆行注入上矢状窦，尤其在上矢状窦后段，多达 96.4% 逆血流方向注入，导致血流缓慢易发，尤其女性，注入角度更小且管径细，比男性更易发。②皮层静脉管壁缺乏肌层和弹力组织、管壁薄、管腔相对较大，无瓣膜，本身血流较缓慢，在伴有其他病理环境如血液高凝状态、静脉血流异常和静脉壁炎性反应因素、颅压低静脉扩张扭曲等诱因时易发。

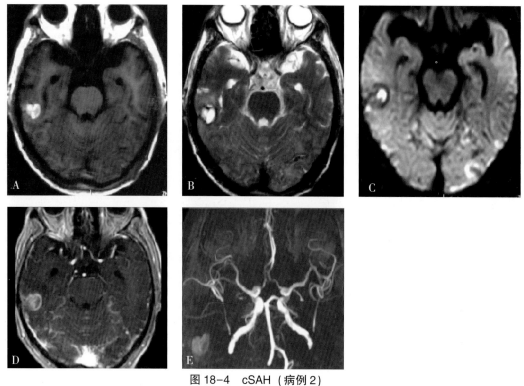

图 18-4　cSAH（病例 2）

A 为 T_1 右颞片状高信号；B 为 T_2 除右颞病变外，左侧颞部、枕部多发线样类陈旧性出血；C 为 DWI 双侧颞、枕部广泛陈旧性及新鲜出血；D 为 T_1 增强双侧颞枕部不规则线样血管强化影；E 为 MRA 双侧大脑前动脉及左侧大脑中动脉不规则，考虑类风湿性脑血管炎伴 cSAH、脑实质出血

　　皮层静脉血栓形成治疗：均用抗凝治疗（甚至在伴有出血性梗死时），用肝素钙或低分子肝素，急性期过后可用华法林治疗，用药时间据病情、病因可用 3 ~ 12 个月或更长。必要时可行脱水降颅压、抗惊厥等治疗，依据病因不同采用相应病因治疗。

　　病例 1：患者，女，31 岁，以左上肢无力 4 小时、抽搐 1 小时住院。4 小时前无诱因出现左上肢无力，未在意，1 小时前突发左上肢局限性抽搐，持续约 2 分钟自行缓解，无意识障碍急入院。既往身健，8 天前做过刮宫术。体格检查：BP 120/76mmHg，神清，智力正常，脑神经（-），左上肢肌力 4 级，张力正常，腱反射弱，下肢正常，巴氏征（±），脑膜刺激征（-），余无异常（图 18-6）。

　　病例 2：患者，男，40 岁，1 周前受凉出现畏寒、寒战及腹泻，黄色水样便，2 ~ 3 次/天。次日出现左侧面瘫，伴发热，体温最高 38.5℃，并感言语不清、饮水稍呛咳。第 3 天起出现一过性左侧面部及左手桡侧 3 个手指麻木，共 3 次，余无不适。对症治疗 1 周发热、腹泻症状消失，遗留言语欠清及面瘫住院。既往史：吸烟 20 余年，1 包/天；饮酒 20 余年，3 两/天。对"青霉素"过敏。入院体格检查阳性体征：言语尚清，左侧中枢性不完全性面瘫（图 18-7）。

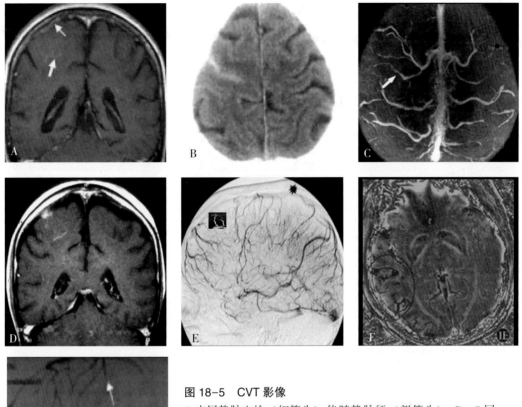

图 18-5 CVT 影像

A 皮层静脉血栓（细箭头）伴髓静脉征（粗箭头）；B、C 同一患者，皮层静脉血栓伴相应区静脉不规则；D、E 同一患者，皮层静脉血栓伴髓静脉征及相应区皮层静脉稀少；F SWI 最小强度投影（MinIP）显示皮层静脉血栓区代偿扩张的皮层小静脉；G 皮层静脉"截断"征

3. 与脑皮质层状坏死（CLN）鉴别：

脑皮质层状坏死是一种泛坏死（pan-necrosis），包括受累区域的神经元、神经胶质和血管等全部死亡，是由于多种原因造成的中枢神经系统缺氧、缺糖或脑能量代谢的遗传性或后天性缺陷所致，它的检出对确定脑损伤部位和程度有重要作用。

发病机制不清，有两种学说：①血管学说：认为是大脑皮质毛细血管形态异常或功能失调，影响了神经组织的供血和供氧所致。②易感学说：认为大脑皮层6层中，不同类型的神经元有着不同的化学结构、受体和神经递质等，对不同因素如缺氧、兴奋性氨基酸等的耐受和反应不同，其中尤其第3、5、6层神经元耐受性最差，最易受缺氧、缺糖的损害，故易发生灰质皮层坏死。目前认为这两种学说在 CLN 的发生中共同起作用。

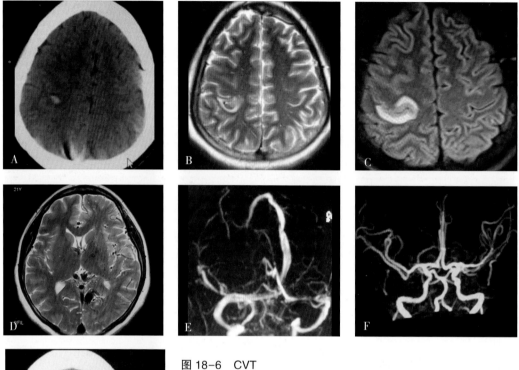

图 18-6 CVT

A：CT 有顶部椭圆形高密度；B：T$_2$ 右中央沟线条状高密度；
C：FLAIR 相应区高信号更清楚，边清；D：SWI 条状出血低信
号；E：MRV 上矢状窦不规则为炎症或血栓；F：MRA无明显异
常；G：7d 后 CT 出血吸收，水肿；静脉窦血栓伴皮层静脉血栓
形成

临床表现：①病灶部位，CLN 好发于顶、枕、颞叶皮质的分水岭区，亦可累及基底核、丘脑、海马、桥脑、小脑。②影像特征为：高信号为沿脑皮质层状分布，虽皮层脑回信号可较高，但以在脑沟两侧和底部皮质最明显，呈线样高信号。病灶不在脑沟内及 SWI 无出血以鉴别皮层 SAH 和皮层静脉血栓。③增强 T$_1$ 病变区大脑皮层脑回可强化。

病例1：患者，男，25 岁，癫痫发作 17 余年，始为发作性发笑，后出现发作性躯体及头向左转，伴咀嚼，一次持续约 2 分钟。体格检查：表情稍呆，反应稍迟钝，余无异常体征。脑电图示双侧大脑半球尖慢波，影像见图 18-8、图18-9。

皮层层状坏死预后多不良，一旦坏死难以恢复，多可发展为局部脑萎缩或迟发性进行性白质损害病变。对各种原因的脑缺血、缺氧以及线粒体功能障碍等代谢性疾病早期积极治疗，或许可预防其发生、发展。

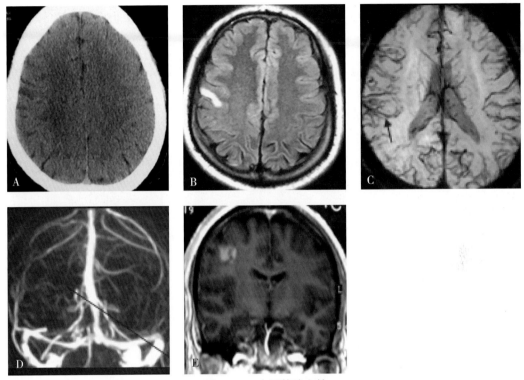

图 18-7　皮层静脉血栓

A：CT 无明显异常；B：FLAIR 右中央沟带着高信号；C：SWI 显示出血低信号及局部皮层静脉增
多；D：MRV 血栓形成区皮层静脉稀少；E：T_1 增强显示髓静脉影

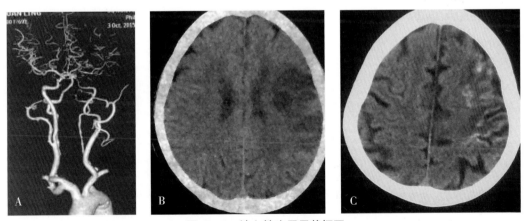

图 18-8　缺血性皮层层状坏死

A：CTA 左侧颈内动脉末端及大脑中动脉闭塞伴侧支循环形成；B：CT 左侧顶叶梗死；C：
MRI T_1 增强相应区皮层强化，显示皮层层状坏死

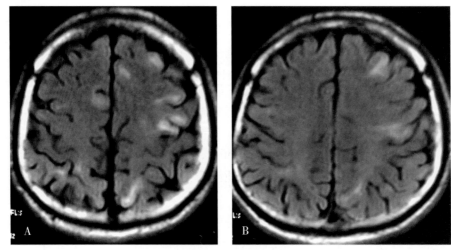

图 18-9　缺血性皮层层状坏死（续）

A、B：FLAIR 显示双侧大脑皮层脑回信号增高，呈层状分布，系慢性脑缺氧致皮层层状坏死

参考文献

［1］ R. V. Chandra，T. M. Leslie－Mazwi，D. Oh，et al. Extracranial Internal Carotid Artery Stenosis as a Cause of Cortical Subarachnoid Hemorrhage ［J］. American Journal of Neuroradiology，2011，32（3）：51-52.

［2］ 薛素芳，马欣，贾建平. 单纯大脑皮层静脉血栓形成 2 例及文献回顾分析 ［J］. 中风与神经疾病杂志，2012，29（8）：736-739.

［3］ 俞英欣，戚晓昆. 单纯大脑皮质静脉血栓形成的临床研究进展 ［J］. 中国脑血管病杂志，2014，11（4）：216-219.

［4］ 陈德强，贺丹，冯平勇，等. 磁敏感加强成像诊断脑皮层静脉血栓的临床应用价值 ［J］. 实用放射学杂志，2009，25（6）：772-774.

［5］ 丁美萍. 自发性局限性蛛网膜下腔出血. 浙江大学硕士学位论文，来自互联网.

［6］ Peter P. Urban，W. Müller－Forell. Clinical and neuroradiological spectrum of isolated cortical vein thrombosis ［J］. J Neurol，2005，252：1476-1481.

［7］ J. Linn，S. Michl，B. Katja，et al. Cortical vein thrombosis：the diagnostic value of different imaging modalities ［J］. Neuroradiology，2010，52：899-911.

第十九章　皮质基底节变性

【定义】

皮质基底节变性（corticobasal degeneration，CBD）是一种慢性进展性变性疾病，主要表现为以大脑皮质额顶叶和基底核黑质区受损为主两大体征症状。前者表现为皮质性肌阵挛、肢体失用、皮质性感觉异常、异己征及锥体束征等；后者表现为帕金森样肌强直、运动迟缓、动作性震颤；上述大脑皮质和基底核受损症状以不对称起病为特征，其病理改变为神经元和胶质细胞中异常 Tau 蓄积，属于 Tau 蛋白质病。

【病理】

病因不清，有报道患甲状腺功能减退、大疱性天疱疮、强直性脊柱炎、膜性肾小球肾炎等免疫障碍性疾病者发病率高，但本病与免疫障碍性疾病的确切关系尚待研究。病理检查是诊断的金标准，病变主要位于大脑皮层和基底节。大脑皮层萎缩主要限于额叶后部和顶叶，常呈不对称性，以受累肢体对侧皮层萎缩明显，少数萎缩呈对称性。有报道萎缩区以额叶后部、黑质、扣带回前部最明显，次为颞极和尾状核，而顶叶相对不明显，枕叶多幸免。残存的细胞体内可见气球样细胞。近年报道本病皮质下结构可有大量 NFT_s 形成，新皮层区肿胀的神经元和胶质细胞内可出现 Tau 蛋白包涵体 Tau 蛋白阳性神经丝，并见有星形胶质细胞斑。

【临床表现】

1. 多发于 45~77 岁的老年人，常在 60 岁后，平均年龄为 63.7 岁，男性略多，散在发病，少有家族史。

2. 起病隐袭，缓慢进展，病程 2.2~12.5 年，平均 6.6 年。

3. 症状的不对称性是临床特征之一，在 2~7 年内累及对侧，个别可终生不对称。

4. 60%~70% 的患者首发症状为单侧起病，尤以左上肢多见，表现为运动笨拙等；20% 的患者下肢首发，表现为下肢僵硬、步行困难等；少数患者上下肢同时受累或表现为语言功能障碍。

5. 大脑皮质受损症状主要包括失用、异己肢、皮层感觉缺失、认知损害、行为改变和失语。85% 以上的患者出现肢体失用，常为早期症状，其中以观念运动性失用最常见，表现为手指的精细运动笨拙，随意动作和模仿动作困难，或不能完成原来能熟练完成的动作；如失用累及下肢，可出现行走困难、步态障碍及意想不到的跌倒（多向后倒）；还可出现"口失用"或"睁眼失用"。35%~50% 的患者出现异己肢，是特征性症状，表现为肢体"外来感"、肢体忽视、患肢"似人化"及难以抑制地摆弄物品、矛盾运动，干扰对侧肢体运动，或表现为在正常有目的的肢体活动中伴有无意识的肢体运动等。27%的患者可出现皮质性感觉障碍，表现为触摸失认、单侧肢体自发痛、针刺的对点单感及其他皮质性感觉缺失。52%的患者出现失语，以原发性进行性失语多见，可发展为缄默症，甚至可出现失写。45%的患者出现额叶释放体征，表现为摸索和强握。其他尚可有淡漠不语、行为幼稚、人格改变等。

6. 基底神经节受损症状主要包括不对称的帕金森病、肌张力障碍、肌阵挛。几乎全部病例均有不对称性肢体僵硬、主动运动减少、动作缓慢等帕金森病表现。常先累及一侧上肢或下肢（手或腿），以上肢多见，表现为非对称性手与前臂屈曲、上臂外展，症状渐重，手笨拙、上肢强直、运动缓慢、不能做精细技巧性动作，部分患者可有一种特殊的强直姿势，即肩内收、肘及腕关节屈曲及部分手指屈曲呈抓握状，有时伴一个或多个手指呈伸直状；下肢起步迟缓、倒退、步距变小、平衡不稳而常跌倒；49%的患者出现震颤，表现为静止性、姿势性或动作性，部分患者可见类似于震颤的规律性肌阵挛样跳动，受刺激时更明显，表现为肌阵挛。症状呈缓慢进展性，于发病后1~6年（平均3年）不能行走、卧床。

7. 核上性眼球运动障碍是常见症状之一，早期约30%、晚期约90%可出现，表现为水平和垂直运动障碍，常以垂直性障碍为主，眼球侧视运动受限，扫视运动延迟。少数患者出现眼睑功能障碍，睁眼、闭眼或两者均不能。其改变可能与额顶叶皮质、黑质及基底核区等多部位损伤有关。

8. 57%的患者可伴有患侧肢体锥体束征，腱反射亢进、病理征阳性、假性延髓性麻痹等。

9. 认知障碍：早期患者认知障碍较轻，即时回忆及注意测试尚好，而失用及数字测试较差；可有语言表达困难，空间定向和人物定向障碍等。晚期痴呆较明显。

10. 影像检查：

（1）头颅CT/MRI：①额叶、顶叶皮质单侧萎缩或双侧不对称性萎缩是皮层基底节表现典型特征，尸检发现达80%，局部脑沟加深、蛛网膜下腔增宽（常为症状肢体的对侧皮质）；少数累及颞叶（多见于合并AD者），呈现外侧裂增宽。部分患者可显示全脑对称性皮质萎缩。FLAIR可显示额顶叶皮质下或脑室周围高信号，类似于脑缺血改变。②另可见基底节、丘脑、红核、齿状核萎缩，壳核、苍白球 T_2 低信号，黑质萎缩。③中脑导水管扩大，胼胝体（或头部）萎缩变薄、相应区脑室扩大。镜下见气球样及去染色神经元是该病的第二特点。

（2）SPECT和PET显示不对称性额、顶叶局部血流或代谢减少，以症状肢体对侧皮质明显；葡萄糖代谢减慢，以顶叶及丘脑为主，呈非对称性改变；黑质纹状体多巴胺系统功能改变主要为：在纹状体内18F-dopa摄取减少（F-dopaPET）；SPECT显示纹状体多巴胺D-2突触后受体结合放射线[133]I减少。

11. 实验室检查：常规检查包括血、尿、血铜、铜蓝蛋白及重金属水平均正常，CBF 常规多正常，个别有蛋白轻度升高及寡克隆带，也有报道脑脊液生长抑素较正常显著低、Tau 蛋白水平明显高。Addenbrooke 认知检查量表（ACE-R）包括注意、言语流畅性、语言、记忆及视空间 5 个认知功能区域，通过评估可以明确患者显现的甚至是潜在的各种认知损害及社会认知改变。脑电图检查早期改变为非对称性慢波（与影像及体征改变一致），晚期为双侧慢波。

【诊断依据】

皮层基底节表现临床复杂，常伴有其他变性病症状混合存在，因此皮层基底节表现临床上曾分为 5 个表型：①皮层基底节综合征：主要症状为肢体僵硬或运动困难；肢体肌张力障碍；肢体肌阵挛；口或肢体失用；皮层肢体感觉缺失；异己肢；症状多为非对称性。②额叶行为空间综合征：执行功能障碍；行为或人格改变；视空间障碍。③非流畅性或语法错误性原发性进行性失语。④进行性核上性麻痹综合征。⑤AD 样痴呆。在以上分型症状中因多包括了同时符合其他变性病诊断标准而多已被另列为相应疾病。有关统一明确的皮层基底节变性病诊断标准目前尚无，结合 Vidaihet 等 1994 年提出的诊断条件，提出以下诊断依据供参考。

1. 隐袭起病，进行性发展。

2. 发病症状明显不对称，多由单肢起始渐发展至对侧。

3. 大脑皮质额顶叶损害症状（额叶释放症状、皮质性感觉缺失、肢体失用及异肢征）。

4. 帕金森综合征（肌强直、运动迟缓）。

5. 核上性眼球运动障碍。

6. 头 CT/MRI 显示额顶叶及基底核萎缩，多呈双侧不对称。

7. SPECT/PET 显示不对称性额顶叶局部脑血流减少及代谢降低。

8. 无有效治疗，左旋多巴等治疗效果差，病程多不超过 10 年。

但值得考虑的是，在临床上也有报道少数皮质基底节变性患者临床症状是对称的，称为 Symmetric CBD（S-CBD），并对其提出临床病理诊断标准：①患者当前及病程中没有不对称性体征及症状。②头 MRI 相对不存在不对称性额顶叶萎缩。③在 PET 和 SPECT 相对不存在不对称性额顶叶低代谢或低灌注。

【鉴别诊断】

1. PD 发病早期可局限在单侧肢体，主要为静止性震颤，病程中不出现失用和异己手综合征，震颤和强直对左旋多巴的治疗反应良好。

2. PSP 首发症状多为垂直性注视麻痹，病程中反复出现发作性的向后跌倒，症状为对称性的，以颈肌和躯干肌肉张力增高为著，形成眼球垂直活动受限和头后仰的特殊体位，头颅 MRI 可见中脑顶盖和被盖部明显萎缩。

【治疗】

目前无特殊有效治疗。对帕金森样症状可用多巴胺类药物，部分患者有效，但用多巴胺受体激动剂等其他抗 PD 药物治疗均无效。肌强直者可用巴氯芬、氯硝西泮，对运动性震颤和肌阵挛治疗效果较好，也有报道左乙拉西坦对肌阵挛有效。普萘洛尔对早期运动性震颤有效，但后期特别当震颤变成肌阵挛时疗效较差。认知功能障碍者可用胆碱酯酶抑制剂。有抑郁症状者可给予 5-羟色胺再摄取抑制剂治疗。物理治疗和营养支持治疗对患者也很重要。

病例 1：患者，男，59 岁，下颌及舌不自主颤动 10 个月、肢体强直半年入院。10 个月前无明显诱因出现下颌及舌不自主颤动，同时伴右下肢活动费力、强硬、走路不灵活。半年前右上肢也发生强硬，后又逐渐累及左侧肢体，不能穿衣、解扣、写字，同时出现腰痛及颈痛，起坐翻身困难，自动行走完全不能，伴肢体疼痛不适及呼吸不畅。上述症状呈持续性，休息及睡眠时症状也无缓解，且有阵发性加重，加重时肢体强硬、疼痛及呼吸困难更明显，右侧始终比左侧重。病程中无意识障碍、发烧、头痛等。既往：11 年前行左侧静脉曲张术，余无特殊病史。

体格检查：T、P、R、BP 均正常，神清，智力及反应能力无明显异常。表情呆滞，眨眼少，双眼向上、下凝视迟缓，以向下明显，水平向运动也较缓慢且欠充分，无复视，下颌及舌不自主震颤，构音障碍（声音低沉且语速慢），无吞咽困难。四肢肌张力极高，呈铅管样，难以被动屈伸，以右侧肢体著，右肘、腕、手指不能伸直，呈屈曲及半握拳状，无静止性震颤，双膝不能伸直，右侧著，右足趾分开，双侧足呈自发性巴宾斯基征样改变，右侧明显。有阵发性发作，发作时被动活动更困难。躯干肌也强硬，转身及弯、仰、伸、屈均困难，诉有肢体疼痛及呼吸困难，但未显示痛苦表情，一次发作持续 5~10 分钟。腱反射：右上肢（-），右膝偶可引出，右踝（-），左侧上肢（+）、膝（++）、踝（-），巴宾斯基征不能肯定其意义（因有自发性存在）。肌肉无萎缩，深浅感觉无明显障碍。双侧指鼻及跟膝胫试验尚准确但动作缓慢。

病例 2：患者，女，73 岁，以进行性精神异常 2 年反复住院。2015 年年初无诱因出现疑家中东西被人偷窃，丈夫把东西无故送人，后渐出现对熟悉的人不认识、叫不出名字；脾气急躁、易生气、不理人、自私等。动作也渐变慢、操作笨拙，左侧明显。症状逐渐进展，2016 年出现迷路，外出找不到家，操作执行更可能，扣扣子困难，穿鞋不能分辨左右，睡眠不讲姿势，随意躺，并出现幻觉。近 3 个月来症状加重，分辨不清家内睡房与厕所门，拿杯子不分辨上下，坐凳子偏侧坐，扣扣子只注视一侧，肢体发强，伸屈困难，双下肢为著，穿脱衣物困难（图 19-1）。

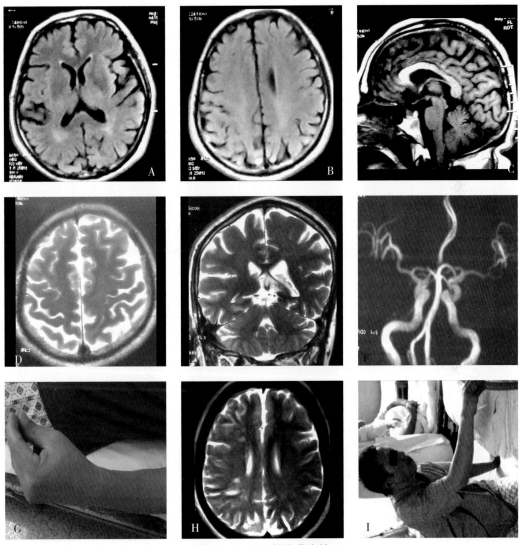

图 19-1　皮层基底节变性

A~E 为 MRI T_1、T_2，均显示不对称性额顶叶萎缩，蛛网膜下腔增宽，右侧明显；F 为 MRA，皮层分支较少，提示伴脑动脉硬化；G 示特殊的强直姿势，手腕呈屈曲抱拳状；H~I 示面部表情呆滞，动作困难、肌强直

　　既往无高血压、糖尿病史。

　　体格检查：T：36.5°C，P：75 次/分，R：18 次/分，BP：135/85mmHg。神清，表情淡漠，言语流利，定向力判断力正常，计算力记忆力差，视空间执行功

能障碍。行动迟缓，小碎步，躯干前倾，左上肢连臂摆动减少。眼球向上运动受限，余脑神经（-）。四肢肌力正常；左侧上下肢肌张力高，四肢腱反射活跃，左侧明显。病理征（-）。感觉正常。

辅助检查：除总胆固醇 5.35mmol/L（2.33～5.17mmol/L）；低密度脂蛋白胆固醇 3.19mmol/L（1.9～3.12mmol/L）；尿素 7.12mmol/L（2.5～7.1mmol/L）稍高外，余糖化血红蛋白定量测定、B型钠尿肽前体测定、TSGF 恶性肿瘤因子联合检测、叶酸、维生素 B_{12}、ANCA 印记谱、ANA+ENA、风湿三项、免疫全套、凝血四项+D-二聚体、甲功七项、空腹血糖、血同型半胱氨酸测定、肝功能、电解质四项、肾功三项、心肌酶谱、感染四项、尿常规、血常规+CRP 均正常。MAPT 基因检测：未发现异常。

表 19-1　神经心理测评

2016-05-05	2017-03-06
MMSE：10/30 MES：34/100 MoCA：6/30	MMSE：8/30 MES：10/100 MoCA：3/30 NPI：10/36 AdL：66/80

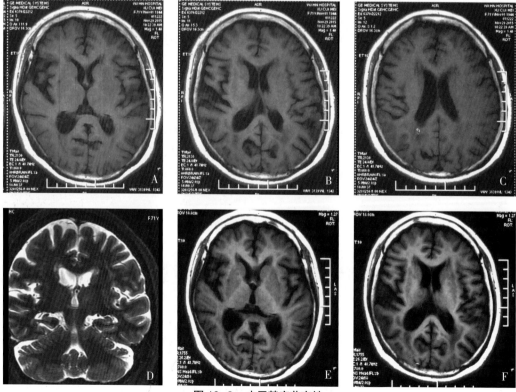

图 19-2　皮层基底节变性

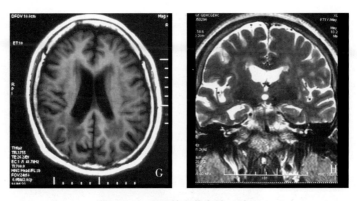

图 19-2　皮层基底节变性（续 1）

A~D 与 E~H 分别为 2016 年 5 月 6 日及 2017 年 3 月 4 日 MR，示以右侧大脑皮层及基底节为主的进行性萎缩，伴同侧脑室扩大、海马萎缩

　　诊断：依据老年女性，隐袭起病，逐渐进展；以皮层及其联系纤维为主的精神行为异常、智能及视空间执行功能障碍；偏侧性锥体外系症状；进行性非对称性的皮层基底节萎缩及代谢障碍；MAPT 基因检测及实验室检查无明显异常，符合皮层基底节变性。

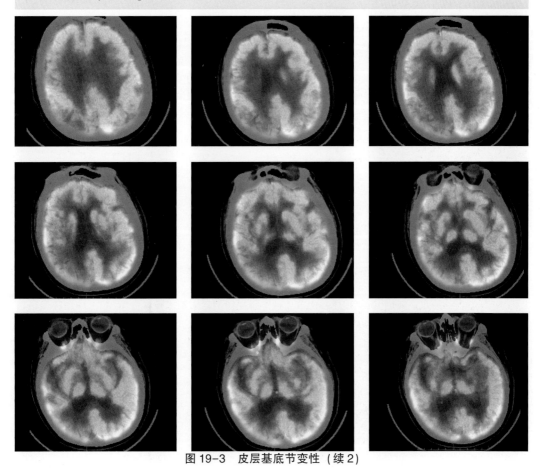

图 19-3　皮层基底节变性（续 2）

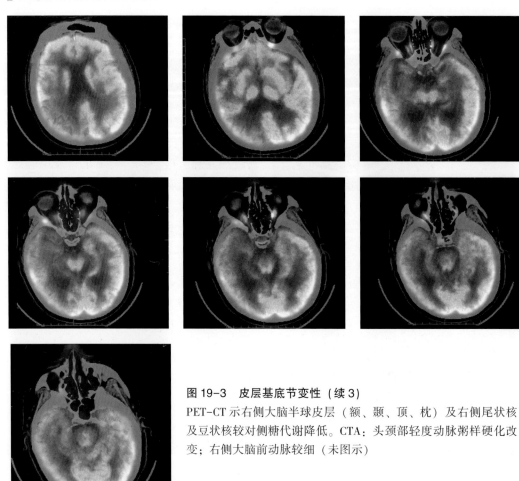

图 19-3 皮层基底节变性（续 3）
PET-CT 示右侧大脑半球皮层（额、颞、顶、枕）及右侧尾状核及豆状核较对侧糖代谢降低。CTA：头颈部轻度动脉粥样硬化改变；右侧大脑前动脉较细（未图示）

参考文献

［1］齐俊佳，张杰文．皮质基底节表现的临床特点及诊断研究进展［J］.中国实用医刊，2015，6：3-4.

［2］A. K. Silbergleit. Neurogenic stuttering in corticobasal ganglionic degeneration：A case report. Journal of Neurolinguistics，2009，22：83-90.

［3］张美云，张本恕，王颖，等．皮质基底节变性综合征四例临床及影像学分析［J］.中华神经科杂志，2012，45（8）：595-599.

［4］A. Hassan. Symmetric corticobasal degeneration（S-CBD）［J］.Parkinsonism and Related Disorders，2010，16：208-214.

［5］刘青蕊，梅凤君，贺丹．皮质基底节变性的研究进展［J］.实用心脑肺血管病杂志，1999，7（3）：187-189.

［6］艾清龙，王文敏．皮质基底节变性临床研究进展［J］.国外医学神经病学神经外科学分册，1996，23（5）：236-239.

第二十章　脑小动脉病

【概念】

脑小血管病的解剖学定义是指所有累及颅内小动脉、微动脉、毛细血管及小静脉的各种病变所导致的一组临床、影像及病理改变的疾病综合征。据此定义，欧洲小血管病专家组根据病因，将脑小血管病（cerebral arteriole disease，CAD）分为六大类。

1. 小动脉硬化：这一类最为常见，且与年龄、糖尿病尤其是高血压密切相关，也称高血压性小血管病。主要病理改变为：血管中膜平滑肌细胞缺失，纤维素样坏死，脂质透明变性，微小的动脉粥样斑块，导致管腔狭窄、管壁增厚、微动脉瘤等。

2. 散发及遗传性脑淀粉样血管病：病理学特征为进行性的具有 βA4 免疫活性的、嗜刚果红的淀粉样蛋白在软脑膜和皮层的小动脉、毛细血管及静脉管壁积聚，使血管壁破坏、血液外溢和管腔闭塞。

3. 遗传性或基因性小血管病：主要包括 CADASIL（最常见）、CARASIL、MELAS、Fabry 病。

4. 炎症及免疫介导的小血管病：其特征是血管壁的炎症细胞参与，病理学改变包括血管壁纤维蛋白坏死，血管周围炎症细胞浸润或纤维化及管腔狭窄，通常是一种全身性疾病。主要包括显微镜下多血管炎、原发性中枢系统血管炎、结缔组织病相关的血管炎等。

5. 小静脉胶原性疾病：这类疾病使静脉及其邻近侧脑室旁的小静脉出现病理学改变，使静脉管壁逐渐增厚，最终致管腔狭窄甚至闭塞。

6. 其他小血管病，如放疗后脑病、AD 中非淀粉样微血管变性病等。

据此分类，脑小血管病主要有 4 大类：脑小动脉硬化，遗传性、炎症性脑小血管病及小静脉病。现在临床上常讲述的脑小血管病症状、影像，从对号入座看，主要是指小动脉硬化性小血管病，既不包括遗传性或基因性、炎症性及免疫介导的小动脉病，更不包括小静脉病，因此作者认为泛化的"脑小血管病"一词应取消，代之以狭义的"个性化"的小血管病命名。2008 年提出"小卒中，大麻烦"，实际上也主要是指小动脉硬化病，以对应于大动脉疾病。文献中所提及的脑小血管病（CSVD）或小血管病（SVD），其中主要包括的是脑小动脉病（CAD）。

目前临床上因无严格按病因分类名称命名，所以有关小动脉硬化病有多种疾病名称，如皮质下缺血性脑血管病，其定义是一组由脑部小血管疾病为主要病因，以皮质下多发性腔隙性脑梗死和缺血性脑白质病变为主要病理损害的一组缺血性脑血管疾病，明显的主要是指由小动脉病引起的疾病；另外轻度血管性认知障碍，按所述症状看也主要是由狭义的脑小动脉硬化疾病引起。故本章按病因以"脑小动脉病"命名。

脑小动脉病是指由脑底部大动脉分出的深（小）穿支动脉和源于脑表面软脑发出的皮质动脉和髓质动脉，直径通常 $40 \sim 200 \mu m$ 脑小动脉及微动脉血管病。高龄、原发性高血压、糖尿病及遗传因素是 CAD 最常见的危险因素。

【流行病学】

据报道在西方国家，SVD 占所有缺血性卒中病因的 25% 左右，占 60 岁以上老年脑血管病患者中 20%~30%，英国一项研究显示 65 岁以上老年人中约 2/3 存在 SVD；主要表现为亚临床卒中或"静息性卒中"，目前我国有明显症状的卒中患者约为 950 万，而无明显症状的卒中患者约为 3 750 万，年龄超过 45 岁者，1/10 的人会有亚临床卒中，阿尔茨海默病患者 30% 合并 CSVD。

在国内，北京多家医院的协作研究表明，腔隙性梗死占所有缺血性卒中类型的 46%。

【CAD 的病因及发病机制】

常见病因有脂质透明样变性、小动脉硬化、动脉粥样硬化，以及脑淀粉样血管病、血管炎等。危险因素：主要为高血压、高血脂、高血糖；现代认为，叶酸、维生素 B_6、维生素 B_{12} 缺乏及同型半胱氨酸升高也是高危因素；另外有超敏 C 反应蛋白、白细胞介素、肿瘤坏死因子、胱抑素 C 等炎性因子作用的参与。

CAD 的病理生理学改变包括血管壁增厚；血脑屏障功能受损；脑灌注下降；脑组织水肿、缺血、脱髓鞘、轴突脱失和胶质增生等。主要是由脑小血管硬化、狭窄、闭塞或深穿支动脉供血区广泛低灌注所致。其特征性的病理表现为皮质下缺血性脑白质病变（Whitematter lesions，WML）和多发性腔隙性梗死。

【临床表现】

国内外研究表明，CAD 导致腔隙性卒中、血管性认知障碍和痴呆、步态异常、头晕、老年抑郁症、帕金森样症状、排尿障碍等多种临床症状，严重影响患者的生活质量。

1. 隐袭起病，缓慢进行性发展。

2. 卒中：这是脑小动脉病的主要临床特点之一，多为缺血性，也可为出血性，病变主要分布于深部白质及灰质核团，症状及体征多较轻，主要表现为各种腔隙综合征，关键部位的腔梗可引起局灶性神经功能缺失，如感觉运动性卒中、纯感觉性卒中、纯运动性偏瘫等。反复发生的非功能损害部位的多发性小腔梗或腔隙状态多引起不同程度的智能损害。CAD 引起腔梗机制主要有两种：一是由载支动脉粥样硬化性斑块或穿支动脉近端动脉粥样硬化阻塞了近端穿支动脉，可引起供血范围内相对较大腔梗，症状常可进行性加重，且预后较差；二是由远端小穿支动脉广泛脂质透明样变性和纤维素样坏死引起较小腔梗，病灶少者可无症状。

3. 认知障碍与痴呆：CAD 导致的腔梗（LI）、白质疏松（WMLs）、微出血（CMBs）、血管周围间扩大（EPVS）均可引起认知功能障碍。小动脉硬化引起的认知障碍具有如下特点：①发病率高，占血管性认知损害的 36%～67%；②临床症状和影像学表现具有高度的同质性；③认知功能障碍随脑小血管病病情的发展而缓慢进展；④多系隐袭起病；⑤临床症状以执行功能损害为主。执行功能是个体在实现某一特定目标时，以灵活、优化的方式控制多种认知加工过程协同操作的神经机制，包括抽象思维、计划、工作记忆、持续注意、持续动作、定势转移或心理灵活性以及动作产生和监控等一系列功能。CAD 患者初期表现为选择性认知功能受损，后期则是全方位的认知功能障碍。其特征主要包括精神运动速度减慢、注意力和执行功能下降，患者的记忆力损害较 AD 轻，主要表现为健忘和自发回忆受损，近记忆力下降显著，但经提示或暗示可以改善，其行为症状表现为淡漠、抑郁、情绪不稳和日常生活能力下降。皮质下腔梗数目是显著影响执行功能的唯一因素，腔梗的数目越多，执行功能越差。

4. 步态障碍：正常步态参数有步宽、步距、步频、步速，正常步态有赖于中枢神经系统、周围神经系统以及骨骼肌肉系统三者间联系纤维的协调工作。步态障碍是 CAB 的主要症状之一，35%的患者表现有上述步态参数异常，主要表现为起步难、步频慢、步幅小、步基宽。WMLs、LI、CMBs 均与步态参数独立相关，三者均可引起步距缩短，LI 主要致步频慢，WMLs 体积和 LI 数量与步行速度减慢程度呈正比。步态障碍又称步态失用症，患者无肢体无力及共济失调，但有明显步行障碍，其特征表现为：①近似帕金森病样步态：起步困难，步幅短小（小步态），拖曳而行。②"冻结步态"，起步极其困难，双足似黏在地上，一旦行走后可近似正常，但停止行走或转身后再次出现起步困难，对左旋多巴治疗反应不敏感。③额叶步态：类似于前者，但步基更宽，平衡障碍更显著，易跌倒；严重者甚至不能站立。

2003 年 Liston 等将血管因素引起的高级水平步态障碍按临床特征分为：①起步障碍（或起步失用）：表现为起步困难、摇摆、拖曳、冻结，主要为辅助运动区（SMA）及其环路受损；②平衡障碍（或失用）：表现为类共济失调样步态，平衡差、易跌倒，主要为运动前区皮层（PMC）及其环路受损；③混合性障碍（或失用）：表现为起步困难、拖曳、冻结，平衡差和易跌倒。

步态异常发生机制：与多发性腔梗性脑梗死、脑白质病变损害神经核团和联系控制步态的多个大脑区域间的白质纤维束，进而破坏皮层与皮层、皮层与脊髓间的联系有关，主要损害部位是：①基底节-丘脑-皮质环路；②双侧额内侧回和小脑前叶的联系纤维束；③联系两侧半球纤维的胼胝体变性萎缩；④多发病灶可能损害大脑皮质运动、感觉及视听中枢系统。

5. 帕金森样症状：包括轻度帕金森样体征（MPS）和血管性帕金森病（VP）。

①MPS：帕金森病主要为行走迟缓，震颤，肌强直及姿势步态异常。MPS 在一定程度上可以认为是帕金森病的前驱期，是由于 CAD 破坏了基底节-丘脑皮层回路而发生。②VP：CAD 为血管性帕金森病的重要病因，其症状的严重程度不一，36%患者至少有一种症状，10%患者为帕金森综合征。LI 患者 38%有帕金森症状；WMLs 患者帕金森症状发生率比无 WMLs 患者高 2 倍多。VP 分为五型：①基本型：包括肌强直，假性面具脸和碎步；②基本型+假性延髓性麻痹；③基本型+锥体束征；④基本型+小脑征；⑤基本型+痴呆和尿失禁。

6. 老年抑郁症（late-life depression，LLD）：老年期抑郁者中 1/3 为小动脉病，LI、WMLs 均能导致，表现为精神反应阻滞、注意力不集中及兴趣缺失。其原因：①CAD 破坏了前额区的情感调节结构或其调节通路；② 缺血脑萎缩，累及左侧额下回与情绪调节结构或杏仁核，二者均与情绪调节相关。

7. 排尿功能障碍：突出表现为尿频、尿急、尿失禁及夜尿多等。额叶-皮质下环路损害可能是其病理基础，靠近额叶和基底节区的梗死或白质病变可能会减少排尿反射通路的抑制传入，并引起逼尿肌反射亢进，从而出现排尿功能障碍。额叶前皮质的功能紊乱或者连接环路的中断可致尿失禁发生。WMLs 与排尿障碍关系密切，WMLs 患者和无 WMLs 患者发生率分别为 82%和 9%，且可能是其首发症状，排尿功能障碍也是 LA 患者的早期临床特征。

8. 睡眠障碍：脑小动脉硬化引起睡眠障碍原因主要是：①位于内囊和脑桥的腔梗可累及咽喉肌，引起呼吸相关性睡眠障碍；②脑白质病变可因病变累及额叶皮质以及基底节等大脑深部的室周纤维而影响睡眠相关神经通路，引起非呼吸相关性睡眠障碍；③脑白质病变因脑血流灌注减少使血流量及代谢需求量增加的快眼动睡眠受影响，致睡眠昼夜节律紊乱；④血管性抑郁。

9. 其他症状：①假性延髓性麻痹，吞咽困难，饮水发呛；②语言障碍：表达障碍，词汇贫乏；③构音障碍，言语缓慢、低沉；④情绪不稳：表情淡漠、强哭、强笑或易怒、冲动；⑤精神异常：违拗、木僵、不吃不语等；⑥反射异常：强握、摸索、吸吮反射阳性等。

【影像学表现】

主要是脑腔隙性梗死；腔隙；脑白质疏松；微出血；血管周围间隙扩大和脑萎缩等。

1. 腔隙性梗死：可为急性症状性腔梗，或反复发生的无症状性腔梗，一般病灶直径<20mm，影像学形态均呈圆形、卵圆形或管状。CT 上表现为边界清晰的低密度影，MRI T_1 呈低信号，T_2、DWI 、FLAIR 呈高信号。CAD 引起的腔梗多系多发无明显症状，关键部位的急性腔梗多系症状性。

2. 腔隙：是基底节或白质内含有少量脑脊液的小空腔，直径一般为 3～15mm，主要分布于基底节、内囊、丘脑或桥脑等穿支动脉供血区，呈圆形、椭圆形或裂隙状，MRI T_1 呈低信号、T_2 呈高信号，多无临床症状及体征，可为急性腔梗后遗改变或为脑小动脉硬化闭塞所致，后者腔隙多与脑白质病变共存。

3. 血管周围间隙（perivascular space，PVS），又称 V-R（Virchow-Robin）间隙，为小穿支动脉周围允满脑脊液的间隙，是蛛网膜下腔的延续，在 MRI T_1 为低信号，T_2 呈点状或线状高信号，是正常解剖结构，直径约 0.3mm，一般认为直径<2mm 时属于正常解剖结构，可见于各年龄组的健康人。直径>2mm 者认为是扩大，大量临床资料表明，扩大的血管周围间隙（EPVS）见于老年脑病、高血压、糖尿病、神经变性疾病、脑白质病变、脑积水、多发性硬化、中枢神经隐球菌感染、儿童脑发育性疾病等；也可见于各年龄组健康人，且随年龄增高出现率升高，20 岁以下出现率 23%，61~80 岁出现率 33%。所以，EPVS 不是一个特定的疾病。

EPVS 好发生于前连合两侧、近大脑凸面半卵圆中心、脑干大脑脚、外囊等。MRI 显示：垂直切面时呈圆形、平行切面时呈线形，因此在基底节呈圆形，在额叶侧面、颞顶叶皮质下白质呈线样，信号与脑脊液相同。EPVS 是脑小血管病发生的重要危险因素，其严重程度间呈正相关。流行病学显示 EPVS 是脑小血管病相关的逐渐进展的认知障碍、人格和情感障碍的参与者，也是脑梗死发病的预知因子，是脑小血管病的一种影像学标志（图 20-1）。

4. 脑微出血（CMBs）：在 GRE 或 SWI 序列上表现为均匀一致、直径为 2~5mm 的圆形或卵圆形、小灶性低信号，周围脑组织无水肿，好发于皮质、皮质下白质、基底节、丘脑、脑干、小脑。在老年人中 CMBs 发生率高达 11%~23%，在 SVD 更常见，深部或幕下微出血与动脉粥样硬化性微血管病有关，局限在脑叶的微出血与脑淀粉样血管病相关（图 20-2）。

5. 脑白质疏松：CT 呈低密度影，T_1 为低信号，T_2 和 FLAIR 像为高信号，分布在脑室周围及半卵圆中心，其严重程度多与急性腔梗、腔隙、血管周围间隙扩大、脑微出血、脑萎缩等相关。目前公认 WMLs 是由 SVD 造成，融合的 WMLs 能够反映 SVD 的严重性。脑白质疏松可分为轻型、重型两种：轻型表现为脑室周围有两处或多处异常信号，无大片融合；脑室周围白质萎缩不明显，多无侧脑室扩大；少伴腔隙及腔梗灶。重型表现为 Binswanger 病样改变：脑室前区、后区、中部斑片状、月晕状长 T_1 长 T_2 异常信号，不融合或融合，或呈弥漫性包围侧脑室的异常影，边界参差不齐；侧脑室周围白质萎缩、变薄，脑室扩大，如伴有高血压、反复卒中、进行性痴呆临床三主征者，则称为 BD 病。

6. 脑萎缩：显示脑沟变深、变宽、脑回缩窄和脑室扩大，呈局限性和弥漫性，弥漫性脑萎缩包括脑皮质型（脑沟、脑池扩大为主）、脑白质型（脑室扩大为主）和混合型（脑灰白质均受累）；局限性萎缩如胼胝体、中脑和海马萎缩等，脑萎缩程度与脑小血管病严重程度相关，可致对时间及定向能力下降、言语障碍、判断力及思考能力下降。

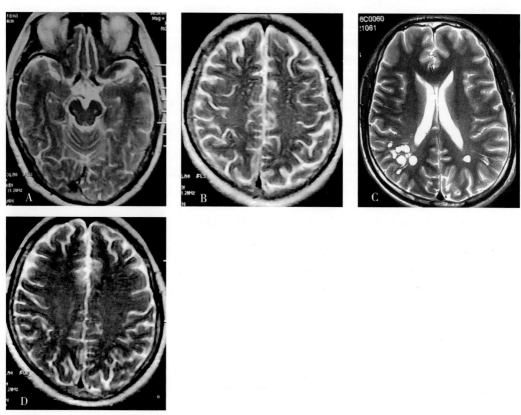

图 20-1 血管周围间隙

A~C 示脑桥及白质内点状间隙；D 为线状间隙

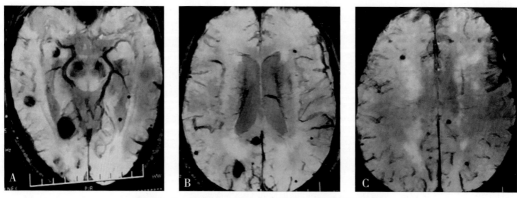

图 20-2 微出血-显示大小不等的圆形低信号影

2012 年，全球神经影像研究专家组发布共识指南，确立了代表 CSVD 6 种关键性损伤的神经影像标志为：近期皮质下小梗死、假定血管源性的腔隙灶、假定血管源性的白质高信号、血管周围间隙、脑微出血、脑萎缩。内容与上基本相同（略）。

新近研究认为上述多种影像改变均为疾病的后期表现。而 CSVD 的早期改变应始发于弥散的脑小血管内皮功能障碍，并提出：①脑微梗死的概念：主要指肉眼不可见而组织病理学可检测到的梗死灶，但部分脑微梗死在急性期可被 MRI 发现，尤其在 7.0TMRI 的应用中，脑微梗死能够在活体中被识别。②设计了 CSVD 的多种影像学特征评分，用于评估脑小血管的病理改变严重程度和症状，评分分值为 0~6 分：2~4 个脑叶 CMBs 计 1 分，≥5 个脑叶 CMBs 计 2 分；局限的皮层表面铁沉积（cSS）计 1 分，播散性的 cSS 计 2 分；半卵圆中心中度到重度的扩大的血管周围间隙计 1 分；重度的脑白质高信号计 1 分。

【诊断】

目前尚无公认诊断标准，我们暂提出以下诊断依据供参考。

1. 存在有引起脑小血管病的危险因素或病因（高龄、糖尿病、高血压、遗传等）。

2. 慢性进展性病程，病情呈阶梯式、波动性发展。

3. 临床表现有认知、情感障碍等脑功能损害症状；步态、尿便异常及锥体、锥体外系体征。

4. 存在有多发性腔梗、脑白质病变、微出血、脑萎缩等影像学表现。

5. 血管成像正常或仅有轻度不规则改变；SPECT、PET 等检查显示脑血流量减少。

6. 排除其他疾病。

【分型】

据腔梗和白质病变表现程度的差异，可分为腔隙性梗死突出型、脑白质病变突出型两型。

病例 1：患者，男，68 岁，半年前家属发现患者无明显诱因记忆力下降，不愿外出，不愿交流，易激动；症状渐重，并出现行走困难，偶有进食发呛及小便失控。既往有高血压史，未正规治疗。体格检查：面部表情呆滞，吸吮反射弱阳性，记忆力、计算力下降，言语少，步幅小，起步难，右下肢及左上肢肌张力稍高，右侧肢体腱反射比左侧稍活跃，右侧巴氏征可疑阳性。影像学表现见图 20-3。

病例 2：患者，男，59 岁，10 个月前左侧瘫，诊断脑梗死，经治疗未完全恢复，不影响日常活动。1 个月前右侧无力，诊断为脑腔梗，治疗效果不明显。几个月来渐出现记忆力稍下降，易激动，看电视中某些情节易哭，进食偶有发呛，尿失禁，行走步基较宽。有高血压病史。体格检查：神清，记忆力、计算力稍差，幸福话语较多，吸吮反射阳性，四肢肌张力稍高，左侧明显，肌力左侧 4~5 级，右侧 5-级，四肢腱反射活跃，病理征阳性。影像学表现见图 20-4。

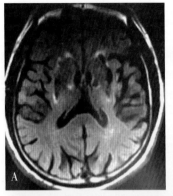
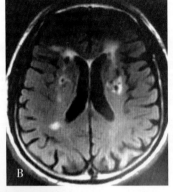
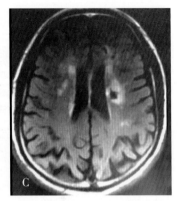
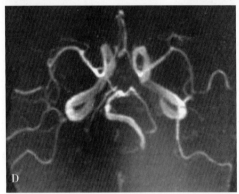

图 20-3　腔梗病变突出型

A~C：MRI FLAIR 示双侧半球基底节、脑室旁多发腔梗伴少量白质脱髓鞘，D：MRA 示皮层分支减少，提示小动脉硬化

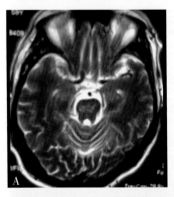
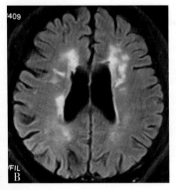
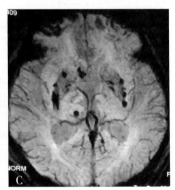
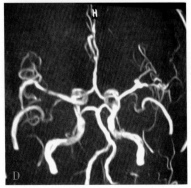

图 20-4　腔梗病变突出型（续）

A：MRI T_2 脑桥腔梗；B：FLAIR 腔梗伴相对较明显的白质脱髓鞘；C：SWI 多发微出血；D：MRA 右侧大脑中动脉 M2 可疑局限性狭窄，皮层分支减少、不规则

病例3：患者，男，81岁，有糖尿病20余年，高血压5年，右手姿势性震颤9年，起床困难，行走为小步态7年，并逐渐出现夜尿多、尿急、尿失禁，饮水发呛，智力降低，动作缓慢等。曾被诊断为帕金森病，服美多芭等效果不佳。体格检查：神清，检查能配合，记忆力、计算力差，口齿欠清，四肢肌力正常，腱反射均引不出，上肢肌张力尚正常，无静止性震颤，双下肢张力较高，病理征（−），行走及感觉无明显异常。影像学表现见图20-5。

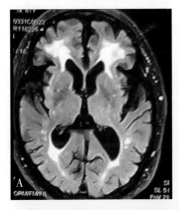
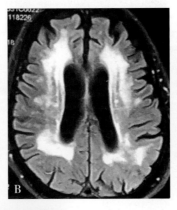
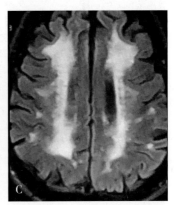
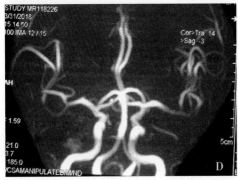

图20-5　脑白质病变突出型
A～C：FLAIR脑白质病变明显伴少量腔梗及血管周围间隙、脑萎缩；D：MRA大动脉无明显异常，提示小动脉硬化

病例4：患者，男，64岁，发现间断性高血压数年，未治疗。近2年来偶有饮水发呛、小便失禁、步幅小现象，均未注意。8个月前左侧轻瘫，2个月来说话不清来诊。体格检查：血压160/86mmHg，神清，智力尚可，言语含糊不清，吸吮反射阳性，左侧上下肢肌张力稍高，腱反射稍活跃，双侧病理征（＋），走路步幅小，余无异常。影像学表现见图20-6。

【治疗】

CSVD并不是预后良好的疾病，相反，它可导致全球1/5的卒中；能引起认知、心理以及生理上的残疾；增加1倍以上未来卒中的风险；为高达45%的痴呆负责。但到目前为止，没有完成一项针对CAD的防治研究；且脑小血管病是一大类血管病，不同

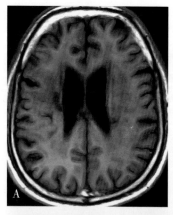
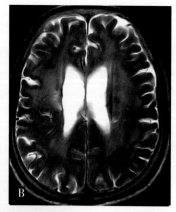
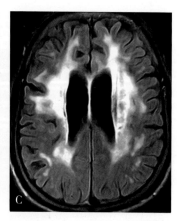

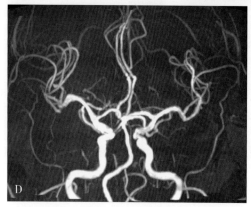

图 20-6　脑白质病变突出型

A：MRI T_1 脑室周围低信号伴腔梗；B：T_2 脑室周围稍高信号；C：FLAIR 脑室周围广泛明显高信号伴腔梗；D：MRA 未见异常

疾病的病理基础也不完全相同，因此无统一有效治疗方案。

1. CSVD 导致的急性缺血性卒中与其他缺血性卒中治疗原则一致，对静脉溶栓治疗上虽认为不是禁忌，但白质疏松及多发性腔隙、CMB 患者是发生出血的独立危险因素，在中重度白质疏松患者中，症状性脑出血的发生率约为 10%；在与华法林相关的颅内出血中，白质疏松也是独立危险因素，因此对其进行溶栓或抗凝治疗时要谨慎。

在二级预防上主要是防治脑血管病的各种危险因素，对高血压的治疗，初步研究表明，选用减少血压变异性的药物，如长效钙拮抗剂（CCB）、血管紧张素转换酶抑制剂（ACEI）、肾素血管紧张素系统（RAS）的降压治疗可能对患者有益，因为血压变异性的增高与 CSVD 进展呈明显相关性，尤其是认知障碍。抗血小板治疗的药物选择上一般以阿司匹林单药治疗为主。有认为选用西洛他唑治疗是更好的选择，因其抗血小板及血管扩张作用，对大血管和微血管均有保护。

2. 脑白质疏松的治疗：积极控制血压可能会延缓脑白质病变的进程。他汀类如普伐他汀（40mg/天）、辛伐他汀（20mg/天），也可延缓白质疏松的进展。

3. 认知和情感障碍的治疗：胆碱酯酶抑制剂和美金刚对认知障碍、血管性痴呆、焦虑、抑郁、淡漠及精神症状均有改善作用，有认为尼莫地平也有效。

参考文献

［1］吴丹，曹凡，王勋，等．脑小血管病的研究进展［J］．中国临床神经科学，2017，25（5）：
573-578.

［2］刘艳，赵凤丽，周卫东．血管周围间隙扩大与脑小血管病关系研究进展［J］．中国神经免疫学
和神经病学杂志，2017，24（6）：430-433.

［3］倪卓新，陈仰昆，肖卫民．脑小血管病的影像学研究进展［J］．广东医学，2018，39（4）：
487-400.

［4］陶雯，柯开富．脑小血管病研究进展［J］．中国卒中杂志，2017，12（2）：147-151.

［5］甘珉慧，孙中武．皮质下缺血性血管性疾病患者的步态障碍［J］．国际脑血管病杂志，2010，
18（9）：687-690.

［6］姜贵方，官小江，李国伟，等．缺血性脑白质病变与认知功能障碍的相关性研究［J］．卒中与
神经疾病，2014，21（2）：104-106.

第二十一章 弥漫性软脑膜黑色素细胞增生症

中枢神经系统黑色素细胞病变是一组弥漫性或局限性的良性或恶性肿瘤，2007 年 WHO 将颅内原发性黑色素细胞病变分为 3 类：弥漫性软脑膜黑色素细胞增生症（DLM）、黑色素细胞瘤、黑色素瘤。前两者是相对良性的病变，黑色素瘤又称恶性黑色素瘤，是恶性程度很高的病变。

【临床表现】

弥漫性软脑膜黑色素细胞增生症（DLM）（弥漫性黑变病）是一种罕见的先天性疾病，多见于幼儿，偶见于成人，发病率尚不确定。其特征是以中枢神经系统黑素细胞弥漫性增生，黑色素细胞广泛侵及幕上及幕下的软脑膜，常波及蛛网膜下腔，特别是小脑、脑桥、颞叶，脑实质也可有不同程度受累。但一般不形成明显的肿块。

临床特征包括颅高压、脑积水、癫痫、智能障碍、共济失调、脊髓空洞症、脑神经麻痹、颅内出血、括约肌功能障碍和神经精神症状。如果恶变，临床症状迅速恶化。脑脊液中可检查到肿瘤细胞。DLM 与神经皮肤黑变病、神经纤维瘤病-Ⅰ型、Sturge-Weber 综合征和 Dandy-Walker 综合征存在相关性。颅内病变根据其病理性质不同，其影像表现主要形式如下。

（1）以脑膜黑色素细胞增生为主时：患者 CT 平扫可为阴性，增强扫描表现为广泛或局限性软脑膜线状或斑片状强化，常伴有脑积水；MRI 常表现为大脑皮质及皮质下点片状短 T_1、短 T_2 异常信号，增生的脑膜增强扫描呈明显斑片状强化，若呈结节状强化常提示恶变。

（2）以黑色素瘤为表现时，则形成占位性病变。CT 平扫一般为位置表浅的圆形或类圆形肿块，瘤内常合并出血和坏死，瘤周水肿较轻或无，增强呈明显均匀强化或环形强化。

其 MRI 表现根据肿瘤中的黑色素含量和瘤内出血量可分为 4 型：①黑色素型，表现为特征性 T_1 高信号，T_2 低信号，此型占 25% 左右。②不含黑色素型，T_1 表现为低或等信号，T_2 为高信号或等信号。③混合型，表现为一种与前两者都不一样的混合特质。④血肿型，只表现为血肿的特征。

（3）可伴有中枢神经系统其他畸形，最常见的为 Dandy-Walker 畸形，其他还有如神经纤维瘤病、Sturge-Weber 综合征、蛛网膜囊肿及隐性脊柱裂等。

DLM 病理表现为软脑膜上黑色素细胞异常增殖及黑色素生成。肉眼观硬脑膜颜色通常是正常的，打开硬脑膜后，可见软脑膜弥漫增厚，黑色素沉着，可使大面积的软脑膜或整个脑膜呈炭黑色、暗云状、深绿色或深褐色。镜下见黑色素细胞相对较小，细胞质及间质中可见黑素颗粒。可以侵及软脑膜及血管周围间隙，但不侵入脑实质。分裂周期较短，可呈现梭形、圆形、椭圆形或立方形，细胞形态正常，细胞学缺乏肿瘤特性。伴或不伴脑实质浸润，若侵袭提示恶性变预后不良。多由于病变范围弥漫、广泛，治疗困难预后差；若病变范围小，手术能完整切除者预后尚好。

【病例举例】

患者，男，21岁，以四肢抽搐、意识丧失5小时于2018年3月14日入院。3天前上呼吸道感染，自服药治疗。2小时前于洗澡时突发意识丧失、四肢抽搐，持续约10分钟抽搐稍好转，仍意识不清、烦躁，伴小便失禁，送医院。入院时体格检查：T 36.5℃，P 76次/分，R 26次/分，BP 125/84mmHg。内科体检无异常。神经系统：神志不清，谵妄状态，烦躁不安，体格检查不能配合，脑神经无明显异常，右侧肢体肌力稍差、自主活动少，病理征（−）。经脱水及抗惊厥治疗，患者意识转清，肢体肌力恢复正常，抽搐发作减少，但仍有间断发作，表现为意识丧失，双眼向右侧凝视，头颈向右侧转、四肢强直。病程中发现患者反应迟钝，记忆力及计算力下降。辅助检查：血常规，白细胞11.96×10⁹/L，中性粒细胞95.1%，中性粒细胞绝对值11.38×10⁹/L，C反应蛋白3.88mg/L，1型单纯疱疹病毒IgG抗316.317AU/mL（0～19）。腰穿：脑脊液压力230mmH₂O，蛋白0.20g/L，白细胞9×10⁶/L，红细胞0个，糖及氯化物正常。2018年3月15日头MRI FLAIR显示脑沟稍宽，信号较深；DWI可疑双侧半球皮层信号不对称，左侧稍高。MRA及MRV未见明显异常（图21-1）。经治疗患者癫痫发作基本控制，神经系统检查无明显异常出院。

后随访家属因感患者智力进行性加重、肢体动作笨拙、癫痫仍偶有发作，于2018年6月赴上一级医院诊治。复查腰穿：压力170mmH₂O，细胞数61×10⁶/L，白细胞14×10⁶/L，蛋白1 643mg/L，6月6日头MRI：幕上脑膜广泛异常强化；幕上脑积水，间质性脑水肿（图21-2）。PET-CT：脑室略扩大，大脑灰质沟回增宽加深；基底节区及小脑代谢减低。

脑组织活检：常规诊断，硬脑膜：灰白色，未见色素细胞浸润，仅见少许炎性细胞及血管。软脑膜、蛛网膜及脑组织：软脑膜及蛛网膜呈灰褐色，脑组织呈灰白间灰褐色，脑膜蛛网膜下腔处见散在片巢状富含黑色素的梭形及卵圆形细胞浸润，细胞异型性不明显。未见明确的核分裂象，局灶见色素细胞沿血管周围间隙侵及表浅脑组织（图21-3）。免疫组化结果Ki-67（+3%），Melan-A（−），

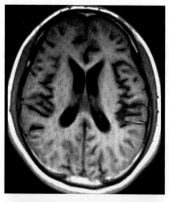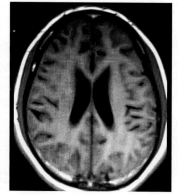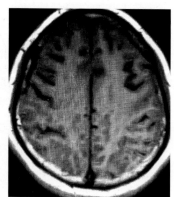

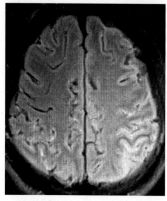

图21-1　2018年3月15日头MRI

HMB-45（+），S-100（+）。结合影像、免疫组化结果及手术所见。最后诊断：弥漫性脑膜黑色素细胞增生症。

本患者主要临床表现为顽固性癫痫发作、进行性智力障碍；脑脊液压力稍高、蛋白升高；脑膜改变明显：大脑灰质沟回增宽，软脑膜及蛛网膜呈弥漫性黑色素沉积、灰褐色，可见散在片巢状富含黑色素颗粒的梭形及卵圆形细胞浸润的典型病理改变，无脑实质结节形成；无皮肤黑色素沉积表现，因此符合中枢弥漫性脑膜黑色素细胞增生症。

附：神经-皮肤黑变病（NCM）1例

患儿，女，50天，足月顺产，生后无窒息、产伤，出生后即发现腹部、臀部、膝以上皮肤大片黑色素沉着，哭闹、饮食、睡眠与同龄婴儿比无明显异常。父母非近亲结婚，家族中无类似病例。体格检查：神志清，精神可，发育正常，营养中等，腹部、腰部、臀部、膝以上皮肤呈短裤样大面积黑色素沉着，头面部、胸部、背部、膝以下皮肤散在斑片状黑色素沉着，其上有毛发生长，分布均匀，无包块（图21-4）。心、肺、腹部检查均正常，神经系统检查头围35cm，前囟软，2.5cm×2.2cm，余均正常，无阳性体征。

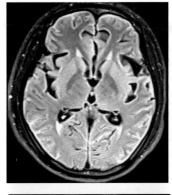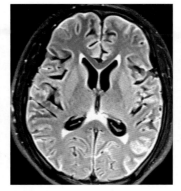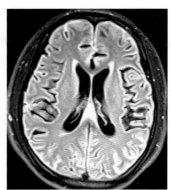

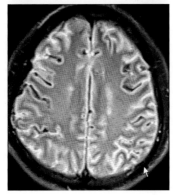

图 21-2　2018 年 6 月 6 日头 MRI

神经-皮肤黑变病，又称神经-皮肤黑色素沉着症，是一种胚胎神经外胚层黑色素细胞发育异常所致的先天性疾病。皮肤表现为巨大先天性黑色素痣，2/3 患儿常出现在腰骶部，最大时可覆盖整个躯干，1/3 患儿为多发小色素痣，表面有或无毛发；神经系统症状主要为智力发育迟缓、癫痫发作及脑积水、颅压高等。MRI 检查对黑色素的沉积较为敏感，表现为脑实质或脑膜局灶性短 T_1 短 T_2 信号，T_1 增强可

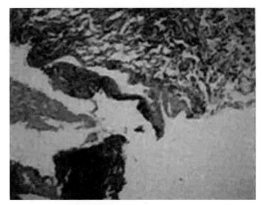

图 21-3　脑组织活检

表现为脑膜异常强化，影像上还可显示伴有轻中度脑积水等（图 21-4，见彩图第 4 页）。组织病理学可表现为中枢神经系统内大量黑色素细胞增殖和浸润。

神经-皮肤黑变病目前并无明确统一诊断标准，但基本要求需满足原发性脑膜黑色素病变并伴有先天巨大皮肤黑色素痣，后者肉眼可见，前者需要有各种中枢神经系统症状；头颅 CT 或 MRI 检查脑膜出现异常高信号或短 T_1 信号，追踪观察病灶不断扩大；脑脊液或脑膜活检发现黑色素细胞或黑色素瘤细胞。本病患者尚无中枢神经症状，可能与年龄小仅有 50 天有关，一般神经症状多发生在出生后 2 年左右，但从影像看，显

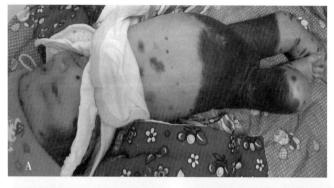
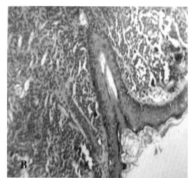
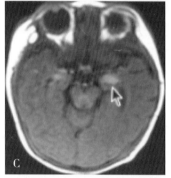
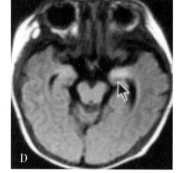
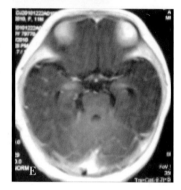
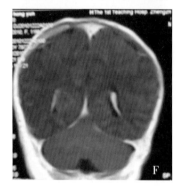

图 21-4　神经-皮肤黑变病

A 示皮肤黑色素沉着，其上有毛发生长；B 为腹部皮肤活检示：真皮层内可见黑色素细胞呈巢团状分布，胞体呈椭圆形或多角形，内含大量黑色素，诊断为皮内痣；C 为 MRI T_1，D 为黑水像显示双侧海马呈高信号，左侧明显，左侧颞角稍扩大，E、F 为 T_1 增强扫描显示双侧大脑半球脑表面多发斑片状及条状轻度强化信号影，可疑颞枕部硬脑膜强化、双侧额叶脑表面条状低信号；脑沟、脑池及脑裂未见明显增宽加深；中线结构未见偏移

（病例由贾贺、张博爱提供）

示在脑实质内有海马细胞异常，增强扫描显示双侧大脑半球脑表面多发斑片状及条状轻度强化信号影，并可疑伴有脑膜强化、颞角扩大积水，说明中枢神经系统受累，加之典型的皮肤黑色素广泛沉积及皮肤病理活检，且在臀部发生的黑色素痣有易发倾向，基本符合神经-皮肤黑变病或神经-皮肤黑色素沉积症临床诊断。但因家属拒绝做腰穿、SWI 及脑膜活检还未能明确确诊。

　　由上两例看，中枢神经系统黑色素细胞病变可明确地分为两类，一为原发性中枢性黑色素细胞病变，黑色素细胞增生或瘤性病变仅累及颅内和（或）脊髓，无皮肤色素沉着及黑色斑块，发病年龄相对较大；二为神经-皮肤黑色素沉着症，神经皮肤均受侵，皮肤损害在出生时即出现，神经症状出现较晚，二者均可并发其他中枢神经系统病变，如多发性神经纤维瘤、Sturge-Weber 综合征及 Dandy-Walker 综合征。

参考文献

［1］张海燕，彭婕，黄劲柏．神经皮肤黑变病伴脑膜恶性黑色素瘤一例［J］．中华神经科杂志，
2017，50（2）：138-139.

［2］刘才保，康厚艺，周鹏程，等．椎管内弥漫性黑色素细胞增生症1例［J］．磁共振成像，2011，
2（6）：469-470.

［3］赵海涛，王育波，李文鹏，等．中枢神经系统黑色素细胞病变［J］．中风与神经疾病杂志，
2016，33（1）：95-96.

［4］马二奎，孙玉今，肖江喜．神经-皮肤黑色素沉着症1例［J］．中国医学影像技术，2012，
28（5）：973.

［5］李玉珍，彭韶，贾贺．婴儿神经-皮肤黑变病海马受累1例报告并文献复习［J］．临床儿科杂志，
2012，30（11）：1020-1021.

［6］张宁，刘尊敬，李刚，等．中枢神经系统黑色素细胞病变的临床与病理特征［J］．中南大学学报
（医学版），2007，32（4）：713-716.

［7］帕提曼，吴高强，吾尔斯曼，等．神经皮肤黑色素沉着序列症二例［J］．中国优生与遗传杂志，
2006，14（5）：106-107.

第二十二章　脑髓静脉病

【脑髓静脉概述】

脑髓静脉是位于大脑和小脑半球白质内颅内深、浅两大静脉系统间的脑静脉（箭头示半球髓静脉区），吻合这两大静脉系统，维持血液引流平衡，根据脑髓静脉位置、血流方向将其分为浅、深两组（图22-1）。

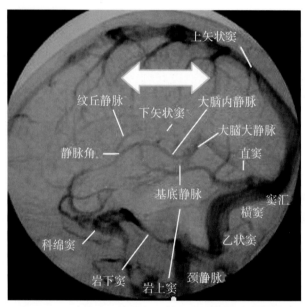

图22-1　脑静脉血管解剖（箭头示髓静脉分布区域）

幕上脑髓静脉位于皮质下半卵圆中心内，沿着放射冠的纤维方向走行。其表浅髓静脉：血管较短，位于灰质下1~2cm的白质内，由髓质中层向大脑皮质表层方向呈离心性走行，汇入皮质或半球静脉，最后进入上矢状窦。深部髓静脉起源于表浅髓静脉的深面，较大，由髓质中层向侧脑室方向呈向心性走行，以楔形或扇形汇入侧脑室额角的前外侧、尾状核头、体部或侧脑室体部中央、颞角、三角区、枕角的室管膜下静脉系统，最后它们均流入大脑内静脉、大脑大静脉。另外，还有联系表浅和深部髓静脉的贯穿静脉，横贯皮质直达室管膜下静脉。幕下髓静脉也分为表浅和深部引流两组，解剖结构较复杂。浅组经小脑上、下静脉，小脑后下静脉，中脑外侧静脉向小脑蚓静脉或小脑表面静脉引流进入岩窦、横窦或窦汇。深组经四脑室的室管膜下静脉汇入四脑室侧隐窝静脉、或向前进入桥横静脉，最后进入 Galen's 静脉系统。正常的脑髓静脉和脑贯穿静脉血管较细，直径分别为<0.02mm 和 0.05~0.3mm，在高质量的 DSA 图像中可见到一些深髓静脉，以

在侧位像中显示最好，表现为与脑室室管膜垂直的大小一致的细小血管（表22-1）。

表22-1　脑髓静脉病

髓静脉相关疾病	髓静脉相关疾病
1. 髓静脉相关的血管异常 　　髓静脉畸形 　　脑三叉神经血管瘤综合征	4. 髓静脉相关的肿瘤性病变 　　血管内淋巴瘤病 　　淋巴瘤样肉芽肿
2. 深髓静脉相关的出血性疾病 　　高能创伤导致的弥漫性血管损伤 　　深部髓静脉充血	5. 髓静脉相关的代谢性病变 　　氧合改变 　　溶酶体贮积
3. 髓静脉相关的炎性改变 　　多发性硬化 　　急性播散性脑脊髓炎	

本文主要讨论以下两种疾病，其他有关血管内淋巴瘤病及溶酶体病中的尼曼匹克氏病可参见有关章节。

第一节　脑发育性静脉异常

脑发育性静脉异常又称脑静脉血管畸形（developmental venous anomaly，DVA）、脑静脉血管瘤，是毛细血管及小静脉发育异常，是最常见的脑血管畸形，大约占中枢神经系统血管畸形的60%，多为单发。据影像研究，DVA检出率为2.5%~3%，以大脑或小脑半球多见：额叶（36%~56%）、顶叶（12%~24%）、枕叶（4%）、颞叶（2%~19%）、小脑半球（14%~29%）、基底核（6%）、丘脑及脑室（11%）、脑干（5%）。

脑静脉发育异常患者约1/3无症状，偶然检查被发现；部分患者有临床症状，其症状因病变部位而异：幕上病变者可有慢性头痛；癫痫发作（多为大发作）；局部神经功能障碍（常因脑出血、蛛网膜下腔出血等引起单肢轻瘫、感觉障碍等）。幕下病变可有步态不稳；颅后窝占位症状；小脑出血等。Hon等将其临床表现分为五类：①症状性脑出血：出血部位靠近畸形病变处，可引起头痛、癫痫、局部神经功能缺损等；②症状性脑梗死：梗死部位靠近病变区，伴局部神经功能损伤；③非出血、梗死性的局部神经功能缺失：④癫痫，发作形式与病变部位相关；⑤偶然发现，无特殊症状。

影像检查具有以下特征性表现。

MRI显示：许多细小髓静脉放射状汇入一条引流静脉，呈现"海蜇头"征，引流静脉在T_1、T_2均呈低信号影，部分患者可因引流静脉淤滞在T_2像呈高信号。

CTA、MRA增强扫描及DSA，均为放射状髓静脉汇入粗大的引流静脉干，呈典型的"海蜇头"征或"水母"征，引流静脉，经皮质静脉流入静脉窦或室管膜下深静脉，为本病的特征性表现。

SWI 序列在小静脉的显示上具有独到的优势，可表现为增粗的引流静脉及放射状分布的扩张细小髓静脉，呈现"海蜇头"征；或仅显示为一组静脉异常扩张；或仅见一条扩张的引流静脉而无髓静脉。

Yasargil 将脑发育性静脉异常脑血管造影的诊断标准总结为：①缺乏供血动脉；②病灶出现在静脉期；③许多细小扩张的髓静脉；④经扩张的脑贯穿静脉（表浅型）或室管膜下静脉（深部型）引流。

病例 1：患者，女，28 岁，发作性头痛多年，重时伴恶心、呕吐，近半年来发作较频，常在午休后发作，痛较剧，服止痛剂可缓解。近 3 个月来出现两次发作性眩晕，头位改变时加重，曾按良性阵发性眩晕治疗，有效但缓解慢，症状持续时间长，神经系统检查无阳性体征。临床诊断为偏头痛性眩晕（图 22-2）。

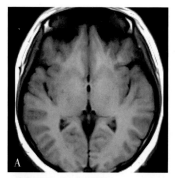
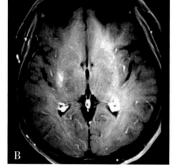
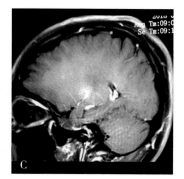
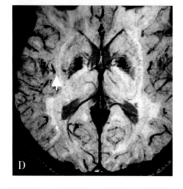

图 22-2　脑发育性静脉异常（病例 1）

A 为 T_1 右半球白质内点状低信号，B、C 为 T_1 增强显示"海蜇头"征，D 为 SWI 显示一组髓静脉（箭头）

病例 2：患者，男，60 岁，因智力障碍，临床诊断为"中枢神经系统血管炎"，行脑增强扫描中发现伴有髓静脉发育畸形（图 22-3）。

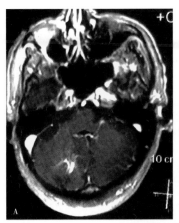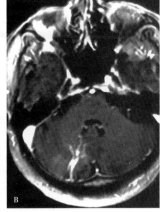

图 22-3　脑发育性静脉异常（病例 2）
A、B 显示右侧小脑半球"海蜇头"征

第二节　Sturge-Weber 综合征

【定义】

Sturge-Weber 综合征（SWS）又称脑面血管瘤病（encephalofacial angiomatosis）、脑三叉神经血管瘤病，是一种罕见的神经皮肤综合征。主要以面部三叉神经分布区不规则"葡萄酒"色血管瘤、软脑膜血管瘤、癫痫发作、青光眼为临床特征的先天性静脉微血管系统非遗传性疾病。

【发病机制】

发病机制目前尚未完全明确，Shirley 等发现 SWS 由 9q21 对染色体上的鸟嘌呤核苷酸结合蛋白 α 亚基 q 基因突变引起，该基因编码的核苷酸发生点突变导致重新编码氨基酸，已证实这种突变与皮肤病变和软脑膜血管瘤相关。病理改变主要是软脑膜、面部三叉神经支配区皮肤及眼脉络膜的血管瘤，面部血管瘤并非真正的血管瘤，为大量扩张薄壁血管构成的血管瘤样改变；软脑膜血管瘤为软脑膜下间隙内多发薄壁小静脉和毛细血管在大脑表面缠绕形成，很少累及动脉。镜下见皮质浅层沿脑回分布的钙化灶、脑组织萎缩及神经元脱失和胶质增生等。病理生理学上表现为静脉压增高，从而导致相应的大脑皮质血液供应不足，引起慢性脑缺血。最常累及枕叶，也可累及颞叶和顶叶或整个半球。

【临床表现】

1. 颜面部皮肤血管畸形：是本病标志性体征，在出生时即出现，单侧多见，双侧者约占 15%，多分布于三叉神经第一支范围分布，也可波及第二、三支，少数病变可延伸到同侧的耳郭、口唇、牙龈，甚至躯干，色呈红色、紫红色或暗红色，多呈"葡萄酒"色。被称为"葡萄酒"色血管瘤，边界清楚，斑片状，压之稍退或不褪色。据报道也有 5%～15%～40% 的患者无面部血管畸形。当血管痣累及前额、上睑时可伴青光眼和神经系统并发症，仅累及第二、三支时，则神经症状少。

2. 神经系统症状：包括癫痫（75%～90%，多为难治性且为早发症状）、对侧偏瘫（30%）、智力减退（50%）、偏头痛（60%）、卒中样发作（33%）。是颅内软脑膜血管瘤（实际为增生的血管团）的并发症致脑组织处于长期低灌注所致。

3. 眼部症状：眼部血管畸形位于结膜、视网膜及脉络膜血管，可引起青光眼、渗出性视网膜脱离等多种眼部并发症。其中以青光眼最常见（30%～70%），枕叶受损可导致对侧同向偏盲，其他还可见突眼、斜视、视力减退、瞳孔异常、晶状体浑浊、白内障等。其症状可出现于任何年龄。

4. EEG 显示受累半球波幅低，α 波减少，与颅内钙化程度一致，可见痫性波。

5. 头颅 CT 和 MRI 是诊断本病的主要手段，主要表现为：①CT 检查显示皮层表面脑回样、斑片状、条状或不规则钙化，也可呈沿脑回的曲线样 "轨道样" 或 "锯齿样" 钙化。②CT 尤其是 MRI 可见脑实质内皮层静脉、室管膜下及髓质静脉迂曲、增粗扩张的血管流空影，互相交织呈网状。③增强扫描的 CTA、MRA 或 DSA 造影显示畸形血管更明显，并可见侧脑室脉络丛增大。④SWI 序列显示动静脉血管畸形较 DWI 更清晰，呈多发异常低信号表现，且可显示引流静脉。⑤其他可见病变侧脑萎缩、颅骨斑障层增厚等。

【诊断】

目前尚无 SWS 综合征统一诊断标准，主要依靠：①面部典型红葡萄酒色扁平血管痣；②临床表现伴有癫痫、青光眼、突眼、对侧偏瘫、偏身萎缩等症状；③头颅影像学 CT 和 MRI 显示钙化、脑萎缩和脑膜血管瘤样畸形。

据报道可将 SWS 分为 3 型：Ⅰ 型颜面部、软脑膜和脉络膜血管瘤，合并神经症状或青光眼；Ⅱ 型单纯颜面部血管瘤，无颅内病变，并伴有青光眼；Ⅲ 型仅有软脑膜血管瘤，无颜面部血管瘤，伴或不伴有神经症状或青光眼。

值得注意的是早期（1 岁内）Sturge-Weber 综合征表现常不典型，多为有癫痫发作，但不一定有麻痹血管畸形，诊断主要依据 MRI，次为 CT，当显示脑白质 T_2 上有明显信号降低病变区；侧脑室脉络丛过度增生、扩大；一侧大脑半球进行性萎缩；颅内有软脑膜钙化影或畸形血管团时，要警惕本病。

【病例举例】

病例 1：患者，女，8 岁，以癫痫发作 6 天住院。11 个月前因面部血管瘤就诊，行 MRI 检查诊断 "脑动静脉畸形"，10 天前头痛，6 天前突发癫痫 2 次，一次持续约 20 分钟缓解。体格检查：血压 130/75mmHg，两侧面部可见大小不等片状血管瘤，左侧明显，呈红色，略高出皮肤，余各项检查无异常（图 22-4，见彩图第 5 页）。

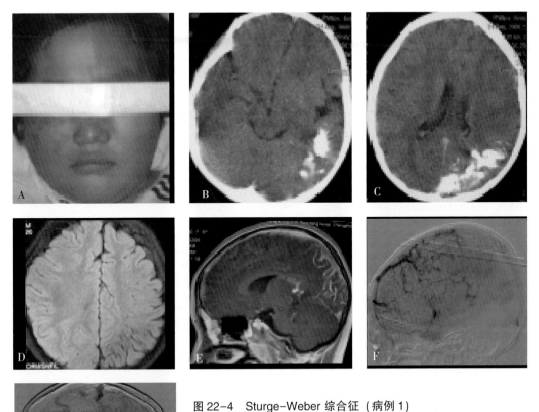

图 22-4 Sturge-Weber 综合征（病例 1）

A 示双侧面部血管瘤，左侧为著；B、C 为头部 CT，显示左侧颞顶枕部斑片状及条状钙化；D 为 MRI 平扫，左侧脑皮质发育较差，E 为 MRI 增强扫描，见顶枕部沿脑回条状强化，F、G 为 DSA，显示不规则杂乱血管影，引流静脉汇入上矢状窦

病例 2：患者，女，3 岁，症状性癫痫，表现为癫痫大发作；EEG：显示以阵发性慢波活动为主，伴少量阵发性痫样波，左侧著（图 22-5，见彩图第 6 页）。

【治疗】

本病目前尚无特异性治疗方法，一般采用对症治疗。有难治性癫痫、肢体偏瘫、卒中样发作或视觉缺损等症状者可考虑外科手术治疗（局灶皮质切除术、低功率双极电凝热灼术、解剖性或功能性半球切除术、胼胝体切断术等，较大血管畸形可行介入栓塞联合手术切除）；放射治疗可使颅内病变血管闭塞硬化，亦可考虑；皮肤血管瘤可采用激光或者冷冻治疗方法。如有青光眼，则需给予药物及手术治疗，多需手术治疗。

Lance 等报道大约 90% 的患者在应用 1 种或 2 种抗癫痫药物及小剂量阿司匹林 ［5 mg/（kg·d）］后癫痫症状可以得到有效控制（6 个月及以上无癫痫发作或仅偶尔发作）。如有反复短暂性脑缺血发作，可试用小剂量阿司匹林。

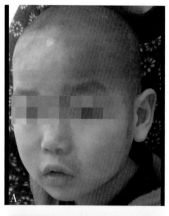 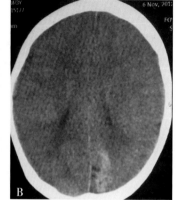 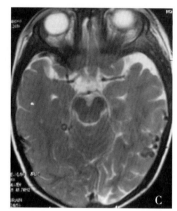

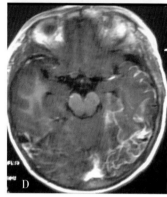

图 22-5　Sturge-Weber 综合征（病例 2）

A 为左侧三叉神经第Ⅰ、Ⅱ支分布区血管瘤，第Ⅰ支区著，B 为 CT 示左侧枕叶不规则带状钙化影，C 为 MRI T$_2$ 像，示左侧颞枕部异常线样高信号及血管流空影，D 为 MRI 增强扫描示做颞枕部异常血管团强化，呈"轨道样"

　　SWS 综合征一般并不危及生命，但因系是进展性疾病，存在神经功能的持续性恶化。

参考文献

[1] 胡建滨，王光彬，白雪，等. 上矢状窦栓塞大脑髓静脉改变的 SWI 研究 [J]. 医学影像学杂志，2012，22（2）：159-161.

[2] 李建华. 脑髓静脉 [J]. 中国影像医学技术，2001，17（10）：1007-1009.

[3] 解明，宋段，柴宇宁，等. 脑静脉畸形的 MRI 诊断 [J]. 中国 CT 和 MRI 杂志，2011，9（1）：25-27.

[4] 宋建勋，张水霞，鲁虹霞，等. 脑发育性静脉异常及其伴发病变的 MRI 表现[J]. 中国医学影像技术，2017，33（4）：518-521.

[5] 罗梦琪，湛长青，庞洪波. Sturge-Weber 综合征 1 例 [J]. 皖南医学院学报，2017，36（6）：611-612.

[6] 胥明婧，徐艳中，张雪，等. Sturge-Weber 综合征的影像学表现（附 7 例报告）[J]. 医学影像学杂志，2018，28（6）：884-887.

[7] 解明，宋段，柴宇宁，等. 脑静脉畸形的 MRI 诊断 [J]. 中国 CT 和 MRI 杂志，2011，9（1）：25-27.

［8］周文辉，易长虹，刘四斌 . 脑静脉畸形的 MRI 表现及其诊断价值［J］. 临床放射学杂志，2006，25（3）：222-224.

［9］吴洁，花放，王晓华，等 . Sturge-Weber 综合征的临床及影像学特点分析（附八例报道）［J］. 中华神经医学杂志，2016，15（10）：1026-1031.

［10］姚琼管，红梅，王圆圆，等 . MRI 对早期无钙化的 Sturge-Weber 综合征的影像诊断价值（附 7 例报告）［J］. 中国医学计算机成像杂志，2016，22（6）：521-524.

［11］Lance E1，Sreenivasan AK，Zabel TA，et al. Aspirin usein Sturge-Weber syndrome：side effects and clinical outcomes［J］. J ChildNeurol，2013，28（2）：213-220.

第二十三章　瘤样脱髓鞘病

【病例简介】

患者，女，22 岁，以左侧肢体麻木、无力 10 余天于 2017 年 8 月 21 日住院，20 多天前月经来潮，断续达 10 余天，12 天前突感左手麻，其后第 3 日感左足麻，后即出现进行性左侧肢体无力，下肢进展明显，直至左上肢尚可抱孩，手可持筷，但不知筷子掉地，左下肢完全不能抬举，不能感知鞋掉地。无发热、意识障碍、肢体抽搐、言语及二便障碍等。入院体格检查：脑神经无异常，左侧肢体张力少偏低，肌力上肢 4 级，下肢 2+级，腱反射 (+)，左侧上下肢痛觉稍减退，深感觉明显迟钝。头 MRI 示右顶叶占位病变。8 月 29 日行手术治疗，部分切除右顶叶病变，病理报告为脱髓鞘假瘤。术后给予脱水、神经营养剂等支持治疗（未用免疫抑制剂）症状明显好转，10 月 13 日复体格检查：神经精神正常，脑神经正常，左侧上下肢肌张力正常，肌力上肢手握力 5⁻级，反射正常，下肢远端肌力 4 级，近端 5 级，腱反射活跃，病理征 (+)，下肢浅感觉稍迟钝，上下肢深感觉均明显减退，下肢尤著。影像学表现见图 23-1。

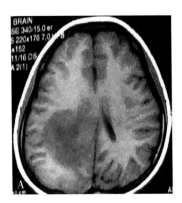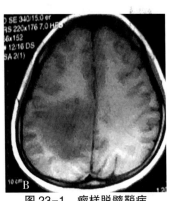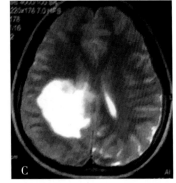

图 23-1　瘤样脱髓鞘病

A~D 为 2017 年 8 月 18 日 MRI T₁、T₂，呈长 T₁ 长 T₂ 信号，其内信号不均，伴更低信号。E~J 为 2017 年 8 月 25 日 MRI，E 为 T₂ 右侧侧脑室后部顶叶区片状不均匀高信号，无明显占位效应；F、G 为 FLAIR，上述病变区有囊性变；H、I 为 T₁ 增强显示不典型非闭合形周边强化；J 为 MRS 显示 Cho 降低、NAA 无明显异常。K~N 为 2017 年 8 月 31 术后 MRI，K 为 T₁ 示病变缩小伴有灶内出血；L 为 FLAIR 示病灶缩小内有出血；M、N 为 T₁ 增强显示灶内出血伴病灶周边强化。O 为 2017 年 9 月 6 日 CT，呈低密度影

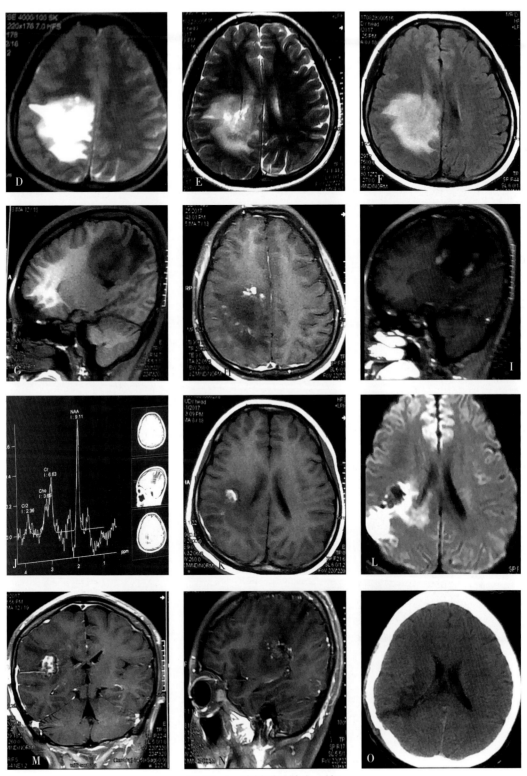

图 23-1　瘤样脱髓鞘病（续）

诊断：脱髓鞘假瘤（天津医科大学总院神经病理）。

瘤样脱髓鞘病（tumefactive demyelinating lesions，TDLs），或称炎性脱髓鞘性假瘤（inflammatory demyelinating pseudotumor，IDP），是中枢神经系统（CNS）一种相对特殊类型的免疫介导的炎性脱髓鞘病变。病理特点是血管周围炎性细胞浸润，伴局部脱髓鞘改变。

TDLs 发病机制不清，可能为：①细菌/病毒感染，部分患者早期抗感染等治疗有效，曾查出单疱病毒及 EB 病毒抗体阳性；②免疫炎症反应：TDLs 患者多伴有血清免疫球蛋白水平的增高和高胱氨酸尿症；部分患者合并有免疫相关性疾病等。

【临床表现】

1. 起病多为急性或亚急性，少数为慢性；个别病前有疫苗接种及感冒受凉史。

2. 各年龄段均可发病，以中青年居多。

3. 病变部位：主要累及脑白质，也可累及皮层、皮质下，以额叶多见，其次为颞叶、顶叶，基底节区、胼胝体及脊髓；单发或多发，单侧或双侧。

4. 症状：主要取决于病变累及的部位及范围，可为局灶性：言语不清、肢体无力，但癫痫发作相对少见；弥漫性：记忆力下降、反应迟钝、淡漠等精神认知障碍；非特异性如头痛等。

5. 影像特点：

（1）头 CT：绝大多数为边界较清的低密度影（图 23-2），个别为等密度（图 23-3），强化多不显著（图 23-2）。

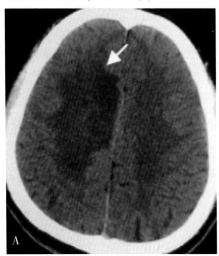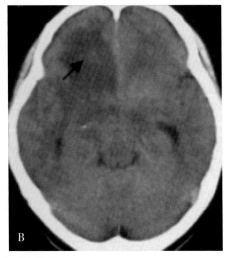

图 23-2　头 CT 表现

A：CT 示大片低密度；B：CT 示片状低密度中心小片的等密度

（2）头 MRI：平扫，T_1 多为高信号；T_2 70%～100% 为高信号，边界较清楚，部分边缘伴低信号；病灶周围多伴水肿，多有占位效应；DWI 多为高信号（细胞毒性水肿为主）；激素治疗反应较好，数周内可缩小或消失（图 23-3）。

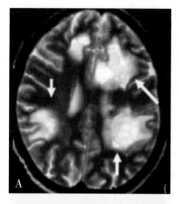
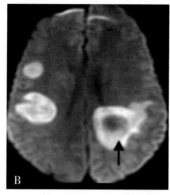
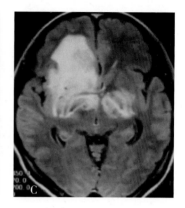

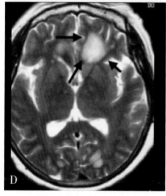

图 23-3　MRI 表现

A T_2 多发高信号呈"煎蛋样"；B DWI 高信号，左呈环形；C FLAIR 额叶"蝶形高信号"伴占位；D T_2 高信号，边缘伴低信号

增强：表现为结节样、闭合环样、开环样、火焰状等不同形式的强化，其中"开环样"强化（C 形）最具特征性；另外呈"梳齿样"结构，即垂直于脑室的扩张静脉影也具有特征性。值得注意的是病灶强化表现与病程有关：急性期（起病 ≤3 周）以斑片状或结节状强化为主；亚急性期（起病 4～6 周），则演变为"开环样""闭环样"或"花环样"，同时可伴斑片状强化；慢性期（起病 ≥7 周）仍可为开环样或闭环样，但原有增强信号可渐变淡呈斑片状或消失（图 23-4）。

（3）波谱：Cho 峰升高、NAA 峰降低，部分伴有一定程度 Lac 峰升高。虽脑肿瘤也有类似表现，但其 Cho 峰升高、NAA 降低程度更显著，一般 Cho/NAA 多 ≥2（图 23-5）。

（4）灌注成像：TDLs 一般不出现高灌注，胶质瘤新生血管多，往往呈高灌注（图 23-6）。

6. 脑脊液检查：脑脊液：颅压多数正常，少数轻度增高；蛋白多数正常，少数轻、中度增高，细胞数多正常。个别患者寡克隆区带（OB）呈弱阳性或阳性。部分患者髓鞘碱性蛋白（MBP）或 IgG 合成率不同程度增高。极少数血清水通道蛋白 4（AQP4）

抗体阳性。

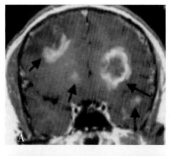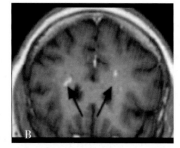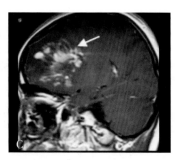

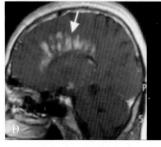

图 23-4　增强扫描

A 开环、闭环、结节强化；B 结节样强化；

C、D "梳齿样" 强化

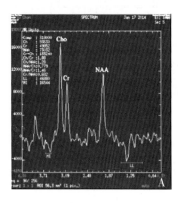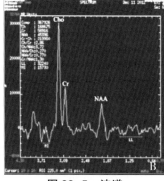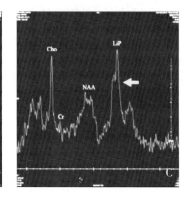

图 23-5　波谱

A：TDLsCho 峰显著升高，NAA 峰轻度降低，Cho/NAA＝1.28，Lac 峰显著升高（TE＝144）；

B：间变型星形细胞瘤Ⅲ级：Cho 峰显著升高，NAA 峰显著降低，Cho/NAA＝3.72，可见 Lac 峰；

C：PCNSL：Cho 峰显著升高，Cho/Cr＝8.0，NAA 峰大致正常，可见高大的 Lip 峰

【诊断标准】

2017 年中国免疫学会、中华医学会神经免疫学组和中国人民解放军科委会神经内科学专业委员会神经免疫学组共同制定了《中枢神经系统瘤样脱髓鞘病变诊治指南》，内容详细、全面，摘录如下。

1. 基本标准：

（1）临床证候持续>24h，在一定时间内进行性加重，有或无神经功能缺损。

（2）头颅 MRI 检查示：颅内单发或多发病灶，至少有一个病灶具有轻中度占位效

应，有或无不同程度水肿带，且病灶最长径≥2cm。

占位效应程度分级为：①轻度：脑沟消失；②中度：脑室受压；③重度：中线移位，或出现钩回疝、大脑镰下疝。

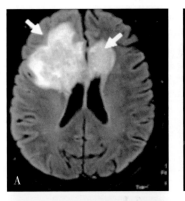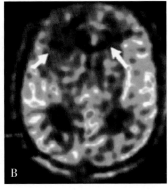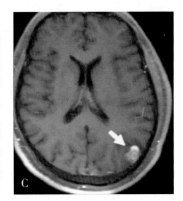
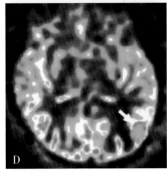

图 23-6　灌注成像
A、B 为 TDLs 低灌注；C、D 为胶质母细胞瘤高灌注

病灶周围水肿程度分级：①轻度：水肿带<1cm；②中度：水肿带 1～3cm；③重度：水肿带>3cm。

（3）病灶主体以脑白质为主。

（4）头颅 CT 平扫示病灶为低密度或稍等密度。

（5）患者的临床证候、实验室及影像学指标难以用其他颅内占位性疾病更好地解释。

2. 支持条件：

（1）临床证候学：符合下列 3 条即可：

①中青年起病；②急性、亚急性起病；③头痛起病；④病情严重程度与影像学平行对应（部分感染性疾病临床证候相对于影像学过重，而脑胶质瘤等临床证候少，病情相对于影像学明显较轻）。

（2）常规实验室指标：符合下列 3 条即可：①颅内压正常或轻中度增高（一般≤240mmH$_2$O，②CSF 细胞数正常或轻度增多（一般≤50 个/mm^3）；③CSF 蛋白水平正常或轻、中度增高（一般≤1g/L）；④CSF-OB 阳性和（或）MBP 升高；⑤血清 AQP4 抗体阳性。

（3）普通影像学指标符合下列 1 条即可：①病灶单发或多发，且累积双侧半球，

但非粟粒性；②病灶边界相对清楚（有时伴 T2 低信号边缘）

（4）不同临床时期（<3 周、4~6 周、≥7 周）其增强 MRI 特点按一定规律动态演变：同一病灶具有从"结节样"或"斑片样"强化向"环形"（或"开环样""花环样""火焰状"）强化逐渐演变特点。

（5）病灶形态（增强 MRI）呈环样结构，且须具备以下特征：欠连续；有 1 个或数个缺口；呈"开环样""C 形""反 C 形"强化。

（6）"梳齿征"阳性：增强 MRI 检查示侧脑室旁病灶内可见梳齿样排列的扩张静脉影。

3. 出现以下指标，应慎重诊断 TDLs。

（1）临床特点具有以下情况之一：

1）首次发病年龄>60 岁。

2）隐袭起病，病程迁延>1 年。

3）与影像学相比，临床症候较少，病情较轻。

4）病程中出现显著的脑膜刺激征。

5）病程中出现>24 小时的发热，且用其他病因难以解释。

（2）以癫痫起病。

（3）T1 和（或）T2 像示病灶边界模糊不清。

（4）病灶内显著出血、坏死；或 DWI 像示病灶呈低信号或混杂信号。

（5）增强 MRI 显示病灶呈规则、壁外侧光滑、闭合环形。

（6）MRS 检查示病灶内感兴趣区 Cho/NAA≥2，或出现高大的 Lip 峰。

（7）激素冲击治疗病情缓解后，3 个月内病情很快复发加重。

4. 排除指标：

（1）CSF 细胞学检查发现肿瘤细胞。

（2）头颅 CT 检查示病灶呈高密度（除外钙化、出血性病变、海绵状血管畸形）。

（3）增强 MRI 检查示：

1）典型的 PCNSL 征象，如均匀团块状强化、缺口征、握拳征。

2）典型的脑胶质瘤征象，如脑干基底动脉包绕征等。

3）其他肿瘤或非肿瘤占位性疾病的典型征象。

（4）ASL 或 PWI 检查显示病灶局部明显高灌注。

（5）PET-CT 检查示病灶局部呈高代谢。

（6）明确诊断非炎性脱髓鞘病变，如颅内肿瘤性疾病、感染性疾病、血管炎等。

5. TdLs 诊断分 3 级：

（1）病理确诊：无排除指标，且脑活检有典型病理学改变。

（2）临床确诊：同时具备以下几条。

1）无排除指标。

2）符合所有基本标准。

3）至少符合4条支持指标。

4）无警示指标。

（3）临床可能：同时具备以下几条。

1）无排除指标。

2）符合所有基本标准。

3）至少符合4条支持指标。

4）有警示指标存在，需有支持指标对冲平衡：①1个警示指标，必须至少有1个支持指标。②2个警示指标，必须有2个支持指标。③不允许>2个警示指标存在。

【鉴别诊断】

鉴别诊断见表23-1～23-3和图23-7～图23-9。

表23-1　瘤样脱髓鞘病与脑星形细胞瘤鉴别

瘤样脱髓鞘病	脑星形细胞瘤
急性、亚急性起病；CSF-MBP增高	慢性起病；CSF-MBP正常或稍高
占位与临床表现呈负相关，但症状稍重于星形细胞瘤	占位与临床表现呈负相关更著（瘤细胞生长于组织间）
头痛起病多（约25%），少数为癫痫	以癫痫起病稍多（约占20%）
CSF-MBP高/OB阳性	少有
CT均为低密度影	CT超半数为高密度影或等密度
MRI多发、孤立病灶，边清	MRI单发连续片状病变，边界不清T_1为等或稍低信号，T_2高信号，水肿较重，占位明显
DWI早期高信号随病程渐变淡	DWI早期低信号随病程渐增高
增强病灶早期呈结节样，后呈闭环样或开环样	基底动脉被包绕征有诊断意义
矢状位的"梳齿状"对诊断有重要意义	增强早期不强化，后恶变可呈中心结节样或不规则强化
MRS Cho/NAA<2	MRS Cho/NAA多≥2
灌注成像呈等或低灌注	灌注成像呈高灌注

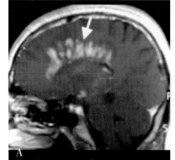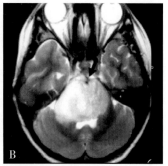

图23-7　瘤样脱髓鞘病与星形细胞瘤鉴别

A为增强MRI显示的"梳齿征"瘤样脱髓鞘病；B T_2脑桥"基底动脉包绕征"对星形细胞瘤具有相当高度的诊断价值

表 23-2　瘤样脱髓鞘病与原发性中枢神经系统淋巴瘤（PCNSL）鉴别

瘤样脱髓鞘病	原发性中枢神经系统淋巴瘤
青壮年多	年龄大，老年多
亚急性起病	隐匿起病
多以头痛为首发	多以认知减退和记忆力显著下降、双眼视力下降为首发
CT 为低密度影	CT 多呈高密度或等密度（中心高周围淡或相反或弥漫性稍高），且随病程更明显
皮质-皮质下多见，占位效应轻	多累及中线结构，占位效应明显
DWI 呈高信号，且随病程渐变淡	DWI 呈高信号，且随病程渐更高
增强病灶早期呈结节样，后呈闭环样或开环样	增强多为相对均匀显著的片状或中心区球形强化
矢状位的"梳齿状"对诊断有重要意义	有些可见"缺口征""尖角征"，有些呈"雨滴"样表现
MRS Cho/NAA<2	MRS Cho/NAA 多≥2
常见 Lac 峰	常见高大的 Lip 峰
脑脊液髓鞘碱性蛋白阳性和寡克隆区带（OB）阳性支持诊断	CD 45、CD20 和 CD3 阳性者支持诊断（为淋巴瘤标志物）

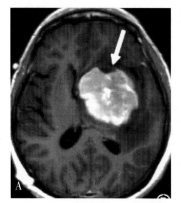 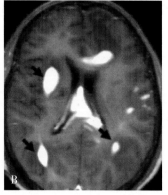

图 23-8　瘤样脱髓鞘病与 PCNSL 鉴别

PCNSL T$_1$ 增强均匀强化，A 为缺口征；B 为 T$_1$ 增强脑室旁及侧脑室内多发均匀强化病灶，呈"尖角征"或"雨滴征"

表 23-3　瘤样脱髓鞘病与原发性中枢神经系统血管炎鉴别

原发性中枢神经系统血管炎	瘤样脱髓鞘病
起病相对较急	亚急性起病
癫痫发作多	癫痫起病少
皮层受累多见	白质受累多
增强多呈脑回样强化	增强呈闭环样、开环样、梳齿状
病灶周围水肿及占位效应轻	病灶周围水肿及占位效应相当明显
血小板可增多，ANCA-P、C 可阳性	无
出血多见	少见
激素治疗反应相对较慢	激素治疗反应较好
血管成像异常改变多见	少有

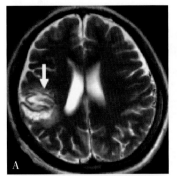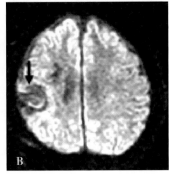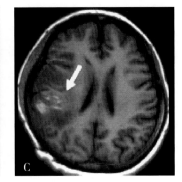

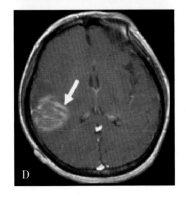

图 23-9　TDLs 与病理确诊的原发性中枢神经系统血管炎鉴别

A：T2 检查显示：右侧额顶叶类圆形高信号病灶，其中可见脑回样低信号；B：DWI 像显示病灶呈低信号脑回样；C：T1 像显示右侧额顶叶病灶呈脑回样高信号；D：T1 增强检查显示上述病灶呈脑回样强化

【瘤样脱髓鞘病急性期治疗】

1. 激素治疗：可作为首选，超过 80% 患者治疗有显效；原则：大剂量冲击、缓慢阶梯减量，逐步减停。成人：甲泼尼龙 1g/d，静滴 3～4 小时，3～5 天后剂量阶梯依次减半，每个剂量 2～3 天，至 120mg/天、80mg/天、40mg/天以下，改为口服甲泼尼龙片 28mg/天，3 天，依次递减为 20mg/天，7 天之后，每周减量 4mg，直至减停。

TDLs 对激素治疗多数较敏感，绝大多数症状可缓解；对于减量过程中，出现新发症状或症状反弹，可再次激素冲击治疗或给予 1 个疗程静脉注射大剂量免疫球蛋白。

2. 对血清 AQP4 抗体阳性、不适合激素治疗或激素治疗无效、不宜使用免疫抑制剂的特殊人群，如妊娠或哺乳期妇女、儿童，可用免疫球蛋白，用量为 0.4g/（kg·d）静滴，连用 5 天。

3. 激素联合免疫抑制剂：适用于激素冲击效果不佳者，主要包括硫唑嘌呤、环磷酰胺、吗替麦考酚酯、甲氨蝶呤、他克莫司等。

4. 对血清 AQP4 抗体阴性的复发型 TDLs，或符合 MS 时间与空间缓解-复发 TDLs 患者可参考 MS 治疗。

5. 放疗：对于激素不敏感、激素治疗后复发或对大剂量激素治疗有禁忌的患者，可在激素治疗的同时加用低剂量放疗，以缩小病灶体积，提高疗效。

预后：TDLs 一般预后良好，多为单病程，部分患者有向 MS 转化的趋势或与 NMO 重叠，可有复发。

6. 对症治疗。

参考文献

[1] 林香江，孟国路，刘星，等．中枢神经系统炎性假瘤的诊治［J］．中国微侵袭神经外科杂志，2016，21（11）：506-509.

[2] 谢成娟，孟玉，汪凯．中枢神经系统炎性假瘤的临床观察［J］．安徽医科大学学报，2013，48（6）：705-707.

[3] 刘鹏飞，张文川．中枢神经系统炎性脱髓鞘性假瘤 1 例并文献复习［J］．中国微侵袭神经外科杂志，2017，22（1）：38-39.

[4] 谷芙蓉，阎晓玲，秦洁，等．脱髓鞘假瘤五例临床分析［J］．中国现代神经疾病杂志，2017，17（3）：214-221.

第二十四章　可逆性脑血管收缩综合征

可逆性脑血管收缩综合征（Reversible cerebral vasoconstriction syndrome，RCVS），又称 Call-Fleming 综合征等，1978 年被 Snyder 首次报道。

【病因及发病机制】

病因复杂无特异性，文献报道约 80% 以沐浴、性行为、咳嗽、打喷嚏或突然的体位改变等诱发，服用特殊类型药物如 5-羟色胺、抗抑郁药，偏头痛，内分泌因素，妊娠分娩，颅脑外伤，贫血等与 RCVS 也有相关性。

发病机制目前尚不明确，普遍认为与血管收缩能力短暂性失调导致颅内中等程度血管（尤其是大脑 Willis 环附近的血管近端）呈节段性、多灶性收缩有关。颅内血管近端受交感神经传入纤维的支配，调节血管张力，上述因素可能促发遗传易感个体脑血管交感兴奋性增强、内皮细胞功能障碍，脑血管强力收缩等张力调节功能障碍等，导致了脑血管多发节段性痉挛。

【诊断依据】

1. 任何年龄均可发病，20~50 岁居多，女性多（男∶女为 1∶9）。

2. 以突发剧烈难忍、瞬间达到高峰（通常<1 分钟）的"爆炸样"或"雷击样"头痛为特征性表现，可以是唯一症状，头痛多位于后枕及头顶，可反复发作，持续数分钟或数天，多为 1~3 小时，多伴有恶心、呕吐、畏光、畏声、血压升高及烦躁不安。

3. 可伴有局灶性神经损害体征，如轻瘫、癫痫发作、视物不清、意识障碍等。

4. 影像学又是一重要特征，表现为：急性期 CTA/MRA 尤其 DSA 可显示颅内动脉 1 处或多处节段性狭窄，类似串珠样改变，常累及 Willis 环附近的中型血管，其敏感性约为 80%，有报道颈内动脉的颅外段也可出现痉挛；在其后的 3 个月内随访，上述改变完全或明显恢复；CT 或 MRI 诸序列检查可显示有脑实质损害，如脑缺血、出血、SAH 或血管源性脑水肿。

5. 其他辅助检查：急性期 TCD 检查，显示动脉血流速度增快伴涡流、杂音，大脑中动脉流速可高达 80cm/s 甚至更高，提示动脉收缩狭窄；脑脊液：多数正常，仅少数患者有轻度异常，表现为白细胞轻度增加，蛋白增高，偶可见有红细胞。

【诊断标准】

国际头痛学会 2007 年诊断标准。

1. 急性的剧烈头痛（通常是雷击样疼痛）伴或不伴局灶性神经功能缺损或癫痫发作。

2. 单项病程，发病后 1 个月没有新的症状。

3. 血管造影（MRA／CTA 或 DSA）证实的脑动脉节段性收缩。

4. 排除由动脉瘤破裂引起的蛛网膜下腔出血。

5. 正常或接近正常的脑脊液（蛋白<1g/L，WBC <15×10^3/mL，糖正常）。

6. 12 周后再次血管造影（MRA／CTA 或 DSA）显示动脉完全或基本正常。

7. 排除其他疾病，尤其注意与动脉瘤破裂引起的蛛网膜下腔出血鉴别。

【鉴别诊断】

1. RCVS 与动脉瘤引起的 SAH：后者动脉瘤出血量常较大；出血部位接近动脉瘤；影像检查可显示动脉瘤。RCVS 继发的 SAH，出血量小，出血部位远离病变血管，影像显示动脉呈串珠样或香肠样改变。

2. RCVS 与原发性中枢神经系统血管炎（PACNS）：两者以年轻女性多见，卒中起病，临床表现为头痛、意识模糊和局灶性神经系统缺损的症状和体征，MRA 等显示节段性的血管狭窄而相似，其鉴别点大致如下（表 24-1）。

表 24-1　RCVS 与 PACNS 的鉴别

	RCVS	PACNS
性别、年龄	女性多，20~50 岁	男性多，任何年龄
病因	常与环境因素有关，如药物、围生期、创伤、代谢障碍等	多位免疫反应有关
机制	以血管痉挛收缩为主	以肉芽肿性血管炎症为主
临床症状	剧烈霹雳样头痛为主要症状，伴随立即或者迟发神经系统局灶缺损（后循环损害多）及癫痫发作等	无霹雳样头痛，一般为隐袭头痛和精神改变，可以合并卒中，癫痫和局灶神经系统缺损（体征较弥散）
CSF	CSF 检查往往正常	CSF 检查 80%~90% 异常，主要表现为轻度细胞数增多和蛋白升高
MRI	MRI 表现从正常到分水岭梗死，或者后部（顶枕）白质脑病改变；随访 MRI 常恢复正常	MRI 表现为在不同的血管分布区皮层和皮层下白质多发梗死，正常少见；随访 MRI 很少恢复正常
DSA	发现血管管径狭窄，受累血管较少，一般无闭塞	发现血管管径狭窄，受累血管较广泛，一般无闭塞
病理	正常的或者无特异性改变	特征性的表现为肉芽肿性炎症
治疗	钙离子拮抗剂和激素反应快、明显	激素/免疫抑制剂反应慢，恢复差
预后	良好，4~12 周可恢复，少有后遗症	效果较好，恢复慢，常有后遗症

【病例举例1】

患者，女，21岁，产前10天腿肿，体检无高血压等异常。产前1天下午出现从未有过的难以忍受的头痛，无恶心、呕吐，睡一夜明显减轻。次日下午1时打牌中突发意识丧失、全身抽搐，历时约3分钟，入院血压160/120mmHg，于5时剖宫产，晚上又发头痛、恶心、呕吐且伴视物不清，持续至第3日上午，又癫痫大发作一次，历时6分钟左右，醒后仍有头痛、恶性、呕吐及视物不清，历时约2天后上述症状完全消失。怀孕过程中有4次头痛，程度轻，时间约几分钟，孕期体检健康。体格检查无异常体征。

检查：病程中无肢体瘫痪、麻木等。第一次抽后约2小时做头CT，显示左侧颞顶部皮层有片状低密度影，第二次抽后可疑静脉窦血栓形成做MRI检查（即第3日）（图24-1），结果见后。第6日神经系统检查无异常，后经观察1周，患者无异常表现出院。

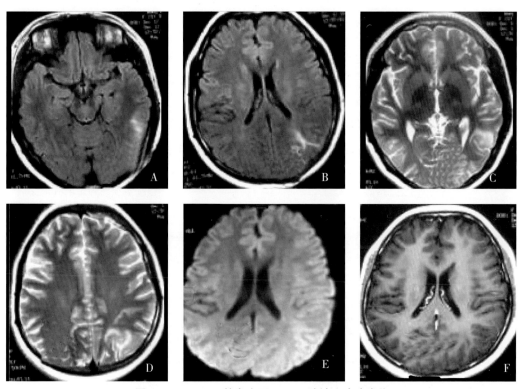

图24-1 RCVS并发皮层SAH、脑缺血癫痫发作

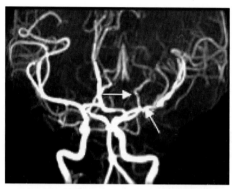

图 24-1　RCVS 并发皮层 SAH、脑缺血癫痫发作（续）

入院后次日 MRI、MRA：A、B 为 FLAIR 示左颞及左顶枕部条状高信号；C、D 为 T_2 示双侧颞部及左顶后高信号；E 为 DWI 双侧顶枕部信号似稍高，左明显；F 为增强无强化；G 为 MRA 示左侧大脑中动脉及左侧大脑后动脉呈串珠样改变（箭头）

【病例举例 2】

　　患者，女，50 岁，间断性发作性头痛 10 年，1~2 个月发作一次，一次持续半天，位于前头部，搏动性，有时为胀痛，痛重时伴恶心、呕吐，无先兆。4 天前突发从未有过的严重头痛，伴恶心、呕吐，痛约几分钟后出现左侧肢体无力，伴言语不清，无意识障碍，持续半小时瘫痪恢复，住院查血压 140/90mmHg，无神经系统损害体征。经治疗头痛减轻。至第 3 天头痛再次加重伴左侧肢体无力，历时半小时后恢复，头痛仍持续，时轻时重，不伴恶心呕吐。经住院治疗至第 6 天头痛已明显减轻。体格检查精神状况良好，血压 120/70mmHg，神经系统检查无异常（图 24-2）。

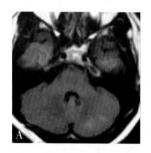
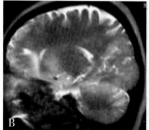
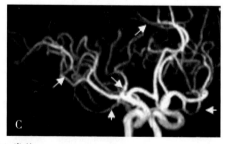

图 24-2　RCVS 伴 TIA 发作

A：MRI FLAIR 左侧小脑小片状高信号；B：T 枕叶信号增高、水肿；C：MRA 颅内动脉多发节段性或串珠样狭窄

【病例举例3】

　　患者，女，33岁，近3年有发作性视物模糊、眼前亮点，每次持续数分钟，不伴头痛。1天前患者出现数次发作性搏动性剧烈头痛，伴恶心，1次持续1~2分钟。半天前出现发作性意识丧失，头向左侧扭转，眼向左侧凝视，肢体抽搐入院，病程中共发作10余次。入院时体格检查：经稍强，余体征（－）。腰穿：压力、常规、生化、病毒全项均正常（图24-3）。

【治疗及预后】

　　病因及机制尚不明确，目前对 RCVS 治疗：钙离子通道拮抗剂，如尼莫地平或维拉帕米作为一线治疗药物已证实有效；另有学者提出，斯里兰卡肉桂碱受体拮抗剂单曲林可有效抑制细胞内钙自内质网的释放，从而抑制动脉收缩，可能成为治疗新药；不推荐使用激素。

　　RCVS 大多数患者可恢复，预后好；少数可遗留轻微症状，致死者极少。

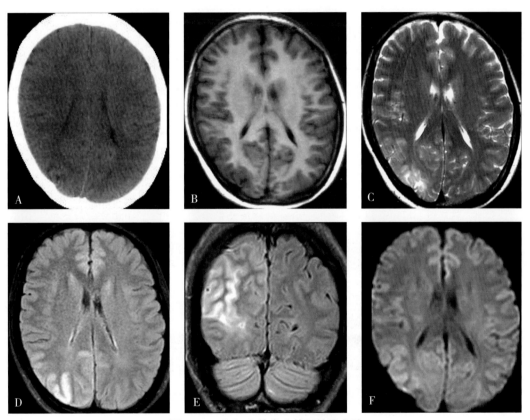

图24-3　RCVS 并发血管源性脑水肿

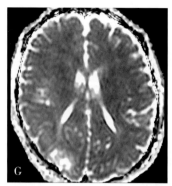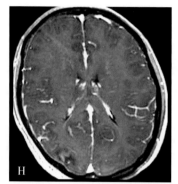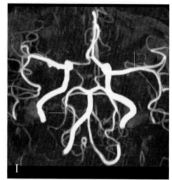

图 24-3　RCVS 并发血管源性脑水肿（续）

A 为入院当日 CT，右顶枕部局限性低密度；B~I 为次日 MRI，B、C 示相应区为长 T_1 长 T_2，D、E 为 FLAIR 示右顶枕部脑回样高密度，右侧半球有散在片状稍高信号，F 为 DWI 显示等信号，G 为 ADC 示片状高信号，H 为 T_1 增强，示部分软脑膜强化，I 为 MRA 示左侧大脑中动脉及右侧大脑后动脉欠规则

参考文献

［1］王姗姗，周琳，许宏伟．可逆性脑血管收缩综合征临床及影像学特点［J］．国际神经病学神经外科学杂志，2014，41（4）：313-316.

［2］Calabrese LH，Dodick DW，Schwedt TJ，et al．Narrative Review：reversible cerebral vasoconstriction syndromes［J］．AnnIntern Med，2007，146（1）：34-44.

［3］王子高，祖衡兵．可逆性脑血管收缩综合征［J］．中国神经精神疾病杂志，2013，39（5）：314-317.

［4］程旭，高培毅．可逆性脑血管收缩综合征的临床及影像表现［J］．中华放射学杂志，2016，50（12）：978-980.

［5］王雨刚，邵国富．可逆性脑血管收缩综合征的诊断与治疗［J］．神经疾病与精神卫生，2011，11（1）：90-92.

［6］Vardsson B，Persson S．Reversible cerebral vasoconstriction syndrome associated with autonomic dysre-flexia［J］．J Headache Pain，2010，11（3）：277-280.

［7］孙杨，张雪梅．可逆性脑血管收缩综合征［J］．脑与神经疾病杂志，2018，26（4）：259-260.

［8］Chen SP，Fuh JL，Wang SJ，et al．Magnetic resonance angiography in reversible cerebral vasoconstriction syndromes［J］．Ann Neurol，2010，67（5）：648-656.

第二十五章　可逆性胼胝体压部病变综合征

【病例报告】

患者，女，56岁，以四肢无力伴言语增多1月余。1个月前无明显诱因感四肢乏力，20多天前感四肢远端麻木、发凉及疼痛感，症状呈持续性，10天前无力症状加重，做刷碗工有时将碗掉地，行走有不稳感及脚踩棉花感，四肢酸痛不适，并感视物模糊，偶有复视。家属发现其记忆力下降、兴奋、言语增多，余无明显异常。既往有类风湿病史18年（8年前已治愈）。体格检查：神清，体格检查配合，反应敏捷，言语多，但无乱语、错语，计算力稍差，智商21分。眼球运动正常，余脑神经（−），四肢肌张力偏低，远端肌力4~5级，腱反射引不出，病理征（−），肘、膝以下痛觉减退，深感觉下肢消失、上肢正常。辅助检查：腰穿压力及内容正常。血沉33.2mm/h，谷丙转氨酶87u/L（7~40），谷草转氨酶57U/L（13~35），抗环瓜氨酸肽抗体30IU/mL（0~25），单疱病毒Ⅰ型IgG（+），巨细胞抗体IgG（+），风湿病毒抗体IgG（+）。彩超示肝囊肿、甲状腺左叶混合性结节。胸CT示右侧肺大泡，头MRI FLAIR显示胼胝体压部高信号，SWI、CTA无异常，双侧视神经MRI增强无异常（图25−1）。经激素等治疗18天，症状明显恢复、病灶消失出院。2个月后电话随访，患者无任何后遗症。

【病例分析】

可逆性胼胝体压部病变综合征（reversible splenial lesion syndrome，RESLES），又称伴有胼胝体压部可逆性病灶、临床症状轻微的脑炎/脑病，Garcia-Monco在2011年首次报道。其临床特点是在感染或免疫性疾病病程中，出现急性、相对轻微、病程自限、预后良好的脑炎/脑病症状，和头颅MRI显示可逆性胼胝体压部病变的一个新的临床与典型磁共振影像学表现的综合征，临床较少见。

【病因及发病机制】

病因较复杂，Garcia-Monco等分析113例患者，总结其病因为：①癫痫及其相关性因素，约占43.36%，包括癫痫发作及使用抗癫痫药过量、撤药或突然停药，几乎所有的抗癫痫药均可引起，其中以卡马西平最多见。②感染相关因素，约占33.63%，其中以呼吸道感染、消化道感染常见。③代谢障碍，约占5.31%，其中低血糖、高血钠等易发（各占约50%）。④血管因素，高原性脑水肿，约占7.8%。⑤其他因素如免疫因素、营养不良等，约占10.62%。

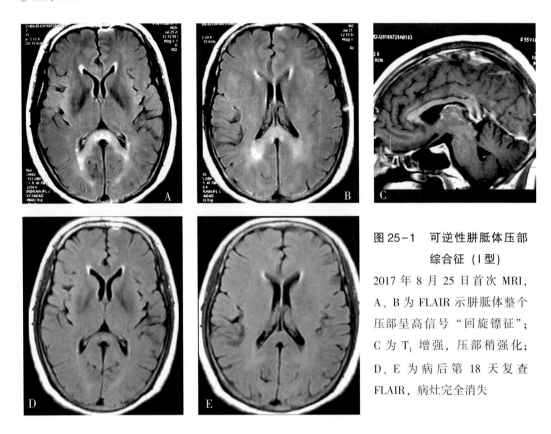

图 25-1　可逆性胼胝体压部综合征（Ⅰ型）

2017 年 8 月 25 日首次 MRI，A、B 为 FLAIR 示胼胝体整个压部呈高信号"回旋镖征"；C 为 T_1 增强，压部稍强化；D、E 为病后第 18 天复查 FLAIR，病灶完全消失

由于病因复杂，故发病机制也难准确说明，有说病因不明者约占 41.9%，根据病灶是可逆的，故推测可能机制为：①髓鞘内及髓鞘间隙水肿：因系可逆性因为血管源性水肿，但在影像上 DWI 呈高信号、ADC 为低信号，又属细胞毒性水肿不应完全可逆，研究认为压部髓鞘内含水量较高，其水电解质代谢和离子转运异常致其自我调节保护不足，对各种病因引起的兴奋性毒性损害选择性易损，从而导致水分子扩散受限发生细胞毒性水肿，但这种压部水肿是髓鞘内水肿，不破坏其内的神经纤维，纤维束的走行无异常，因此病变是细胞毒性水肿，但又是可逆的。②水电解质失衡：这可部分解释发病常见于低钠血症及应用抗癫痫药的原因。③其他尚有短暂性炎性反应、遗传因素、免疫因素等。本例患者既往有类风湿病史、抗环瓜氨酸肽抗体 30IU/mL 升高，伴随急性多发性周围神经病病程中发病，考虑其发病机制为免疫性。

【临床表现】

儿童、成人均可发病，青少年多见。临床表现多无特异性，可仅表现为发热、眩晕、头痛和呕吐等非典型脑炎样症状，也可出现脑实质损害，表现为意识障碍、抽搐、谵妄、同向偏盲、共济失调等轻重不同的脑病样症状，从解剖上看由于胼胝体后部主要联系双侧视觉皮质，故应出现主要包括视幻觉、间歇性视觉模糊无痛性视力减退、视野缺损、部分视野失认和视记忆障碍等，但该症状并不多见，可能由于症状轻被临床医生忽视或部分由于患者存在不同程度的意识状态改变而被掩盖。MRI 检查对本病诊断具有特征性，主要表现为：一是病变部位在胼胝体压部且多居中央部位，呈类圆形或条状（图 25-2），如整个胼胝体压部受累呈条状，称为"回旋镖征"，此称为 I 型（图 25-1）。部分患者病变可累及膝部、体部，甚至累及胼胝体外，如脑室旁白质、皮质下白质和基底节区，此称为 II 型（图 25-3）。影像均为 T_1 呈等或稍低信号，T_2、FLAIR 呈稍高信号，DWI 呈明显高信号，ADC 呈低信号，增强后一般无明显强化。二是病变具有可逆性，治疗后 1~6 周复查 MRI 异常信号完全消失或基本消失（图 25-2、图 25-3）。

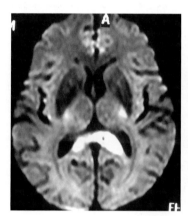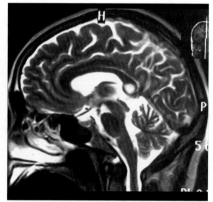

图 25-2　可逆性胼胝体压部综合征典型影像表现

A 为 DWI，胼胝体压部明显高信号，左侧著；B 为 T_2 矢状位，示压部圆点状高信号病灶，位居中央

【诊断标准】

Tada 等 2004 年提出的诊断标准包括：①相对轻微的中枢神经系统症状，如谵妄、轻度意识障碍；②颅脑 MRI 表现为胼胝体压部出现 DWI 高信号；③症状迅速缓解，1 个月内完全恢复。

Garcia-Monco 等 2011 年提出的标准：①患者有神经系统功能受损；②头颅 MRI 可见胼胝体压部病变，且在随访过程中可完全消失或者显著改善；③伴或不伴胼胝体以外的病变。

【鉴别诊断】

胼胝体压部梗死：胼胝体压部为大脑后动脉和脉络膜后动脉供血，因此胼胝体压部梗死多伴有枕叶及颞叶梗死，单发胼胝体压部梗死比较少见，且患者多有脑血管病危险因素。

原发性胼胝体变性：患者常有大量饮酒史及营养不良史，胼胝体病变较广泛，常常同时累及胼胝体体部或整个胼胝体，矢状位可见"夹心饼干征"。

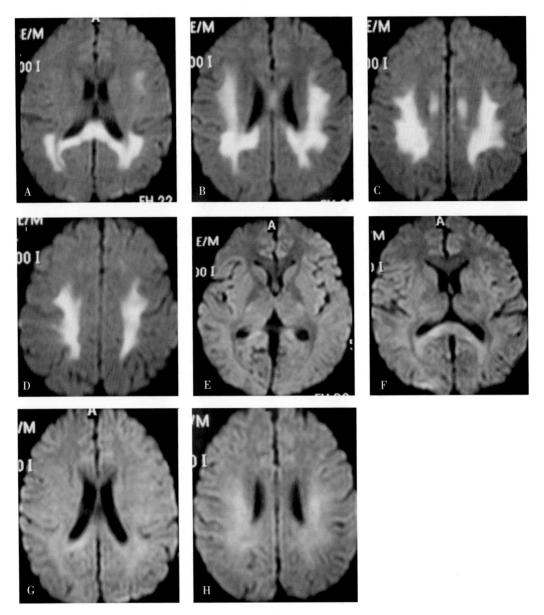

图25-3 可逆性胼胝体压部综合征（Ⅱ型）

A~D为入院第1天MRI FLAIR，示胼胝体体部、压部及双侧半卵圆区、顶部、脑室旁广泛病变；E~H为入院第11天复查MRI，上述病变明显减弱、消失（由河南省焦作煤业集团中央医院是明启等提供）

【治疗】

无特异性：可给予抗病毒；激素（甲强龙针冲击治疗或地塞米松针）；丙种球蛋白等治疗；同时应注意纠正电解质、营养神经及对症治疗。

本病预后良好，临床上多给予糖皮质激素治疗，即使不用激素仅用支持治疗，病灶及症状也可消失或明显好转，也有报道精神症状好转慢，要抗精神治疗。目前无复发病例报道。我们曾遇到一位 50 岁女性患者，仅诉有头晕沉感伴间断性右眼内侧视物不清，一次持续几分钟，日发几次，间歇期无任何症状，MRI 示胼胝体压部条状病变，左侧重，仅经改善循环治疗 12 天症状即消失。此说明胼胝体压部病变临床症状轻重差异很大、治疗的无特异性且预后良好。

参考文献

[1] 曹笑婉，匡洋莹，蔡熹，等. 可逆性胼胝体压部病变综合征的 MRI 表现 [J]. 贵州医科大学学报，2017，42（5）：575-578.

[2] 唐丽芳. 可逆性胼胝体压部病变综合征 MRI 分析 [J]. 医药前沿，2018，8（2）：223-224.

[3] 方玮，章殷希，丁美萍. 可逆性胼胝体压部病变综合征 [J]. 中华神经科杂志，2016，49（3）：258-260.

[4] 是明启，成红学，黄宝和. 可逆性胼胝体压部病变综合征 1 例报告 [J]. 内科急危重症杂志，2017，23（2）：171-172.

第二十六章　脊髓亚急性联合变性

【定义】

脊髓亚急性联合变性（subacute combined degeneration of the spinal cord，SCD）是由于维生素 B_{12} 的摄入、吸收、结合、转运或代谢障碍，导致体内含量不足引起的神经系统变性疾病，其病变主要累及脊髓后索、侧索和周围神经，严重时大脑白质及视神经甚至脑干、小脑也可受累。临床以双下肢深感觉减退、感觉性共济失调、痉挛性瘫痪和周围神经损害并常伴有贫血为特征。

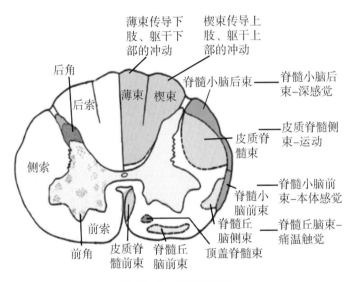

图 26-1　脊髓解剖图

一般来讲，颈部后索包括薄束和楔束，负责人体本体感觉和深感觉，受累时常有踩棉花感；侧索包括上行传导束（脊髓丘脑束-痛温觉和粗触觉；脊髓小脑束-本体感受性冲动和无意识的协调运动）、下行传导束（锥体束-随意运动；红核脊髓束-姿势调节）（图26-1）。

【病因和发病机制】

1. 维生素 B_{12} 缺乏是本病发生的主要因素，维生素 B_{12} 存在于动物性食物（如动物肝、肉等）中，涉入胃后在胃液作用下与动物蛋白肽分离，很快与胃底壁细胞分泌的内因子结合成内因子-维生素 B_{12} 稳定的复合物，后者在回肠末端被吸收入血，并经血液中转钴胺蛋白转运到细胞内被利用。维生素 B_{12} 是神经细胞内核苷酸和髓鞘合成过程中的必需辅酶，可促进髓鞘构成的主要成分——卵磷脂合成，参与神经髓鞘形成；又是造血过程中的重要辅酶，故本病常与巨幼红细胞性贫血同时存在。当由于：①维生素 B_{12} 摄入不足；②胃肠病变、某些药物（如依地酸钙钠、新霉素等）、抗内因子抗体及抗胃壁细胞抗体的存在，导致吸收不良；③血液中转钴胺蛋白缺乏致转运障碍；④当体内出现异常转钴胺蛋白，其与维生素 B_{12} 亲和力强（结合力比转钴胺蛋白强 30 倍），妨碍维生素 B_{12} 在血液的正常转运和细胞中的利用时，均可导致维生素 B_{12} 缺乏。

维生素 B_{12} 缺乏导致 SCD 发病的机制虽不完全清楚，但最终认为是与神经髓鞘合成障碍、髓鞘和轴突破坏有关，具体过程为：维生素 B_{12} 作为辅酶［主要是甲基维生素 B_{12}（MeB_{12}）和腺苷维生素 B_{12}（$AdoB_{12}$）］，参与体内两个重要甲基化酶促反应：①促使同型半胱氨酸（Hcy）甲基化转化成蛋氨酸和四氢叶酸。当 MeB_{12} 缺乏时，蛋氨酸合成障碍导致髓鞘脂质甲基化障碍，引起神经髓鞘形成障碍及髓鞘脱失，同时使 Hcy 升高。②促使甲基丙二酰辅酶 A 转变成琥珀酸辅酶 A，当 $AdoB_{12}$ 缺乏时，此反应障碍导致甲基丙二酸（MMA）辅酶 A 及其前体丙酰基辅酶 A 积累，最终导致髓鞘脱失及轴索变性。近来有研究表明，维生素 B_{12} 会引起体内细胞因子及生长因子失衡，可导致 SCD 的发生（图 26-2）。

但应注意，血清维生素 B_{12} 水平降低是诊断 SCD 的重要依据，但是其水平正常或升高，并不能排除 SCD；而且，维生素 B_{12} 水平与神经系统病变严重程度无直线相关性，因为血清维生素 B_{12} 水平不能反映细胞中维生素 B_{12} 储备；血液中运钴胺蛋白缺乏或异常时，影响维生素 B_{12} 的组织转运，血清中维生素 B_{12} 水平也可正常。

2. 血清同型半胱氨酸（Hcy）水平增高：维生素 B_{12} 缺乏虽是诊断 SCD 的有力证据，但多数情况下，临床症状出现往往早于其缺乏阈值，其对诊断 SCD 有一定的局限性和滞后性。近有较多研究发现，测定血清 Hcy 水平增加可作为维生素 B_{12} 缺乏的早期诊断标志物，因在血液学征象出现前它即可有变化。甚至在一组 SCD 患者的对比研究中，维生素 B_{12} 缺乏比例为 55.2%，而 Hcy 升高的比例高达 89.7%，二者的灵敏度前者为 68.6%，后者为 72.4%，特异度前为 45.3%，后为 41.2%。两者联合检测诊断 SCD 的灵敏度为 93.8%、特异度为 64.3%。Hcy 水平增高主要原因是：①营养因素，即代谢辅助因子维生素 B_6、维生素 B_{12} 和（或）叶酸缺乏，甲基化程度下降，导致 Hcy 血症。②遗传因素，如亚甲基四氧叶酸还原酶、蛋氨酸合成酶、胱硫醚-β-合成酶的基因突变，使酶活性降低等，导致 Hcy 在体内蓄积。

3. 叶酸缺乏：因为叶酸代谢与维生素 B_{12} 代谢有密切关系。

叶酸（FA）化学名为蝶酰谷氨酸，为一种水溶性维生素，机体所吸收的 FA 需要转变成活性形式的四氢叶酸（THFA），THFA 是体内一碳单位转移酶的辅酶，其作用是把一碳单位从一个化合物传递到另一个化合物上，在人体参与多种物质的合成（嘌呤、胸腺嘧啶核苷酸）和多种氨基酸的相互转变，参与体内多种生化反应代谢，促进核酸与蛋白质合成作用，与髓鞘的生成和修复有关。因此，当叶酸缺乏时也可出现 SCD 的表现。维生素 B_{12} 缺乏时也影响 FA 的代谢。

总之，在临床中对于 SCD 患者要同时检测维生素 B_{12}、Hcy 及叶酸水平，可通过诊断水平。

4. 其他少见因素：长期接触或使用氧化亚氮，可致维生素 B_{12} 钴的原子产生不可逆的氧化反应，使维生素 B_{12} 失去活性。

【病理改变】

SCD 的神经病理损害主要发生在脊髓后索和锥体束，且不同程度地波及脑和脊髓白质、视神经及周围神经。脊髓通常是最早且最常受累部位，多见于脊髓颈胸段，肉眼观察可见脊髓明显肿胀。后索损害最严重，皮质脊髓束、脊髓小脑束及脊髓丘脑束可有不同程度的变性，表现为髓鞘肿胀、断裂，随后轴突变性和脱失，轴突变性的结果可继发前角细胞甚至大脑白质变性。为什么在维生素 B_{12} 缺乏时易损害后索及侧索，可能与这两个部位中枢神经纤维走行最集中，都是大神经纤维，纤维长且髓鞘厚，周围髓鞘充分，维生素 B_{12} 需要较大有关，通常后索最先受累。病程进展到一定程度后，病灶融合，逐渐累积侧索和前索，但对为何常表现为下肢症状重尚无解释，据病变易损害长的纤维束，是否与下肢更长有关。

【临床表现】

1. 多中年以后，呈亚急性或慢性隐匿起病，渐进性发展。

2. 存在可引起维生素 B_{12} 缺乏的诱因，长期严格素食习惯、萎缩性胃炎、胃大部切除术、小肠吸收不良及使用某些影响维生素 B_{12} 吸收的药物（如依地酸钙钠、新霉素等）。

3. 早期多有贫血、倦怠、腹泻和舌炎等病史。

4. 脊髓后索损害症状，多为首先受累，主要表现为深感觉缺失、感觉性共济失调：行走踩棉花感、步态不稳、步态蹒跚、步基增宽。体格检查可见：Romberg 征阳性，跟膝胫试验阳性，双下肢振动觉、位置觉障碍，以远端明显；浅感觉多正常。部分患者出现 Lhermitte 征（屈颈时出现由脊背向下放射的触电感）。

5. 锥体束损害症状，双下肢不完全痉挛性瘫痪，肌张力增高、腱反射亢进、病理征（+）；周围神经病变较重时则表现为肌张力减低、腱反射减弱，病理征（+）。少数患者可出现感觉平面，若患者同时出现感觉平面、Romberg 征和 Babinski 征，其预后差。晚期可出现括约肌功能障碍。

6. 周围神经损害症状，手指、足趾末端对称性刺痛、麻木和烧灼感等，少数患者可有手套—袜套样痛觉减退；视神经萎缩及中心暗点。

7. 少数患者也可有大脑损害症状，表现为：智能障碍，以记忆力减退、痴呆为突出表现；情感障碍，以焦虑为主，抑郁，部分可有幻觉、妄想等精神障碍。

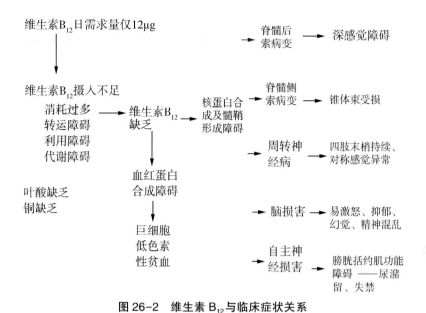

图 26-2　维生素 B$_{12}$ 与临床症状关系

　　病例：患者，男，56 岁，20 余天前患者无诱因出现头晕，双下肢麻木、无力，余无特殊异常，症状进行性加重于 2016 年 12 月 20 日住院。既往体健，无高血压、糖尿病等慢性病史。体格检查：T 36.5℃，P 88 次/分，R22 次/分，BP 120/78mmHg。神清，精神差，记忆力、计算力下降。四肢肌张力正常，肌力双上肢 5 级，下肢 3 级，生理反射存在，病理反射未引出。辅助检查：血红细胞计数 2.99×10^{12}/L，血红蛋白 109g/L（120~180），血细胞比容 0.33（0.42~0.49），红细胞平均体积 110.5fL（80~100），红细胞平均血红蛋白量 3.65pg（27~34）。余内容正常。

　　8. 实验室检查：①血常规：红细胞计数和血红蛋白含量降低，血网织红细胞减少，提示巨细胞低色素性贫血。②血清维生素 B$_{12}$ 浓度测定：多低于正常（220~960pg/mL）；但正常者不能排除本病，因血清维生素 B$_{12}$ 水平不能反映组织中维生素 B$_{12}$ 的储备和组织的利用情况。当血清维生素 B$_{12}$ 水平正常者行 Schilling 试验（维生素 B$_{12}$ 吸收试验），可发现维生素 B$_{12}$ 吸收障碍。③血清叶酸浓度测定：常低于 3ng/mL。④血甲基丙二酸和同型半胱氨酸测定：SCD 患者这两种物质水平升高，且该指标较维生素 B$_{12}$ 测定更加敏感。

　　9. 电生理检查：能较早地发现 SCD 患者亚临床病变，异常率为 100%。神经传导速度测定均有感觉和（或）运动传导速度减慢，体感和视觉诱发电位异常。

　　10. 影像学检查 MRI 可显示脊髓受累，要注意影像改变可滞后于临床症状，但也有报道影像表现的阳性率高，有早期诊断价值（图26-3）。

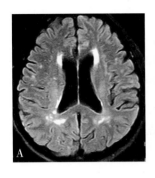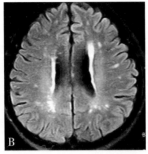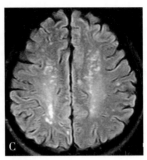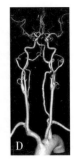

图26-3　脊髓亚急性联合变性

A、B、C 为 FLAIR 侧脑室旁白质多发斑点状脱髓鞘病灶；D 为颈部及颅内血管未见异常

（1）在脊髓矢状位显示髓内有长条状高信号，受累节段数与血清维生素 B_{12} 水平呈负相关，多呈多节段受累，甚至累及脊髓全段，病变多连续，病变长度与病程无关，病变位于颈段或胸段或颈胸段水平脊髓背侧。

（2）在横断面可显示颈胸段脊髓内对称性长 T_1、长 T_2 信号，主要位于后索，少数可同时累及侧索及前索。在 T_2 上髓内病灶可呈"倒 V"字或"反兔耳"征，也可呈"八"字征、"圆点征""小"字征（累及后索及侧索），以及不规则形，病灶多为对称性高信号。表现为小字征和不规则者，病情多较严重，少数病例（晚期患者多）可无明显病灶显示；部分患者增强可强化（图26-4）。

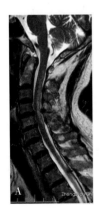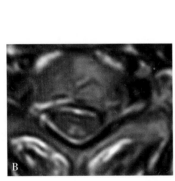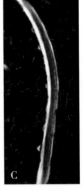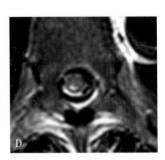

图26-4　脊髓亚急性联合变性（续1）

A、B 分别为颈、胸髓内条状高信号影，病灶部位偏后部，提示后索损害；C、D 分别示颈髓内"八"字征；胸髓内不规则信号影

（3）少数患者可见小脑、延髓也有病灶。

（4）经治疗复查病灶可有不同程度缩小，甚至消失。

【诊断要求】

1. 典型的亚急性起病、慢性病程，脊髓后索、锥体束及周围神经合并受损表现，

血清维生素 B_{12} 减少，维生素 B_{12} 治疗后神经症状改善确诊。

2. 血清维生素 B_{12} 浓度正常，但具有 SCD 诱因+典型症状+MRI 表现也可诊断。

3. 基于新近研究，血清 Hcy 升高+临床症状也可诊断。Hcy 水平分为轻度（15～30μmol/L）、中度（30～100μmol/L）和重度（>100μmol/L），中、重度升高者易发。

4. 老年人 SCD 可不典型：部分老年人可以感觉障碍突出，尤其深感觉明显，浅感觉障碍表现为：刺痛、麻木、疼痛感、烧灼感；深感觉障碍表现为：踩棉花感、走路掉鞋、踩地不实、走路不稳、着鞋上床、步态蹒跚、闭目欲倒、黑暗处行走困难；老年人大细胞贫血不常见，测血清维生素 B_{12} 含量可减低；对老年人有走路不稳，或有周围神经损害症状者，如不能明确诊断，可行数周维生素 B_{12} 治疗观察，常可获益。

【病例介绍】

患者，女，79 岁，2017 年 9 月 11 日以"右侧肢体无力 4 天"住院。1 个半月患者纳差，体重下降约 2kg。20 天前感四肢及躯干麻木，近 10 余天出现行走不稳，踩棉花感，4 天前出现右侧肢体无力症状逐渐加重，伴便秘，小便正常，余无不适。既往经常有口腔溃疡、维生素 B_{12} 缺乏病史 3 年，无消化性溃疡病史。体格检查：BP 139/71mmHg，神清语利，精神差。四肢肌张力稍高，肌力约 4+级，双下肢稍著，双侧 Hoffmann 征阴性，双侧 Babinski 征阴性。腱反射对称减弱。双侧共济运动差，步态不稳，宽基底步态，闭眼加重，昂白氏征阳性。双侧痛温觉正常，双下肢深感觉障碍。余无阳性体征。辅助检查：血常规提示大细胞性贫血，血维生素 B_{12} <50pg/mL（表 26-1）。血沉 32 毫米/小时。血同型半胱氨酸 74.0μmol/L。四肢肌电图检查未见明显异常。

表 26-1　血维生素 B_{12} 含量

	正常范围	2017-9-11	2017-9-20	2017-9-29	2017-10-11
血红蛋白	110～150g/L	96g/L	81g/L	104g/L	118g/L
红细胞体积	80～100	111.9	115.5	114.5	110.8
维生素 B_{12}	197～771		<50	>2 000	>2 000

【治疗】

1. 纠正或治疗导致维生素 B_{12} 缺乏的原发疾病。

2. 药物治疗一旦确诊或拟诊 SCD 时，尽早应用大剂量维生素 B_{12} 治疗：维生素 B_{12} 500～1 000μg/天，肌内注射，2～4 周；后维生素 B_{12} 500～1 000μg/天，肌内注射，2～3 次/周，2～3 个月；后维生素 B_{12} 500μg，2 次/天，口服，2～3 个月。目前常用的维生素 B_{12} 制剂为甲钴胺，每日 1 000μg 肌内注射，1 周；后每周肌内注射 1 000μg，可根据病情改善情况，1 个月后每个月 1 000μg。维生素 B_{12} 吸收障碍者需终身用药。合用维生素

B_1 和维生素 B_6 效果更佳。

3. 康复治疗。

参考文献

［1］张欣，刘西玲，刘明. 血清维生素 B_{12} 及同型半胱氨酸检测在脊髓亚急性联合变性中的诊断价值 ［J］. 现代检验医学杂志，2017，32（4）：43-46.

［2］刘慧勤，宋坤，张杰文，等. 高同型半胱氨酸在亚急性联合变性中的诊断价值［J］. 医药论坛杂志，2015，36（1）：15-17.

［3］王公东，蔡定芳，徐桂芝，等. 亚急性联合变性大脑损害的表现［J］. 临床神经病学杂志，2001，14（2）：105-106.

［4］崔林阳，张晨，张敬. 脊髓亚急性联合变性的 MRI 诊断要点分析［J］. 国际医学放射学杂志，2015，38（2）：103-106.

［5］聂莹雪，崔丽颖，吴晓黎. 老年脊髓亚急性联合变性的临床诊断经验（附 56 例分析）［J］. 中国老年学杂志，2007，27（7）：698-699.

［6］李鹏鹏，赵斌，赵晓峰，等. 脊髓亚急性联合变性临床研究进展［J］. 中华临床医师杂志（电子版），2016，10（1）：121-123.

［7］王珂，郝耀文，任芳，等. 脊髓亚急性联合变性的 MRI 诊断［J］. 现代医用影像学，2017，26（3）：544-545.

［8］Sun HY，Lee JW，Park KS，et al. Spine MR imaging features of subacute combined degeneration patients［J］. Eur spine J，2014，23（5）：1052-1058.

第二十七章　脊髓空洞症并发夏科氏关节病

脊髓空洞症（syringomyelia，SM），是一种慢性进行性脊髓疾病，起病隐匿且呈进行性加重，以脊髓内管状空洞形成及胶质增生为特征。病变多见于颈髓，亦可累及延髓。临床多表现为节段性分离性感觉障碍，病变节段支配区肌萎缩及营养障碍。

夏科氏关节病（Charcot joint，CJ）又称神经性关节病，以神经感觉和神经营养障碍为特点，属罕见的慢性无痛性关节破坏性骨关节病。脊髓空洞症相对少见，并发夏科氏关节病更少见，发病概率占夏科氏关节病的 20%~25%，几乎均发生于上肢关节，且以肘关节多。

夏科氏关节病发病机制目前仍不清，主要有下面三种理论。

1. 自主神经功能紊乱，血液大量流向病变关节，引起交感神经功能障碍，破坏营养中心，使骨质破坏，加之神经营养障碍，破损的软骨面、骨端骨、韧带不能有效修复，导致新骨形成杂乱无章。

2. 由于神经病变，患者失去对疼痛的敏感性，持续的运动及微小的创伤，导致关节与韧带受损，损伤进一步激化了自身的炎症反应，一些活性炎症因子和肿瘤坏死因子可诱导破骨细胞前体转化为成熟的破骨细胞，导致骨溶解。

3. 综合理论：致病因素主要导致感觉神经及自主神经功能障碍。感觉神经病变导致感觉减退，本体感受及保护性反射下降，以致外界的创伤刺激不能及时发现，并做出有效反应。自主神经病变导致血液大量流向关节，最终产生成骨和破骨活动异常，其中以破骨细胞活性增强为主，导致骨吸收、骨破坏。

脊髓空洞引起夏科氏关节的主要临床表现：

1. 脊髓空洞本身的表现：①一般为隐袭起病、病程缓慢进展。②早期症状多呈节段性分离性感觉障碍，即空洞病变支配区痛温觉减退或消失，深感觉相对保留；病变累及节段前角细胞时，其神经支配区出现下运动神经元损害症状：肌无力、手肌等肌萎缩、腱反射减弱或消失，因空洞多出现于颈部，故上述症状以上肢最先出现。③当空洞进一步扩大累及髓内的白质传导束时，可于空洞腔以下出现传导束性感觉、运动障碍。

2. 夏科氏（Charcot）关节病：起病隐匿，进展可较迅速，甚至可在几周内出现关节畸形。关节饱满肿胀、畸形、无痛；扪之较软或有囊性感；关节囊和韧带松弛无力，但关节活动度多无明显受限或加大，这与主要累及感觉神经而运动神经受累轻或无侵犯有关；活动时有骨擦感或骨擦音，易形成关节脱位甚至骨折；关节面破坏，腔内可见游离体。总之，关节破坏的严重程度与患者自觉症状极不相称是一特点。皮肤痛觉消失，可见损伤瘢痕、破溃或瘘管形成等营养障碍。脊髓空洞症的病变关节好发于上肢，如肩、肘、颈椎和腕，以肘关节多。

3. 骨关节破坏的继发性损害：如肘部的夏科氏关节病，可以侵犯、压迫尺神经、桡神经，引起尺神经、桡神经支配区感觉、运动功能障碍。

脊髓空洞引起的 CJ 诊断须两个条件同时存在。

脊髓空洞引起夏科氏关节病的诊断须脊髓空洞症和关节病变两个条件同时存在，并由血清学及脑脊液检查等排除其他疾病。

【病例举例】

> 患者，女，59岁，9年前车祸时右肘关节着地，当时无明显痛觉、关节错位等外伤表现，未在意，1年后右肘关节逐渐增粗、变形，关节活动尚可，右手小指半屈曲畸形、痛觉减退，自觉右肘关节处可触及结节，疑有囊肿，至肿瘤医院就诊，诊断为"脊髓空洞症"，后至某省级医院行手术治疗，术后上诉症状无缓解，也无进展，未进一步治疗；5年前左肘关节逐渐出现增粗、变形，右下肢股外侧麻木，未治疗，8个月前出现右下肢行走拖地住院。
>
> 体格检查：一般阳性体征，右侧肘关节肿大，活动度可，局部皮肤有多发瘢痕、皮温正常，右手小指有烫伤后皮肤瘢痕。左侧肘关节稍肿大，活动度可。神经系统：神志清，智力正常。右侧面部及右上肢无汗。右手尺侧力弱，夹纸试验阳性，右手小指半屈曲畸形，其他关节肌力正常。右上肢痛觉减退，肘关节以远尺侧痛觉消失。左上肢肌力正常，痛觉减退，肘关节以远尺侧痛觉减退更明显。$T_{2\sim12}$ 水平痛觉对称性减退。右膝关节屈膝肌力差，伸肌力可，远端肌力 3+ 级。左下肢肌力正常，双下肢痛觉正常。四肢肌张力正常，腱反射双上肢弱，右膝活跃，左膝正常，双侧跟腱反射引不出。双巴宾斯基征（+）。右上下肢振动觉较左侧减退（图 27-1）。

脊髓空洞并发夏科氏关节病的治疗：最重要的是对脊髓空洞的治疗，可以进行空洞-蛛网膜下腔分流术，对合并小脑扁桃体下疝畸形者要同时进行后枕部减压。夏科氏关节病局部治疗目前尚没有很好的手段，为了延缓其发展，推荐对受影响的关节制动并限制关节承重；关节内注射氢化可的松无益，且可引起关节积脓。外科手术治疗必须十分谨慎，因为感染的机会较大，尽管有人进行了关节融合（固定）术，但成功率并不高。近年来国内外行关节置换术逐年增多，但并发症较多，要慎重考虑。

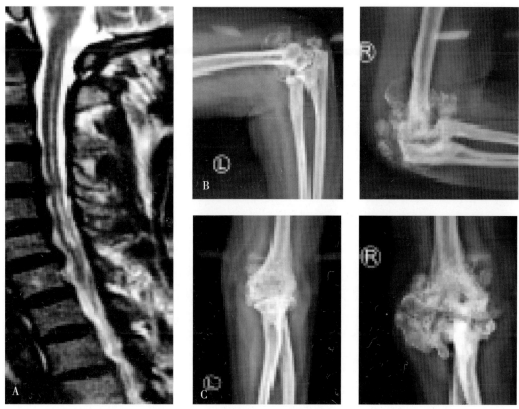

图 27-1　脊髓空洞症并发夏科氏关节病

A 示颈脊髓空洞症（$C_2 \sim T_2$ 水平明显）；B、C 示右左肘关节夏科氏关节病（右侧重）

（该病例由河南中医药大学一附院神经内科杨海燕提供）

参考文献

［1］李红卫，刘锦涛，姜宏，等．夏科氏膝关节病的研究进展［J］．中国矫形外科杂志，2015，
　　　23（7）：628-631.

［2］李灿，孙娟娟，王朝夫．Charcot's 关节病一例报道［J］．中国骨与关节杂志，2015，4（5）：
　　　430-432.

［3］傅剑雄，陈骥．脊髓空洞伴发夏科氏关节病 1 例及文献复习［J］．医药前沿，2016，6（21）：
　　　246-247.

［4］邵娜，孙宁宁，聂瑞雪，等．脊髓空洞症合并夏科氏关节病一例报告［J］．中国骨与关节杂志，
　　　2018，7（4）：319-320.

［5］梁树立．脊髓空洞症并发疾病——夏科氏关节病［J］．中国临床神经外科杂志，2002，7（1）：
　　　61-62.

第二十八章 肌纤维发育不良

肌纤维发育不良（fibromuscular dysplasia，FMD）是一种特发性、节段性、非动脉硬化性、非炎症性的全身性血管病，以动脉壁纤维及平滑肌细胞异常增生、弹力纤维破坏、动脉壁变薄及结构紊乱为病理特征，可累及全身中、小动脉，可发生于任何年龄，其中以青、中年人多，好发年龄为 20~60 岁，女性多见。

FMD 并不少见，它系全身性血管病，在人群中发病率约为 4%，肾动脉受累最多，占 60%~75%；脑血管受累约占 25%，其中颈内动脉受累约 95%，而双侧同时受累者占 60%~85%，应注意颈内动脉近端及颈总动脉分叉部不受累，椎动脉受累较少，占 12%~43%；也可侵犯颅内动脉。目前，临床上对其重视不够、认识不足，多据其表现诊断为动脉狭窄，治疗上"窄了就扩"——扩管药、球囊扩张或支架置入，而不知其病理生理基础，误诊较多。

FMD 的病因不明，已提及可能与基因、外源性雌激素、自身免疫力、感染、外伤、供应血管壁的血管缺陷致动脉壁缺血等因素有关，是在先天性遗传缺陷基础上，后天在包括吸烟、高血压病等多种因素作用而诱发症状发生。

【诊断】

主要基于三个方面。

1. 临床表现：无特异性，虽可引起脑实质内出血或蛛网膜下腔出血，但主要是缺血性梗死，病情严重程度变异大，可由完全无症状到脑供血不足（头痛、头晕、晕厥、癫痫等）、卒中发作（TIA、脑梗死），其原因一是与病变部位、动脉狭窄程度、侧支循环重建程度等直接相关；二是与并发血栓、栓塞、夹层等造成继发损害范围大小有关，梗死灶多呈分水岭梗死样分布，由于多有较良好的侧支循环存在而脑萎缩、脑软化相对少见。在头 CT/MRI 扫描片上可显示脑实质病灶的存在。

2. 病理诊断：除非为尸检或手术中取材，活检是极为困难和危险的，因而病检报告很少，不作为诊断所需条件。

3. 影像学检查：是目前诊断本病的主要依据，以 CTA/MRA/DSA 为主要检查手段，前二者应用安全，但与 DSA 相比其敏感度为 28% 和 22%，后者是诊断的金标准但有创伤性。从组织学上看，动脉壁分内、中、外三层膜，FMD 以中膜最多，肾动脉血管受累最多，脑血管受累者占 25%，由于脑血管病病变累及部位不同，欧美学者于 2012 年曾将其分为多灶型及单灶型两种，前者表现为串珠样，占 82%，后者表现为管状且不受长短限制，这一分型，目前我国学者尚未接受，在不同文献中仍以病理受累层面分为 3 型：内膜型、中膜型及外膜型，以中膜型多。

（1）内膜型：约占 10%，主要侵犯颈内动脉，胶原在血管内膜环状或偏心沉积，病变的共同特征是：①动脉的中、远段呈光整、规则的管状狭窄，累及一侧或双侧，狭窄程度不一，轻者两侧相比，病变侧管腔细、走行僵直，重者呈细线状，甚至部分节段不显影；②病变不侵犯颈内动脉近端或起始部，该处常呈囊状扩张；③颈内动脉末端典型者常呈火柴头样改变；④受累动脉狭窄段与正常血管衔接部界线截然、境界清、无移行；⑤动脉壁无钙化。又可分为两个亚型，长管型最常见（图 28-1A）；短管型：病变血管腔表现为平滑的、孤立的、较短的向心性环状狭窄，长度<1cm。

（2）中膜型：发生率约占 80%，组织学上表现为中膜变薄与纤维肌性隆起交替存在，动脉血管呈狭窄和动脉瘤样突起交替发生，影像学上呈现"串珠状"改变是这种亚型的特点。如果串珠数目多、改变明显，"珠"的直径大于近端未受影响的动脉直径者称为经典型（图 28-1B）；如果 FMD 损伤在中膜及外膜交界处中膜外 1/2 而不延展至外部弹力层的边界，在动脉造影中可能也会出现动脉串珠样改变，但与经典型相比，串珠的数量少、"珠"的直径不超过近端动脉的管径，这称为全中膜 FMD（图 28-1C），这两种类型均属串珠型。第二种亚型，是真正的平滑肌向心性增生而没有纤维化，影像表现为局限的同心、光滑狭窄，称为中膜增生型，该型很少见且与内膜型肌纤维发育不良的短管型难以鉴别。

（3）外膜型：外膜中疏松的结缔组织被致密的纤维组织代替，病变常累及血管壁一侧，局部血管向一侧扩张，影像表现为憩室样凸出或为动脉瘤样（图 28-1D）。

（4）混合型：约占 20% 以上，上述表现呈混合存在（图 28-1E）。

【颅内 FMD 的诊断】

FMD 仅累及颅内动脉者临床诊断困难，因难以与颅内动脉粥样硬化鉴别，二者均可表现为受累动脉狭窄，均多累及大脑中动脉 M1 段。但在如有下列情况者可考虑颅内动脉 FMD：①年轻患者，无引起动脉粥样硬化的危险因素，临床症状相对较轻，伴有较好的侧支循环；②伴有颈内动脉任何一种 FMD 改变者；③高分辨磁共振血管成像，显示病变血管呈向心性光整狭窄、无合并动脉粥样硬化斑块者（动脉粥样硬化病变多呈不规则狭窄或呈偏心性狭窄，常有粥样硬化斑块或钙化）。

患者，男，34 岁，右侧半球分水岭梗死，右侧大脑中动脉 M1 闭塞，双侧大脑前动脉纤细，MRA 示右侧颈内动脉呈管状狭窄，DSA 显示其近端呈囊状扩张。诊断颈内动脉伴颅内多发动脉节段性 FMD（图 28-2）。

【颈总动脉 FMD】

FMD 是全身性疾病，文献上仅提及可累及肺动脉、主动脉等，但极少报道，可能原因一是发生率低，二是有误诊可能，现报道 1 例以引起重视。

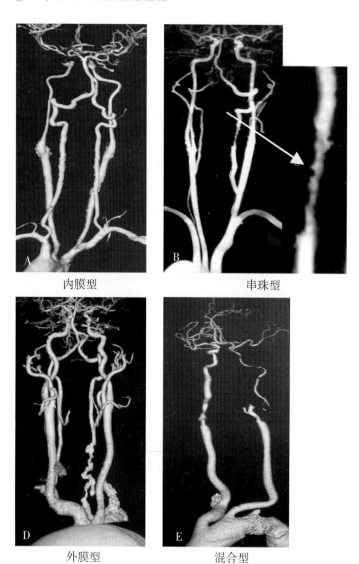

内膜型　　　　　　　　　串珠型　　　　　　　　全中膜型

外膜型　　　　　　　　　混合型

图 28-1　肌纤维发育不良

　　患者，女，69 岁，2015 年 8 月 20 日因"眩晕 10 小时"入院。既往曾诊断有"多发性大动脉炎"病史 49 年，激素治疗 1 年后自行停药，"脑梗死"史 39 年，遗留左侧肢体神经功能障碍。无"高血压、糖尿病"史。体格检查：反应稍迟钝，记忆力差，左侧不全性中枢性瘫（后遗症），余无明显阳性定位损害体征，影像学检查如下。

　　图 28-3A、28-3B 分别示患者右侧岛叶及内囊区梗死，已形成软化坏死灶，伴同侧侧脑室轻度扩大，图 28-3C 显示右侧颈内动脉颅内段均匀光整线样改变，伴右侧大脑中动脉不规则狭窄，皮层分支明显减少，侧支循环形成不良，是导致

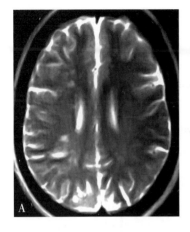
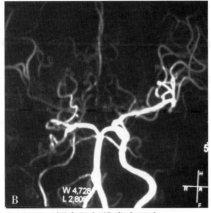
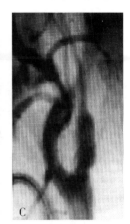

图28-2　颅内肌纤维发育不良

右侧梗死软化的责任血管。依据该血管改变的形态特点应诊断右侧颈内动脉伴其颅内动脉为FMD，左侧颈内动脉走行可疑强直。图28-3D为CTA，除显示右侧颈内动脉光整纤细外，右侧颈总动脉呈典型串珠样改变，呈中膜型FMD改变，左侧颈总动脉呈不规则狭窄伴动脉瘤样改变，类似于外膜型FMD。因此该患者应诊断为颈动脉伴颅内动脉多节段性FMD（图28-3）。

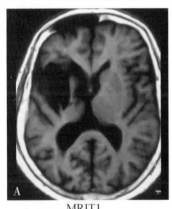
MRIT1

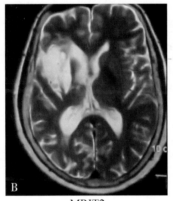
MRIT2

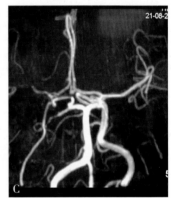
MRA

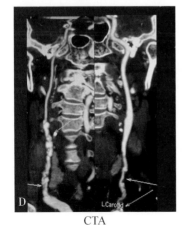
CTA

图28-3　颈总动脉肌纤维发育不良

我国人口基数大，理论上应当有相当数量的 FMD 患者，但国内目前正式报道的 FMD 病例并不多，其中不认识、误诊者较多，应引起重视。

【治疗】

FMD 的治疗至今尚无指南，一般认为：①无症状者无须特殊治疗，采用观察及随访。②有缺血性事件者可给予抗血小板或抗凝治疗，但不主张用华法林治疗；治疗效果不佳者也可给予经皮血管扩张术或支架治疗。③若有颈部夹层形成，无临床症状者优先推荐抗凝治疗，3~6 个月后改为抗血小板治疗；有症状者可行血管内支架治疗。④对有颅内动脉瘤形成的脑动脉 FMD 患者，可行动脉瘤栓塞或夹闭术；对宽颈动脉瘤，可考虑给予 Solitaire AB 支架辅助弹簧圈治疗，而对非动脉瘤者不推荐用血运重建治疗。

参考文献

[1] 张志勇，焦劲松，刘尊敬，等. 颈动脉肌纤维发育不良致卒中的临床及影像特征 [J]. 中华内科杂志，2015，54（9）：793-795.

[2] 张新元，杨铭，潘力，等. 肌纤维发育不良伴颅内血管病的诊断及治疗（附六例报告）[C]. 中国医师协会神经外科医师分会第六届全国代表大会论文汇编.

[3] 姜春黎，曹勇军，石际俊，等. 脑动脉肌纤维发育不良五例报告并文献复习[J]. 中华神经医学杂志，2015，14（3）：292-295.

[4] 高培龙，田竺. 脑血管和颈内动脉肌纤维发育不良的研究进展 [J]. 中国微侵袭神经外科杂志，2016，21（7）：334-335.

第二十九章　亨廷顿病

【病例介绍】

患者，女，27岁，以"不自主运动9年，行走不稳、反应迟钝6年，加重2年"入院，9年前出现肢体轻微不自主运动，右手为主，余无异常。6年前出现行动笨拙、迟缓，行走不稳、间断跌倒，头及口唇不自主运动，说话语音低沉、含糊，进食偶有呛咳，反应迟钝，智能减退，与人交流少。2年前双上肢不自主运动明显，呈不自主扭动，伴颤动，行动笨拙进一步加重，穿衣吃饭较前变慢，智能减退明显。头颅MRI示"脑萎缩"。既往体健。家族史：患者父亲，结婚时表现正常，36岁时死亡，生前有走路不稳、易跌倒等症状（具体出现时间不详），死前卧床2年，生活不能自理。患者哥哥，10岁时逐渐出现行走不稳，易跌倒，后病情逐渐加重，18岁死亡。患者母亲、配偶、1姐1妹正常。患者两个儿子（年龄分别为4岁、2岁）表现正常。患者爷爷生前情况不详，患者奶奶及外祖父母无类似表现（图29-1）。

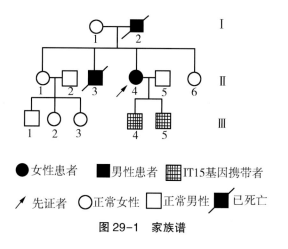

图29-1　家族谱

体格检查：神清，反应迟钝，表情呆板，言语低沉，吐字不清晰，计算力、记忆力、定向力差。伸舌居中，四肢肌张力增高，肌力5级，双上肢腱反射对称、正常，双下肢膝、踝反射活跃，病理征（-），双上肢可见不自主扭转颤动，步态不稳。双手指鼻试验欠稳准，双侧跟膝胫试验不能完成，闭目难立征阴性，直线行走不稳。出汗较多。颈部稍僵硬，Brudzinski征阴性，Kernig征阴性。

MMSE 评分 19 分。实验室检查：血常规、尿常规、电解质、肝功、血糖、血脂、肌酶、甲功五项、铜蓝蛋白等未见明显异常。头颅 MRI 示：脑萎缩，尾状核萎缩明显（图 29-2）。

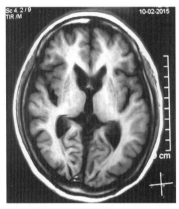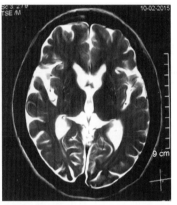

图 29-2　亨廷顿病患者头 MRI

患者头颅 MRI 结果：侧脑室尾状核区形成"蝴蝶征"。

基因检测结果：患者及其儿子 IT15 基因片段分析示 CAG 重复次数 15/59 次、17/60 次、17/57 次（图 29-3）。

诊断：亨廷顿病（青少年型）。

【诊断依据】①青年女性，起病年龄 18 岁。②隐袭起病，进行性加重。③临床表现为肢体运动；智力减退；肌张力障碍、构音不清、共济失调。④家族遗传史。⑤头颅 MRI 检查提示脑萎缩；尾状核萎缩明显，呈现典型"蝴蝶征"；壳核萎缩。⑥患者 IT15 基因 CAG 重复次数 59。综合以上特征，该患者可确诊为亨廷顿病（青少年型）。因其后代有 50% 的发病率，对其两个年幼儿子进行了基因检测，发现都携带致病基因，目前尚未发病，需对其进行定期随访，成人后生育前应进行遗传咨询，以降低下一代发病率。

【病例分析】亨廷顿病（HD）是一种由 IT15 基因上编码多聚谷氨酰胺的（CAG）重复序列异常扩增导致的常染色体显性遗传病，临床表现主要以不自主动作、精神异常和进行性痴呆"三联征"为主要临床特点。各年龄组均可发病：多数发病年龄在 25~50 岁，平均发病年龄在 40 岁，儿童组约占 1%，10~20 岁占 5%~10%，50 岁后约 25%，个别在 80 岁后发病。

1. 发病机制：亨廷顿病是一种单基因常染色体显性遗传性神经系统变性疾病，呈完全外显性，外显率为 100%，男女同样受累，家族一旦发病，就逐代无间断地相传。

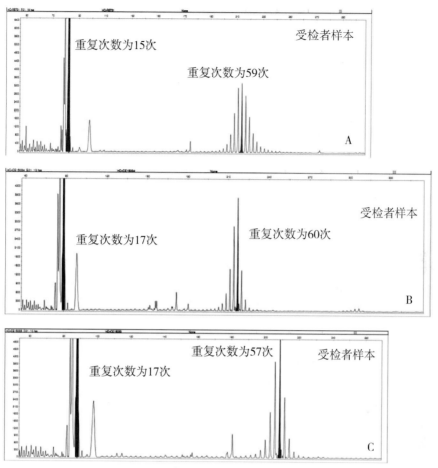

图 29-3　患者 IT15 基因 CAG 重复次数 59 次

每代平均患病率为 50%。其致病基因为 IT15（又称 HTT 基因），位于 4 号染色体断臂 4p16.3 区域，编码产生 huntingtin（HTT）蛋白 或亨廷顿素，广泛分布于中枢神经系统及全身。当基因突变引起胞嘧啶−腺嘌呤−鸟嘌呤（CAG）三核苷酸重复序列异常扩增时，可使突变型 HTT（mHTT）蛋白氨基端（N 端）多聚谷氨酰胺链（polyQ）延长，在 IT15 基因的起始密码子 ATG 的下游 5' 端有一段多态性的（CAG，胞嘧啶−腺嘌呤−鸟嘌呤）三核苷酸重复序列，随 IT15 一同转录翻译产生一段聚谷氨酰胺（polyg-lutamine，polyQ），连接于 HTT 的 N 端。HD 是由 CAG 重复序列的异常扩增突变引起。正常人少于 35 个，一般在 11~34 个，而 HD 患者则明显增加（$n>40$）。可使突变型 HTT（mHTT）蛋白氨基端（N 端）多聚谷氨酰胺链（polyQ）延长，而形成包括 β 片层结构在内的异常构象，造成 mHTT 蛋白丧失正常功能和获得毒性作用，干扰多种基因转录，损伤神经元轴突运输功能，扰乱线粒体正常代谢，破坏细胞内钙平衡，引起兴奋性毒性作用，导致以纹状体中型多棘神经元（MSN）为主的神经元死亡，其中以尾状核最为明显，壳核、苍白球及大脑皮层也有不同程度的萎缩。神经元变性、脱失、萎缩，尾状核和壳核的多棘神经元与舞蹈样动作有关，皮质神经元缺失与痴呆有关。因此目前最终认为，亨廷顿病的发病机制是以 mHTT 蛋白毒性作用为主所致。

2. 诊断标准：见图 29-4、图 29-5（见彩图第 7 页）。

一 遗传家族史

二 临床三联征

1.认知障碍	2.运动障碍	3.精神障碍	4.非特异症状
执行任务困难，智力降低，思维缓慢，痴呆等	成人以舞蹈样运动为主早发型以肌能力障碍、肌阵挛、癫痫发作为主	抑郁或焦虑、兴奋、人格改变为主	睡眠-醒觉周期紊乱体重减轻（饮食可）

三 影像学特点

1.尾状核头萎缩	2.壳核萎缩	3.脑萎缩	4.MR波谱
侧脑室前角外缘由凹、变平、变凸、呈球形膨起或"蝴蝶征"	T2像呈条带状高信号	脑室扩大、脑沟、脑裂增宽，额叶著脑体积缩小	基底节区Cr、NAA低 NAA/Cr低，Cho/Cr高，PET示纹状体葡萄糖摄取减少

四 基因测序

以聚合酶链反应(PCR)或southern印迹杂交法配合DNA测序，检测IT15基因cAG重复次数是诊断的关键因素，尤其对无阳性家族史、或临床症状不典型者，可通过基因测序确诊。

正常	不发病，但不稳定	不发病或推迟发病	均发病
重复次数≤26	次数为27~35	次数为36~39	次数≥40

五 排除其他疾病

如舞蹈病棘红细胞增多症、小舞蹈病、妊娠性舞蹈病、齿状红核苍白球萎缩、肝豆状核变性、神经元蜡样脂褐质沉积症、多系统萎缩、良性家族性舞蹈病等。

图 29-4　亨廷顿病诊断标准

【病程分期】

可粗略分为 3 期。

1. 早期：症状轻微，以抑郁、易激惹、难以解决复杂问题等轻度认知障碍和精神症状为主，可有轻微的不自主运动，如眼球扫视运动障碍，患者有独立生活能力。

2. 中期：出现明显的运动障碍，以舞蹈样症状为主，自主运动障碍进行性加重，可有吞咽困难、平衡障碍、跌倒和体重减轻，认知功能进一步减退，此期患者的社会功能受损，但基本生活能力尚得到保留。

3. 晚期：患者多卧床不起，舞蹈样症状可加重，但常被肌强直、肌张力失常和运动迟缓所取代；患者的所有日常生活均需依靠他人料理。

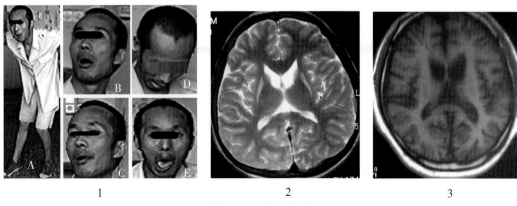

1   2   3

图 29-5   亨廷顿病

1 示舞蹈样奇异动作；2 为 T_2 示壳核萎缩，呈条状高信号；3 为 T_1 示尾状核头萎缩前角扩大、脑萎缩

【临床分型】

从临床表现看，HD 大致分为青少年型及成人型（表 29-1），值得考虑的是两型病变损害的病理部位是相同的，均以尾状核、壳核及苍白球为主，但临床表现可有不同，对其机制目前尚无圆满解释。

表 29-1   青少年型与成人型区别

	青少年型	成人型
发病年龄	>20 岁	25~50 岁（平均在 40 岁）
遗传方式	多为父系遗传	多为母系遗传
首发症状	多以认知障碍著	多以运动异常著
临床表现	以小脑性共济失调、癫痫发作为常见特点，肌张力增高、肌强直、舞蹈样动作少或无	以舞蹈样奇态运动为典型表现，肌张力低，运动增多，肌强直出现晚
认知障碍	出现早且严重	相对轻
精神障碍	行为异常明显	抑郁常见
病程	进展快	相对较慢

【治疗】

目前对此病尚无特异性治疗措施，临床上多给予对症治疗。

1. 有抑郁症状者可给予抗抑郁治疗。

2. 对舞蹈样运动可给予多巴胺受体阻滞剂和中枢多巴胺消耗剂，如氟哌啶醇、舒必利、奋乃静等治疗。

3. 对运动迟缓、运动不能—强直症候群者可试用抗帕金森药如左旋多巴、金刚烷胺或安定类药物等。

4. 有精神症状者可给予抗精神药物治疗：丁苯喹嗪是美国 FDA 批准的用于治疗

HD 的药物之一，主要机制是抑制单胺囊泡转运，其用药量达到 100mg/d 时，可以显著减轻舞蹈症状，但如果停止用药，舞蹈症状会加重，但可能会加重患者抑郁等精神症状。其他还可用奥氮平（2.5~10mg），利哌利酮（0.5~2mg），或泰必利（50~200mg）。

5. 如果出现肌阵挛，可使用 2-丙基戊酸钠。巴氯芬和苯二氮䓬可对疾病晚期的运动障碍治疗有效。而化学神经阻滞剂如肉毒杆菌毒素注入高度兴奋的肌肉中则可治疗局灶痉挛。

6. 应用神经保护药物可能推迟甚至阻止 HD 临床表现的发生。

7. 一般支持治疗，加强看护和护理，社会关怀。

参考文献

［1］ Palomaki GE, Richardsn CS. Assessing the analyticval dity of molecular testing for Huntington disease using date from anexternal proficiency testing survey ［J］. Gent Med, 2012, 14（1）：69-75.

［2］ Sequeiros J, Ramos EM, Cerqueira J, et al. Large normal and reduced penetrance alleles in Huntington disease：instabilityin families and frequency at the laboratory, at the clinic and in the population ［J］. Clin Genet, 2010, 78（4）：381-387.

［3］ Poon LH, kang GA, Lee AJ. Role of tetrabenazine for Huntington's disease-associated chorea ［J］. Ann Pharm acother, 2010, 44（6）：1080-1089.

［4］ Ross CA, Tabrizi SJ. Huntington's disease：from molecular pathogensis to clinical treatment ［J］. Lancet Neurol, 2011. 10（1）：83-98.

［5］ 耿钰. 亨廷顿舞蹈病一家系 ［J］. 中华医学遗传学杂志, 2015, 32（5）：751-752.

［6］ 中华医学会神经病学分会帕金森病及运动障碍学组. 亨廷顿病的诊断与治疗指南 ［J］. 中华神经科杂志, 2011, 44（9）：638-641.

［7］ 薛红. 少年型亨廷顿病临床分析及文献复习 ［J］. 重庆医学, 2017, 46（3）：431-432.

第三十章 共济失调-毛细血管扩张症

【病例摘要】

病例1：患者，男，7岁，患儿约1岁会走，走路不稳，随年龄增长症状逐渐加重，走路时呈现头后仰，挺腹，摇晃，易跌倒，需人扶持。自幼体质弱，抵抗力差，经常感冒、发热，多需住院治疗。自幼食欲差，全身消瘦，状如皮包骨头。右上臂有一小片皮肤色素脱失斑。无家族史，父母非近亲结婚。曾先后就诊于多家医院，进行多种检查：血常规，肝功能，电解质，乳酸，丙酮酸，尿代谢筛查，心电图，普通脑电图，线粒体基因3243、8344、8993各位点未见异常，脑脊液检查正常。甲胎蛋白（AFP）132.2ng/mL（<10.9ng/mL），IgA、IgG、IgM正常。肌电图示下肢神经传导速度减慢，提示神经源性损害。经多方治疗无效。体格检查：神清，发育正常，双侧眼角膜外侧有片状发红，呈细丝状扩张毛细血管充血，共济失调，不能单独行走，低头，语音低沉。皮下脂肪少，状如皮包骨头，肌力可，张力低，腱反射引不出，病理征（-），感觉正常，脑膜刺激征（-）。影像学表现如下（图30-1，见彩图第8页）。

【诊断】 共济失调-毛细血管扩张症。

诊断主要依据：①婴幼儿期发病；②以共济失调为首发症状，且在刚开始走路时即出现，随年龄增长进行性加重；③球结膜疑有毛细血管扩张；④消瘦，皮色较黑，皮肤色素脱失斑，皮下脂肪明显较少；⑤反复感染；⑥血清甲胎蛋白明显增高；⑦小脑、脑干萎缩，第四脑室扩大。

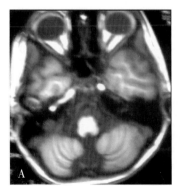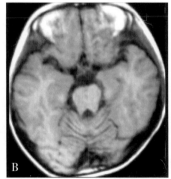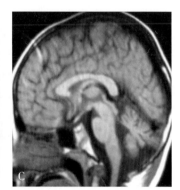

图30-1　共济失调-毛细血管扩张症（病例1）

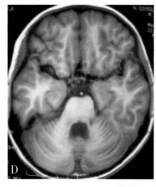
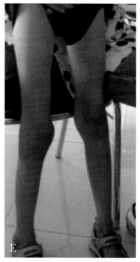
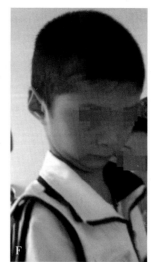

图30-1 共济失调-毛细血管扩张症（续）

A~D示小脑、脑干萎缩；A：2岁时，B、C：6岁时，D：7岁时。

E、F为患者7岁时状况，消瘦，皮下脂肪少

【病例摘要】

病例2：患者，男，9岁，1岁多会走路时发现走路不稳，易跌倒，随年龄增长症状渐重，走路摇晃如醉汉状，3个月前症状加重，不能独自行走，曾因跌倒而致前额受伤，且出现仰头、挺胸冲撞动作。在校学习成绩一般，说简单三四个字尚可，朗读时读不成句，须一个字一个字地读。与同龄儿童比，无明显易感冒发热等病史，但蚊虫叮咬后易发炎而遗留皮肤疤痕。平时食欲差，进食少，常诉腹痛，无腹泻，体质消瘦，皮下脂肪少；小便急，易尿裤。以上症状曾经多方治疗无效。父母非近亲结婚。无家族史。体格检查：神清，发育正常，体质消瘦，皮下脂肪少。行走不稳，如醉汉状，头多低，左右摇晃，伴短暂挺胸冲撞动作，有易跌倒倾向，常需人扶持，昂白氏征（+），水平眼震，指鼻不准，动作性震颤明显，跟膝胫试验不准。四肢肌张力低，肌力可，腱反射引不出，病理征（-）。皮肤有多个暗褐色斑，眼结膜、角膜未见毛细血管扩张。深感觉差。余神经系统检查未见明显异常。甲胎蛋白339.5ng/mL（0~13.6ng/mL）。IgG 7.09g/L（5.66~14.25），IgA 0.41g/L（0.80~5.00），低，IgM 1.04g/L（0.30~2.09），C3 1.09g/L（0.91~1.57），C4 0.15g/L（0.14~0.44）。影像学表现见图30-2（见彩图第7页、第8页）。

诊断：共济失调-毛细血管扩张症。

诊断主要依据：①婴幼儿期起病；②以共济失调为首发症状，进行性加重；③消瘦，皮下脂肪少；④易感染；⑤皮肤色素斑；⑥IgG低；⑦血清甲胎蛋白增高；⑧影像学示小脑萎缩，四脑室扩大。

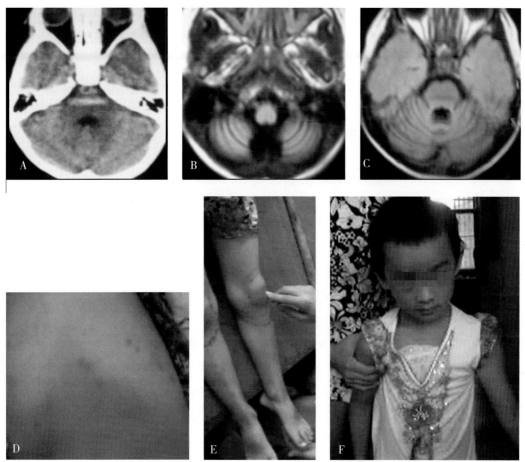

图 30-2 共济失调-毛细血管扩张症（病例 2）

A~C 示小脑萎缩；A：CT 示 2.8 岁时；B、C：MRI 示 9 岁时；

D：显示皮肤咖啡斑；E、F：患者 9 岁时状况，消瘦，皮下脂肪减少

【病例分析】

共济失调-毛细血管扩张症（ataxia-telangiectasia，AT），又称 Louis-Bar 综合征，是一种累及神经、血管、皮肤、网状内皮系统和内分泌系统的原发性免疫缺陷疾病。国外统计发病率为 1/4 万~1/20 万，多于 10 岁前出现症状。

【病因及病机】

AT 属于一种少见的多系统损害的常染色体隐性遗传病，致病基因为编码蛋白的共济失调-毛细血管扩张症突变基因（ataxia-telangiectasia mutated，ATM）造成的。研究结果表明，ATM 是一种稳态蛋白激酶，在各种细胞信号通路中具有极其广泛的作用，其主要功能为：①与 DNA 损伤修复密切相关，即在正常细胞中 ATM 蛋白为无活性二聚体/四聚体，可以被快速激活并招募至 DNA 双链断裂位点，并随后激活 DNA 修复机制；②能阻止细胞凋亡；③可控制免疫细胞对抗原的反应；④可介导细胞对胰岛素的反应；⑤能阻止基因的重排；⑥可能与性成熟有关。而 AT 患者由于 ATM 基因突变，

引起 ATM 蛋白功能缺失，因此无法识别并修复自身 DNA 的损害，从而影响到基因组不稳定、染色体断裂、染色体重排、细胞周期调控、降低氧化应激反应及端粒保护等过程，其中以参与协调运动的小脑神经细胞受 ATM 蛋白缺失影响最大。同时此过程中可能形成或激活癌基因，增加了 AT 患者发生白血病、淋巴瘤和乳腺癌等恶性肿瘤的风险；ATM 基因突变还可导致 AT 患者胰岛素抵抗型糖尿病、血脂水平增高，动脉粥样硬化及代谢综合征等心血管疾病危险因素的发生。临床主要表现为小脑共济失调、毛细血管扩张、免疫缺陷、α-甲胎蛋白水平升高、染色体不稳定、早期衰竭、不完全性成熟、生长发育迟缓、癌症易感性和辐射敏感性，病程晚期患儿多死于感染或肿瘤。

【临床表现】

婴幼儿期开始出现的进行性小脑共济失调、球结膜和皮肤毛细血管扩张，以及反复感染是本病的三大临床特征，有说是四大临床特征：即前三者再加上易发恶性肿瘤。

1. 共济失调：见于所有病例且早期出现（10 个月至 7 岁），开始走路时动作笨拙；缓慢进展，出现平衡障碍，蹒跚步态，不能走直线，小脑性构音障碍，肌张力减低，Romberg 征阳性，指鼻、轮替、跟膝胫试验及意向性震颤均阳性；水平相眼震，且 90% 患儿出现眼球运动性失用，在头部转动时出现眼球急动；随病情发展，大多数患儿趋向发生其他脊髓小脑病症，如深反射消失和四肢肌肉萎缩，10~15 岁时需靠轮椅活动。

2. 毛细血管扩张：出现在 3 岁到少年阶段（3~10 岁）。常见部位为眼结膜（看上去似乎是出血点）、耳郭、面颊、眼睑，出现瘤样小血管扩张（呈出血点样改变）；另外，在前臂和腋窝等处可见色素脱失斑及牛奶咖啡斑等，多呈对称性分布且逐渐增多，可因暴露于阳光下或刺激而加重。

3. 反复感染：主要为肺部感染，1/3 具有经常和严重进行性感染，1/3 有感染而非进行性，1/3 仅有一般感染史；其他有扁桃体炎、中耳炎等。感染与免疫缺陷有较好的相关性。

4. 肿瘤发生率高，风险为 38%，因 ATM 基因突变，导致 AT 患者中 ATM 蛋白功能和结构改变，致使细胞周期监控点和 DNA 损伤修复异常，凋亡敏感性增加，染色体不稳定及辐射敏感而易发癌症，包括淋巴瘤、淋巴细胞性白血病等。

5. 其他：患儿生长发育迟缓，身材矮小，头小畸形、弓形足；皮肤粗糙、色素沉着，皮下脂肪减少，头发易变黄、易脱发等显示早老性改变；先天性心脏病，糖尿病，白内障。

【辅助检查】

①血清甲胎蛋白：95% 以上的病例显著升高，仅 5% 的患者可正常或稍高。AFP 在 1 岁以上的儿童小于 10ng/mL。超过此水平的儿童且无其他部位病变（肝脏、睾丸、胰腺等）可以解释就有诊断意义。反映肝脏发育不成熟。②血清 IgA 和 IgG 降低或消失，80%~90% IgE 消失或减少，IgM 代偿性增高，反映该病为累及多系统的原发性免疫缺

陷病。③免疫印迹法检测淋巴细胞内的 ATM 蛋白有助于诊断该病，在 95% 以上的 AT 患者中，淋巴细胞系 ATM 蛋白表达低下，仅小于 1% 的 AT 患儿 ATM 蛋白正常。④脑 CT 及核磁共振检查：示小脑、脑干萎缩；小脑脑沟增宽，第四脑室扩张。SPECT 检查显示血流量减少。⑤AT 患儿淋巴造血干细胞在 1Gy 放射强度下存活率小于 21%，而健康者大于 36%。⑥染色体检查可见过多的染色体易位；基因鉴定显示 ATM 基因突变。

【AT 诊断标准】

目前无标准，诊断主要依据临床症状、体征，结合实验室检查及影像表现：①多在儿童期发病。②神经系统表现为进行性小脑性共济失调；球结膜和皮肤毛细血管扩张；反复感染、生长发育异常、肿瘤的易感性及其他多系统损害。③实验室检查主要是血清甲胎蛋白（AFP）升高和血清 IgA、IgG、IgE 降低。④CT 或 MRI 显示小脑萎缩。⑤基因筛查显示 ATM 基因突变。符合①②④为临床可疑；符合前 4 项为临床确诊；符合 5 项为确诊。

【治疗与预后】

本病目前尚无特异性治疗方法，主要是改善机体的免疫状态，增强抗感染能力。可用免疫球蛋白，也可试行胸腺肽刺激疗法及胸腺移植术；控制感染，即使患轻微的鼻窦炎，有时也需静脉输注抗生素；脑代谢活化剂等。应注意本病患者对放射线极为敏感，应避免不必要的放射检查，放射线可导致细胞和染色体损伤，促进肿瘤发生、发展。患者通常预后不佳。

参考文献

［1］朱冠忠，梁黎，王春林，等.共济失调毛细血管扩张症 1 例病例报告［J］.中国循证儿科杂志，2017，12（4）：308-309.

［2］刘宇，王培昌.DNA 聚合酶基因在共济失调毛细血管扩张症家系突变状态的研究［J］.检验医学与临床，2017，14（7）：944-977.

［3］江泓，唐北沙，严新翔，等.共济失调毛细血管扩张症的临床特征和诊断［J］.中华神经科杂志，2000，33（2）：98-100.

［4］刘晓丽，杨彩凤，郝青英.共济失调毛细血管扩张症误诊 1 例分析［J］.山西临床医药杂志，1999，8（2）：93.

［5］张五昌，吴沪生，宋淑媛，等.共济失调毛细血管扩张症八例分析［J］.中华儿科杂志，1998，36（7）：436-437.

［6］王增芹，袁宝强.共济失调-毛细血管扩张症二例［J］.中华临床医师杂志（电子版），2012，6（6）：1666.

第三十一章 腓骨肌萎缩症

【病例简介】

患者，男，28岁，幼年有弓形足，16岁发现走路不稳，下肢乏力，后渐发现双下肢肌肉萎缩且呈进行性加重，近3年来双手肌肉也出现萎缩，双足内翻畸形明显，行走自觉尚好，但蹲下站立需扶持外物，否则易跌倒，能胜任日常生活及工作。既往史：无外伤、中毒等特殊病史。家族史：一家五代有9人患类似疾病（图31-1）。

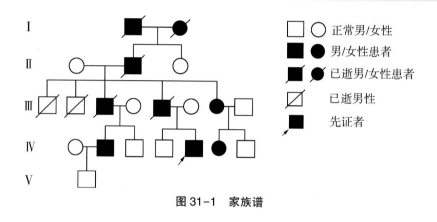

图 31-1　家族谱

体格检查：神清，智力正常，脑神经（-），双手肌肉中度萎缩，轻度"鹰爪手"，握力5⁻级，腕部肌肉似有轻度萎缩，双下肢膝以下肌肉萎缩，大腿下部似有轻度萎缩，无明显鹤形腿表现，明显马蹄内翻足，足弓深，骨锤趾，远端肌力5⁻级，四肢近端肌力正常，肌张力低，腱反射消失，病理征（-），深浅感觉正常，脑膜刺激征（-），蹲下张力可，但不扶物易歪倒，行走无鸭步表现，站立欠稳（图31-2，见彩图第9页）。

肌电图示神经源性损害。基因检测：对患者 CMT_1 相关的 PMP22 基因进行了 MLPA 检测，发现 PMP22 基因的 17p11.2 区域存在（chr17: 15074936 - 15175466）大片段重复（该重复为腓骨肌萎缩症的明确致病基因，70%~80%的腓骨肌萎缩症（图31-2）CMT_1 患者携带 PMP22 基因大片段重复，是本病的主要致病基因）。

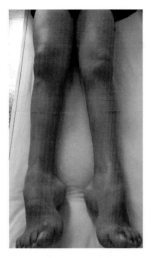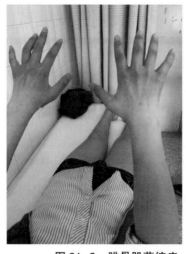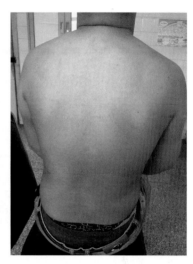

图31-2　腓骨肌萎缩症

A 示双下肢肌肉萎缩、马蹄内翻足；B 示双手肌肉萎缩伴轻度"爪形"改变；C 示脊柱无侧弯畸形

【病例分析】

腓骨肌萎缩症（charcot-marie-tooth，CMT）是外周神经系统最常见的遗传性疾病，发病率约为 1/2 500。CMT 的分型依据患者的遗传模式、临床表现、神经肌肉电生理特征及神经的病理学改变等。CMT 的遗传模式有常染色体显性遗传、常染色体隐性遗传及 X 染色体连锁遗传，神经肌肉电生理特征主要包括神经传导速度降低程度、肌肉及感觉神经的动作电位，神经的病理学改变包括神经脱髓鞘及神经元轴突变性。常染色体显性遗传 CMT 依据其神经病理学改变分为 CMT_1（脱髓鞘型）和 CMT_2（轴突型），常染色体隐性遗传 CMT 被命名为 CMT4，X 染色体连锁遗传的 CMT 被命名为 CMTX。近几年研究人员又发现一些中间型常染色体显性遗传 CMT 病例，其神经病理学改变既有神经脱髓鞘，又有神经元轴突变性，因此被命名为中间型常染色体显性遗传 CMT（Dominant intermediate CMT，DI-CMT）。每一类 CMT 依据致病基因的不同又分为不同的类型，但随着分子遗传学研究的深入，研究人员发现同一致病基因可引起不同 CMT 类型，因此传统的 CMT 分型又开始面临新的挑战。总之，腓骨肌萎缩症发病机制不明，现已发现近 39 种 CMT 致病基因，这些致病基因在维持周围神经轴索、髓鞘的结构完整性和功能完整性、细胞信号转导、线粒体功能等方面发挥着重要作用，其突变导致疾病发生。

【临床表现】

CMT 是最常见的遗传性周围神经病，占慢性周围神经疾病的 40% 左右，不同的致病基因引起的临床表型基本相似，但在不同个体间症状轻重差异较大，甚至仅有致病基因携带而无症状。CMT 的共性症状为：①大部分在 10 岁前发病，少数成年发病，病程进展缓慢。②四肢远端肌肉萎缩，从足部肌肉开始，后依次累及小腿、大腿下 1/3

及手部肌肉，最后影响前臂肌肉，四肢近端肌肉萎缩少见。典型者腿呈"鹤腿"或倒立的"香槟酒瓶状"。③部分患者伴感觉减退或缺失，也从远端开始，首先累及足部，再向小腿延伸，然后累及手部。下肢比上肢易出现触觉、痛觉和振动觉缺失，位置觉较少受损。④肢体远端乏力，行走困难是初始症状，垂足，跨越步态，腱反射减弱或缺失，尤在 CMT_1 型著。以上周围神经改变是由于导致 CMT 的致病基因编码蛋白多为髓鞘结构蛋白、间隙连接形成蛋白、细胞骨架组成蛋白、酶及转录因子等，这些蛋白失去功能后首先影响髓鞘结构，进而导致轴突变性。轴突变性是长度依赖性病变，神经纤维越长，轴突变性越严重，因此四肢远端神经纤维最先出现变性或脱髓鞘。肌电图呈神经源性损害。⑤骨骼畸形：占 66%，CMT_1 患者中高达 70%~95%。表现为弓形足伴鼓锤趾，马蹄内翻畸形，手部呈"鹰爪手"，脊柱侧弯少见。畸形原因不清，可能与肌萎缩、肌力着力不平衡有关（图31-3，见彩图第9页）。

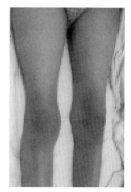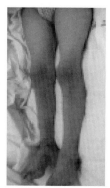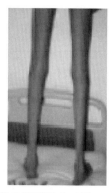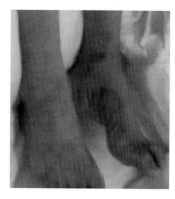

图31-3　腓骨肌萎缩症（续）

男，16岁，进行性双下肢无力伴肌萎缩2年；双手肌萎缩不明显，典型的"鹤腿"或倒立的"香槟酒瓶状"，轻度弓形足

【诊断依据】

1. 在儿童期、青年期或青年晚期发病，通常 CMT_1 型发病早。

2. 均有双下肢缓慢进行性萎缩及无力，呈"鹤腿"样改变，有的累及上肢远端。

3. 均有腱反射减弱或消失，部分伴有肢体远端感觉障碍。

4. 部分有弓形足、马蹄内翻足等畸形。

5. 80%有家族史，少数为散发性。

6. 电生理显示 CMT_1 型为神经传导速度明显减慢，CMT_2 型为神经传导速度轻度减慢或正常。

7. 肌活检均呈神经源性肌萎缩，神经活检 CMT_1 型表现为节段性脱髓鞘，CMT_2 型表现为轴索变性。神经病理活检损伤较大，患者难接受，基因检测的准确性高，基本无损伤，在病程早期即可做出明确诊断，有较高临床应用价值。

【分型】

CMT 主要为常染色体显性遗传，分为两型。

（1）脱髓鞘型（CMT₁型），其神经传导速度显著减慢（正中神经运动传导速度从正常的 50m/s 减慢至 <38m/s），波幅无明显降低，神经活检示广泛的节段性脱髓鞘和髓鞘增生形成洋葱球样结构。

（2）轴突型（CMT₂型），其神经传导速度减慢不明显（正中神经运动传导速度 >38m/s），波幅明显降低，神经活检示轴突变性，而极少有脱髓鞘改变。

【治疗】

目前暂无特殊治疗，主要是康复及手术治疗，近年来一些新进展为：①基于 PMP22 突变可以产生过多 PMP22 蛋白，从而阻碍 Schwann 细胞功能，干扰髓鞘形成和稳定，因此可用黄体酮受体拮抗剂减少 PMP22 蛋白聚集，改善患者症状；②维生素 C 可以减少脱髓鞘及促进肌肉功能的恢复，可用大剂量维生素 C 治疗；③神经营养因子 3 由正常的 Schwann 细胞合成，促进神经损伤后的再生，能使失去 Schwann 细胞后的轴索得以修复；④针对致病基因的突变性质，可采用基因置换和基因剂量消减的基因治疗。

参考文献

［1］孙顺昌，张海鸥. 腓骨肌萎缩症研究概述［J］. 中国神经精神疾病杂志，2010，36（1）：60-62.

［2］肖波，谢菊生，杨晓苏，等. 腓骨肌萎缩症的临床与病理［J］. 中华内科杂志，2002，41（11）：736-738.

［3］史磊，曹秉振. 腓骨肌萎缩症（CMT）1 型的临床及 CMT₁A 型基因诊断方法、神经电生理的研究［J］. 中风与神经疾病杂志，2013，30（3）：201-203.

［4］曾倩，曾昭祥. 腓骨肌萎缩症一家系报告［J］. 内蒙古医学杂志，2017，49（11）：1291-1292.

［5］杨茜，李啬夫，毛新发. 腓骨肌萎缩症的研究进展［J］. 医学综述，2013，19（19）：3545-3547.

［6］Francis B，Panosyan，Matilde Laura，et al. Cross - sectional analysis of a large cohort with X - linked. Charcot-Marie-Tooth disease（CMTX1）［J］. Neurology，2017，89（9）：927-935.

［7］Masahiro Ando，Akihiro Hashiguchi，Yuji Okamoto，et al. Clinical and genetic diversities of Charcot-Marie-Tooth disease with MFN2 mutations in a large case study［J］. J Peripher Nerv Syst，2017，22（3）：191-199.

［8］戴昱旭，付俊，王朝霞，等. 常染色体隐性遗传性腓骨肌萎缩症 2K 型临床特征［J］. 中华神经内科杂志，2017，50（4）：292-296.

［9］于珍，张嘉莹，许烨，等. 一个腓骨肌萎缩症 4C 型家系的 SH3TC2 基因突变分析［J］. 中华医学遗传学杂志，2016，33（1）：57-60.

［10］张如旭，唐北沙. 腓骨肌萎缩症治疗进展［J］. 中国现代神经疾病杂志，2017，17（8）：566-571.

第三十二章　额颞叶痴呆

【概述】

额颞叶痴呆（FTD）是因额叶和（或）颞叶的退行性变导致的一组以进行性精神行为异常、执行功能障碍、语言功能损害为主要表现的临床综合征。额颞叶变性（frontotemporal lobar degeneration，FTLD）是病理名称，随病情进展（3~4 年后），患者最终出现全面痴呆及功能衰退。在神经变性痴呆中居第 3 位，仅次于阿尔茨海默病（AD）和路易体痴呆。多发生于老年前期（45~65 岁），65 岁以下发病率为（5~15）/10 万，占所有患者的 60%~80%。多为散发，少数为常染色体显性遗传。

病因及发病机制未明，虽多为散发，但近高度怀疑有遗传性，30%~50%患者家族中至少有一个亲属出现类似病情，已发现多达 16 种基因的突变与 FTD 发病有关，部分呈常染色体显性遗传，与位于 17 号染色体的主要微管相关蛋白 tau 基因突变有关。病理主要表现为全脑重量减轻，位于大脑半球的额叶、颞叶和岛叶区域、顶叶前部萎缩明显，有时形成"刀切样"萎缩，随着疾病进展，病变常延及基底节、黑质等皮质下结构，甚至累及脊髓前角细胞。

【分型】

FTD 多为隐袭起病，持续进展，与 AD 相比更迅速，从诊断至死亡的时间常介于 4~8 年。可以人格和社会行为异常或以进行性失语起病，病程中可出现多种症状且各症状间常多重叠，表现复杂，但最终为全面痴呆。据其复杂的表现，临床上常将 FTD 分为 3 个亚型：①行为变异型额颞叶痴呆（bvFTD）；②原发性进行性失语（PPA），包括非流利性失语（PNFA）和语义性痴呆（SD）；③合并运动障碍的亚群，包括额颞叶痴呆合并运动神经元病（MND）、进行性核上性麻痹（PSP）、皮质基底节变性（CBD）。

1. 行为变异型额颞叶痴呆（bvFTD）：症状表现与前额叶和前颞叶功能障碍有关的，是人格、社会行为和认知功能持续进展的临床综合征。约占 FTD 的 50%。最常见的症状：①人格改变。有的表现为情感淡漠、懒惰、缺乏同情心、兴趣爱好消失等；有的表现为社交退缩、自发性丧失、意志缺失等抑郁症状；有的表现为社交脱抑制和冲动行为，如不计后果的鲁莽行为、不合时宜的玩笑、无缘由骂人、不适当的性行为等；有的表现在消极行为和去抑制之间转换，从表情过度伤感到攻击性暴力行为。有的表现为自私，以自我为中心，不关心家人和朋友，"冷酷"无情。②社会意识丧失。患者不顾及既往道德、规范，表现出不合时宜的冒犯性言论、违反常规的道德或礼仪行为，无顾忌随地大小便；可能做出反社会甚至是犯罪行为。患者完全缺乏自知力。③刻板行为或仪式化行为。吃相同的食物，重复使用某一"标语"式语句，反复阅读同一本书，重复走同一条路，不断囤积、计数和踱步等。④饮食模式改变。常常暴食，或饮酒过度，饮食习惯和爱好改变，甚至尝试进食非食物。⑤精神僵化。常常不知变通地坚持某一惯例，执拗行为，反复使用视线范围内的物品，尽管这些物品与当时的场合没有关系，无法适应新环境或无法理解他人的观点。⑥患者对个人仪表漠不关心，衣着不整，着装不符合时令。⑦病程中可伴有逐渐加重的认知功能缺陷，尤其是执行功能、解决问题、判断、注意、组织和计划能力，而记忆力以及视觉感知和空间技能保留较好。⑧病程中也会伴同出现言语模式改变，表现为无自发性和言语输出贫乏，或表现为言语增多、急促、刻板言语、模仿言语等。⑨额叶释放征（强握、吸吮反射、大小便失禁）。⑩影像学表现为前额叶、眶额叶和颞叶前部皮质萎缩，双侧对称或一侧重于另一侧，伴相应的脑室前角、颞角扩大；海马萎缩多限于海马前端；波谱检查可见额叶 NAA/Cr 明显降低，额叶 mI/Cr 升高，提示额叶神经元的变性、丧失，胶质增生。病变区呈低灌注及低代谢（表 32-1）。

表 32-1 bvFTD 的国际诊断标准

Ⅰ 神经系统退行性病变：必须存在行为和（或）认知功能进行性恶化才符合 bvFTD 标准

Ⅱ 疑似 bvFTD：必须存在以下行为/认知表现（A~F）中的至少 3 项，且为持续性或复发性，而非单一或罕见事件

  A. 早期（指症状出现后 3 年内，下同）去抑制行为（至少存在 A1~A3 中的 1 个：A1 不恰当的社会行为；A2 缺乏礼仪或社会尊严感缺失；A3 冲动鲁莽或粗心大意）

  B. 早期出现冷漠和（或）迟钝

  C. 早期出现缺乏同情/移情（至少存在 C1 和 C2 中的 1 个：C1 对他人的需求和感觉缺乏反应；C2 缺乏兴趣、人际关系或个人情感）

  D. 早期出现持续性/强迫性/刻板性行为（至少存在 D1~D3 中的 1 个：D1 简单重复的动作；D2 复杂强迫性/刻板性行为；D3 刻板语言）

  E. 食欲亢进和饮食习惯改变（至少存在 E1~E3 中 1 个：E1 饮食好恶改变；E2 饮食过量，烟酒摄入量增加；E3 异食癖）

  F. 神经心理表现：执行障碍合并相对较轻的记忆及视觉功能障碍（至少存在 F1~F3 中 1 个：F1 执行功能障碍；F2 相对较轻的情景记忆障碍；F3 相对较轻的视觉功能障碍）

Ⅲ 可能为 bvFTD：必须存在 A~C 所有症状才符合标准

  A. 符合疑似 bvFTD 的标准

  B. 生活或社会功能受损（照料者证据，或临床痴呆评定量表或功能性活动问卷评分的证据）

  C. 影像学表现符合 bvFTD（至少存在下列 C1~C2 中的 1 个）：C1 CT 或 MRI 显示额叶和（或）前颞叶萎缩；C2 PET 或 SPECT 显示额叶和（或）前颞叶低灌注或低代谢

Ⅳ病理确诊为 bvFTD：必须存在下列 A 标准与 B 或 C 标准中的 1 项：

  A. 符合疑似 bvFTD 或可能的 bvFTD

  B. 活体组织检查或尸体组织检查有额颞叶变性的组织病理学证据

  C. 存在已知的致病基因突变

Ⅴ bvFTD 的排除标准：诊断 bvFTD 时下列 A～C 3 项均必须为否定

  A. 症状更有可能是由其他神经系统非退行性疾病或内科疾病引起

  B. 行为异常更符合精神病学诊断

疑似 bvFTD 诊断时，C 生物标志物强烈提示阿尔茨海默病或其他神经退行性病变可为肯定

为便于记忆、应用，上述标准可简化为以下几种。

（1）疑似诊断标准：满足脱抑制、淡漠/迟钝、缺乏同情心、持续/强迫行为、过度食欲和执行功能障碍 6 条临床特征中 3 条。

（2）可能诊断标准：疑似标准+功能障碍+特异性神经影像改变。

（3）确诊标准：疑似标准或可能标准+病理学证据或存在病理性突变基因。

> 病例 1：患者，女，67 岁，5 年前无明显诱因出现反应迟钝，近、远记忆力均减退并进行性加重，现已不认识家人，对他人讲话不能理解，定向力、记忆力均明显下降，偶有精神症状，攻击他人，性格偏执，无抽搐发作及二便失禁。曾住精神病院治疗无明显效果。
>
> 体格检查：T、P、R、BP 及一般内科检查无异常。神清，构音清，反应迟钝，交流困难，检查不能配合，记忆力、计算力均显示明显下降。双脑神经检查无明显异常。锥体束检查未发现异常，共济运动检查不合作。

2. 原发性进行性失语（PPA）：PPA 诊断必须具备早期出现显著的语言障碍，突出为：①表现为语言清晰度、语言生成、命名、语法和词语理解障碍；②起病隐匿并进行性加重；③随着病情进展逐渐累及其他领域的认知功能。主要包括语义变异型 PPA（也称 SD 或颞叶变异性额颞叶痴呆）和非流利变异型 PPA（也称为 PNFA），其临床表现及诊断标准分述如下。

（1）语义性痴呆（SD）：进行性言语障碍起病，突出表现为：①命名困难；②理解能力受损，无法理解词义、物体和概念的意思；③语义错乱，言语内容空洞，毫无实质性内容。但语法正确、语速流利且无发音错误，复述大致正常。随病情进展逐渐至全面性失语。与此同时在病程中，定向力、记忆力等其他认知功能亦出现退行性变，日常生活活动能力（ADL）和社会功能全面下降。因此最终应属于 FTD 范畴（表 32-2）。

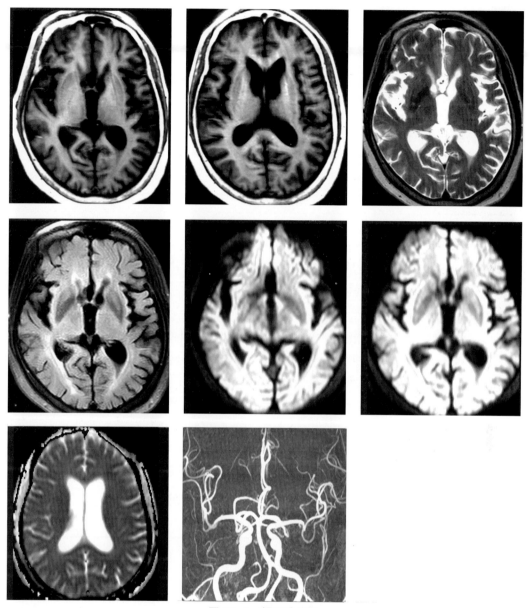

图 32-1 额颞叶痴呆

MRI 依次为 T_1、T_2、FLAIR、DWI、ADC 及 MRA，显示双侧颞叶萎缩，外侧裂增宽，右侧明显；双侧额叶萎缩，左侧明显；脑室扩大；颅内血管无明显异常

影像学上：SD 患者以双侧颞叶，特别是颞极，尤以左侧颞极皮质萎缩最明显（图 32-1）。病理上为灰质密度显著降低。左侧颞下回、顶叶缘上回、顶下回和右侧颞中回、颞下回均是语义记忆和语义理解的核心脑区，因早期萎缩局限于左侧颞极，故以命名障碍和词汇理解能力丧失为主。随病情进展，可累及右侧颞极、右侧海马回、海马旁回和左侧额顶叶部分脑区，渐出现不同程度的记忆力减退、人格和行为变化。

表 32-2　SD 的诊断标准

Ⅰ SD 的临床诊断
1. 必须同时具有下列核心特征：①命名障碍；②词汇的理解障碍
2. 必须具有下列其他诊断特征中的至少 3 项：①客体的语义知识障碍（低频率或低熟悉度的物品尤为明显）；②表层失读或失写；③复述功能保留；④言语生成（语法或口语）功能保留
Ⅱ 有影像学结果支持的 SD 的诊断必须同时具有下列核心特征
1. SD 的临床诊断
2. 影像学检查显示以下结果中的至少 1 项：①显著的前颞叶萎缩；②SPECT 或 PET 显示有显著的前颞叶低灌注或代谢低下
Ⅲ 具有明确病理证据的 SD 应符合下列 1 以及 2 或 3
1. SD 的临床诊断
2. 特定的神经退行性病变的病理组织学证据（例如 FTLD-TAU、FTLD-TDP、AD 或其他相关的病理改变）
3. 存在已知的致病基因突变

　　注：SD：语义性痴呆；FTLD-TAU：额颞叶变性-微管相关蛋白-tau 蛋白；FTLD-TDP：额颞叶变性-TAR DNA 结合蛋白 43

　　（2）进行性非流利性失语（PNFA）：患者常见症状为言语费力、欠流利，伴有迟疑、迂回和发音错误。语速慢，找词、发音困难；言语中缺乏定语、动词、语句简短；对复杂语法句子理解障碍，不能辨别从属关系。但患者计数、复述学习的短语相对保留，明显优于自发谈话；命名障碍不突出；对单词语义理解相对保留。随着病程进展，患者可表现为语言功能的全面衰退，命名、阅读及拼写等其他语言功能也出现恶化。最后语言仅由单词构成。另外也可有执行功能障碍（表 32-3）。

　　影像学主要显示左侧大脑半球的外侧裂周围前部局限性萎缩（额叶下部和颞叶上部前侧区域），SPECT/PET 可见左侧额叶下部葡萄糖低代谢或灌注减低。

表 32-3　PNFA 诊断标准

Ⅰ PNFA 的临床诊断
1. 至少具有下列核心特征之一：①语言生成中的语法缺失；②说话费力、断断续续、带有不一致的语音错误和失真（言语失用）
2. 至少具有下列其他特征中的 2 个及以上：①对语法较复杂句子的理解障碍；②对单个词汇的理解保留；③对实物的语义认知保留
Ⅱ 有影像学检查支持的 PNFA 的诊断应具有下列两项
1. 符合 PNFA 的临床诊断
2. 影像学检查必须至少具有以下 1 个及以上：①MRI 显示明显的左侧额叶后部和岛叶萎缩；②SPECT 或 PET 显示明显的左侧额叶后部和岛叶低灌注或代谢低下
Ⅲ 具有明确病理证据的 PNFA 应符合下列 1 以及 2 或 3
1. 符合 PNFA 的临床诊断
2. 特定的神经退行性病变的病理组织学证据（例如 FTLD-TAU、FTLD-TDP、AD 或其他相关的病理改变）
3. 存在已知的致病基因突变

3. 运动综合征：有些 FTD 患者在病程中会发生运动功能受损综合征，包括：运动神经元病、皮质基底节变性、进行性核上性麻痹等。

病例 2：患者，女，65 岁，2014 年 5 月无明显原因出现咽部不适，经检查未发现异常，年底出现语言不清，症状逐渐加重，至次年 3 月构音困难，几近失语，并伴进食困难，坐立位流口水，进食向外流，至 5 月完全失语，全依赖仰卧位进食。曾先后在郑州、北京医院就诊，诊断为重症肌无力、原发性延髓麻痹等，治疗无效。近 1 年多来病情较为稳定，因进食较少，体重下降约 10kg。家属未发现精神、智力、行走、二便等明显异常改变。无高血压、糖尿病等病史；一直从事农业，个性较强，争胜心强。无家族史。

体格检查：一般内科检查正常，神清，检查合作，对指令动作能完成，但领悟慢、操作动作慢，不能准确辨认左右，嬉笑。张口欠充分，咀嚼尚有力，舌肌完全不能自主运动，无舌肌萎缩、无纤颤，软腭上提差，咽反射存在，反射灵敏度似稍差，吸吮反射阳性，下颌反射阳性，左侧掌颌反射阳性，仰卧位进水、进食吞咽正常，不流口水，坐立位口水不时外流，余脑神经（-）。四肢肌力正常、腱反射活跃，左侧上下肢肌张力高，腱反射比右侧更活跃，双侧病理征（+），踝阵挛（-），行走速度、步态正常，昂白氏征阴性，指鼻试验正常。辅助检查：常规实验室检查无异常，肌电图检查显示舌肌、躯干肌有纤颤电位、正锐波、波幅较宽，提示神经源性损害。MRI 检查见图 32-2。

【诊断】

目前尚无确定的诊断 FTD 的生物学标志物，主要依据以下几种。

1. 老年前期（35~65 岁）隐袭起病。

2. 以精神行为异常或语言功能障碍起病且为突出核心症状。

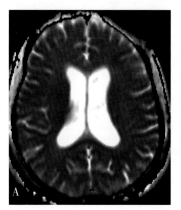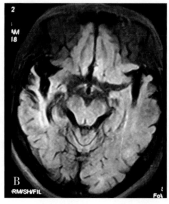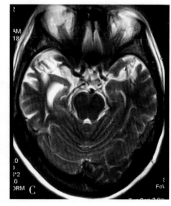

图 32-2　额颞叶痴呆-原发性进行性失语

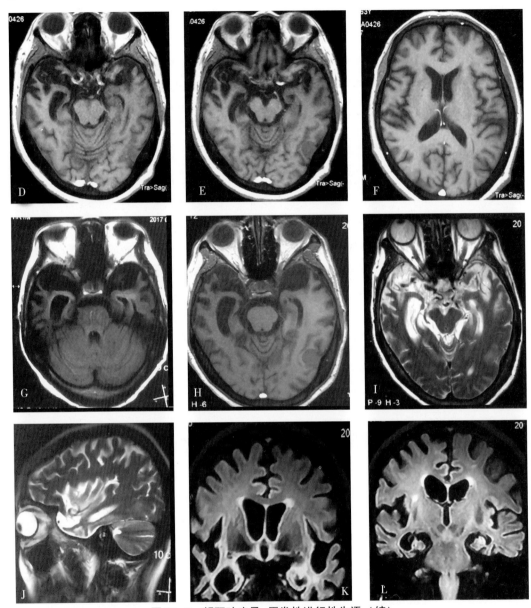

图 32-2　额颞叶痴呆-原发性进行性失语（续）

MRI 成像，A~C 为 2014 年 5 月 27 日 T_1 及 T_2；D~F 为 2015 年 5 月 11 日 T_1；G~L 为 2016 年 3 月 21 日 T_1、T_2 及 FLAIR，显示双侧颞叶萎缩，右侧明显，呈进行性发展，伴双侧海马明显萎缩、右侧更著及颞角扩大；双侧额叶萎缩。为原发性进行性失语，可疑合并运动神经元病

3. 病情呈持续进行性发展，伴逐渐加重的认知功能障碍。

4. 影像检查可显示相应脑区萎缩、低灌注、代谢低下，有支持诊断价值。

5. 排除可用其他疾病解释因素。

6. 具有特定的病理学证据或发现已知的致病基因突变可确诊。

【鉴别】

与 AD 相比，典型的 FTD 患者发病年龄较轻，突出的特征是神经行为异常，记忆力下降较轻，空间定向力相对保留，认知功能相对完好，可区别于 AD 全面性痴呆。MRI 均显示局限性额叶、颞叶前、外部萎缩，对称性或不对称性且以不对称为多，脑室前角、颞角可扩大，而顶枕叶相对正常，可区别于 AD 广泛的脑萎缩。FTD 主要以海马前端萎缩为主，不同于 AD 均一性海马萎缩。

【治疗】

主要是针对行为、运动和认知障碍等的对症治疗，常用药物包括选择性 5-羟色胺再摄取抑制剂、非典型抗精神病药物、NMDA 受体拮抗剂和胆碱酯酶抑制剂。①额叶皮质富含 5-羟色胺，其障碍可引起抑郁、攻击和冲动，研究证明 5-羟色胺再摄取抑制剂（如氟伏沙明、舍曲林）可减少去抑制、冲动、重复行为和饮食障碍等，帕罗西汀应用有争议。②小剂量非典型抗精神病药物（如利培酮、阿立哌唑和奥氮平）可改善 FTD 的精神行为症状，如破坏性或攻击性行为，但会引起嗜睡、体重增加及锥体外系症状等不良反应。更甚者对年龄较大的患者会增加继发于心脏病与感染的病死率，因此临床使用应该谨慎。③NMDA 受体拮抗剂美金刚，研究表明其能够减少 Tau 蛋白的病理性过度磷酸化，可使患者双侧脑岛和左侧眶额部脑皮质代谢活动正常化增加，可以改善 FTD 患者的精神症状，以淡漠、激越和焦虑 3 个亚项的改善尤为明显，且治疗的安全性和耐受性良好。

FTD 患者自临床诊断后的平均生存期为 3~4 年，而自临床发作，平均生存期为 6.6~11.0 年，各亚型之间在生存期上并未证实有本质区别，患者多死于各类并发症。

参考文献

［1］中华医学会神经病学分会.肌萎缩侧索硬化的诊断标准（草案）［J］.中华神经科杂志，2001，34（3）：190.

［2］崔荣太.运动神经元病治疗的研究进展［J］.国外医学内科学分册，2006，33（10）：442-444.

［3］贾建平.神经病学［M］.第6版.北京：人民卫生出版社，2008.

［4］郭玉璞，王维治.神经病学［M］.北京：人民卫生出版社，2008.

［5］陈生弟.帕金森病［M］.北京：人民卫生出版社，2006.

［6］徐运.神经系统疾病鉴别诊断学［M］.上海：第二军医大学出版社，2008.

［7］Warren NM, Burn DJ. Progressive supranuclear palsy［J］. Pract Neurol, 2007, 7（1）：16-23.

［8］Mitra K, Gangopadhaya PK, Das SK. Parkinsonism plus syndrome-a review［J］. Neurol India, 2003, 51（2）：183-188.

［9］Hanson JC, Lippa CF. Lewy body dementia［J］. Int Rev Neurobiol, 2009, 84：215-228.

［10］Caycedo AM, Miller B, Kramer J, et al. Early features in frontotemporal dementia［J］. Curr Alzheimer

Res, 2009, 6 (4): 337-340.

[11] Grossman M. Dementia: What is behavioral variant frontotemporal dementia? [J]. Nat Rev Neurol, 2009, 5 (7): 358-359.

[12] Rosness TA, Haugen PK, Passant U, et al. Frontotemporal dementia: a clinically complex diagnosis [J]. Int J Geriatr Psychiatry, 2008, 23 (8): 837-842.

[13] Alekseeva N, González Toledo E. Stroke and dementia [J]. Neurol Res, 2009, 31 (8): 824-831.

[14] Reyes S, Viswanathan A, Godin O, et al. Apathy: a major symptom in CADASIL [J]. Neurology, 2009, 72 (10): 905-910.

[15] Caplan LR, Searls DE, Hon FK. Cerebrovascular disease [J]. Med Clin North Am, 2009, 93 (2): 353-369.

[16] Rascovsky K, Hodges JR, Knopman D, et al. Sensitivity of revised diagnostic criteria for the behavioural variant of frontotemporal dementia [J]. Brain, 2011, 134 (9): 2456-2477.

[17] 中华医学会老年医学分会老年神经病学组额颞叶变性专家共识撰写组. 额颞叶变性专家共识 [J]. 中华神经科杂志, 2014, 47 (5): 351-355.

[18] 周玉颖, 李攀. 额颞叶变性临床诊断标准研究进展 [J]. 中国神经免疫学和神经病学杂志, 2014, 21 (5): 308-313.

[19] 顾诗渊, 黄流清. 额颞叶痴呆9例报道附文献回顾 [J]. 卒中与神经疾病, 2013, 20 (4): 236-239.

[20] 赵铮, 杨延辉, 卢春明, 等. 语义性痴呆结构性磁共振成像研究 [J]. 中国现代神经疾病杂志, 2014, 14 (4): 298-302.

[21] 周知, 李旭东, 钱端, 等. 进行性非流利性失语的研究进展 [J]. 中日友好医院学报, 2014, 28 (3): 173-175.

[22] 武冬冬, 秦绍森, 国红, 等. 额颞叶痴呆一例 [J]. 中华老年医学杂志, 2017, 36 (3): 325-327.

第三十三章　双侧对称小脑中脚梗死

小脑中脚又称脑桥臂，是连接小脑和脑桥的重要结构，其血液供应主要来自小脑前下动脉（AICA），部分来自小脑上动脉，属于分水岭区，其中主要由小脑前下动脉供血，该动脉起始于基底动脉，因此称为小脑中脚梗死（Bilateralmiddle cerebellar peduncle infarction，BMCPI）。

小脑中脚梗死多数是由动脉粥样硬化所致椎-基底动脉系统严重狭窄或闭塞所致。双侧对称小脑中脚梗死少见，仅占急性脑梗死的0.9%，椎-基底动脉卒中的5.2%，其发病机制尚欠清，据目前研究其可能机制为：①一侧椎动脉阻塞伴另一侧椎动脉严重狭窄；或双侧椎动脉阻塞、严重狭窄；导致双侧小脑中脚分水岭区低灌注。②动脉源性栓子巧合地同时进入双侧AICA，导致双侧小脑中脚缺血梗死（图33-1）。

患者，男，51岁，因"突发眩晕、行走不稳7天，加重伴饮食不能6小时"于2015年2月19日入院。患者7天前生气时突然出现眩晕、行走不稳，伴恶心、呕吐，随后出现言语不利、饮水呛咳、吞咽困难，就诊于当地某医院，头部CT示脑梗死，给予抗血小板聚集、强化他汀及改善循环、降压等治疗。6小时前站立时突然出现眩晕、视物旋转加重，并出现不能饮食，言语不清，双侧耳鸣、听力明显减退，不能行走、坐立困难急转我院。既往史：吸烟30年，40支/天；酗酒30年，500mL/天；"高血压病"10年，控制不佳；"高胆固醇血症"10年。4年前因"右侧锁骨下动脉重度狭窄"行支架植入治疗。1年来患"发作性眩晕、行走不稳、言语不利"6~7次，持续5~10分钟可缓解。

体格检查主要阳性体征：右上肢血压105/60mmHg，左上肢血压150/90mmHg，意识清楚，精神差。重度构音障碍（呻吟样语言），双侧额纹浅，闭目力弱，粗大眼震，双耳听力明显减退，双侧鼻唇沟浅，伸舌不能，悬雍垂明显下垂，双侧咽反射消失，饮水呛咳，吞咽困难。双侧肢体肌力5-级，肌张力低，腱反射对称低下，巴氏征阳性。双侧指鼻试验、快速轮替试验、跟膝胫试验阳性，深浅感觉未见明显异常。脑干听觉诱发电位提示中枢性损害。三酰甘油：3.42mmol/L，胆固醇：6.65mmol/L，低密度脂蛋白：3.1mmol/L；糖化血红蛋白：7.8%，空腹：8.2mmol/L；高敏C反应蛋白：5.9mg/L（1.0~3.0mg/L）；同型半胱氨酸：30μmol/L。

入院后经对症及抗凝、降脂、改善循环等治疗，症状好转出院，1年后随访，患者遗留构音障碍，偶有饮水呛咳，行走时头晕，需人搀扶。

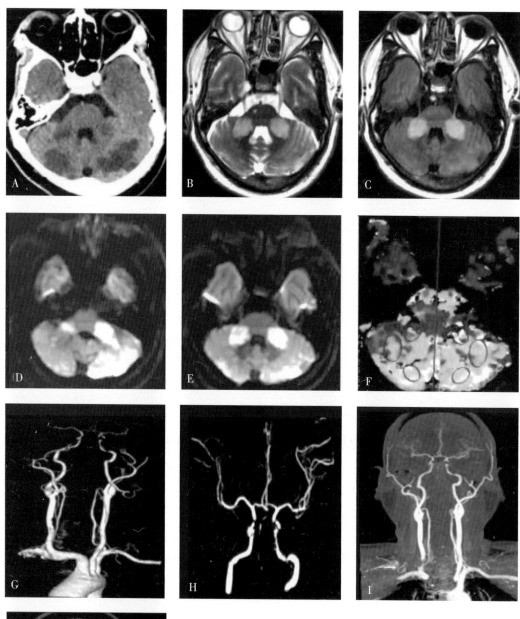

图 33-1 双侧对称小脑中脚梗死

A 为头部 CT 示双侧小脑中脚、小脑半球梗死；B、C 头部 MRI 示双侧小脑中脚椭圆形高信号，双侧小脑半球略高信号，D、E DWI 示双侧小脑中脚、小脑半球弥散受限，但程度不一；F 为颅脑 PWI 示双侧小脑中脚、小脑半球低灌注；G~J 头颈部 CTA 示：双侧椎动脉 V4 段、基底动脉、大脑后动脉闭塞，右侧锁骨下动脉远端闭塞，双侧颈内动脉虹吸部中度狭窄。

（该病例由付胜奇、张杰文提供）

【病例分析】

小脑中脚（middle cerebellar peduncle，MCP）位于脑桥外侧被盖部，是联系小脑与脑桥的纤维，为额桥-顶枕-小脑纤维通路。MCP 主要血液供应由小脑前下动脉（anterior inferior cerebellar artery，AICA）供应，小脑上动脉（superior cerebellar artery，SCA）也参与部分血液供应，而 AICA 主要供血范围为脑桥外侧、小脑中脚以及小脑前下侧。因此，MCP 属于 AICA 与 SCA 的分水岭区，由此可以认为 MCP 是上述两支血管供应的分水岭区，且这两类血管容易受到缺血性损伤。当椎-基底动脉闭塞或严重狭窄时，可出现代偿性的后交通动脉扩张及侧支循环开放。而桥臂位于分水岭区，血流代偿不足，故出现选择性的双侧桥臂受累。Akiyama 等报道 1 例因创伤性颈动脉夹层所致双侧 MCP 梗死，推测其机制可能是强有力的颈部旋转、过伸引起椎动脉内膜损伤和附壁血栓形成，最后导致椎动脉闭塞。Renard 等认为双侧桥臂梗死的最可能机制为双侧 AICA 来自同一个主干动脉，由基底动脉粥样硬化或血栓形成堵塞双侧 AICA 起始部。另外，动脉-动脉栓塞也可能是发病原因之一，易损斑块或心源性栓子脱落至双侧 AICA。在现有的文献报道中，双侧 MCP 梗死患者血管检查可显示：①一侧椎动脉完全闭塞和另外一侧椎动脉狭窄；②一侧椎动脉和基底动脉严重狭窄；③双侧椎动脉完全闭塞或狭窄；④一侧椎动脉完全闭塞和另外一侧椎动脉发育不全。因此，动脉粥样硬化所致椎-基底动脉系统严重狭窄或闭塞是双侧 MCP 梗死的共同病理生理机制。Roquer 报道了典型的 AICA 综合征，表现为眩晕、共济失调、恶心、呕吐、构音障碍、耳鸣和双耳听力障碍，同侧辨距不良、周围性面瘫及 Horner 综合征。双侧 MCP 梗死临床表现以小脑性共济失调和眩晕最常见，MRI 检查可见双侧 MCP 对称性类圆形信号改变，血管检查大多存在椎-基底动脉闭塞或严重狭窄。

本例患者起病呈进展性，发病前存在情绪激动等触发因素，首发症状表现为眩晕、听力障碍和小脑性共济失调，发病初期头颅 CT 示双侧 MCP 梗死，伴小脑半球多发梗死，发病机制考虑动脉-动脉栓塞。经过降压等治疗后病情加重，后行头颅 MRI+DWI 示双侧 MCP 梗死体积较前扩大，与双侧小脑半球梗死信号不均，诊断为双侧 MCP、小脑梗死明确。该例患者头颈部 CTA 示双侧椎动脉 V4 段、基底动脉、大脑后动脉闭塞，TCD 评估未见侧支循环建立，引起双侧 AICA 和 SCA 供应的分水岭区低灌注，最终形成双侧 MCP 对称性梗死扩大。该患者考虑动脉-动脉栓塞和大动脉病变导致低灌注的复合发病机制，预示着这一发病机制成为双侧 MCP 梗死的一种新的可能。但双侧 MCP 对称病变应与以下疾病鉴别，如脑桥梗死或出血引起的沃勒变性、脱髓鞘和炎性病变、代谢性脑病、肿瘤、多系统萎缩、中毒性白质脑病等。当存在双侧 MCP 病变时，应根据病史、临床特征及不同序列影像学特点进行鉴别。

综上所述，临床上双侧对称性的 MCP 梗死十分罕见，其病因及发病机制仍不十分清楚，需要精准化诊疗及大样本研究。本例患者作者认为其病因可能为大动脉粥样硬化性，发病机制考虑动脉-动脉栓塞与低灌注共同参与所致。但遗憾的是，本患者未行DSA全脑血管造影检查及必要时介入治疗，且MCP梗死体积较国内外文献报道的均较大，加之早期血管评估不充分、发病机制不明确，导致过度降压等治疗，可能是导致预后较差的主要原因。

BMCPI多数是在椎-基底动脉狭窄的基础上发生的，其治疗主要为抗凝、抗血小板聚集和控制危险因素。随着血管内介入治疗的发展，动脉内支架置入术可酌情考虑，可从血管形态学上解决动脉狭窄。

参考文献

[1] Amarenco P, Hauw JJ. Cerebellar infarction in the territory of the anterior and inferior cerebellar artery [J] . A clinicopathological study of 20 cases. Brain, 1990, 113：139-155.

[2] John S, Hegazy M, Cheng Ching E, et al. Isolated bilateral middLe cerebellar peduncle infarcts [J] . J Stroke Cerebrovase Dis, 2013, 22（8）：e645-e646.

[3] Kataoka H, Iznmi T, Kinoshita S, et al. Infarction limited to both middLe cerebellar peduncles [J] . J Neuroimaging, 2011, 21（2）：e171-e172.

[4] Akiyama K, Takizawa S, Tokuoka K, et al. Bilateral middle cerebellar peduncle infaretion caused by traumatic veaebral artery dissection [J] . Neurology, 2001, 56（5）：693-694.

[5] Roquer J, Lorenzo JL, Pou A, The anterior inferior cerebellar artery infarcts：a clinical-magnetic resonance imaging study [J] . Acta Neuro Scand, 1998, 97（4）：225-230.

[6] 沈遥遥，戴庭敏，陈蕊，等. 双侧对称性小脑中脚梗死一例. 中华神经科杂志 [J]，2015, 48（8）：707-708.

[7] Akiyama K, Takizawa S, Tokuoka K, et al. Bilateral middLe cerebellarpeduncle infarction caused by traumatic vertebral artery dissection [J] . Neurology, 2001, 56（5）：693-694.

[8] Renard D, Taieb G, Castelnovo G, et al. Isolated bilateral anterior infereior cerebellar antery infarction [J] . Area Neurol, 2010, 67：766-767.

[9] Kattah JC, Nair D, Talkad A, et al. A case of vestibular and oculomotor pathology from bilateral AICA watershed infarcts treated with basilar artery stenting [J] . Clin Neurol Neurosurg, 2013, 115（7）：1098-1101.

[10] Karaoke H, Izumi T, Kinoshita S, et al. Infarction limited to both middLe cerebellar peduncles [J] . J Neuroimaging, 2011, 21（2）：171-172.

[11] Uchino A, Sawada A, Takase Y, et al. Symmetrical lesions of the middLe cerebellar peduncle MR imaging and differential diagnosis [J] . MagnReson Med Sci, 2004, 3（3）：133-140.

[12] Okamoto K, Tokiguchi S, Furusawa T, et al. MRfeatures of diseases involving bilateral middLe cerebellar peduncles [J] . AJNR Am J Neuroradiol, 2003, 24（10）：1946-1954.

[13] 荆国宪，韩巨. 急性对称性小脑中脚梗死诊治一例 [J] . 中国脑血管病杂志, 2016, 13（2）：102-103.

第三十四章　单纯舌下神经麻痹-枕大孔区肿瘤

【病例介绍】

　　患者，女，73岁，以"双手麻木、言语不清、伸舌不能2个月"入院。2个月前无明显诱因出现双手以桡侧3指麻木为主，伸舌不能、言语不清，进食困难但无吞咽困难及呛咳，并感双下肢无力，自诉其与此次发病无关，发病后症状并无加重。自述无舌肌及全身肌肉跳动。余无不适。

　　既往有高血压、冠心病史；诉曾患脑梗死11年，遗留双下肢轻度运动障碍。

　　体格检查：T、P、R正常，BP 120/70mmHg，神清，计算力稍差，对答切题，鼻音重，吐字不清。伸舌仅达齿龈，稍可左右摆动，右侧有明显齿痕、舌面稍显萎缩，无纤颤，左侧舌肌无明显萎缩及纤颤，咽反射灵敏，饮水不呛（诉进黏稠食物难），右侧鼓腮力弱，无霍纳氏征，吸吮反射及掌颌反射阴性。余脑神经无异常。四肢张力正常，右手握力略减，右踇趾背屈力稍弱，右侧肢体腱反射比左侧稍活跃，巴氏征弱阳性。感觉及共济运动均无异常，行走自如，脑膜刺激征阴性。

　　辅助检查：维生素 B_{12} 878pg/mL（197～771），叶酸2.88ng/mL（4.2～19.8），血红蛋白109g/L，血细胞比容0.34；甲状腺球蛋白抗体60.30U/mL、过氧化物酶抗体476.3u/mL；总胆固醇2.61mmol/L，载脂蛋白A 10.87g/L，载脂蛋白B 0.42g/L，总蛋白88.3g/L，白蛋白30.3g/L，球蛋白58.0g/L。糖化血红蛋白、心肌酶、血同型半胱氨酸、凝血、电解质、血糖、肾功、肿瘤标志物未见明显异常。肌电图及诱发电位示：四肢被检神经部分呈脱髓鞘病损；部分被检肌呈神经源性损害。MRI：双侧额顶叶皮质下多发缺血灶，$C_{3～4}$、$C_{4～5}$、$C_{5～6}$椎间盘突出，MRA双侧颈内动脉虹吸段硬化，腹部及心脏B超未见明显异常，颈部B超：双侧颌下淋巴结增大（左6.8mm×14mm，右5.4mm×10.2mm），左侧颈部Ⅱ～Ⅲ区淋巴结肿大（3.4mm×4.5mm，3.5mm×5.6mm），双侧腋窝淋巴结无异常。肿瘤抗原检查未见异常，副肿瘤抗体检查均阴性。

　　胸部增强CT示两肺尖陈旧病变，颅底高清MRI舌下神经走行区未见明显异常，颅颈交界三维CT示左侧喉咽旁软组织稍增厚，局部见结节状高密度影。PET示口咽左侧壁稍增厚伴钙化、代谢稍活跃，喉咽左侧壁稍增厚、代谢稍活跃

（图34-1），双颈Ⅰ~Ⅱ区多个淋巴结代谢活跃，疑恶性病变伴淋巴结转移。双肺上叶多发条索状、片状高密度影及多个高密度小结节，代谢未见异常，考虑炎症。食道下段管壁稍增厚代谢稍活跃，考虑炎症或生理性摄取。喉咽部组织活检未取及病变区，报告正常。

诊断：舌下神经麻痹-枕大孔区肿瘤。

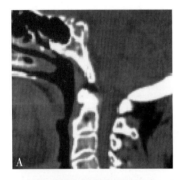
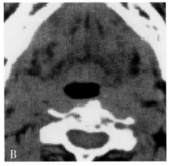
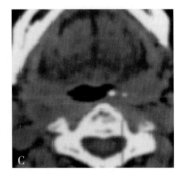
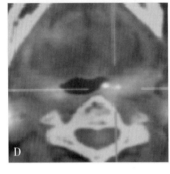

图34-1　喉咽部影像
A~B示颅颈交界三维CTA示喉咽部矢状位未见病变；
B~C示左侧喉咽旁软组织稍增厚；D示PET示喉咽左
侧壁组织增厚、代谢稍活跃

【病例分析】

1. 定位诊断：舌下神经周围性病变，①首发症状为舌下神经受累，右侧为下运动神经元损害表现，双侧舌肌运动障碍。②虽双侧舌下神经受累，而长束损害体征不明显，也无舌肌纤颤，核性损害可能性小；吞咽困难系舌肌运送不能，而无舌咽迷走神经麻痹致咽下障碍、发呛等，均不支持延髓实质受损。③右侧舌下神经受累明显，表明病变起始于右侧，累及交叉后锥体束引起同侧锥体束征轻度损害。

2. 定性诊断：考虑环枕部占位或外压性病变。①慢性起病，渐加重。②由右侧起始，压迫右侧舌下神经，并渐压迫延髓与颈髓交界处，引起右侧锥体束受压及对侧舌下神经受压于枕骨大孔缘，但随着检查排除环枕联合畸形及双侧舌下神经通路未见异常，逐排除环枕及舌下神经管病变，而疑为右侧咽喉部占位。③颅颈交界三维CT发现左侧喉咽旁软组织稍增厚，局部见结节状高密度影，证实了肿块的存在。④问题在于左侧占位为何先出现及较重侧在右边，其解释一：左侧喉咽旁前外侧肿块推压左侧延髓下部致其轻度向右后旋转，致双侧舌下神经受牵拉性损伤，右侧重，并影响交叉后的右侧锥体束，但也不能排除原脑梗死后遗损害；二为副肿瘤综合征，肿瘤并发周围神经损害，抗体检查虽未支持，也不绝对排除。

3. 定因诊断：喉咽左侧壁恶性肿瘤可能性大。①逐渐进展的肿块性病程；②B 超发现颌下及颈部淋巴结肿大；③PET 显示病灶局部及颈部淋巴结代谢活跃；④因病灶小取材不准未获得病理支持是一遗憾。

4. 治疗：经用扩血管剂及小量皮质激素治疗 1 周，病情无明显改善。因肿块小经喉科及外会诊科均不同意做手术，患者出院。

第三十五章 大脑胶质瘤病

【病例简介1】

患者，女，36岁，间断性头痛近1年，加重2~3个月，头痛时伴有头晕、恶心，不呕吐，一次持续几分钟至20分钟，间歇期正常，日常活动正常。体格检查：智力稍有减退，余无阳性体征（图35-1）。

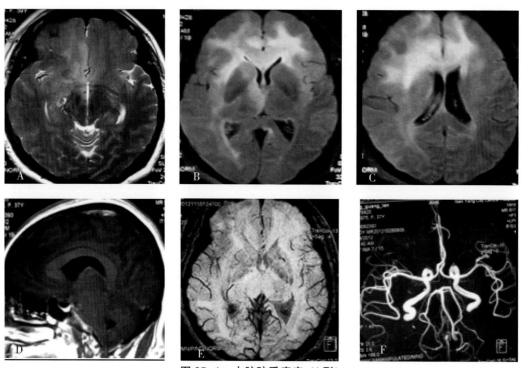

图35-1 大脑胶质瘤病（I型）

A为T_2，B、C为FLAIR，示双侧额叶、海马、岛叶对称性弥漫性均匀片状高信号，病变累及右侧尾状核、丘脑及胼胝体膝部、压部；D为T_1矢状位，示胼胝体增生肥厚，膝部著，E为SWI无出血；F为MRA无异常

【病例简介2】

患者，男，79岁，以双下肢发沉及发木感8天入院。8天前可能饮食不洁而轻度腹泻，2天后感双下肢无力发沉伴麻木，左下肢较重，但对行动影响不大；麻

木由下向上发展，近日感胸以下麻木，无束带感；大小便能控制，但大便后不知是否解出，需看后方知，余无特殊不适。平时身健，无高血压、糖尿病史。体格检查：神清，记忆力、反应敏捷度均正常，脑神经正常，双上肢肌力、张力正常，腱反射对称迟钝，病理征（-）。右下肢肌力5⁻级，肌张力稍高，右下肢肌力、张力正常，双下肢腱反射对称亢进，双侧病理征（+），左侧明显。双侧胸6以下痛觉减退，右侧减退明显，左侧深感觉迟钝，右侧正常。随访家属诉1个月后病情发展，双下肢完全瘫，胸6以下感觉消失，伴大小便障碍。50天后出现抽搐、反应迟钝，症状渐发展，后出现昏迷，3个月后死亡（图35-2）。

【病例简介3】

患者，女，66岁，6年前（2000年）出现抑郁、烦躁，有轻生感，后渐发现反应迟钝及轻度情感障碍，症状渐重，2006年2月出现小便失控住院。既往有高血压及小产史，无静脉血栓形成、偏头痛及服用激素等影响免疫功能的药物，无中毒等病史。其母有高血压、偏瘫史。体格检查：远近记忆力稍差，以近记忆力明显；计算力明显差，（13-7=？，13+7=？）；轻度不自主发笑。四肢肌力、张力正常，腱反射活跃，双侧巴氏征（+）。余无明确阳性体征。HIV阴性。EEG弥散异常。经用扩管剂+小剂量激素（地塞米松10mg/d）治疗，症状短时间内稍有改善。后临床症状渐趋加重，相继出现癫痫发作、肢体瘫痪、昏迷、植物状态，曾用激素冲击治疗、放疗等无效，最后不幸死亡。影像学表现见图35-3。

【病例分析】

大脑胶质瘤病（gliomatosis cerebri，GC）是一种罕见的中枢神经系统原发肿瘤，以肿瘤细胞沿血管周围、软脑膜下神经元及神经轴突向周围组织浸润性生长，并常通过侵犯胼胝体播散到对侧半球，原有神经解剖结构保持相对完整为特点。2012年MHO中枢神经系统肿瘤分类中将其重新定义为一种弥漫性胶质瘤（星形胶质细胞多见，也可为少突胶质细胞和少突星形细胞），是神经胶质瘤的一种少见形式，恶性程度Ⅲ级。

【发病机制】

目前仍不清楚，主要有3种学说：①脑神经胶质细胞胚胎发育障碍，导致神经胶质细胞呈瘤细胞样畸变，最终形成离心样弥漫性扩散的肿瘤；②单发肿瘤经灶内增殖扩散或区域性转移扩散形成大瘤体；③肿瘤为多中心起源，瘤细胞经离心扩散、连接形成弥漫浸润瘤体。此外，也有学者提出可能与脑组织慢性缺血或慢性炎症等内外因素作用下致脑胶质细胞大范围的间变有关（如脑梗死的亚急性期、多发性硬化、进行性多灶性白质脑病等，它们均可合并有明显胶质细胞增生）。

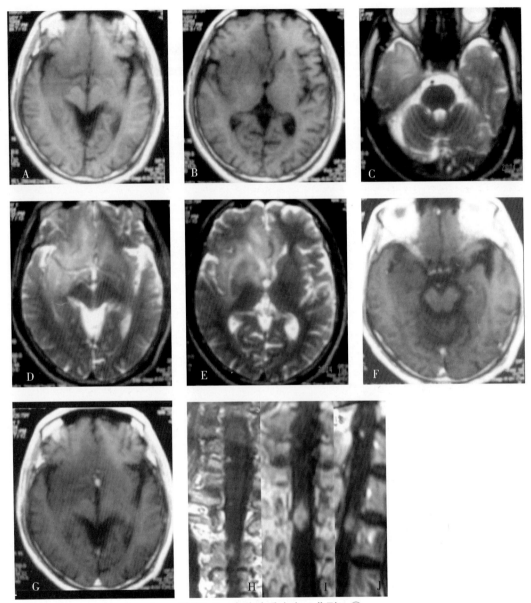

图 35-2　大脑胶质瘤病（Ⅱ型）①

A~I 为 MRI，A~E 为 T_1、T_2 像，显示病变主要位于两侧颞叶、额叶及右侧岛叶、基底节、胼胝体膝部，膝部增生肥厚致双侧前角间增宽、右侧前角稍受压变窄，胼胝体膝部有一小结节；F、G 为 T_1 增强示胼胝体结节性强化；H~J 为颈胸髓 MRI，示多发结节性病灶，其中较大结节囊变，病灶内信号低

【病理改变】

　　病理改变主要为：①肉眼见病灶区脑组织轻微肿胀，边界不清；②瘤细胞呈类圆形或长条形，在皮层、神经束间、神经细胞间及血管周围浸润性生长；③瘤细胞以低

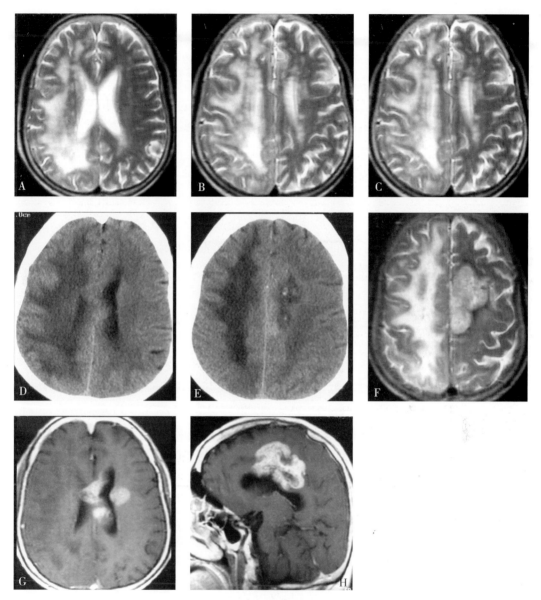

图 35-3 大脑胶质瘤病（Ⅱ型）②

A~B 为 2000 年 1 月，A、B 为 T_2，示右半球白质内片状高信号，左半球白质内有多发点状高信号。
C 为同期 CT 轴位，增强病灶无强化。D~E 为 2006 年 4 月 CT，示病灶明显扩大，胼胝体明显受
侵，其内有一结节病灶，左侧顶部出现一不规则多发结节状块影；内有坏死、出血，提示病变恶
性变。图 F~H 为 2006 年 5 月。F 为 T_2，示左侧结节状肿块明显增大，右侧病变内出现囊变，G、
H 为 MRI 增强扫描，示胼胝体及左顶部病变呈多发结节状强化，提示病变恶变

级别星形细胞瘤最常见（Ⅰ~Ⅱ级），具有恶化倾向；④瘤组织呈弥漫性生长，不形成
或很少形成局限性瘤结节，瘤区脑实质结构破坏不明显，很少有坏死、囊变及出血。

【临床诊断依据】

主要据临床表现、影像征象、辅助检查。

1. 临床表现：①大脑胶质瘤病可见于各年龄段，以40~50岁多，男性多。②多为亚急性或慢性起病，进行性加重，病程长。③临床症状无特异性及规律性，主要与受累部位有关。其中以头痛、癫痫、认知功能损害和局灶性神经功能缺损常见。Taillibert等分析296例，常见临床症状依次为癫痫、高颅压、行为认知异常及局灶神经损害。Jennings对85例分析，临床症状依次是皮质脊髓束受损（58%）、认知功能下降（44%）、头痛（38%）、癫痫（38%）、脑神经损害（37%）、高颅压（34%）、脑脊液异常（33%）。如果基底节区受累，患者还可出现运动迟缓、肌强直等帕金森综合征症状。尽管症状具有多样性，但基本临床特点为症状、体征相对较轻。

2. 影像学检查：对本病诊断具有重要价值，主要表现为以下几种。

（1）病变范围广泛及多灶，通常侵犯2~3个或其以上脑叶，以额叶、颞叶、胼胝体受累多，也可累及基底节、视交叉、脑干、小脑及脊髓，胼胝体尤其膝部肥厚具有诊断价值，病变累及灰质、白质，以白质为主，病变区脑组织肿胀，脑沟变浅或消失，脑室变窄，中线可有轻度移位，但总的看病变范围广与临床症状轻的矛盾现象是本病的一个特点。

（2）CT呈弥漫性等密度或低密度。MRI对病变显著优于CT，其诊断敏感性、特异性、准确性分别为93%、95%、93.33%。T_1呈均匀低信号，T_2、FLAIR呈均匀高信号，病变境界不清，提示肿瘤浸润性生长及继发的广泛脱髓鞘改变，占位效应无或轻，DWI显示部分病灶呈高信号，ADC呈低信号，显示弥散受限，与肿瘤细胞弥漫性生成、细胞外间隙变小、水分子运动减弱有关。病变范围广与占位效应轻是本病的又一特点。桥脑病变如出现"基底动脉包绕征"有助于胶质瘤诊断。

（3）增强扫描可无强化或在病变区沟裂内有轻度脑膜、血管线样强化。若病灶有结节状强化，则高度怀疑该区域已恶变（图35-4）。

（4）MRS检查有诊断价值，由于神经元被异常增生的胶质细胞取代致NAA降低，肿瘤细胞增生引起Cho上升，故出现Cho/Cr、Cho/NAA的比值升高，NAA/Cr比值降低改变。该表现有助于诊断及判定肿瘤恶性程度分级（图35-5）。

（5）GC分为两型：

Ⅰ型为经典型或无肿块型，主要表现为弥漫性广泛浸润性生长，边界不清，受累脑组织结构体积增大，多无明显占位效应，无明显肿块、结节、囊变等；增强通常无强化，组织学类型属低级别星形细胞瘤。

Ⅱ型为肿块型，可能由Ⅰ型发展而来，表现为在Ⅰ型基础上，病灶区信号不均匀，出现局灶性肿块、结节、等密度变化区，占位效应较明显，增强检查病灶可见结节状、环形、多灶性强化，提示恶性变，病理上有高级别胶质瘤特点。

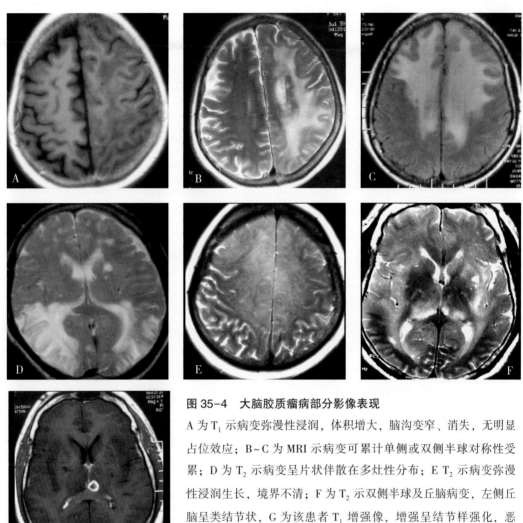

图 35-4　大脑胶质瘤病部分影像表现

A 为 T_1 示病变弥漫性浸润，体积增大，脑沟变窄、消失，无明显占位效应；B~C 为 MRI 示病变可累计单侧或双侧半球对称性受累；D 为 T_2 示病变呈片状伴散在多灶性分布；E T_2 示病变弥漫性浸润生长，境界不清；F 为 T_2 示双侧半球及丘脑病变，左侧丘脑呈类结节状，G 为该患者 T_1 增强像，增强呈结节样强化，恶性变

　　若肿瘤侵及脑膜和室管膜形成线状脑膜和室管膜强化，不易与转移瘤或炎症所致者区别。

　　3. 脑脊液检查：压力升高，蛋白及细胞数正常或稍高。细胞学检查：因瘤细胞可通过脑脊液播散，故应注意观察脑脊液细胞学变化，通常在首次检查中常不能发现瘤细胞，但约 50% 患者常可发现激活型单核细胞比例明显增高，可视为肿瘤细胞出现前的警告细胞，也有助于诊断，在其后的反复脑脊液检查中可能出现瘤细胞。

　　【诊断标准】

　　目前无统一标准，以下条件可供参考。

　　1. 可见于任何年龄段，以青壮年多。

　　2. 多为亚急性或慢性起病，进行性加重，病程长。

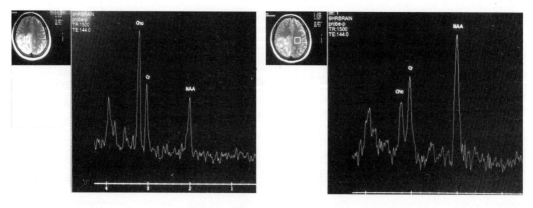

图35-5　波谱

女，44岁，大脑胶质瘤病，临床仅有头晕感，检查无神经系统体征。右侧顶叶大片高信号，无占位效应，左侧半球顶叶中线旁有小片状高信号。MRS病灶区呈典型波谱改变

3. 临床症状无特异性及规律性，主要与受累部位有关。其中以头痛、癫痫、认知功能损害和局灶性神经功能缺损常见。

4. MRI检查显示：①大脑半球、基底节、脑干等不同部位广泛弥漫性病变，以邻近中线白质受累为主，胼胝体常受累，侵犯2~3个或以上脑叶。②T_1呈均匀低信号，T_2、FLAIR呈均匀高信号，边界不清，占位效应无或轻度。③大多无结节、出血或坏死囊变，少数有者提示恶性变。④增强无或有轻度线样强化，如有结节样强化则提示有恶变。⑤MRS示Cho上升、NAA降低；呈现病变广、症状轻；病变广、占位效应轻；病变弥漫性浸润性生长、无明显境界等特点。

5. 其他实验室检查：腰穿压力升高，脑脊液蛋白正常或轻度升高，细胞数多正常或增多，近半数有激活型单核细胞比例明显增高。

6. 组织学检查以低级别星形细胞瘤多见。

7. 排除其他疾病。

【治疗】

目前尚无成熟和规范的治疗策略，其治疗手段主要包括手术、药物疗法、放射疗法。

1. 在尽量不损伤神经功能的情况下切除肿瘤，以明确诊断，降低颅压，缓解肿瘤扩大，术后辅助放疗、化疗对疾病控制有一定帮助。但因肿瘤范围广，境界不清，手术常困难且常导致损伤大。

2. 常规放射治疗，尤其是全脑放射治疗是多数患者的主要治疗方式，可明显延长患者的生存时间。

3. 药物治疗（以替莫唑胺为主）+放疗可延长患者的生存时间，有利于预后。替莫唑胺同步放疗联合辅助化疗有望成为新诊断大脑胶质瘤病的标准治疗方案。

4. 有报道用低剂量抗血管靶向治疗，可能是一种新的辅助治疗手段。

参考文献

[1] 高丹宇，赵迎春，袁菲，等．大脑胶质瘤病临床分析（1例报告并文献复习）[J]．中风与神经疾病杂志，2017，34（6）：548-550.

[2] 王小刚，吴国斌，袁绍纪．等．大脑胶质瘤病研究现状［J］．临床神经外科杂志，2014，11（6）：478-480.

[3] 刘凯，麻增林．MRI和磁共振质子波谱分析对大脑胶质瘤病的诊断价值分析[J]．国际医药卫生导报，2016，22（10）：1451-1453.

[4] 杨志波，大脑胶质瘤病的分型研究［D］兰州大学硕士研究生论文，2012年7月.

[5] 张绿明，韩国庆，杨旭，等．大脑胶质瘤病10例临床特点分析［J］．疑难病杂志，2014，13（3）：245-248.

[6] 白鸽，何俊瑛，王蓓蕾，等．大脑胶质瘤病1例报告［J］．中风与神经疾病杂志，2012，29（10）：938-939.

[7] 王翔，丛琳，刘效辉，等．脑胶质瘤病的临床、影像及病理特点［J］．北京医学，2015，37（5）：448-450.

[8] 姜华，李支援．大脑胶质瘤病［J］．国际内科学杂志，2009，36（6）：343-345.

[9] 李建章，牛光明，史晓红．大脑胶质瘤病的缺血性起源［J］．中国实用神经疾病杂志，2006，9（6）：1-2.

[10] 张义，吴劲松，张福林，等．脑胶质瘤病［J］．中华神经外科志，2001，17（1）：129.

[11] 王萍，王伟．星形胶质细胞凋亡和脑缺血［J］．中华神经医学杂志，2006，2：212-214.

[12] 张福林．神经系统肿瘤的WHO（1999）分类［J］．中国神经精神病杂志，2001，27（2）：153-154.

[13] Kattar MM，Kupsky WJ，Shimoyama RK，et al. Clinical analysis of gliomas［J］．Hum Pathol，1997，28：1166-1179.

[14] Carpio-O'Donovan R，Korah I，Salazar A，et al. Gliomatosis cerebri［J］．Radiology，1996，198（5）：831-835.

[15] 方黎明，耿道颖，陈星荣．大脑胶质瘤病的MRI病理对照研究——附8例分析[J]．肿瘤，1998，18（4）：255-257.

[16] 张敬各．脑缺血时的星形胶质细胞反应［J］．微循环学杂志，2004，3：74-76.

第三十六章 白质消融性白质脑病-卵巢性脑白质营养不良

白质消融性白质脑病-卵巢性脑白质营养不良（OLD），二者均为少见的常染色体隐性遗传性脑病，二者有众多相似处，但也有差异，现认为OLD是VWM的变异型。

【病例介绍】

1. 白质消融性白质脑病（VWM）：

患者，男，47岁，因反复四肢抽搐、口吐白沫、小便失禁、意识不清2小时，以癫痫持续状态收住院。2012年出现精神症状，无原因发怒，易与人吵架。2012年9月出现走路不稳，吃饭时易漏饭住院，当时日常生活尚可基本自理，查MRI示脑白质病。2013年10月因头晕、记忆力减退、反应迟钝、痴呆，不会独自开门、偶有小便失禁再次住院。2013年4月完全痴呆、无自发语言、大小便失禁，生活完全不能自理。因出现癫痫持续状态、肺炎、呼吸衰竭第三次住院，经治疗癫痫、感染被控制，其他组织无好转。

既往有吸烟史30年，每天20~30支，饮白酒一次约半斤，一周1~2次，余无特殊病史，无脑血管病等特殊病史。

实验室检查：血白细胞 $11.18×10^9/L$，血红蛋白 114.0g/L（120~160），血清结缔组织病全套正常。脑脊液：白细胞0，蛋白475mg/L（120~600），氯化物119mmol/L，葡萄糖3.8mmol/L。免疫缺陷病毒抗体阴性。补体C4 0.7g/L（0.16~0.38），补体C3正常。影像学检查见图36-1。

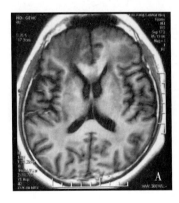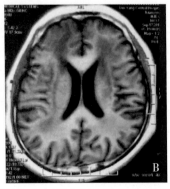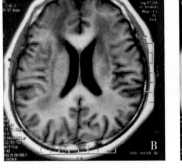

图36-1 2012年9月17日MRI

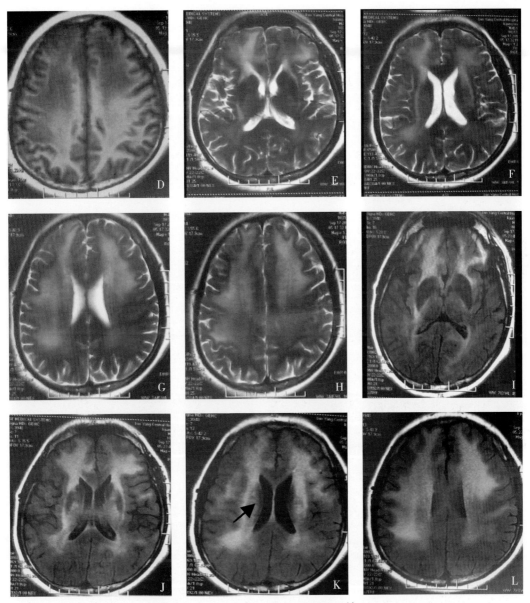

图 36-1　2012 年 9 月 17 日 MRI（续 1）

A~D 为 1 像，示胼胝体膝部呈高信号，脑室旁、半卵圆中心及皮质下区呈片状不规则低信号，额叶著。E~H 为 MRI T₂像，脑室旁、半卵圆中心及皮质下区呈片状不规则高信号，额叶著，双侧外囊呈高信号。I~L 为 MRI FLAIR 序列，所见基本与 T₂相同，可见白质内有明显消融灶呈低信号，灶内可见有线状残存的相对正常白质（箭头）

2. 卵巢性脑白质营养不良（OLD）：

　　患者，女，29 岁，以精神异常 2 年余住院。2 年前出现反应迟钝，呆滞，注意力不集中，记忆力差，言语少。症状逐渐加重，出现乱语，行为怪异，外跑，不自主发笑，偶有尿失禁，进食不规律等。家属否认有幻觉、妄想等。

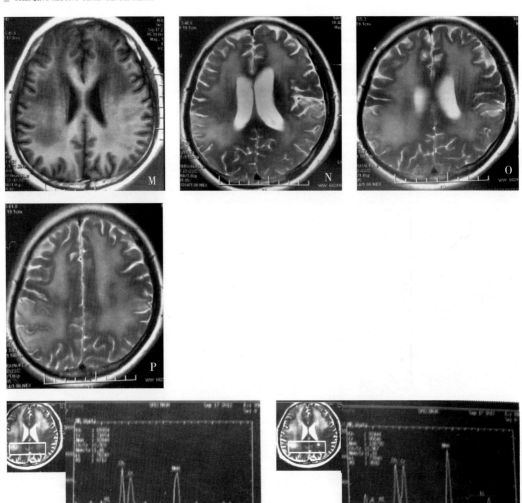

图36-1 2013年7月3日MRI（续2）

M～R为2013年7月3日MRI，M～P为T_1、T_2所见基本同上，但病变范围比前扩大，脑室扩大；Q～R为MRS示白质区代谢产物降低，AA峰降低明显，未见明显乳酸峰

既往史：患者13岁月经初潮，不规律，一直就医服药，21岁结婚，后因不孕经彩超诊断诊为卵巢早衰，于23岁离婚，多方求治，27岁再婚，后又离婚，心理上屡受压抑。近1年来已停经。无血管病危险因素，无中毒输血等病史。

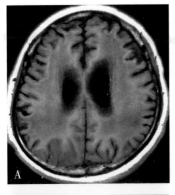
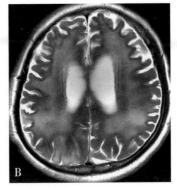
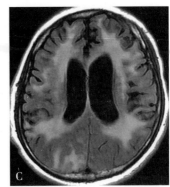
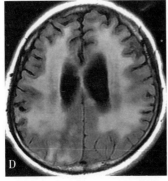

图 36-2 白质消融性白质脑部

2013 年 9 月 3 日 MRI，T_1、T_2、FLAIR，脑室比前更大

体格检查：体检无异常。精神检查：对环境漠不关心，久问不答，胆怯害怕，不自主发笑或微哭，不能配合检查。神经系统检查无锥体束及锥体外系异常。

辅助检查：视盘苍白，边界清，提示原发性视神经萎缩。彩超检查为卵巢早衰，未发现肿瘤等。脑脊液细胞学检查显示淋巴细胞稍增高，余无异常。血管炎及结缔组织病等检查均无异常。甲状腺及肝脾彩超无异常。抗细胞核抗体及细胞表面抗体未发现异常。血清性激素 6 项（2015 年 8 月 7 日）：雌二醇（E2）18pg/mL（参考值 20~75）；黄体生成素（HLH）63.82mIU/mL（1.24~8.62）；垂体泌乳素（PRL）10.04pg/mL（3.34~26.72）；黄体酮（PROG）0.55pg/mL（0.1~0.84）；睾酮（TESTO）0.09pg/mL（0~0.9）。卵泡生成素（HFSH）86.38mIU/mL（1.27~19.26）。血促肾上腺皮质激素（ACTH，早 8 点）83.37pg/mL（7.5~58）血皮质醇（Cortisol，早 8 点）19.53ug/dL（8.7~22）。血同型半胱氨酸 33.6mmol/L。影像学检查见图 36-1、图 36-2。

治疗：经激素短期冲击治疗效果不明显，仅哭声增大，余无明显改变。

【病例分析】

如前所述白质消融性白质脑病与卵巢性脑白质营养不良（图 36-3），二者均为少见的常染色体隐性遗传性脑病，OLD 是 VWM 的变异型，二者相比有相同处但也有差异性。

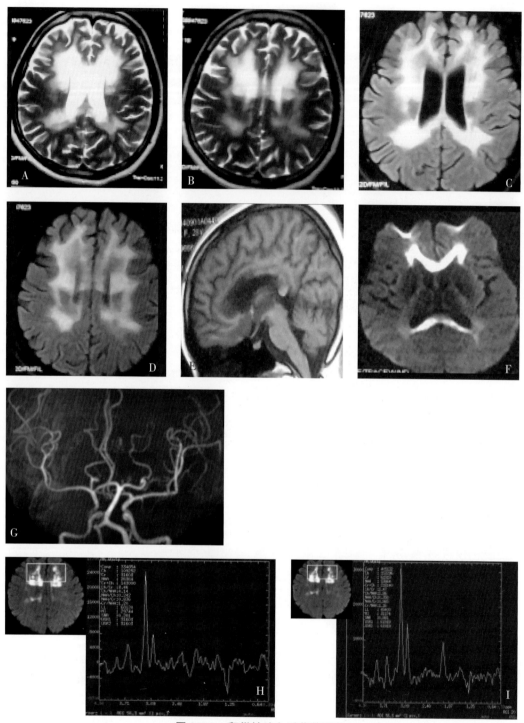

图 36-3　卵巢性脑白质营养不良

A、B 为 T$_2$，示弥漫性、对称性脑白质病变，B 疑有空腔形成；C、D 为 FLAIR，显示广泛白质病变信号不均，内有空腔样低信号区，以 D 明显，为白质消融；E 为 T$_1$，示胼胝体膝部及体前部受侵；F 为 DW 显示胼胝体前、后部受侵；G 为 MRA 未见异常；H、I 为波谱，H 为病变区，代谢产物普遍低，NAA 消失，乳酸峰明显可见，I 为病灶邻近区，所示波谱较低，NAA 峰降低明显，可见乳酸峰

1. 发病机制：

（1）在发病机制上二者的相同点均是由真核细胞起始因子 2B（eukaryotic initiation factor 2B，eIF2B）亚单位 α、β、γ、δ、ε 相应编码基因 eIF2B-1~5 中任一基因突变而致病。

在被诊断的 VWM 患者中 eIF2B-1~5 基因突变率占 95%，其中以 eIF2B 5 个亚基中 ε 突变致病率最多。在 120 位 VWM 患者中，eIF2B-5 占 57%，然后依次为 eIF2B-4 占 16%、eIF2B-2 占 16%、eIF2B-3 占 7% 及 EIF2B-1 占 4%。卵巢性脑白质发育不良仅是 EIF2B 突变相关性疾病的一种，其基因型-表型相关性相对较强。至今报道的 20 多例经基因确诊的 OLD 患者中，以 eIF2B-5 的 c.338G4A 突变最常见，表型上女性高发。值得考虑的是，eIF2B 广泛表达于所有真核细胞中，是一种任何真核细胞蛋白质翻译启动都必需的启动因子，eIF2B 的功能主要通过其底物 eIF2 的 a 亚单位磷酸化和其自身 eIF2Be 亚单位磷酸化两种途径受到调控。但为何 eIF2B 突变仅导致大脑白质（胶质细胞）的高度选择性受累？是否胶质细胞与其他组织细胞存在有明显不同的 eIF2B 调控水平？机制尚难说清：①研究结果显示大脑白质（胶质细胞）与其他重要器官的组织相比确有不同的 eIF2B 调控水平：胶质细胞中 eIF2a/eIF2Be 的基础比值较其他组织高，磷酸化水平高；胶质细胞中 eIF2a Ser^{51} 位点磷酸化水平较其他重要脏器高；胶质细胞中 eIF2Be Ser^{535}（P）位点磷酸化水平也高于其他重要脏器，它们均对 eIF2B 活性有强的抑制作用，当 eIF2B 发生突变时，导致了 eIF2B 活性明显下降，长时间的 eIF2B 活性下降可通过一系列信号通路使细胞对应激的敏感性增加，当遭受到刺激甚至是轻微的应激事件可致 eIF2B 活性大幅降低，导致未折叠蛋白应答的过度激活，蛋白质翻译启动过程受阻，蛋白质的生成减少，胶质细胞易感性大，引起细胞凋亡和死亡，白质受损。②或由于神经胶质细胞内 eIF2B 的表达较其他细胞低；或星形细胞和少突胶质细胞内内质网（endoplasmic reticulum，ER）装载量较其他细胞高，使得 ER 对应激更敏感、易活化，少突胶质细胞和星形胶质细胞因此也更容易受影响。

（2）二者的差异性在于卵巢性脑白质营养不良患者均有卵巢早衰、功能缺陷。卵巢早衰是指女性在 40 岁前出现超过 6 个月的原发或继发性闭经，实验室检查提示促性腺激素水平增高，B 超有时可见卵巢萎缩。据报道 20 岁前发病者约占 1/10 000，30 岁前约占 1/1 000，30~39 岁约占 1/100。继发因素：如手术、放疗等医源性、病毒感染、自身免疫性疾病等引起，如无明确病因者称为原发性。研究发现大脑是雌激素的重要靶器官，对大脑有多种神经保护作用，如增加大脑皮层突触可塑性和树突棘数量及海马结构内突触可塑性和树突棘的密度等，有助于提高学习记忆能力和认知功能；雌激素在青春期参与大脑白质的形成，并可持续保护脑白质，减慢白质脱髓鞘。卵巢早衰、雌激素缺乏导致了大脑白质营养不良及疏松的发生，二者间具有正相关性。

（3）关于 eIF2B 基因突变与卵巢早衰的关系至今还不太明确，推测可能是因为

eIF2B 突变增加卵泡的凋亡，加速卵泡数量的减少，从而导致卵巢早衰；卵巢早衰又可进一步增加神经胶质细胞对 eIF2B 突变的易患性。

另外也有报道卵巢性脑白质发育不良患者不伴有 eIF2B 突变，说明 eIF2B 突变不是起病的唯一因素，环境因素和其他基因是否可能也起一定作用，因目前病例数较少尚待研究。

2. 临床表现：

（1）二者在影像表现上相同，均易首选 MRI 检查，对诊断均具有相当特异性，主要为：①双侧大脑半球弥漫性、对称性脑白质信号异常，主要累及中央区及皮质下白质，T_1 呈低信号，T_2 及 FLAIR 序列呈高信号，病变也常累及胼胝体；增强扫描病灶不强化。②在 FLAIR 序列可显示白质消融现象，即白质液化，多出现在脑白质的中央区，呈先接近于脑脊液样信号的空腔或囊腔，T_1 低信号、T_2 高信号、FLAIR 低信号，在 T_1 及 FLAIR 序列上囊变区内可见线状残留的白质信号，随着病程进展液化进行性加重、扩大；这种囊变灶多呈"融化样"，周围边界欠清，也是本病囊变病灶的特征。③波谱成像显示白质病变区代谢产物弥漫性降低，其中以 N-乙酰基-天冬氨酸最明显，而葡萄糖、乳酸大量堆积、乳酸峰升高，最终与脑脊液中的浓度相似。④其他：a. 可见胼胝体内缘、内囊后肢、外囊、脑桥中央被盖束、中脑锥体束、小脑白质的信号异常，T_2、FLAIR 均呈高信号。b. U 形纤维、胼胝体的外侧、前联合、穹隆、视神经束、内囊和丘脑内纤维很少受累或受累很轻；c. 在疾病早期可仅有轻度白质改变而无囊变，甚至少数患者始终无消融现象。d. 随病程进展可伴有脑室扩大、脑萎缩；小脑萎缩主要累及蚓部。

（2）临床症状：二者均为常染色体隐性遗传的脑白质病，致病因子均为 eIF2B 突变，因此二者在临床上具有相似性，但也有区别。其共同特点是：①慢性进行性智力倒退；②慢性进行性运动功能倒退；③慢性进行性共济失调；④痉挛性肢体运动障碍；⑤可伴有视神经萎缩，癫痫发作；⑥当遇感染、轻微头部外伤或突然惊吓等刺激因素时常伴有病情明显加重等。相对区别点：①白质消融性白质脑病：临床表型异质性极大，任何年龄、性别均可发病，可早至胎儿期、晚至成年期，以早期儿童型即经典型居多，占 40% 以上，其中以 1~5 岁发病最为多见；②运动倒退显著重于智力倒退，多为共济失调，渐出现肢体痉挛，故又称儿童共济失调伴中枢神经系统髓鞘形成不良；③头颅 MRI 显示大脑白质病变显著，进行性液化，最终全部大脑白质被脑脊液所代替，即"白质消融"广泛；④大多起病早，病情重，进展快，存活时间短，多在起病后 2~5 年内死亡。卵巢性脑白质营养不良：①发病年龄相对较晚，发病年龄在 30 岁左右（8~61 岁），以 15~30 岁多；②基因型-表型相关性相对较强，表型上具有女性高发、均伴有卵巢早衰；③病情程度相对较轻、进展较慢，预后优于经典型 VWM，死亡病例较少，已知生存可达 30 年以上；④头颅 MRI 显示白质消融范围较局限。

在诊断标准上，1998 年 van der Knaap 等提出 VWM 的临床诊断依据：①既往智力运动发育正常或轻度落后。②神经系统症状慢性进行性及发作性加重。③神经系统症状体征主要包括小脑共济失调及痉挛性瘫，可伴视神经萎缩。可伴癫痫但非突出症状，认知功能也可受累但较运动受累轻。④MRI 显示弥漫性、对称性大脑白质受累，可累及中央区及皮质下，T_1 加权像、T_2 加权像及 FLAIR 像中部分或全部脑白质接近或等于脑脊液信号。可有轻至重度小脑萎缩，主要累及小脑蚓部。⑤MRS 可作为支持依据，典型表现为白质正常波谱明显减低或消失，代之以乳酸及葡萄糖峰。⑥最终确诊要依靠基因诊断。

OLD 目前无统一诊断标准，我们提出以下依据仅供参考：①中青年女性，青春期发育正常或延迟。②月经初潮异常，量少，周期不规则，后渐停经；或原发性闭经，卵巢早衰或为条纹卵巢，性腺水平异常。③以精神或神经功能障碍为主的进行性脑功能障碍。④MRI 弥漫性、对称性脑室周围及半卵圆中心白质病变，多伴有白质消融所致的脑脊液样空腔或气泡样征，增强扫描不强化。⑤波谱检查显示正常脑代谢产物波谱普遍降低，以 N-乙酰基-天冬氨酸最明显，乳酸增加。⑥基因检测可有 eIF2B 突变，以 5 或 ε 亚基最多见。⑦其他血常规、肝、肾、甲状腺功能、生化代谢等检查多正常。

eIF2B 基因检测是目前诊断 VWM 的通用标准，因 eIF2B5 突变率最高应作为首选筛查，阴性者可再做其他基因筛查。

3. 鉴别诊断：VWM 需要和急性播散性脑脊髓炎、线粒体脑病及其他脑白质营养不良疾病，如异染性脑白质营养不良、巨颅伴皮层下海绵样囊肿性脑白质病等相鉴别。限于篇幅有限不再详述。对于 VWM 的诊断，特别要注意 eIF2B 基因突变的相对特异性；也要注意"白质消融"的表现，如线粒体脑病也可出现大脑白质弥漫性的结构稀疏和囊变，但线粒体脑病的病变范围没有 VWM 广泛，且囊变往往边界较清晰，不同于VWM 囊变的"融化"样表现，其他如病史和影像也有区别。

4. 治疗：目前 VWM 尚无有效的治疗手段，主要是对症治疗以及避免感染、头部外伤及惊吓等诱发加重因素。

参考文献

[1] 郭静，徐成. 磁共振成像在白质消融性白质脑病诊断中的价值 [J]. 实用医学影像杂志，2012，13（4）：233-235.

[2] 吴晔. 白质消融性白质脑病 [J]. 中国实用儿科杂志，2009，24（7）：510-513.

[3] 李娇. 白质消融性白质脑病中脑白质选择性受累的机制研究 [D]. 山西医科大学硕士研究生论文，2010.

[4] Haihua Zhang, Lifang Dai1, Na Chen, et al. Fifteen Novel EIF2B1-5 Mutations Identified in Chinese Children with Leukoencephalopathy with Vanishing WhiteMatter and a Long Term Follow-Up [J]. PLOS

ONE，2015，11.

［5］刘宇，王芳，叶高波，等．白质消融性脑白质病临床与基因分析［J］．中国妇幼健康研究，
2016，27（10）：1181-1184.

［6］胡建敏，张海华，肖江喜，等．儿童白质消融性脑白质病的 MRI 表现［J］．中华放射学杂志，
2013，47（10）：908-911.

［7］吴晔，姜玉武，秦炯，等．白质消融性白质脑病临床分析［J］．中华儿科杂志，2007，45（2）：
115-120.

［8］郑扬，章殷希，丁美萍．卵巢性脑白质营养不良的研究进展［J］．中华神经科杂志，2017，
50（5）：384-387.

［9］Stéphane Mathis，Gert C. Scheper，Nicole Baumann，et al. The ovarioleukodystrophy［J］．Clinical
Neurology and Neurosurgery，2008，110：1035-1037.

［10］罗艳敏．短期雌激素替代治疗对中老年卵巢切除大鼠行为学及大脑白质作用的研究［D］．重
庆医科大学硕士学位论文，2014.

［11］Fogli A，Rodriguez D，Eymard-Pierre E，et al. Ovarian failure related to eukaryotic initiation factor 2B
mutations［J］．Am J Hum Genet，2003，72：1544-1550.

［12］Carmen Gaudiano，Carol Di Perri，Ornella Scali，et al. A case of ovarioleukodystrophy without
eIF2B4mutations［J］．Journal of the Neurological Sciences，2008，268：183-186.

［13］刘锐．eIF2B 结构功能研究及其与 VWM 的关系［D］．复旦大学博士学位论文，2010 年．

［14］L. Peter，F. Niel，H. Catenoix，et al. Acute neurological deterioration in ovarioleukodystrophy related to
EIF2B mutations：pregnancy with oocyte donation is a potentially precipitating［J］．European Journal
of Neurology，2008，15：94-97.

［15］P. Labauge，L. Horzinski，X. Ayrignac，et al. Natural history of adult-onset eIF2B-related disorders：a
multi-centric survey of 16 cases［J］．Brain，2009，132：2161-2169.

［16］Schiffmann R，Tedeschii G，Kinkel RP，et al. Leukodystrophy in patients with ovarian dysgenesis
［J］．Ann Neurol，1997，41：654-661.

［17］彭方，俞海，陈向军，等．线粒体病（卵巢-脑白质营养不良）1 例报道及文献复习［J］．中
国临床神经科学，2016，24（5）：505-513.

第三十七章　Rasmussen 脑炎

【病例介绍】

患者，女，14 岁，以"间断四肢抽搐、僵硬，伴头痛 5 年"入院。5 年前患者无明显诱因出现意识模糊、四肢僵硬伴轻微抽动，无跌倒，持续近 1 分钟缓解，发作后头痛、恶心、呕吐，约 1 个月发作 1 次，当地医院给予抗痫治疗，效果欠佳，发作逐年增加，且偶有全身抽搐伴意识障碍。1 周前因再次出现右侧嘴角及肢体抽搐来诊。既往有水痘、腮腺炎病史。体格检查：T、P、R、BP 正常，神志清，精神差，构音欠清，右侧鼻唇沟稍浅，伸舌居中，余脑神经正常。四肢肌张力稍低，肢体肌力右侧 5-级、左侧正常，腱反射正常，病理征（-）。辅助检查：病毒全项，EB-IgG（+），CMV-IgG（+），余均阴性。血常规、电解质、肝肾功能、凝血功能、粪尿常规、甲状腺功能、结明三项、淋巴细胞亚群测定、免疫球蛋白及补体、自身抗体测定、皮质醇节律测定均无明显异常。24 小时尿 VMA、24 小时尿醛固酮、去甲肾上腺素、肾上腺素、多巴胺均正常。心脏超声、腹部超声未见异常。泌尿系超声提示胡桃夹综合征（左肾静脉压迫综合征）阳性。心电图正常。长程视频监测脑电图检查提示双侧额区、左颞尖波发放。

颅脑磁共振检查平扫+DWI 示：左侧额颞叶及海马改变，考虑局部脑发育不良，髓鞘化不良或胶质增生，局部额颞叶及海马癫痫存在可能，见图 37-1。

诊断：Rasmussen 脑炎。

【病例分析】

Rasmussen 脑炎（Rasmussen encephalitis，RE），也称局灶性持续性癫痫，是指一种缓慢进行的、病因不明的偏侧性大脑半球受累的炎症，其特征是多于儿童期起病的难治性癫痫、认知障碍和偏瘫、单侧大脑半球进行性萎缩为特征的罕见综合征。

【病因及发病机制】

病因及发病机制不明，据目前研究可能与以下原因相关。

1. 病毒感染假说：用 PCR 等方法曾在脑组织活检或术后样本检出可疑触发因素有：巨细胞病毒、疱疹病毒、肠道病毒和 EB 病毒等；在病理学上也发现有淋巴细胞浸润及小胶质细胞结节等改变。在病史调查中发现存在病前感染、疫苗接种等病史；但至今还未能证实 RE 与哪一种特定的病毒之间有因果关系，未能从 RE 患者脑组织中分离到病毒复制的现象。

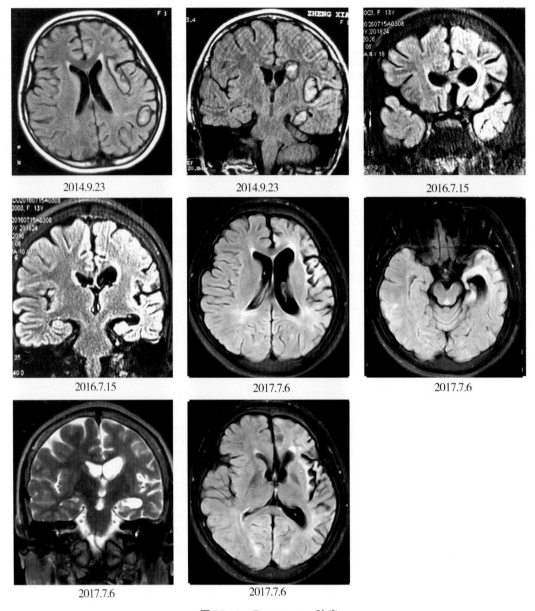

图 37-1 Rasmussen 脑炎

2. 免疫假说：临床研究发现，血浆置换或其他免疫调节治疗后，RE 患者临床及 EEG 癫痫样放电较前可有短暂改善，说明免疫功能失调是 RE 一种重要的致病因素。有关的免疫机制已知有 2 种：①体液性自身免疫；②由 T 淋巴细胞介导的细胞毒性反应，但是无论是体液免疫、细胞免疫或两者并存，均不足以解释 RE 仅累及一侧大脑的特点。

3. 新近研究还提出：基因突变及易感性假说、细胞因子假说、凋亡假说、酶和受体假说等。

【病理特点】

Rasmussen 脑炎的病理学特征是该病诊断的重要标准之一。患儿的大脑标本主要表现为弥漫性脑组织萎缩。病变主要累及皮质，也可累及基底核、脑干和小脑。开始时为局限性炎症，逐渐发展至一侧半球，甚至有 60%~70% 的患儿表现为双侧受累。典型的病理学表现（神经细胞脱失，胶质细胞增生，胶质结节形成，血管周围 CD_4^+ 淋巴细胞浸润呈袖套样改变）可以帮助临床非典型病例确定诊断。而病理如果出现 B 淋巴细胞或病毒包涵体则可除外 Rasmussen 脑炎的诊断。

CD_{20}^+（B 细胞）和 CD_{138}^+ 细胞（浆细胞）非常少见，也可作为除外 Rasmussen 脑炎的标准。

依据 Rasmussen 脑炎病程演变过程，其皮质病理变化可分为 4 期：Ⅰ期（早期），大脑皮质仅出现轻度局限性炎症及胶质细胞增生，神经元的丢失轻而局限，小胶质轻、中度增生，T 淋巴细胞轻、中度浸润，少数形成细胞簇和血管套。Ⅱ期（中间期），大脑皮质各层均出现炎症和胶质细胞增生，多灶性中、重度神经元丢失，各层均有星形细胞明显增生、小胶质激活和 T 淋巴细胞明显浸润，常见血管周围套。Ⅲ期（晚期），大脑皮质各层均出现变性和胶质细胞增生，神经元丢失严重，各层均可见由大圆形细胞形成的星形细胞。Ⅳ期（终末期），大脑皮质各层均出现囊性变和胶质细胞增生，神经元丢失严重而罕见神经元。

【临床表现】

1. 发病年龄较早，首发年龄从 2 天至 28 岁，多在幼年起病，以 2~12 岁多，平均 5~6 岁，约半数患者病前 1~6 个月内有感染史。据报道在德国 18 岁及以下年龄的群体中，RE 发病率为（2~4）/1 000 万，在英国 16 岁及以下年龄的群体中发病率为（1~7）/1 000 万。多以局灶性癫痫发作起病，缓慢进展。

2. RE 的临床核心症状是难治性癫痫，并由此可能导致偏瘫等神经功能缺失及一侧大脑半球萎缩的加重或进展。依据疾病发展过程，典型 RE 可分为 3 期。

（1）前驱期：数月至数年，平均病程 7.1 个月，主要表现为偏侧部分性癫痫发作及伴或不伴轻偏瘫。

（2）急性期：持续 16~20 个月，平均 8 个月。主要表现为频繁癫痫发作，因皮层区受损部位不同，癫痫发作具有：①发作形式的多样性，有认为 77% 为单纯部分性发作，42% 为部分性发作伴泛化，19% 为复杂部分性发作，31% 为自动症，21% 为躯体感觉性发作。发生机制系致痫灶游走于大脑半球不同部位所致。②癫痫的难治性：对抗癫痫药反应差或无效，尤其 EPC 更难治，且无蔓延趋势，短时间内发作不会停止，甚至呈部分性癫痫持续状态（epilepsia partialis continua，EPC）；可伴有偏盲、认知功能降低、精神症状及进行性一侧肢体运动障碍，若系主侧半球受累可同时有失语；EEG 出现局灶性慢波；影像学显示一侧脑萎缩。

（3）残疾或后遗症期：癫痫发作频率降低，而以进行性的智力减退、精神症状及持续的神经功能缺失（如偏瘫）为主要特点；脑萎缩明显，通常为一侧性，以额颞叶为主，少数呈以单侧为主的双侧受累。

3. 脑电图改变：RE 的特征性脑波图异常是以病变侧脑半球为主，当单侧大脑半球脑电波出现以下表现时高度提示 RE：①异常背景活动和睡眠纺锤波；②局灶慢活动（δ波）；③多灶性发作性放电和亚临床发作性放电，可见到痫样放电（棘波、不规则棘、尖波）。少数病例可为双侧性，但也多以病侧著。随着病程进展，波幅逐渐降低；睡眠纺锤波消失。

近报道有少数患者无 RE 典型临床表现，而以认知障碍及偏侧肢体无力为主诉，无癫痫发作病史及脑电图的癫痫样放电，对这种发病患者诊断主要依赖偏侧皮层及皮质下萎缩和（或）组织病理学检查。

4. 实验室检查：多无特殊支持诊断指标。脑脊液约半数患者细胞数可升高 [（16~70）×10^6/L]，主要为淋巴细胞；蛋白轻度升高（0.5~1.0g/L）；寡克隆带阳性者在 0~67%，以上三项均有异常者仅占 15%。IgG、IgM 合成率可升高。另约半数患儿脑脊液正常。应同时做各种病毒的血清学检测以发现（或除外）病毒性脑炎。

5. 影像学检查：由于脑活检受限，神经影像学尤其是 MRI 就成了最重要的诊断检测手段。主要的特异性表现为进行性一侧半球萎缩，以 T_2 和（或）FLAIR 像异常表现最典型，是客观、有力的诊断证据，双侧半球受累仅为个案。其主要异常表现为：①病程早期可正常或稍肿胀（图37-3）。②数月内显示患侧大脑皮层和深部脑组织呈进行性萎缩（局灶性或脑叶性萎缩）：患侧大脑半球侧脑室不同程度扩大，蛛网膜下腔增宽，脑沟扩大，皮层萎缩常由颞叶岛盖开始，累及额叶、岛叶、额岛叶、额颞岛叶、顶颞岛叶和额顶-枕岛叶，尤以脑岛叶及其周围明显；白质 T_2 及 FLAIR 呈高信号，T_1 低信号。增强扫描一般不出现强化及 MRA 异常（图37-2）。③基底节损害是另一特点，主要为同侧尾状核头部萎缩、前角扩大及壳核受累萎缩（前者为主）；海马也受累及萎缩。④随着病程进展，到约1年后晚期，患侧整个半球可萎缩，可见脑回坏死及空洞形成。总之，这种萎缩可呈：①一侧半球弥漫性脑萎缩；②双侧弥漫性脑萎缩基础上重叠严重的一侧局限性萎缩。

MRS 能够反映出发生形态结构改变前的生物化学变化。和正常脑实质比较，萎缩区域 Lac 峰升高（与局灶性癫痫发作有关），Cho 峰升高（与神经胶质增生、星形胶质细胞增殖有关），NAA 峰下降（暗示神经元和轴突进行性破坏和缺失）。尽管其代谢变化是非特异的，但是详细了解之前的感染病史和临床体征，结合 MR 常规扫描的成像特点，以及 MRA 各大动脉及其分支无明显改变的特征，MRS 有助于诊断此病。

SPECT、PET 检查：癫痫间歇期病侧半球呈低代谢区，发作期 SPECT 呈高代谢；PET 呈低或高代谢，或呈增强与减低混合形式。

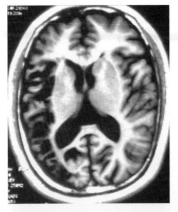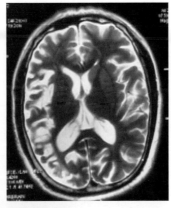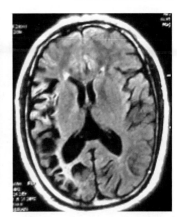

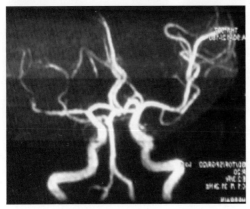

图 37-2　Rasmussen 脑炎 MRI 表现

【诊断标准】

2005 年欧洲专家共识的 RE 诊断标准分为 A、B 两部分。

A 标准一，诊断需同时具备以下 3 项指标：

1. 局灶性癫痫发作（伴或不伴 EPC）和一侧脑皮质功能病损。

2. 脑电图一侧半球慢波（多形性 δ 波）活动，伴或不伴痫样放电，通常为起始于一侧性痫样放电。

3. MRI 一侧半球局灶性脑皮质萎缩，伴至少下列情况之一：①灰质或白质 T_2 或 FLAIR 高信号。②和（或）同侧尾状核头部萎缩或高信号。

B 标准二，诊断需具备 2 项指标：

1. 临床表现一侧性 EPC 或进行性一侧大脑皮质功能损害。

2. MRI 有进行性一侧半球局灶性脑皮质萎缩。

3. 脑组织病理学检查：以 T 淋巴细胞为主的脑炎伴小胶质细胞增生及反应性星形细胞增生（不一定有结节形成）。若脑实质有较多巨噬细胞、B 淋巴细胞、浆细胞或病毒包涵体则排除 RE 诊断（有提出如果未做脑组织活检，则应做 MRI 钆增强检查和头 CT，若未见钆增强及钙化者可初步除外单侧性血管炎，提示为 RE）。

Bien CG 等将 RS 诊断标准简化为：① 局灶性癫痫。② 脑电图（EEG）示一侧半球

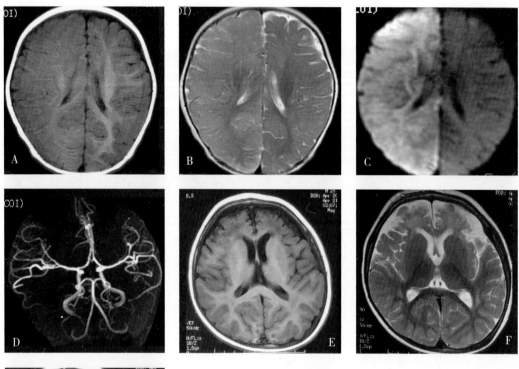

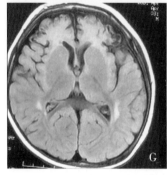

图37-3　RE MRI 表现（早期）

A~D 示早期，患者为 7 个月 16 天，A、B、C 分别示 T_1、T_2、DWI，显示右侧半球弥漫性肿胀，占位效应不明显，T_1 为等信号，T_2 为稍高信号，DWI 为高信号，D 为 MRA 未见异常。E~G 为相对中间期，患者为 2 岁 2 个月，E、F、G 分别为 T_1、T_2、FLAIR 显示双侧额叶有萎缩，左侧额叶及岛叶明显，E 为低信号，F 为高信号，脑沟及蛛网膜下腔扩大，左侧著，G 显示双侧额叶灰白质高信号，左侧岛叶信号较强，左侧额叶及岛叶萎缩明显

慢波。③MRI 示一侧半球灶性皮质伴同侧尾状核头萎缩。

总之，以癫痫为首发症状的患儿，尤其以 EPC 为主要临床表现形式，病情呈进行性加重；进行性认知功能障碍、语言功能障碍以及偏瘫；脑电图提示病侧半球背景节律变慢；MRI 提示进行性半球萎缩者，要高度怀疑 RE，但需排除某些代谢性相关疾病。

【RE 分型】

依据临床表现可分为儿童型及成人型。儿童型起病早、进展快、病情重（图37-4）。成人型为青少年或成人发病，报道有 60 岁高龄者。成人起病的 RE 进展较慢，病情较轻，较少出现严重的神经功能缺失，偏侧性脑萎缩程度也较儿童轻，癫痫多为首发症状，以局灶性运动性发作、EPC、颞叶癫痫等表现为主（图37-5）。

【治疗】

治疗 RE 目的是控制癫痫发作和阻止神经功能进一步恶化。

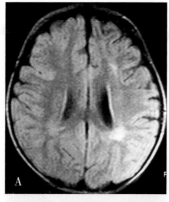
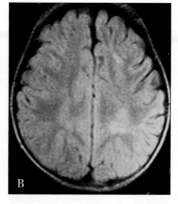
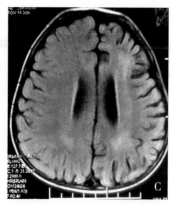
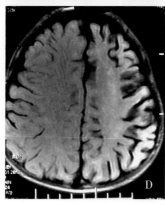

图 37-4 儿童型

男，4 岁，足月顺产。1 年多前（3 岁）无诱因出现发作性腹痛伴呕吐，约 1 分钟/次，日发 30 余次，间歇期正常。1 周后上述发作停止，但出现右下肢阵发性抽动，可延及右侧半身，不伴意识障碍，约 1 分/次，抽后出现约 2 分钟肢体发软，日发 20 余次，服用德巴金，3 次/日发作减少。但又伴阵发性腹痛发作。腰穿内容物正常。体格检查无明显异常。

A、B 为 2010 年 6 月 21 日 FLAIR 像，示左侧额顶部皮层稍萎缩，同侧脑室稍扩大，脑实质内有片状高信号。C、D 为 2011 年 8 月 31 日 FLAIR 像，左半球萎缩明显加重

1. 抗癫痫药物治疗：目前证实尚没有一种 AEDs 对控制病情发展有效，多 AEDs 联合治疗对控制癫痫发作也无明显效果。

2. 免疫治疗：免疫调节及免疫抑制剂（大量类固醇激素冲击、静脉滴注免疫球蛋白、α 干扰素、他克莫司）对于阻止 RE 的恶化无明显作用，免疫球蛋白治疗可在短期内一定程度上使病情得到暂时缓解，延迟进行手术治疗，但仍会复发。成年起病的 RE 患者首选该治疗。

3. 其他：理论上血浆置换可清除 GluR3 抗体，每周 3 次，疗程 3 周或更长，但在慢性期疗效不明显。最近有病例报道，尝试每周静脉注射利妥昔单抗，连续 4 周或以上，使患者的肢体运动、语言功能及癫痫的发作频率和严重程度均有改善。

4. 手术治疗：一侧大脑半球切除术是目前认为治疗 RE 最有效的治疗方法，早期治疗效果好，其癫痫控制率达 62.5%~90.0%，且能够提高患者的生活水平、认知和运动功能，即使是优势半球受累，其语言功能也会随时间推移而改善。胼胝体切开及立体定向下局灶性切除的疗效并不满意。

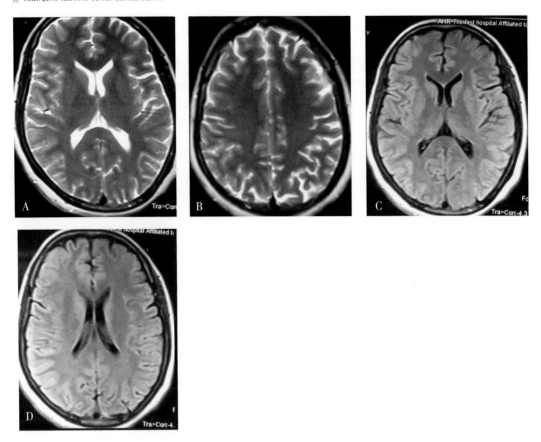

图 37-5 成人型

女，46 岁，10 年前突发癫痫持续状态，意识不清，经多种抗惊剂治疗约在 3 天后控制，发作意识渐清，后虽坚持服抗惊剂仍不能完全控制发作，主要表现为发作性意识恍惚，双手无目的的摸索或拍打，不伴抽搐，一次约 10 秒钟，对发作无回忆。近 2 年服药不规则发作增频，约 30 次/月，昼夜均发。20 天前可能因咽喉部发炎于午夜突发全身抽搐、意识丧失、二便失禁，10 几分钟发作一次，呈癫痫持续状态，联合应用安定及德巴金静滴 3 天未能控制发作，后进入 ICU，又联用麻醉药方控制发作，全程经过 6 天渐清醒，因仍频繁发作来诊。腰穿常规及生化检查正常。体检未发现异常体征。

A、B 为 T_2，C、D 为 FLAIR，示左侧皮层脑沟增宽，左侧尾状核头稍萎缩，前角稍扩大

参考文献

［1］Nobuhiro Yuki，Nortina Shahrizaila. How do we identify infectious agents that trigger Guillain-Barré syndrome，Fisher syndrome and Bickerstaff brainstem encephalitis？［J］. Journal of Neurological Science，2011，302：1-5.

［2］R. R. Mondejar，J. M. G. Santos，E. F. Villalba. MRI findings in a remitting-relapsing case of Bickerstaff encephalitis［J］. Neuroradiology，2002，44：411-414.

［3］Masaaki Odaka，Nobuhiro Yuki，et al. Bickerstaff 's brainstem encephalitis：clinical features of 62 cases and a subgroup associated with Guillain-Barre'syndrome ［J］. Brain, 2003, 126（10）: 2279-2290.

［4］黄亚莉，任惠. Rasmussen 脑炎的研究进展 ［J］. 癫痫杂志，2017，3（3）: 234-237.

［5］王丹丹，桂秋萍，郑重，等. Rasmussen 脑炎临床病理研究 ［J］. 中华神经外科杂志，2013，29（3）: 273-276.

［6］刘峥，董会卿，贾建平. 复发性 Fisher-Bickerstaff 综合征 2 例临床分析 ［J］. 脑与神经疾病杂志，2012，20（5）: 332-337.

［7］刘文源，张立波，邹明宇，等. 磁共振对 Rasmussen 脑炎的诊断价值 ［J］. 中国医科大学学报，3013，42（7）: 638-640.

［8］乔雷，陈琳，吴爱国，等. 复发性急性眼肌麻痹的抗 GQ1b 抗体综合征一例［J］. 中华神经科杂志，2010，43（6）: 411.

［9］王晓丽，戴亚美，王晶心. Bickerstaff 脑干脑炎与 Miller-Fisher 综合征的鉴别诊断 ［J］. 黑龙江医学，2009，33（11）: 829-831.

［10］郝红琳，李晓光，郭玉璞. 抗神经节苷脂抗体与免疫介导的神经疾病 ［J］. 中国临床康复，2006，10（26）: 142-124.

第三十八章　进行性核上性麻痹

【病例简介】

患者，男，63 岁，6 年前腰痛，走路感乏力，治疗无效，4 年来行走不稳，易向后跌倒，需要持杖，后病情逐渐加重至必须有人扶持，否则总向后跌倒，且渐出现进行性语言障碍及睁眼困难，进食有时发呛，无明显排便障碍。既往无高血压、糖尿病及饮酒史，无家族史。体格检查：神清，反应尚可，能较快完成指令动作。双眼水平运动缓慢欠充分，垂直运动不能，无眼震，闭眼后睁眼困难，需持续 2~3 分钟才能睁开。言谈语言欠流利且快速重复几个字。吸吮及下颌反射弱阳性，余脑神经无明显异常。走路在扶持下可摇晃地行走，起卧困难、僵硬，需人扶持，双下肢张力较高，四肢肌力正常，腱反射对称弱，病理征（-），感觉无异常，指鼻试验正常（图 38-1）。

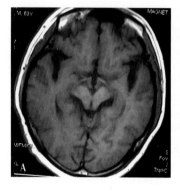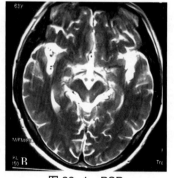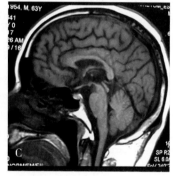

图 38-1　PSP

A、B 为 MRI 轴位，示中脑被盖部萎缩，环池、四叠体池增宽，呈"牵牛花征"，另见桥脑轻度萎缩，外侧裂增宽；C 为 MRI 矢状位，示中脑萎缩，前后径变小，中脑上缘变平、前部变尖，呈"蜂鸟征"

【病例分析】

进行性核上性麻痹（progressive supranuclear palsy，PSP）是一种由 Tau 蛋白病变引起的散发性中枢神经变性病，是最常见的帕金森病叠加综合征一种类型。患病率为（5~6.5）/100 万，平均发病年龄在 63 岁，经病理证实的病例无有 40 岁以前发病的。男多于女。目前患病率较低，可能与其诊断率较低或误诊有关，一组证实为 PSP 患者生前 58% 被诊断为帕金森病（PD）。

【发病机制】

目前尚不清楚，可能机制为：① tau 蛋白在神经元中起稳定微管作用，正常人脑中有等量的 3R 和 4R 亚型。而 PSP 患者脑中 4R 亚型多，异常的 4R 蛋白在脑中沉积及 4R 蛋白过度磷酸化/聚集，导致神经元纤维缠结、神经胶质细胞过多增生及基底神经节（主要在苍白球区域）、脑干、前额皮质、小脑齿状核内神经元坏死和凋亡；同时过度磷酸化/聚集的 Tau 蛋白也干扰正常 Tau 蛋白功能，最终导致神经退行性变。神经变性累及部位除大脑皮层外，还累及皮层下结构，如下丘脑核、上丘、黑质、顶盖前区、导水管周围灰质和整个中脑被盖部。②最近研究认为，半胱胺天冬酶-3 活化及 Appoptosin 基因的高表达在发病中也起重要作用，前者可导致 Tau 蛋白裂解；后者可增加半胱天冬酶介导 Tau 裂解、聚集及突触功能失调，从而触发早期神经元纤维缠结而发病。③基因突变：位于 17q21 染色体上的 Tau 基因编码突变是散发性 PSP 的主要危险因素。

【病理改变】

肉眼可见苍白球、黑质和脑干萎缩，第三、四脑室和侧脑室扩大。镜下可见间脑中区、中脑黑质、苍白球、丘脑底核、红核、小脑齿状核、中脑导水管周围灰质、中脑网状结构等神经细胞缺失及胶样变性，星型胶质细胞增生，核中的细胞内分布大量的神经纤维缠结（NFT）和线型神经纤维网结构。

【临床表现】

目前临床诊断本病的较为典型核心症状是：核上性眼球运动障碍；帕金森样症状（躯体中轴肌强直、颈部躯干肌张力增高、动作减少、运动迟缓、姿势不稳，容易向后跌倒）；假性延髓性麻痹（构音障碍、吞咽困难）；颅脑 MRI 表现为"牵牛花征""蜂鸟征"。

1. 一般症状：①散发；②多在 45 岁后起病，平均发病年龄 55~70 岁，50 岁前发病少见，60 岁后为发病高峰。男性多于女性；③隐袭起病，进行性加重。

2. 垂直性眼球运动麻痹是 PSP 的特征性标志，首先出现垂直性扫视减慢，继后依次出现下视麻痹、上视麻痹、完全性垂直麻痹，再发展为完全性侧视麻痹而眼球完全固定，可合并复视、视物模糊、睁眼失用。这是因中脑-间脑区受累，该区前间核损害出现向下垂直凝视麻痹，后联合核受损出现向上垂直性凝视麻痹。但应注意核上性眼肌麻痹出现时间因病理类型不同而异，据报道 20% 的患者初诊时就有该体征；40% 的患者在 3 年内出现该体征。

30% 的患者在 11 年后出现，还有少数始终不出现该体征，而首发症状可依次表现为肢体强直-少动、姿势不稳、假性延髓性麻痹和认知损害，给早期诊断带来困难。

3. 锥体外系症状：表现为肌张力增高、运动迟缓，但本病常对称起病，肌张力增高以头颈躯干中轴部位明显是本病的另一特征，躯干挺直，头颈过度后仰呈现"天鹅颈"样，导致平衡障碍、姿势不稳，反复向后跌倒，有些患者坐在椅子上时身体向后靠，双脚离地，呈现"块状"征；四肢肌张力增高相对较轻、震颤少且也多为姿势性而非静止性均区别于 PD。也可伴有始动困难，小碎步，慌张步态等。这与纹状体、苍白球丘脑攀的损害有关。

4. 假性延髓性麻痹：患者常伴有构音障碍，以语速快伴重复语言为特征；另有吞咽困难，饮水呛咳等，可能和黑质纹状体多巴胺通路功能丧失，皮质延髓束受损有关。

5. 智能障碍：表现为记忆力、计算力下降，情感淡漠，言语欠流利，模仿语言、反应迟钝，计划性及解决问题能力低，执行功能差，"击鼓征"阳性（即让患者快速击鼓三下即停，PSP 患者击鼓三下之后不能主动停止）。部分患者有自主神经系统受累表现。部分患者可出现强哭强笑、强握反射等典型额叶释放症状。可能与额叶、颞叶轻度萎缩、脑室扩大有关。

【影像学表现】

重要诊断依据：主要为中脑萎缩和小脑上脚萎缩（可与其他帕金森综合征鉴别）、环池及第 3 脑室扩大，而桥脑、小脑萎缩不明显以别于 MSA。从发病到出现典型影像学表现平均时间大约 4 年，故早期影像诊断有困难，需要动态观察其变化。

1. "蜂鸟征"（图 38-2）：中脑萎缩，其上缘平坦或凹陷、前端变尖，在正中矢状面 T_2 像呈鸟嘴样，称"蜂鸟征"（诊断特异性为 100%，敏感性为 68%）。

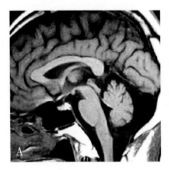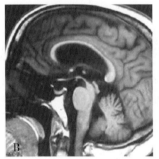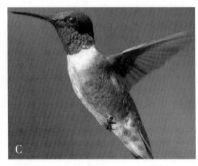

图 38-2　PSP 影像表现——"蜂鸟征"

A 为正常人，中脑无萎缩；B 为 PSP 患者，中脑萎缩，"蜂鸟征"；C 为蜂鸟，示头顶扁平

2. "牵牛花征"（图 38-3）：中脑前后径变小，被盖外侧部萎缩导水管扩张，四叠体池增大，横轴面表现类似"牵牛花"样，称"牵牛花征"（诊断特异性为 100%，敏感性为 50%）。

3. 磁共振帕金森综合征指数（MRPI =脑桥与中脑的面积比值×小脑中脚/小脑上脚宽度比值>13.55）：诊断 PSP-RS 的特异度达 100%、灵敏度为 99.2%~100.0%。

4. 其他：可有第三脑室扩大，颞叶萎缩，外侧裂增宽，额叶皮层萎缩，侧脑室扩大等。

5. PET 检查：PSP 以对称性额叶为主的 18F 脱氧葡萄糖（18F-FDG）代谢减低为

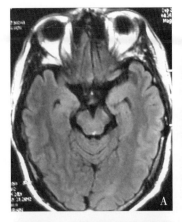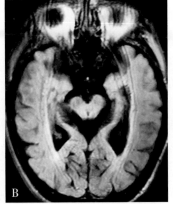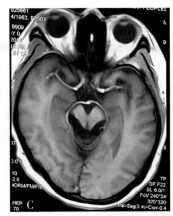

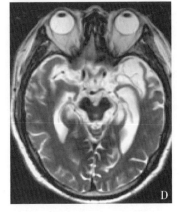

图 38-3 PSP 影像表现——"牵牛花征"

A 示正常人，中脑被盖部饱满；B、C、D 为 PSP 患者，
示中脑前后径缩短，被盖部不同程度萎缩，呈牵牛花样，
四叠体池及扩大

特点；PD 代谢减低集中在壳核、尾状核及额、顶叶交界区；MSA-P 型为额叶、顶叶、颞叶普遍低代谢，纹状体对称性代谢减低，有鉴别意义。

【诊断标准】

PSP 的诊断以病理诊断为"金标准"，临床难以实施，生物学标志虽有多项研究但均欠成熟，故目前主要依据临床症状及影像表现。既往如 1996 年 INDS-SPSP 标准，在多年的临床应用中显现出特异度高而敏感度不足的弊端。2016 年及 2017 年相继有两个诊断标准出台，现简介如下，供选择使用。

表 38-1 2016 年《中国进行性核上性麻痹临床诊断标准》

一、纳入条件	二、支持条件
1. 隐匿起病，病程逐渐进展	1. 中轴性肌强直或多巴抵抗的帕金森病
2. 发病年龄>30 岁	2. 早期的吞咽困难或构音障碍
3. 临床症状：临床症状为并列条件可以同时具有或单独存在	3. 存在额叶认知功能障碍、冻结步态、非流利性失误或假性延髓性麻痹等无法用排除条件中所列疾病解释的临床表现

续表

三、排除标准	四、诊断标准
（1）姿势不稳：①病程第 1 年出现明显的反复跌倒；②1 年后出现反复跌倒 （2）病程 2 年内出现：①垂直性核上性向下或向上扫视缓慢；②凝视麻痹 （3）病程 2 年后出现：①垂直性核上性向下或向上扫视缓慢；②凝视麻痹	4. 头颅 MRI：正中矢状位 T_1：（1）表现为以中脑萎缩为主的特征性征象：蜂鸟征；（2）核磁共振帕金森综合征指数（MRPI）＝脑桥与中脑的面积比值×小脑中脚/小脑上脚宽度比值＞13.55；（3）中脑和脑桥长轴的垂直线比值＜0.52 或中脑长轴垂直线＜9.35mm 5. 嗅觉检查和心脏间碘苄胍（MIBG）闪烁显像正常
1. 有其他帕金森综合征病史 2. 与多巴胺能药物无关的幻觉和妄想 3. 严重不对称性帕金森病 4. 采用多巴胺受体阻滞剂或多巴胺耗竭剂治疗，且剂量和时间过程与药物诱导的帕金森综合征一致	（一）临床确诊的 PSP-RS 必备纳入条件 1、2、3（1）①和（2）②及支持条件 4 中的两项；无排除条件 （二）很可能的 PSP-RS 必备纳入条件为 1、2、3（1）①和（2）②及支持
5. 神经影像学有结构损害的依据（如基底核或脑干梗死、占位性病变等） 6. 阿尔茨海默型皮质性痴呆 7. 局限性额叶或颞叶萎缩 8. 早期出现明显小脑共济失调 9. 早期显著的自主神经功能障碍	条件 5；无排除条件 （三）很可能的 PSP-RS 必备纳入条件为 1、2、3（3）①或（2）②和支持条件 1、5；无排除条件 （四）可能的 PSP 必备纳入条件为 1、2、3（1）②或（2）①或（3）①伴有支持条件 1、2、3 其中一项；无排除条件 1~6

　　2017 年国际运动障碍学会在《Movement Disorders》杂志上发表了 PSP 诊断标准（表 38-1~表 38-4）。

　　必须包含条件：

　　1. 散发。

　　2. ≥49 岁首发 PSP 相关症状。

　　3. PSP 相关症状逐渐加重。

　　4. 从临床、影像、实验室检查等排除其他疾病。

表 38-2　PSP 核心临床特征

诊断的严重程度 1＞2＞3	眼球运动障碍	姿势不稳	运动不能	认知功能障碍
1 级	O1　垂直性核上性凝视麻痹	P1　3 年内反复跌倒	A1　3 年内出现进行性冻结步态	认知功能障碍

2级	O2 垂直扫视速度缓慢	P2 3年内后拉试验出现跌倒倾向	A2 帕金森样表现、无动强直、突出的轴性强直表现、对左旋多巴抵抗	C2 额叶行为和认知障碍表现
3级	O3 频繁的粗大眼球颤动（square wave jerks 方波震颤）或睁眼失用症	P3 3年内后拉试验出现后退两步以上	A3 帕金森样表现，和（或）非对称性震颤，和（或）左旋多巴反应良好	C3 皮质基底节综合征

表 38-3 支持条件

临床支持条件	影像学支持条件
CC1 左旋多巴抵抗	IF1 显著的中脑萎缩或低代谢
CC2 运动减少性、痉挛性构音障碍	IF2 突触后纹状体多巴胺能神经元变性
CC3 吞咽困难	
CC4 畏光	

表 38-4 诊断标准

诊断确诊程度	定义	组合	主要症状类型	分类
确诊的 PSP	PSP 实用实体的全标准	神经病理诊断	任何临床表现	Def, PSP
很可能的 PSP	高度特异性，但缺乏高度敏感性（适合治疗性和生物学研究）	（O1 或 O2）+（P1 或 P2） （O1 或 O2）+A1 （O1 或 O2）+ A2 或 A3 （O1 或 O2）+C2 O1	表现为查理森综合征 D PSP 表现为进行性冻结步态的 PSP 突出帕金森综合征的 PSP 突出表现为额叶症状的 PSP 突出表现为眼球辅助障碍的 PSP	极可能 PSP-PS 极可能 PSP-PGF 极可能 PSP-P 可可能 PSP-F 可能 PSP-OM
可能的 PSP	基本更加敏感，但特异性稍差（适合描述性流行病学研究和临床诊疗）	O2+P3 A1 （O1 或 O2）+C1 （O1 或 O2）+C3 O3 或 O3 P1 或 P2	表现为查理综合征的 PSP 表现为进行性冻结步态的 PSP 突出表现为言语/语言障碍的 PSP 突出表现为皮质基底节综合征的 PSP 突出表现为眼球运动障碍的 PSP 突出表现为姿势不稳的 PSP	可能 PSP-RS 可能 PSP-RF 可能 PSP-SL SOPSP-OM SOPSP-PI

续表

诊断确诊程度	定义	组合	主要症状类型	分类
提示的 PSP	提示 PSP 可能，但未达到诊断可能或很可能 PSP 的震颤（适合 PSP 的早期识别）	O3+（P2 或 P3）（A2 或 A3）+（O3，P1，P2，C1，C2，CC1，CC2，CC3 或 CC4） C1 C2+（O3 或 P3） C3	表现为查理综合征的 PSP 突出表现为帕金森综合征的 PSP 突出表现为言语/语言障碍的 PSP 突出表现为额叶症状的 PSP 突出表现为皮质基底节综合征的 PSP	SOPSP-PS SOPSP-P SOPSP-SL SOPSP-F SOPSP-CBS

表 38-5 PSP 分型

分型	缩写	关键特征
PSP-RS	PSP-RS	垂直眼运动功能障碍，早发性姿势不稳和跌倒
PSP-眼球运动	PSP-OM	突出的眼球运动障碍
PSP-姿势不稳	PSP-PI	突出的姿势不稳
PSP-帕金森综合征	PSP-P	临床表现类似帕金森病（迟发性 PSP-RS）
PSP-额叶症状	PSP-F	行为异常或额叶认知表现（类似于额颞叶痴呆行为变异）
PSP 进行性冻结步态	PSP-PGF	表现为起始犹像的孤立性步态障碍，逐渐加重为冻结步态
PSP-皮质基底节综合征	PSP-CBS	皮质基底节综合征（一有运动疾病特征，二有皮质特征）
PSP-言语/语法障碍	PSP-SL	进行性言语失用和（或）非流利性/失语法性原发性进行性失语
PSP-原发侧素硬化	PSP-PLS	原发性侧索硬化
PSP-小脑共济失调	PSP-C	小脑性共济失调为早期和突出症状

在临床实际工作中，以下两型常见（表 38-5）。

1. 典型或 PSP-理查森型（PSP-Richardson'S syndrome，PSP-RS）：主要特征是垂直性核上性眼肌麻痹和（或）在发病 1 年内出现明显的姿势不稳并发生跌倒，还可有一些构音障碍、吞咽困难、认知和行为异常等非典型症状，该型约占 2/3。

2. PSP 帕金森综合征型（PSP-Parkinsonism，PSP-P）：表现为非对称性或对称性起病、动作迟缓、肌强直甚至静止性震颤等，早期对短暂的左旋多巴治疗有效，因此早期难与帕金森病鉴别，常在 6 年后方出现理查森型症状，该型约占 1/3。

总之，对 PSP 的诊断主要强调三条：垂直性眼球运动不能；姿势不稳伴易向后倒；"蜂鸟征"及"牵牛花征"。

【治疗】

目前无特效治疗法，主要为对症处理。

L-Dopa 治疗可以改善约 10% 患者的强直少动症状，有效时间约 2 年。有提倡大剂量的美多芭、珂丹治疗可使患者症状明显缓解，可能原因为：帕金森病患者用多巴胺药物有效是通过增加基底神经节的神经输出，减弱来自丘脑-苍白球的 GABA 抑制，而 PSP 患者基底神经节黑质、苍白球、尾状核、壳核、丘脑底核严重广泛受损，因此对于常规剂量外源性的多巴胺药物作用有限，但大剂量的美多芭、珂丹可能能够进一步增加基底神经节的神经输出，从而改善患者的临床症状。

其他有报道睑板前肉毒毒素注射可能对睁眼失用症有改善作用；应用神经营养因子、黄芪等治疗。

参考文献

［1］杜丽，张正祥，叶民，等 . 进行性核上性麻痹 4 例临床特征分析 ［J］. 中西医结合心脑血管病杂志，2017，15（16）：2083-2085.

［2］陈斐，聂志余，张天宇，等 . 进行性核上性眼肌麻痹 7 例及文献复习 ［J］. 中国神经免疫学和神经病学杂志，2014，21（2）：170-173.

［3］郭树晨，李承晏 . 进行性核上性眼肌麻痹（附 1 例报道） ［J］. 卒中与神经疾病，2017，24（3）：246-248.

［4］赵亚明，毕鸿雁，脱厚珍，等 . 进行性核上性眼肌麻痹的诊断与鉴别诊断及病例分析 ［J］. 临床和实验医学杂志，2014，13（5）：360-363.

［5］Boxer AL，Yu JT，Golbe LI，et al. Advances in progressive supranuclear palsy：new diagnostic criteria，biomarkers，and therapeutic approaches ［J］. Lancet Neurol，2017，16：552-563.

［6］焦立影，李春阳 . 进行性核上性麻痹研究新进展 ［J］. 中国临床神经科学，2017，25（6）：702-709.

［7］赵萍 . 进行性核上性麻痹的研究进展 ［J］. 卒中与神经疾病，2015，22（1）：57-59.

［8］中华医学会神经病学分会帕金森病及运动障碍学组，中国医师协会神经内科医师分会帕金森病及运动障碍专业委员会 . 中国进行性核上性麻痹临床诊断标准［J］. 中华神经科杂志，2016，49（4）：272-276.

第三十九章　POEMS 综合征

【定义】

POEMS 综合征（POEMS syndrome）又称 Crow-Fukase 综合征，是一种与潜在的浆细胞异常增生相关的、罕见的副肿瘤疾病，以多发性周围神经病（polyneuropathy，P）、脏器肿大（organomegaly，O）、内分泌病变（endocrinopathy，E）、单克隆性浆细胞疾病（monoclonal plasma cell disorder，M）、皮肤损害（skin charges，S）为主要特征，取英文单词首字母命名 POEMS 综合征。

【病因及发病机制】

病因及发病机制尚不完全清楚，目前认为致病因素主要为：①单克隆性浆细胞增生，大量病例资料均证实 POEMS 综合征常伴有浆细胞病，针对浆细胞的靶向治疗在临床上均取得了一定的疗效，这些均提示浆细胞病变可能是该罕见病的致病因子之一；②血管内皮生长因子过度增长，POEMS 综合征患者血浆、血清、脑脊液及浆膜腔积液中血管内皮生长因子（VEGF）水平均显著增长，并且与疾病的活动度密切相关，IL-12 增高，也是疾病活动度的指标，这些炎性因子过度增高可导致血管通透性增高从而引起一系列临床症状发生，VEGF 增高可解释周围神经损害、脏器肿大、皮肤血管瘤及水肿等多种症状；③细胞遗传学异常，研究证实在 POEMS 综合征患者中 14q32 染色体的易位及 13q14 染色体缺失可能与疾病发生有关；④其他如有学者报道通过活检或尸检方法发现部分患者组织中存在 EB 病毒或人类疱疹病毒 8 型病毒感染，部分患者有有机溶剂接触史，推测与中毒有关等。

【临床表现】

1. 发病年龄为 26~80 岁，发病高峰年龄为 50~69 岁，平均发病年龄为 46~47 岁，男女比例为 2∶1，起病隐匿，进展缓慢。

2. 慢性进行性感觉运动性周围神经病：是本病首发且几乎均有的特征表现，通常在数月到数年的过程中呈亚急性或慢性进展。感觉症状通常始于双足，包括刺痛、感觉异常和发凉，其中以疼痛为主者约占 10.15%，感觉过敏占 76%，触觉、振动觉及关节位置觉也可受累；运动症状紧随感觉症状出现，表现为下运动神经元性不同程度瘫痪；两者都由肢体远端且以下肢为主起始，对称出现，进行性发展，感觉障碍呈手套、袜套样，运动障碍者常致患者严重生活困难并伴肌萎缩。

3. 内脏肿大：见于 88% 的患者，常见肝、脾大，周围淋巴结肿大，其中以肝大多见，后二者相对较少。淋巴结增生、活检显示为血管滤泡型或透明血管型称为

Castleman 病，在 POEMS 综合征患者中，有 11%～30% 的患者伴有。

4. 内分泌异常：可见于 84% 患者，包括性腺功能减退、糖耐量异常或糖尿病、甲状腺功能减退（14%～36%）、高泌乳素血症、肾上腺功能不全等。性腺功能异常常见，男性出现阳痿（71%～82%），有云男性乳腺发育可以是 POEMS 综合征的首发症状，表现为女性化（乳腺增生、乳晕扩大）；女性山现闭经。有报道在内分泌系统异常中，泌乳素水平异常发生率最高，其次分别为甲状腺轴功能及肾上腺轴功能异常，对同时伴有 2 个或 2 个以上的内分泌系统功能异常者，应警惕本病。

5. 单克隆 γ 球蛋白病（或 M 蛋白）：M 蛋白可通过血清蛋白电泳法检测，免疫固定检测可提高阳性率，超过 95% 患者都可通过血或尿免疫固定电泳发现 M 蛋白，血清游离轻链检测对于 POEMS 综合征并不敏感，仅约 20% 患者存在着血清游离轻链比异常。骨髓活检的免疫组织化学或流式细胞分析如果能够证实骨髓内存在着轻链限制性浆细胞也可以作为存在 M 蛋白的证据。M 蛋白以 IgA 型最多（42.4%～59.3%），其次 IgG 型（18.5%～30.8%），IgM 型较少，IgD 型未见；并且 M 蛋白轻链大多是 λ 型。

6. 皮肤改变：也是 POEMS 综合征的特征性表现之一，包括皮肤色素沉着变黑、新生的血管瘤、肢体末端多毛、白甲。此外，硬皮样病变、雷诺现象、手足发绀、面部萎缩发红等。

7. 其他：①血管外容量超负荷，表现为外周水肿，以双下肢凹陷性水肿为主，浆膜腔积液（常见胸腔积液、腹水、心包积液）等。②视乳头水肿：可见于 1/3～1/2 患者；眼部症状有视物模糊、复视、眼痛等。③血栓形成倾向：在 POEMS 综合征病程中几乎 20% 的患者出现动脉和（或）静脉血栓事件，10% 的患者出现脑血管事件（脑栓塞或血栓形成），国内外报道的 POEMS 综合征患者合并缺血性卒中的病例共 31 例，从周围神经病症状出现到卒中事件发生的平均时间间隔为（20.6±5.4）个月，脑梗死的部位以大脑中动脉支配区最为多见，故以偏瘫多，影像表现主要为动脉狭窄或闭塞。脑血管事件的危险因素包括血小板增多、真性红细胞增多症和骨髓浆细胞增多，另外高纤维蛋白原血症、凝血级联反应异常也可能是其危险因素；也可出现心肌梗死、肾动脉、锁骨下动脉、下肢动脉闭塞致末端坏疽，甚至发生静脉窦血栓等。④肺部疾病：肺部表现是千变万化的，25%～27% 患者可有肺动脉高压以轻中度肺动脉高压为主，治疗后可，近 10% 的患者有限制性肺疾病，以孤立性弥散功能减低最为常见，一氧化碳弥散功能下降，近 25% 患者有明显的胸部 X 线片异常，神经肌肉呼吸功能受损，患者表现为呼吸困难、胸痛、咳嗽、端坐呼吸等。⑤杵状指可见于 4% 甚至 49% 的患者。

葛义俊报道的 61 例中，症状发生率分别为：①多发性周围神经病 100%，表现为以下肢为主的麻木、疼痛及以下肢为主的肢体无力、肌肉萎缩；②影像学提示脏器肿大者为 85.2%，以脾大为主的肝、脾大、颈、腹和腹股沟等部位的淋巴结肿大；③内分泌改变者为 73.8%，垂体、肾上腺、性腺、甲状腺、甲状旁腺均以功能减退为主，其他有糖耐量异常及 2 型糖尿病；④单克隆浆细胞异常增生为 82%，M 蛋白血症（λ型），骨髓细胞学提示粒系增生（血小板为主）；⑤皮肤改变为 44.3%，毛发增多增粗（躯干、四肢为主），皮肤色素沉着、变硬、角化、破溃。

【辅助检查】

1. 血常规通常可见血小板增多，真性红细胞增多症。贫血和血小板减少通常不是 POEMS 特征表现，除非合并 Castleman 病或肾功能不全。

2. 血管内皮生长因子（vascular endothelial growth factor，VEGF）：血清和血浆 VEGF 水平在活动性 POEMS 中几乎总升高，且通常血清比血浆更高（可达 10~50 倍），腹水和脑脊液中也高，目前认为诊断 POEMS 综合征的血浆和血清 VEGF 水平分别是 200pg/mL（特异性 95%，敏感性 68%）和 1920pg/mL（特异性 98%，敏感性 73%）。

3. 肾功能损害通常不是 POEMS 综合征的主要特点，血肌酐在大部分患者正常，有报道增高者占 20%，部分患者血清肌酐 ≥ 1.5mg/dL，血清胱抑素 C 多升高，少数患者尿蛋白高、肾衰及镜下血尿等。

4. 脑脊液检查几乎所有患者均有蛋白升高、细胞数正常，呈现蛋白-细胞分离。

5. 神经电生理检查均表现为脱髓鞘合并轴索变性，多呈神经源性改变；二者与慢性炎性脱髓鞘周围神经病（AIDP）相似。但与 AIDP 相比，POEMS 表现为：①运动神经波幅下降更明显；②运动和感觉神经传导速度更慢；③远端潜伏期延长不明显；④传导阻滞和波形离散更少；⑤无腓肠神经逃逸现象；⑥束颤电位更多；⑦远端潜伏期指数更高。提示 POEMS 综合征的神经病变是均匀一致的脱髓鞘，而不是节段性脱髓鞘，并且轴索损害比 AIDP 更严重，有助于二者鉴别。

6. 影像表现不能确诊 POEMS 综合征，但据报道 CT 检查可显示：胸腔积液、心包积液、腹水；肝、脾、淋巴结肿大；硬化性骨病、溶骨性病变、混合性骨病等。硬化型骨髓瘤是浆细胞异常增生的一种形式，可作为 POMES 综合征的主要诊断标准之一，其特点为骨质破坏以成骨性硬化为主，国外报道约 95% 的 POEMS 综合征伴有硬化性骨病，多累及中轴骨及四肢长骨近端，其中以骨盆及脊椎最常受累，病灶大小从几毫米至几厘米不等，X 线及 CT 上可分为两种类型：①硬化型：硬化性骨病是 POEMS 综合征比较特异性的影像学发现，分为局灶性和弥漫性。表现为多发、散在分布、大小不等的结节状及斑片状高密度灶或弥漫性骨质密度增高。②混合型：中央溶骨性骨质破坏，周边伴硬化边。MRI 表现为硬化区 T_1 和 T_2 均呈低信号，STIR 上周边环形高信号，可能为反应性水肿，增强后病变可呈轻度环状强化；而中心溶骨破坏区 T_1 低信号，T_2 高信号但周边硬化区表现为低信号，呈环状改变。PET/CT 检查示成骨性病灶代谢不高，溶骨性病灶代谢明显增高。

7. 骨髓活检显示骨髓巨核细胞增生和巨核细胞聚集的比例分别是 54% 和 93%。髂嵴活检 2/3 患者骨髓中有克隆性浆细胞，其中 91% 是 λ 轻链。在另一项 POEMS 患者骨髓活检研究中，49%的患者可见淋巴细胞聚集，其中，除 1 例外其他均是浆细胞边缘。

8. 腓肠神经活检通常显示轴索损害合并脱髓鞘。

【诊断标准】见表 39-1、表 39-2。

表 39-1 2003 年 Dispenzier 等提出的诊断标准

主要标准	多发性神经病变、单克隆浆细胞增殖性异常
次要标准	硬化性骨病变；Castleman 病；脏器肿大（脾大、肝大或淋巴结肿大）；水肿（外周水肿、胸腔积液、腹水）；内分泌病变（肾上腺、甲状腺、垂体、性腺、甲状旁腺及胰腺）；皮肤改变（色素沉着、多毛、血管瘤、指甲苍白、多血症）；视盘水肿
已知相关	杵状指（趾）；体重减轻；血小板增多；红细胞增多；多汗
可能相关	肺功能高压；肺动脉高压；限制性肺部疾病；血栓形成倾向；关节痛；心肌病（心脏收缩功能）；发热；维生素 B_{12} 水平下降；腹泻

注：1. 诊断需满足两项主要标准及至少 1 项次要标准

2. 由于糖尿病和甲状腺疾病的发病率较高，故这两种疾病单独存在时不能作为次要标准

表 39-2 2015 年 Dispenzier 等提出的诊断标准

强制性主要标准	多发性神经病变；单克隆浆细胞增殖性疾病（几乎均为 λ）
其他主要标准	硬化性骨病变；Castleman 病；血 VEGF 水平升高
次要标准	脏器肿大（脾、肝或淋巴结肿大）；水肿（肢体水肿、胸腔积液、腹水）；内分泌病变（肾上腺、甲状腺、垂体、性腺、甲状旁腺、胰腺）；皮肤改变（色素沉着、多毛症、血管瘤、多血症、白甲）；视盘水肿；血小板增多症
其他症状和体征	杵状指、体重下降、多汗、肺动脉高压/限制性肺疾病、血栓形成倾向、腹泻、维生素 B_{12} 水平下降

注：1. 诊断必须满足周围神经病变和单克隆浆细胞病，还需满足至少一项其他主要标准和 1 项次要标准。

2. 由于糖尿病和甲状腺疾病的发病率较高，故这两种疾病单独存在时不能作为次要标准。

3. 贫血和（或）血小板减少在 POEMS 综合征中是不常见的，除非存在 Castleman 病。

4. 目前国内 VEGF 测定尚未广泛开展，测量方法和设备有异导致差异很大，因此国内广为应用的仍为 Dispenzier 等 2003 年标准。

5. 该标准除增加了其他症状和体征外，其他与美国梅奥诊所 2007 年提出的诊断标准相同。

国内诊断标准（1998 年）：①多发性周围神经病：四肢渐进性弛缓性瘫痪，对称性进行性感觉障碍呈手套袜套样感觉减退或痛觉过敏。②脏器肿大：以肝、脾和淋巴结肿大多见。③内分泌障碍：阳痿、闭经、糖尿病、甲状腺功能减低。④M 蛋白血症：多为 IgG，λ 轻链。⑤皮肤改变：色素沉着、皮肤增厚、多毛。⑥水肿、胸腔积液、腹

水。⑦视乳头水肿，脑脊液蛋白细胞分离现象，低热，多汗。典型病例具备前5项即可诊断。不典型病例必须具有第1和第4项，再加上第2、3、5项中的任一项也可诊断。第6、7项作为诊断参考。

值得注意的是POEMS症状复杂，早期临床表现尤其是首发症状并不一定典型，如Dispenzier等曾提出血小板增多和硬化性骨损害可作为POEMS早期诊断线索；葛义俊在对本病61例分析中指出首诊以周围神经损害入院者35例；糖耐量异常、糖尿病和甲状腺功能减退者13例；贫血、血小板增多伴脾大者9例；不明原因淋巴结肿大者5例，因此在实际工作中，应注意发现有不能解释的多系统损害者，尤其是周围神经症状明显又合并其他器官或系统损害时，应高度警惕本病，仔细筛查，避免漏诊。

【鉴别诊断】

1. 多发性骨髓瘤病的首发症状常为骨骼疼痛，以多发穿凿样溶骨性破坏为主，硬化型少见；无多发性周围神经病变及VEGF升高等临床特征；发病年龄较POEMS综合征晚（70~80岁）；肝脾大常见，但周围淋巴结肿大少见；血钙增高、M蛋白、尿本周蛋白的出现率明显高于POEMS综合征。

2. 慢性吉兰-巴雷综合征主要为多发性周围神经病和脑脊液蛋白增高，周围神经受损同时可出现脑神经和自主神经受损症状，病理检查主要表现为神经脱髓鞘，一般不出现皮肤损害和内分泌功能障碍。

3. 糖尿病性周围神经病变电生理检查常显示下肢神经损害重于上肢，感觉神经损害重于运动神经，感觉和运动神经的损害均以轴索损害表现为主。

4. 结缔组织病本病亦可出现多系统损害，但其肌肉损害多为肌源性损害，血清蛋白电泳不出现M蛋白，但可测出自身抗体。

【治疗】

目前尚无特效的治疗方案。

1. 对症支持治疗：适量应用脱水药物，减轻肢体水肿和浆膜腔积液，对低蛋白血症者，可静注人血白蛋白，提高胶体渗透压，有利于利尿消肿。亦可应用神经营养药物。对于呼吸肌无力或肺动脉高压的患者，持续氧疗或持续加压呼吸可缓解患者的症状。对高血糖患者可避免使用高热量饮食，同时该病为消耗性疾病，在饮食上应予以高蛋白饮食等。

2. 药物治疗：对有广泛的骨硬化性病变或者弥漫性骨髓浆细胞增多症患者，全身系统治疗是必要的，可选用药物治疗。

（1）早期单用糖皮质激素治疗POEMS综合征是有效的，但远期疗效差，早期可大剂量冲击治疗，随着症状好转可逐渐减量，在此治疗过程中需注意糖皮质激素的不良反应。

（2）烷化剂为基础方案的治疗：美法仑是烷化剂，是治疗浆细胞病最有效的药物之一，而 POEMS 综合征是浆细胞异常增多的疾病，因此目前临床上常选用的治疗方式是以烷化剂为基础，采用美法仑和地塞米松对 31 名中位年龄为 44 岁的新诊断的 POEMS 综合征患者接受 12 个周期治疗，给药剂量为口服美法仑 10mg/m^2，d1-4mg/m^2，d 1-4，口服地塞米松 40mg/天，d1-4。结果发现有 81.6% 的患者有血液学疗效，其中完全缓解率达 39%，95.8% 的患者 VEGF 增多情况改善，100% 的患者至少具有一种神经功能改善，缓解了器官大小、血管外容量超负荷和肺动脉高压的水平，中位随访 21 个月后，所有患者都存活并且无神经复发。

（3）蛋白酶体抑制剂：硼替佐米作为可逆的蛋白酶体抑制剂，通过阻断细胞内多种调控细胞凋亡及信号转导的蛋白质降解，而使肿瘤细胞凋亡。He 等分析了硼替佐米为基础的 VD 方案（硼替佐米联合地塞米松）和 CBD 方案（硼替佐米、环磷酰胺、地塞米松）对 POEMS 综合征的有效性和安全性，结果显示 41% 的患者达到完全血液学反应，35% 的患者达到部分血液学反应，24% 的患者达到稳定状态。

（4）免疫调节剂：沙利度胺为第一代免疫调节剂，主要作用途径为抗血管新生，通过抑制肿瘤坏死因子（TNF）-α、白细胞介素（IL）-6 和 IL-8 等促炎性细胞因子的生成并增加其降解，抑制血清 VEGF，有治疗效果，但有一定不良反应如加重水肿、神经症状及便秘等。目前选用第二代免疫调节剂来那度胺，其神经毒性非常弱，不良反应少，临床应用较安全，用其作为一线治疗中已肯定了治疗的有效性。有研究用来那度胺加地塞米松治疗复发难治的 POEMS 综合征也是有效和安全的，观察采用小剂量来那度胺（10mg/天）和地塞米松（40mg，每周 1 次）治疗 12 例患者，2 年的总生存率和无进展生存率达 92%；也能改善患者的内分泌功能。

（5）抗 VEGF 单克隆抗体：贝伐单抗作为抗 VEGF 的单克隆抗体，在治疗 POEMS 综合征时，可使神经症状减轻，同时能降低血清 VEGF 水平，但其疗效还有待进一步观察。

（6）自体造血干细胞移植（auto-HSCT）是使用最为广泛的且效果明显的治疗方法之一，可以明显改善周围神经症状及肌电图异常，神经系统改善率均超过 95%，对于其他临床症状（如水肿、脏器肿大、皮肤改变、血清 VEGF、视乳头水肿等）改善也很明显，但症状改善多在 3 年后才出现，且不是根治方案。

（7）自体细胞因子诱导的杀伤细胞（CIK）联合环磷酰胺治疗 POEMS 综合征，可缓解患者的症状，改善其生活质量，降低其血清 VEGF 水平，也是 POEMS 患者的安全有效的治疗方法。

（8）中医治疗：采用滋阴降火、补益肝肾、强筋健骨、祛寒除湿、阴阳并补等治疗 POEMS 综合征患者后，部分临床症状也可相应改善。

3. 放疗：对于局限性一个或两个甚至三个孤立性骨病、骨髓活检中没有单克隆浆细胞的患者来说，放疗是主要治疗，3~36 个月内改善症状，而且可有治愈者。

【预后】

本病预后与疾病是否及时诊断及治疗早晚有关，确诊时间≤10个月的患者临床效果显著优于确诊时间10~20个月和确诊时间≥20个月的患者，说明确诊时间在10个月内的患者临床效果较好，确诊时间≥20个月的患者临床效果最差，病死率最高。但终因无有效治疗，病情缓慢进展，迁延至终末期常因严重的肺部感染、进行性营养不良、心肺衰竭而死，平均病程约33个月。

【病例】

病例1：患者，女，67岁，2017年9月无明显诱因出现双足发凉、麻木，偶有痛感，双下肢及足踝肿胀不适，皮肤色素沉着呈暗紫色，渐向上发展波及小腿。后出现双下肢无力，逐渐加重至行走困难，需持杖辅助，12月在某省级医院住院治疗。体格检查：四肢近端肌力V级，远端差，足趾不能背伸、跖屈，余无异常。血尿粪常规正常。白蛋白35.6g/L↓，肌酸激酶32.0U/L↓，肌酐36μmol/L↓。甲功：FT_3：3.31μmol/L↓，TSH：5.114μmol/L↑。抗"O"、类风湿因子、肿瘤标记物、动态血小板功能、性激素、促肾上腺皮质激素、皮质醇、AQP4、血清免疫抗体均未见明显异常。腰穿：脑脊液蛋白1.26g/L↑，细胞数正常。免疫球蛋白G、免疫球蛋白A、免疫球蛋白M均无异常。彩超示左侧肌间静脉不均质回声（考虑血栓形成）。头颅MRA+MRI示轻微脑白质脱髓鞘，余无异常。胸部CT双肺炎症，部分呈陈旧性病变。四肢肌电图及诱发电位：多发性周围神经损害，下肢重度，上肢以脱髓鞘损害为主合并轴索损害。骨髓穿刺：白细胞数无明显增减；各类白细胞比值、形态无明显异常；血小板易见。疑诊为周围神经病变。予以甲泼尼龙、免疫球蛋白、环磷腺苷、鼠神经生长因子、丹红等静脉滴注治疗，症状未见明显好转出院。2018年1月腰椎平扫示：S_{2-4}椎体形态、信号异常，查血清蛋白电泳出现M蛋白；尿中未见异常单克隆免疫球蛋白。诊断为"骶部孤立性浆细胞瘤"，给予放疗后患者双下肢行走较前稍好转，脚趾可轻度活动，但仍扶拐行走，双下肢麻木。2018年7月第三次住院，双下肢麻木无力，双脚踝、足趾为重，足底发僵，有踩棉花感，行走不能，需扶拐行走，自觉双上肢僵硬不适，四肢末端暗紫色。体格检查：智力正常，脑神经（-），四肢肌张力对称正常，双上肢肌力Ⅳ级，双下肢肌力Ⅳ-级，远端肌力较差，脚趾不能背伸，趾跖屈，双足下垂，除右上肢腱反射弱，余腱反射消失，深浅感觉未见明显异常，闭目难立征不能配合，余共济试验正常，病理反射未引出，脑膜刺激征（-）（图39-1，见彩图第9页）。

主要表现为：多发性神经病变；单克隆浆细胞增生性疾病-骶部硬化型骨髓瘤；甲状腺功能减退；皮肤色素沉着；血清蛋白电泳出现M蛋白（图39-2）。

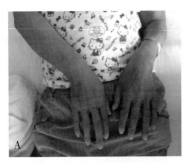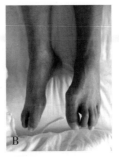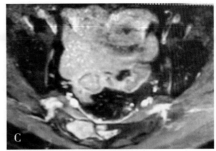

图 39-1　POEMS 综合征

A、B 为上下肢皮肤色素沉积；C 为骶部硬化型骨髓瘤

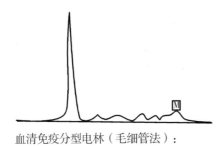

血清免疫分型电泳（毛细管法）：

ALB	白蛋白	58.90	55.8%~66.1%
ALPHA1	a1-球蛋白	5.70 ↑	2.9%~4.9%
ALPHA2	a2-球蛋白	9.50	7.1%~11.8%
Beta1	Beta1-球蛋白	5.80	4.7%~7.2%
Beta2	Beta2-球蛋白	4.70	3.2%~6.5%
GAMMA	γ-球蛋白	15.40	11.1%~18.8%
M	M蛋白	5.40	%

图 39-2　血清蛋白电泳出现 M 蛋白

病例 2：患者，女，31 岁，以视物不清、心慌 8 个月；下肢无力、肤黑 7 个月；肢体麻木 3 个月入院。2 年前闭经，8 个月前无明显诱因出现双眼视物不清，眼部胀满感，心慌，按"心肌炎"治疗效果差。7 个月前出现双下肢无力，骑自行车困难，步行不受影响，并开始出现全身皮肤色素沉着（发黑），四肢毛发增多，纳差，消瘦，症状渐重。5 个月前感行走困难。3 个月前出现以右下肢为主的四肢麻木，电击样疼痛，伴间断抽搐感。2 个月前不能步行，肤色明显变黑，肢体毛发增多，视物不清及肢体麻木加重。体格检查：BP 120/80mmHg，消瘦，全身皮肤发黑，双乳明显，四肢多毛，皮肤粗糙，双足轻度指压性水肿，甲状腺肿大，质中等硬度，眼底正常（图 39-3）。双下肢明显感觉过敏，T_6 以下痛觉减退，双上肢肌张力正常，双下肢肌张力低，肌力 2 级，四肢腱反射消失，病理征（-）。实验室检查：颈 MRI 示，$C_{3~5}$ 椎间盘轻度突出。肌电图：双下肢严重周围神经损害。B 超示：肝、脾增大。骨髓检查：浆细胞轻度增生。内分泌检查：FT_4：19.24pmol/L（9.11~25.41）；TSH：1.70mIU/mL（<1）；RT3：1.41ng/mL（0.21~0.64）；TG-Ab：68%（<30%）；TM-Ab：61%（<15%）。本周氏蛋白：阴性。脑脊液：白细胞 2 个/mm³（小淋巴细胞 64%，一般单核细胞 35%，激活

单核细胞1%）；蛋白定量：82mg/dL；糖>50mg%；氯化物126mmol/L。血液免疫球蛋白（g/L）：IgG 14.99（5.66~14.25），IgA 1.08（0.80~5.00），IgM1.80（0.30~2.09），C3 0.63（0.91~1.57），C4 0.15（0.14~0.44）。脑脊液IgG含量：10.3mg/dL（1~4mg/dL），寡克隆区带阳性，24小时IgG鞘内合成率12mg/dL（<7mg/dL），血寡克隆区带阳性。

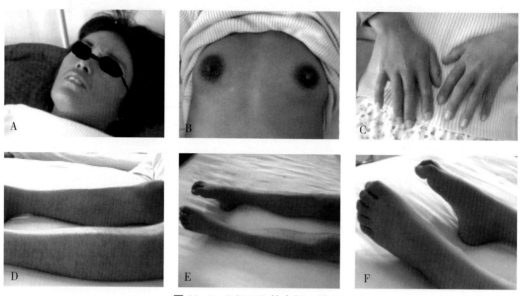

图39-3　POEMS综合征（续1）

A~D示患者面部、腹部、四肢皮肤色素沉着，乳晕扩大、发黑；E、F示双下肢周围神经损害，足下垂，肌肉萎缩

　　主要表现为：①隐匿起病，进行性发展；②多发性周围神经病：四肢下运动神经元损害，感觉障碍，脑脊液蛋白细胞分离等；③肝脾大；④内分泌功能紊乱：闭经，甲状腺肿大及部分功能紊乱；⑤皮肤症状：发黑，多毛；⑥骨髓浆细胞增生。见图39-3及彩图第10页。

　　病例3：患者，男性，40岁，以进行性双下肢无力8个月就诊。既往有肾结石、胰腺炎病史，已治愈。1999年4月无明显诱因，出现双下肢无力，经常打软腿。1个月后踝关节以下水肿、麻木，同时双下肢无力加重。8月门诊检查：双下肢Ⅱ度指凹性水肿，伴双下肢皮肤呈暗红色，站立时明显，平卧时减轻。临床怀疑腹腔静脉回流障碍，做彩超报告：腹主动脉及双下肢动脉功能正常；双侧腘静脉及胫后静脉瓣功能轻度不全，肝、肾功能正常。11月体格检查发现双侧腋窝及腹股沟淋巴结肿大，性功能减退。体格检查：双眼底视盘水肿，余脑神经正常。四肢肌张力低，双上肢肌力Ⅴ级，腱反射减低，双下肢近端肌力Ⅳ级，远端肌力Ⅲ级，腱反射消失，双侧病理征（-）。双膝关节以下痛触觉减退，右踝关节以下音叉觉减退。双侧腓肠肌、胫前肌可见肌萎缩，肌肉压痛（-）。实验室检查：脑脊液·蛋白质：1.007g/L，余内容正常。腹部CT：腹膜后和肠系膜淋巴结肿大。胸部CT：左侧胸腔少量积液，纵隔淋巴结肿大。两次骨髓象检查均正常，两次淋巴结活检均为慢性炎症。肌电图为双下肢被检肌呈神经源性改变，双上肢神经传导速度减慢。

病理检查：左侧腓肠神经活检，肌纤维大小轻度不等，可见散在呈角形的萎缩肌纤维，无明显变性纤维，偶见坏死纤维。肌间质轻度增多，可见散在单核细胞，部分血管炎周围有单核细胞。HE染色示神经束膜增厚，束间和束内小血管轻度增多，部分血管周围可见散在单核细胞。Fleming染色示有髓纤维中度减少，可见大量薄髓纤维和少数轴索变性，可见再生纤维丛。三色染色示束间和束内结缔组织增多，亦可见散在的单核细胞。GT染色未见RR纤维，其他NADH、PAS、ORO均未见特殊改变。组化ATP酶示Ⅰ、Ⅱ型纤维分布异常，Ⅰ型纤维占优势，可见群组化现象，萎缩均为Ⅱ型肌纤维。病理诊断：慢性髓鞘轴索性神经病；神经源性肌萎缩（图39-4，见彩图第10页）。

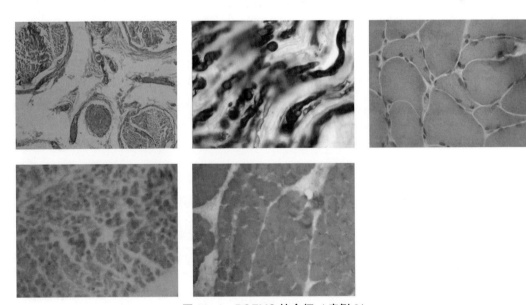

图39-4　POEMS综合征（病例3）

参考文献

［1］唐蕾 . POEMS 综合征的临床及神经电生理特点［D］. 山东大学硕士研究生论文，2017.

［2］胡萍，罗樱樱，吴静，等 . 23 例 POEMS 综合征临床特点分析［J］. 北京大学学报（医学版），2017，49（6）：985-989.

［3］樊文静，吴涛，白海 . POEMS 综合征治疗研究最新进展［J］. 中国实验血液学杂志，2018，26（4）：1225-1229.

［4］Dispenzieri A，Kyle RA，Lacy MQ，et al. POEMS syndrome：definitions and long-term outcome［J］. Blood，2003，101（7）：2496-2506.

［5］Dispenzieri A. POEMS syndrome：update on diagnosis，risk-stratification，and management［J］. Am J Hematol，2015，90（10）：951-962.

［6］葛义俊，戴映，高建国 . POEMS 综合征的临床特征及诊疗分析临床神经病学杂志［J］. 2018，31（2）：107-101.

［7］杨亚萍，吴涛，白海 . POEMS 综合征治疗进展［J］. 中国医师进修杂志，2018，41（3）：273-276.

［8］师小凤，丁晓毅，陆勇，等 . POEMS 综合征伴硬化型骨髓瘤的影像学表现［J］. 中国医学计算机成像杂志，2018，24（1）：68-73.

［9］Bardwick PA，Zvaifler NJ，Gill GN，et al. Plasma cell dyscrasia with polyneuropathy，organomegaly，endocrinopathy，M protein，and skin changes：the POEMS syndrome. Report on two cases and a review of the literature［J］. Medicine（Baltimore），1980，59：311-322.

［10］Steck AJ，Czaplinski A，Renaud S. Inflammatory demyelinating neuropathies and neuropathies associated with mclonal gammopathies：treatment update［J］. Neurotherapeutics，2008，5：528-534.

［11］杨奕，邓大同，章秋 . POEMS 综合征的最新研究进展［J］. 安徽医药，2014，18（10）：1821-1824.

［12］朱琳玲 . POEMS 综合征的研究进展［J］. 中国医药指南，2016，14（18）：34-35.

［13］李剑 . POEMS 综合征的诊断和治疗［J］. 临床荟萃，2014，29（10）：1151-1154.

［14］王子高，王冠群，祖衡兵 . 以反复脑梗死为首发症状的 POEMS 综合征 1 例报告并文献复习［J］. 中风与神经疾病杂志，2016，33（3）：256-261.

第四十章 原发性中枢神经系统血管炎

【定义】

原发性中枢神经系统血管炎（primary angiitis of the central nervous system，PACNS）是一种仅局限于中枢神经系统（脑和/或脊髓）、病因未明的非感染性的免疫性血管炎性病变，也称孤立性中枢神经系统血管炎，主要侵犯脑实质的中小血管和软脑膜微血管，动脉和静脉均可受累，临床表现多样，主要为头痛、认知功能障碍、癫痫发作及神经功能缺损等。临床少见，年发病率约为（1~2.4）/1 000 000。

【病因及发病机制不明】

病因及发病机制不明。近年来多数学者认为可能属于自身免疫反应性疾病，诱发因素可能是超敏反应体质，或在一定的个体中可能存在基因遗传缺陷，免疫系统特殊抗原暴露导致血管炎发生。但也有报道不能除外各种感染因子导致血管壁的直接损伤，因在电镜下发现患者的单核细胞内存在类病毒颗粒或类支原体结构。还有认为，长期吸烟、相关服药史（如烟碱、咖啡因、麻黄碱、避孕药等）也可能与该病的发生有关。

【病理学】

主要是脑实质和软脑膜小动脉，呈非特异性的肉芽肿性或非肉芽肿性炎症细胞浸润（后者约占15%），任何大小动脉均可累及，但主要影响小血管和微血管。炎症可造成血管壁增厚、管腔闭塞、血栓栓塞或坏死的管壁破裂，导致缺血性或出血性损害。也有人将PACNS病理表现分为3型：①肉芽肿性：最为常见，约占58%，表现为血管中心性单核炎性细胞和肉芽肿形成，可见朗格汉斯细胞，并有局灶性血管壁破坏；②淋巴细胞性：约占28%，表现为透壁性淋巴细胞，偶有浆细胞浸润并存在血管壁破坏；③急性坏死性：约占14%，其表现类似结节性多动脉炎，为小肌性动脉透壁性纤维素样坏死和内弹力层的破坏，此型患者易发生蛛网膜下腔出血。

【临床表现】

该病发病率较低，只占系统性血管炎的1%，主要表现为头痛、认知障碍以及持续性局灶神经功能缺损或脑卒中的相关症状，综合看主要为以下几种。

1. 发病年龄：儿童及成人均可，最小3岁，但以40~50岁为高峰，平均年龄为42岁。男女发病率无明显差异，也有报道男性多见。

2. 起病方式：多呈隐袭起病，部分为急性或亚急性起病。

3. 病程较长，多为亚急性或慢性过程，病情呈波动性进展，缓解、复发、进展恶化（或称时好时坏）交替病程，一般从出现症状到确诊平均为5个月。

4. 全身症状：多有头痛（占50%~60%）、头晕，以复杂性头痛最常见且多为首发症状，类似偏头痛，程度轻重不一，可自行缓解。与系统性血管炎相比，发热、体重减轻、关节肌肉疼痛等系统性症状少见。

5. 中枢症状/体征：该病病灶主要在皮层、皮质下及深部白质，也可同时累及胼胝体、脊髓，据报道大脑受累占95%，脑桥及延髓受累占32%，小脑占18%，脊髓占16%，既可为缺血，也可为出血，由于病灶部位及性质的不确定性，故临床表现复杂，呈现从脑血管病症候群到脑膜脑病综合征，局灶性或弥漫性损害。在一项116例的研究中，70%的患者出现神经功能障碍表现，较常见的有认知改变（83%）、头痛（56%）、癫痫（30%）、中风（14%）、脑出血（12%）。

（1）卒中发作：最常见，急性或亚急性起病，表现为局灶性损害，中枢性单肢瘫、偏瘫，感觉缺失，癫痫发作，视野缺损，言语困难等。或为短暂性发作或为持续性，多数症状较轻，主要是由于血管狭窄、闭塞或动脉瘤所致（图40-1）。

（2）大脑皮层弥漫性受累症状：如性格改变，情感淡漠，意识及认知功能减退，行为精神异常等。

（3）基底节损害：出现锥体外系症状。

（4）小脑损害：共济失调。

（5）慢性脑膜炎综合征样症状：颅压增高、头痛、视乳头水肿。

（6）脊髓损害：后背疼痛，进行性截瘫，累及肢体、骶尾部的麻木感，尿便障碍等。

（7）视神经炎：单眼或双眼视力下降。

表40-1 108例原发性中枢神经系统血管炎中各种症状的发生率

临床症状	发生率	临床症状	发生率
头痛	62%	脊髓症状	17.6%
瘫痪	55.6%	脑出血	3.7%
认知减退	50.9%	发烧	19.4%
癫痫	21.3%	体重减轻	12%

总体来看，原发性中枢性血管炎以弥漫性损害伴局灶性病变最常见，约占57%；单纯表现为弥漫性症状或局灶性症状者相对较少，分别占12%及35%；基本上以头痛、多灶性神经功能缺失及弥漫性脑损害为主要临床特征。

【辅助检查】

血清学、脑脊液检查及神经影像学包括血管造影无特异性，但有一定协诊及鉴别意义，有人认为若脑脊液检查和头颅MRI结果均为阴性，则PACNS可能性较小。常用检查如下。

1. 实验室检查：血生化、血沉、C反应蛋白、补体、类风湿因子、狼疮系列及蛋白电泳等检查多无异常，胞浆型抗中性粒细胞胞浆抗体（c-ANCA）及环核型抗中性粒细胞胞浆抗体（p-ANCA）正常或呈弱阳性。急性期如血沉、C反应蛋白、类风湿因子、抗核抗体等升高，多应考虑感染、系统性血管炎等。

2. 脑脊液检查：80%~90%的脑脊液可呈无菌性脑膜炎表现，多为蛋白含量升高，可伴有轻度淋巴细胞反应或出现中性粒细胞，葡萄糖及氯化物正常，有时可见IgG合成率增高及寡克隆区带阳性（即使寡克隆区带阳性，对诊断也缺乏特异性，因脑部炎症性病变均可见到其阳性）。

3. 影像学：

（1）MRI检查：其敏感性为90%~100%，主要表现为以下几种。

1）平扫：多发大小不一的梗死灶，最常见。①病灶分部依次为皮层下白质、深部灰质、深部白质、皮层，即在中等血管或其分支供血区；单侧或双侧。②病灶形态多样：以多发不规则斑片状、斑点状多见（多血管炎）；少数呈块状（较大血管炎）；进行性融合的白质病变（慢性缺血）。但梗死病灶多不具有典型脑梗死的扇形或三角形特征。③影像表现为长T_1、长T_2、FLAIR高信号，病灶内可伴有微出血改变。

2）GRE/SWI多可见病灶内或散在多发微出血，结合多发缺血灶更利于诊断PACNS；少数患者可见颅内出血，血肿形成。

3）增强扫描可见：病灶内斑片状、条纹状强化；脑实质内多发小点状强化；血管周围间隙扩大伴强化；软脑膜的强化；HR-MRI显示血管壁强化（图40-1）。

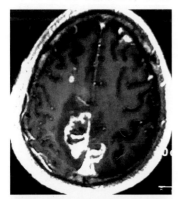
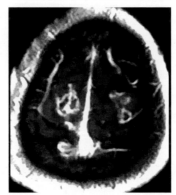
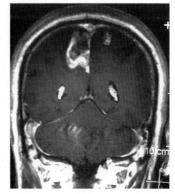
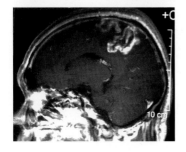

图40-1　PACNS增强扫描
MRIT_1增强显示脑实质内多发点状强化；病灶区条纹状强化；病灶区条纹状强化

脊髓 MRI 检查多表现为脊髓胸段受累，矢状位可见多发小片状均匀强化，轴位可见后部及软脊膜小点状均匀强化。

（2）血管成像表现：一般认为 MRA 和 CTA 可作为血管炎诊断的初选，必要时再做 DSA 检查，但也有认为三者在显示血管病变上无明显差异，尤其 3T MRA 有较高的空间分辨敏感性且应用方便、安全。受累及的血管多为 2、3 级血管，单侧血管及前循环血管。在成人主要累及小血管，在儿童还可累及大、中血管。受累血管与脑梗死灶部位分布可不一致。三种血管成像所显示的血管炎表现大致为：①单发或多发性局限性狭窄、中断，两处局限性狭窄之间间隔有相对正常血管；②局限性狭窄与扩张交替，呈串珠样改变，狭窄与扩张间无间隔相对正常的脑血管；③受累血管呈向心性或偏心性、边缘锐利的完全闭塞，伴或不伴侧支血管形成；④受累血管狭窄、扩张且伴微动脉瘤形成或瘤样扩张。对于这些血管成像表现在认识上要注意：①这些典型改变仅见于 25% 的 PACNS 病例，有 20%～40% 的被病理学证实的 PACNS 病例，血管造影显示仍为正常（受累血管太小，DSA 仅可显示直径>500μm 的血管，即中等大小及其以上的血管）。②即使显示有明显的血管异常改变也缺乏诊断上的特异性，必须结合临床资料，并在排除其他继发性和累及中枢神经系统的系统性血管炎等相似的脑血管疾病表现后（如高血压性动脉硬化、某些感染性疾病、血管内淋巴瘤等），才能诊断为 PACNS（图 40-2）。

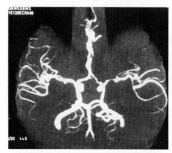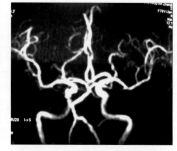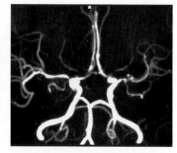

图 40-2 PACNS 的血管改变

图为 MRA 成像，分别示大脑中动脉、前、后动脉呈节段性或类串珠样狭窄及小动脉瘤样改变

（3）DWI 和 PWI：DWI 可发现早期或者较小的病灶，尤其是发现不同血管分布区的病变或不同时期病变的叠加，可提示血管病变；若 DWI 呈高信号而 ADC 呈低信号，说明病理改变以细胞毒性脑水肿为主（缺血性），要考虑中枢神经系统血管炎的可能。PACNS 显著的病理生理学特征是血管炎导致受累血管区的循环时间延长，呈低灌注状态。PWI 使用不同的参数可显示局部微循环障碍，提示微血管病变。

（4）磁共振波谱成像（MRS）：显示病灶的 Cho/Cr、Cho/NAA 以及脂质、乳酸峰均上升。

4. 病理学表现：美国 Michigan 大学医学中心关于 PACNS 病理诊断标准：①脑实质血管或脑膜血管（软脑膜/硬脑膜）管壁或管周至少有两层以上的淋巴细胞浸润；②受累血管管壁的结构变化（主要观察血管内皮细胞）有坏死或可疑坏死；③神经元胞质

呈粉红色及核浓缩，伴或不伴星形胶质细胞核浓缩或胶质增生（缺血改变）；④噬神经细胞表现；⑤脑实质（包括血管周围）水肿；⑥排除其他病理诊断。符合上述①~⑥条为确诊的 PACNS，符合②~⑥条为很可能。脑活检的阳性率为 50%~75%。

【原发性中枢神经系统血管炎的诊断标准】

PACNS 目前无统一标准，诊断主要依据临床、影像和组织学检查的综合分析，其中以脑活检为诊断的金标准，以下是部分作者提出的标准可供应用参考。

1. Moore1989 年建议用以下标准：①头痛和多灶性神经功能损害表现至少持续 6 个月。②脑血管造影表明多区域的节段性动脉狭窄。③除外全身性炎症或感染。④经软脑膜或脑实质活检证实为血管炎且排除感染、动脉粥样硬化和肿瘤等。目前临床多采用该标准。脑组织活检虽能为本病的诊断和鉴别诊断提供病理学证据，但脑组织活检受到一定的限制，且可出现假阴性结果。

2. Siva 等根据 Moore 的建议提出下列诊断标准，确诊必须满足所有的条件：①临床证据：临床表现与多灶性或弥漫性中枢神经疾病相一致，病程有复发或进展。②实验室血液检查证据：除外系统性的炎症或感染。③实验室脑脊液检查证据：与中枢神经系统炎症相一致（蛋白质和淋巴细胞升高），除外感染和肿瘤。④影像学证据：MRI 检查提示中枢神经系统血管炎且除外其他诊断，脑血管造影与血管炎症相一致。⑤病理学证据：脑活检证明血管炎的存在且排除感染、肿瘤和其他引起血管病变的原因。

3. 1988 年 Calabrase 和 Mallek 提出的诊断标准：①经过全面的临床和实验室检查仍不能用其他病变解释的神经系统损害症状或体征。②必须有脑血管造影发现多个区域节段性血管狭窄和扩张或呈串珠样改变，也可以有小血管断流。③脑活检发现中枢神经系统皮质、软脑膜的小血管炎；累及小动脉和小静脉，可表现为淋巴细胞、浆细胞、多核巨细胞浸润以及肉芽肿改变。④必须除外系统性血管炎或血管造影及脑活检没有继发性血管炎的证据：如感染、肿瘤、药物及其他血管病。

4. 2005 年 Maclaran 等在 Calabrese 的基础上提出的标准：①脑活检；②特征性的血管造影结果；③上述发现与颅内动脉供血范围的白质和灰质的多发性梗死有关；④复发时可在 MRI 发现新的梗死病灶；⑤临床上对免疫抑制剂疗法敏感。

尽管有以上诸多标准，但目前临床诊断中仍存在一些值得讨论的问题。

1. 因原发性中枢神经系统血管炎临床、实验室检查、影像表现均无特异性，因此多项诊断标准均要求以病理检查为确诊标准，甚至 William 等强调没有组织学确认的 PACNS 患者不应包括在病例报告、病例系列或评论中；如果对没有组织学证实的 PACNS 患者进行免疫抑制剂治疗有可能是有害的。但矛盾在于临床上多数患者难以承受这一检查，国内活检率也仅有 25% 左右，可 75% 患者不能被诊断而可能延误治疗，或成为医疗纠纷靶点。

2. "原发性"是指病变仅限于中枢神经系统，当患者第一次就诊时发现病变在中枢，但以后是否会成为系统性血管炎，有定为观察病程至少 6 个月，但这也不是病情发展的极限。因此我认为：医学是个实践科学，既不能以过去看现在，也不能以现在看未来，尊重目前现实，以解决问题、治病救人为目标；将病理证实的原发性中枢神经系统血管炎改为临床诊断的原发性中枢神经系统血管炎，只要患者初诊时病变孤立存在于中枢，又排除特异性继发性中枢性血管炎即可诊断，在以后随访中病情有变再论诊断，这也符合疾病发展规律。

3. 目前对原发性中枢神经系统血管炎的诊断事实上就存在着两种观点，一者认为必有组织学证据，二者接受现已广泛应用的血管成像检查结果。因此我认为对中枢神经系统血管炎诊断分为两部分：一为病理确诊的原发性中枢神经系统血管炎，做病理检查并确诊；二为临床诊断的原发性中枢神经系统血管炎，指依据临床资料、实验室检查及影像表现而无病理证据、病变孤立存在于中枢的血管炎，即基本遵循 2009 年 Birnbaum 和 Hellmann 在 Calabrase 和 Mallek 诊断标准的基础上进行修订的标准：①有组织活检病理证实的血管炎证据，为确诊 PACNS；②MRI 血管造影异常及脑脊液检查结果与 PACNS 表现一致，无组织学证据应考虑为可能的血管炎。据此特提出如下中枢神经系统血管炎诊断标准。

1. 病理确诊的原发性中枢神经系统血管炎，活检或尸检并证实。

2. 临床诊断的原发性中枢神经系统血管炎：①多为青壮年，缺乏常规脑血管病危险因素。②急性、亚急性或隐匿性慢性起病，病变位于中枢。③有头痛、弥漫性和（或）局限性神经系统损害症状、体征。④脑脊液检查可有颅压高、蛋白及细胞数升高等非特异性异常。⑤头影像学检查：a. MRI 平扫显示颅内单纯或双侧、多发散在斑片状长 T_1，长 T_2 病变，偶见块状病灶，多为缺血性，部分为出血，水肿及占位效应相对较轻；b. SWI 多可显示伴有出血改变；c. CTA/MRA/DSA 多可显示颅内血管呈节段性、串珠样或闭塞改变，以中等大小血管为主且为多发，血管病变部位与病灶部位可不相符；d. 增强可见软脑膜、皮质、病灶区血管不规则条纹状强化；脑实质内多发小强化病灶及血管强化影。⑥综合分析不能以其他疾病解释，可排除其他疾病。⑦对免疫抑制剂治疗有效。

符合上述全部条件为临床确诊；上述条件中缺乏⑤中 c 者为可能患病。

【病例举例】

病例 1：患者，男，52 岁，2 个月前无明显诱因出现头昏沉、行走及站立不稳、反应迟钝、记忆力及计算力下降、人物命名困难，左手时有不自主抓摸。平时身健，无不良嗜好。体格检查：T、P、R、BP 正常。神清，智力差，计算反应慢，近记忆力差，左侧鼻唇沟浅，吸吮反射阳性，伸舌不充分，双侧掌颌反射阳性，四肢腱反射对称活跃，巴氏征阴性，余无阳性体征。辅助检查：血尿常规、血糖、肝肾功能、电解质、凝血功能、感染五项、ANCA 全项、抗核抗体检查均正常。脑脊液蛋白 1.4g/L，其他各项正常。血同型半胱氨酸 20.0μmol/L，三酰甘油 2.35mmol/L，高密度脂蛋白 0.73mmol/L。入院后经用降脂、抗凝、改善脑代谢及血循环药、小剂量激素治疗，临床症状稍有好转，MRA 串珠样改变明显减轻（图 40-3）。

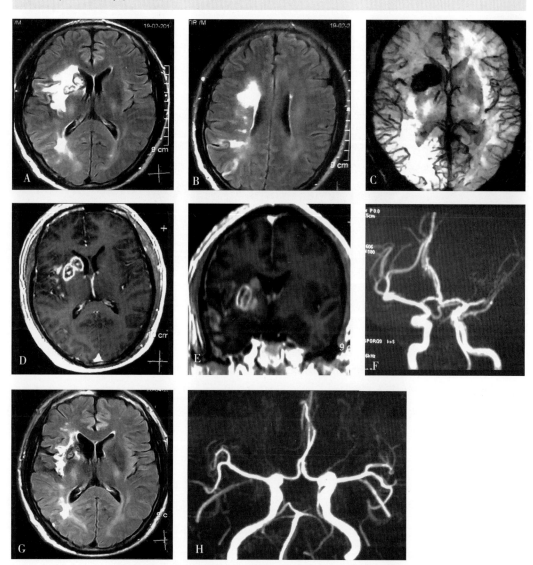

图 40-3　临床确诊的原发性中枢神经系统血管炎（病例 1）

A、B 为 FLAIR 示右侧半球多发片状、斑点状及条状高信号病灶；C 为 SWI 示病灶区出血；D、E 为 T_1 增强扫描示病灶区呈双环形强化伴皮层及脑膜强化；F 为 MRA 双侧大脑前动脉及左侧大脑后动脉呈串珠样改变，伴小动脉瘤形成；G、H 分别为治疗后 FLAIR、MRA，示病变明显改善

病例2：患者，男，60岁，1个月前无特殊诱因发现智能障碍，记忆力差，手里拿着东西还去找该物，在厨房内找不着刀子，不知东西放在何处，言语及行动无异常。既往无高血压、糖尿病等特殊病史。体检无阳性体征。经用激素治疗后症状明显好转，一般记忆检测已无明显异常（图40-4）。

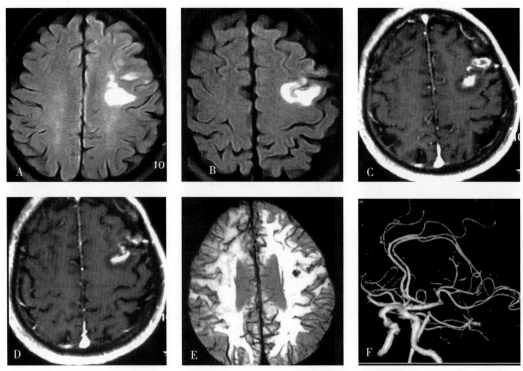

图40-4　临床确诊的原发性中枢神经系统血管炎（病例2）

A、B为FLAIR示左侧顶部不规则片状、斑点状高信号病灶；C、D为T$_1$增强扫描示环形、条状强化伴邻近脑膜强化；E为SWI示呈线样微出血；F为CTA示右侧颈内动脉C4段及左侧大脑中动脉类串珠样狭窄

病例3：患者，男，23岁，4天前无明显诱因突然出现头晕、头重脚轻、行走不稳感，伴左侧肢体无力麻木，症状持续且进行性加重，就诊于某市中医院，行头颅CT、MRI后诊断为"急性脑梗死"，给予抗血小板聚集、他汀类药、营养脑细胞药等治疗后效果一般，为求进一步诊治转入我院。既往无特殊病史，吸烟5年。体格检查：体温36.6℃，脉搏76次/分，呼吸18次/分，血压120/82mmHg。神清，智力尚可，脑神经（-）。四肢肌张力可，左侧肢体肌力4级，腱反射稍活跃，巴氏征阳性，浅感觉减退；右侧肢体正常。无明显共济失调体征。脑膜刺激征阴性。一般性辅助检查未发现异常（图40-5）。

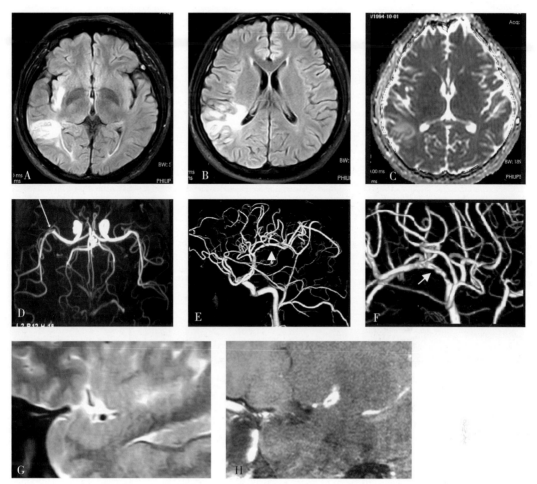

图 40-5　临床确诊的原发性中枢神经系统血管炎（病例 3）

A、B 为 MRI FLAIR，C 为 ADC，均显示右侧颞顶部呈斑片状、条纹状或层状缺血性病变；D 为 MRA，E 为 DSA，可见右侧大脑中动脉狭窄及串珠样改变（箭头）；F 为 E 的放大图，清楚显示大脑中动脉呈串珠样（箭头）；G、H 为右侧大脑中动脉斑块成像，显示血管壁增厚，管腔呈对称性狭窄，为血管炎典型改变

　　最后诊断为原发性中枢神经系统血管炎，经用强的松 60mg/天口服及尼莫地平治疗 2 周，左侧肢体肌力达 5-级，腱反射及感觉恢复正常，巴氏征阴性出院。出院后 1 周（首次发病后 1 个月）又突发剧烈头痛，伴恶心呕吐，无肢体功能障碍及抽搐。复查头 MRI 见图 40-6。

【治疗】

　　由于 PACNS 病因及发病机制迄今尚不明确，但多数学者认为其肉芽肿表现及没有自身抗体或免疫复合物在血管壁上的沉积，提示 PACNS 是一种免疫性的、T 淋巴细胞介导的非特异性炎症反应。因此仍采用糖皮质激素（GU）作为免疫抑制剂治疗，其可

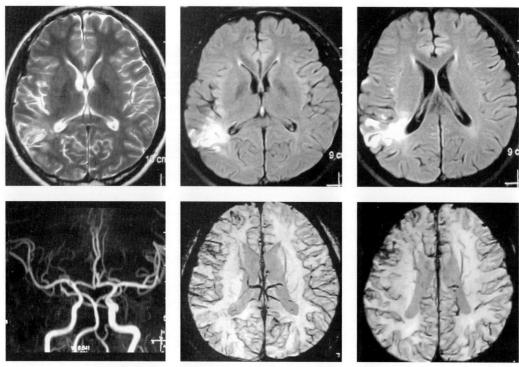

图 40-6　临床确诊的原发性中枢神经系统血管炎 SWI（病例 3）

病灶与前比较病变范围变化不大，SWI 显示右侧额叶有微出血，额顶部小血管扩张增多。经用甲强龙 1 000mg/天冲击治疗 5 天，及对症治疗，头痛症状明显减轻，出院继续服药治疗

能机制为：①与靶细胞质内的 GU 受体结合后，可通过增加或减少基因转录而抑制炎性细胞因子、炎症介质及一氧化氮合成酶，从而发挥抗炎作用。②抑制巨噬细胞的吞噬功能，使淋巴细胞溶解，降低自身免疫性抗体水平，抑制细胞免疫等多个环节抑制免疫反应。若糖皮质激素对本病治疗效果不明显，可加用环磷酰胺。也有文献报道甲强龙冲击治疗效果差者可用甲强龙+甲氨蝶呤鞘内注射。目前最佳治疗方案是大剂量类固醇药物和环磷酰胺联用。Maclaren 等提出诱导加维持疗法：诱导治疗为泼尼松 60mg/d，逐渐减少至 20mg，联合环磷酰胺 1.5mg/（kg·d）用 3 个月。维持疗法为泼尼松逐渐减量，硫唑嘌呤 1.5mg/（kg·d）连续使用 2 年。

　　有报道对不同类型者采用不同方案：肉芽肿型可联用环磷酰胺和糖皮质激素，建议环磷酰胺连续使用 1 年，直到缓解期，总量达 10~16g，泼尼松起始剂量 1mg/（kg·d），逐渐减量到持续量，共 8~12 周。良性脑血管病型糖皮质激素治疗不超过 6 个月，同时附加钙离子拮抗剂，起始剂量泼尼松 1mg/（kg·d），分次口服并加用异搏定 240mg/天，当症状控制不满意特别是有头痛的可予异搏定加量。非典型者开始可单独使用糖皮质激素，同时监测疾病的严重性和（或）进展，如有类似良性型者则附加钙离子拮抗剂，如病情加重可联用环磷酰胺。对于局灶性占位性者，手术治疗比药物治疗效果好。配合激素治疗可以预防疾病复发，并抑制残留病变发展。

【疗效评估】

目前没有资料提示适宜的用药时间，治疗效果的评估包括患者主观症状、体征和影像学检查。由于梗死病灶存在，患者的部分症状不能完全恢复。影像学上无新发病灶出现是疾病缓解的重要表现。

【预后】

各学者报道相差较大。Ojeda 等统计了 36 例活检诊断为 PACNS 的病例，病死率高达 72%；Calabrase 等总结 48 例 PACNS 患者得出病死率为 61%；而亦有作者认为 PACNS 总体预后较好，复发率约 29%，病死率约 10%，PACNS 呈良性病程，明显康复达 94%。

参考文献

［1］赵晶，王运良 . 中枢神经系统原发性血管炎的研究进展［J］. 中国实用神经疾病杂志，2016，19（1）：141-142.

［2］中国免疫学会神经免疫学分会，中华医学会神经病学分会神经免疫学组，中国医师协会神经内科医师分会神经免疫专员委业会 . 原发性中枢神经系统血管炎诊断和治疗中国专家共识［J］. 中国神经免疫学和神经病学杂志，2017，24（4）：229-239.

［3］Chu L, Eustace M, Pittman N. Primary Angiitis of the Central Nervous System Presenting With Headache and Ataxia［J］. Can J Neurol Sci, 2018 Sep；45（5）：583-584.

［4］邱宝莹，石明超，姜爽，等 . 原发性中枢神经系统血管炎 1 例报告（附病理及影像学资料）［J］. 中风与神经疾病杂志，2018，35（3）：251-252.

［5］William J. Powers. Central Nervous System Diagnostic Criteria［J］. Neurol Clin, 2015, 33：515-526.

［6］李建章 . 中枢神经系统血管炎的共性及诊断标准商讨［J］. 中国实用神经疾病杂志，2017，20（5）：1-2.

［7］王永锋，徐重洋 . 原发性中枢神经系统血管炎的 MRI 表现 11 例［J］. 中国乡村医药，2018，25（8）：47-48.

［8］Beuker C, Schmidt A, Strunk D, et al. Primary angiitis of the central nervous system：diagnosis and treatment［J］. Ther Adv Neurol Disord, 2018, 11：1756286418785071.

第四十一章 Krabbe病

【病例报告】

患者，女，46岁，主因"记忆力下降3年，行走困难1年，加重3个月"于2017年8月入院。患者3年前无明显诱因出现记忆力减退，经常将日常所做的事情和常用的物品遗忘，伴计算力减退，购物不会算账，未介意。1年前家属发现患者行走时拖地，脚尖下垂，左下肢明显，未治疗。3个月前上述症状加重，并伴头晕，视力下降，经常跌跤，日常生活不能自理，无大小便障碍，先后经多家医院按"痉挛性截瘫"治疗无效。7年前行"剖宫产"手术，术中输血400mL。无类似家族史。体格检查：T、P、R正常，BP132/78mmHg，心肺无异常。神志清楚，远记忆力、近记忆力、计算力、定向力、理解力基本正常。粗测双眼视力减退，余脑神经正常。四肢肌张力增高，双下肢著，行走呈剪刀样步态，肌力双上肢近、远端V-级；左下肢近、远端IV级；右下肢近、远端V-级；腱反射双上肢活跃，双下肢亢进，双侧髌、踝阵挛阳性，双侧上下肢病理征均阳性。深浅感觉无异常。指鼻试验稳准，跟膝胫试验欠稳准，Romberg征阳性。脑膜刺激征阴性，MMSE：14分；MOCA：10分；CDR：0.5分；ADI：21分。辅助检查：血、尿、粪、肝及肾功能、电解质、心肌酶、血糖、糖化血红蛋白、凝血四项、传染病八项、血病毒全套、甲功六项、血沉、高敏C反应蛋白、叶酸、内因子抗体、网织红细胞、同型半胱氨酸均正常。血Hu、Yo、Ri（－）。血清皮质醇、醛固酮、尿17-羟类固醇、促肾上腺皮质激素、血清铜、铜蓝蛋白均正常。ABO红细胞鉴定A型，RHD血型鉴定阴性。抗体3项、类风湿因子、抗链球菌素"O"、免疫全项均正常。血腺苷脱氨酶正常。血极长链脂肪酸检测未见异常。血清半乳糖苷脂酶1.4nmol/mg. 17h。脑脊液压力110mmH$_2$O，内容正常。结核菌涂片及抗酸染色、细菌培养、髓鞘碱性蛋白、白蛋白、血清蛋白、免疫球蛋白、IgG指数、24h IgG定量正常。血寡克隆区带阴性。脑电图：轻度异常。心电图、腹部超声无异常。妇科超声：子宫肌瘤。颈部血管超声未见明显异常。眼科检查：L：0.5，R：0.5，眼底未见异常。肌电图示：①四肢运动神经通路中枢段传导阻滞，周围段未见异常；②双侧视觉径路传导阻滞；③深感觉径路双下肢传导阻滞、双上肢未见异常；④自主神经功能双下肢损害、双上肢未见异常。影像学检查如下。给予巴氯芬缓解肌张力、安理申改善认知、维生素B$_1$及辅酶Q10营养神经及康复锻炼，症状较前好转后出院（图41-1）。

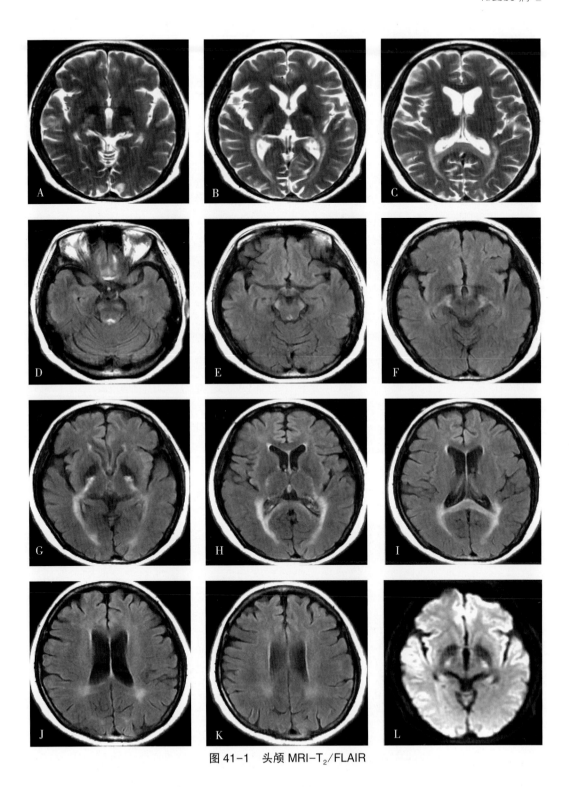

图 41-1　头颅 MRI-T$_2$/FLAIR

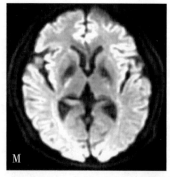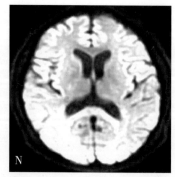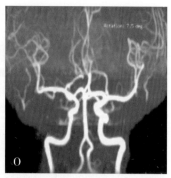

图 41-1　头颅 MRI-T₂/FLAIR（续）

A~K：提示胼胝体压部、双侧侧脑室后角旁、视辐射、内囊后肢、大脑脚、中脑及桥脑腹侧对称性异常信号，双侧小脑及额叶轻度萎缩；L~N：DWI 提示双侧内囊后肢及胼胝体高信号；O：头颅 MRA 未见异常

临床诊断：Krabbe 病（成人晚发型）（图 41-2）。

病例分析：Krabbe 病，即球形细胞脑白质营养不良（globoid cell leukodystrophy，GLD），最早由丹麦神经病学家 Krabbe 在 1916 年首次报道，是遗传代谢相关的慢性进行性脑白质营养不良疾病中的一种，是常染色体隐性遗传的溶酶体病。其是由于编码溶酶体酶-半乳糖脑苷脂酶（GALC）基因突变、溶酶体内半乳糖脑苷脂酶缺乏、活性降低，造成毒性代谢产物半乳糖苷鞘氨醇及半乳糖酰基鞘氨醇于细胞内沉积，其自由氨基的毒性使髓鞘形成细胞——少突胶质细胞凋亡，影响髓鞘形成及髓鞘降解；巨噬细胞吞噬过量的半乳糖苷鞘氨醇而形成本病的最终病理改变"球样细胞"。不仅累及中枢神经也可累及周围神经 。

【成年型 GLD 的临床特点】

1. 通常于 30 岁前发病，慢性隐袭起病，缓慢逐渐加重。

2. 主要表现为肢体瘫，可仅表现为不同程度的进行性痉挛性双下肢截瘫，或呈不对称性偏瘫，共济失调、癫痫发作，视神经萎缩，延髓性麻痹后可出现智能障碍、痴呆，并可迅速地退化以致无行为能力。

3. 常合并周围神经损害，约占 20%，感觉和运动均可受累，甚至可引起四肢异常的火烧感，可呈有临床阳性体征，也可仅呈临床上异常，肌电图示神经传导速度减慢，呈周围神经系统脱髓鞘改变，或体感诱发电位（SEP）、皮肤交感反射（SSP）异常等。

4. 头颅 MRI 的异常表现对诊断有重要价值，其表现为：①最特征表现为双侧锥体束行走区异常，在 T₂ 和 FLAIR 相呈高信号，其病变累及范围可主要损害运动皮层至内囊段（是成人型早期的主要表现）；或主要损害内囊至脑干段；或如本例患者所示累及放射冠、顶枕部脑室旁、视放射、胼胝体至脑干广泛的锥体束行走区；病变累及锥体束者是成人型的突出特点，有报道 75% 的患者病变单纯累及锥体束走行区，而不累及

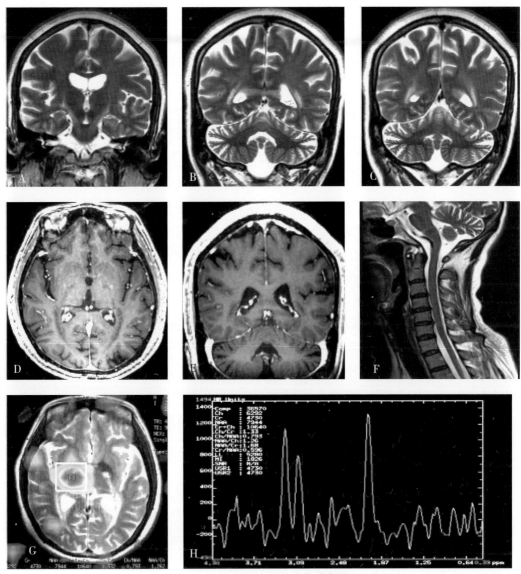

图 41-2　Krabbe 病（成人晚发型）

A~C：头颅 MRI-T$_2$（冠扫）提示双侧皮质脊髓束走行区域对称性异常高信号，双侧小脑及额叶轻度萎缩。D~E：头颅 MRI 增强未见异常强化。F：颈部 MRI 提示 C$_{5~6}$ 椎间盘突出；C$_{4~5}$、C$_{6~7}$ 椎间盘膨出。G~H：磁共振波谱分析：右侧基底节区病变 Cho 峰轻度升高，提示脑白质脱髓鞘改变

小脑、基底节及丘脑；婴幼儿型最易累及的脑区分别是侧脑室旁白质、小脑齿状核、丘脑、基底节、胼胝体压部和顶枕叶白质等。②伴或不伴程度不同的脑室旁或半卵圆区脑白质区弥漫性或片状脱髓鞘改变，通常以脑后部著，多数学者认为脑白质损害先于皮质脊髓束受累，可能与该区域白质纤维丰富，其髓鞘代谢旺盛有关。③伴或不伴脑萎缩、脑室扩大及脊髓变细、萎缩。④增强扫描病变不强化。⑤有研究发现 DWI 可显示早期脑部脱髓鞘的进展过程，随着疾病发展，高信号逐渐减弱，髓鞘完全脱失可

导致弥散系数增加，即 DWI 高信号，ADC 低信号，表示此区域存在急性脱髓鞘改变及髓鞘水肿；相反，DWI 低信号，ADC 为高信号，表示此区域髓鞘完全脱失。⑥MRS 检查提示 N-乙酰-天门冬氨酸降低、胆碱升高，NAA/Cr 比值下降，Cho/Cr 比值升高，Cho/NAA 升高，mI/Cr 升高。⑦MRI 正常不能完全除外诊断。

5. 实验室检查：①主要依据是测定血清半乳糖脑苷脂酶（galactocerebrosidase，GALC）活性，若明显降低是诊断本病的具有标志性诊断意义的生物化学指标（正常值每毫克蛋白 19.0~68.2nmol/mg.17h），即酶活性低于正常均值的 5% 就可确诊。②对疑似患者还可进行 GALC 基因突变检测，也是确诊的重要手段。③其他检查对本病诊断意义不大，但有鉴别诊断意义，脑脊液多正常，将近 50% 的成人患者有轻度的蛋白增高，平均为 0.5g/L。少数患者可伴有维生素 B_{12} 缺乏。

【Krabbe 病的分型】

按发病年龄通常分为 4 型：早发婴儿型（3~6 个月发病）；晚发婴儿型（6 个月~4 岁发病）；青少年型（4~20 岁发病）；成年型（>20 岁发病）。在临床上有将其粗分为两型：早发型（<6 个月）和晚发型（>6 个月），晚发型包括后者三型，临床常表现为缓慢进展的单瘫、偏瘫，最终出现双侧锥体束损害的痉挛性四肢瘫痪，且常有视力丧失、共济失调、周围神经病变及脊髓小脑退行性变等，但由于年龄跨度较大，临床表现各有差异，随年龄不同症状会有移行，如晚发婴儿型患者表现类似婴儿型，青少年型在智能损害和弓形足方面表现典型，小脑症状及视神经萎缩在此型中仅为个别报道，成年型少见，大部分症状轻微甚至无症状，为临床应用方便，将早发型与晚发型二者间的区别列表如下（表 41-1）。

表 41-1 早发型与晚发型的鉴别

	早发型	晚发型
发病年龄	<6 个月	>6 个月
发病率	多见，约占 90%	少见，约占 10%
临床症状	喂养困难、发育落后、激惹、哭叫，对声、光刺激敏感，后渐发育停滞、原有能力丧失，肌张力由开始低渐变高，角弓反张，腱反射亢进，锥体束征阳性，可有眼震、视神经萎缩、耳聋等	多有不同程度的进行性痉挛性截瘫，或呈不对称性偏瘫，共济失调、癫痫发作，视神经萎缩、延髓性麻痹及智能障碍等
MRI	易累及的脑区分别是侧脑室旁白质、小脑齿状核、丘脑、胼胝体压部和顶枕叶白质	易累及额叶中央前回及锥体束，显示皮质萎缩及锥体束走行区的异常信号；脑白质脱髓鞘
酶活性	几乎无酶活性	有 4%~20% 酶活性
预后	症状重、进展快、预后差	症状相对轻，进展慢，预后相对较好

【诊断】

本病目前无诊断标准，依据目前部分资料，我们提出以下标准供临床应用参考。

1. 各年龄组均可起病，成人型以 30 岁前起病者多，隐袭起病，进行性发展。

2. 起病越早症状越重，早发者以发育迟滞、倒退及精神症状为主，后期可出现锥体束损害表现；晚发者以锥体束损害症状为主，尤其在成人型几乎所有病例均表现为对称或不对称的慢性进行性痉挛性截瘫或行走困难。

3. MRI 主要表现为锥体束走行区 T_2、FLAIR 高信号，可伴脑室周围片状脱髓鞘病变；早发者可有基底节、小脑等异常信号。

4. 血清半乳糖苷脂酶活性降低，低于正常 5% 即可诊断；有条件者可做基因筛查。

符合上述条件者可确诊，符合前 3 条者为临床可疑。

【鉴别诊断】

遗传性痉挛性截瘫可单纯累及锥体束，出现类似的影像学改变，与 Krabbe 病有明显相似之处，甚至有报道以痉挛性截瘫为突出表现的成人型脑白质营养不良，二者主要通过酶学和基因检测鉴别（痉挛性截瘫表现可参见相关章节）。

亚急性联合变性是营养代谢性疾病，可合并贫血等其他系统问题，临床上以深感觉障碍突出，可伴有锥体束及周围神经损害。鉴别主要借助于病史和血液检测。

异染性脑白质营养不良（MLD）也可以痉挛性截瘫为突出表现，但常伴有认知功能减退、精神症状等。

消融性白质脑病累及锥体束的同时还伴有癫痫、认知功能减退等症状，影像学可见到特征性的白质改变，基因检测有助于明确诊断。

【治疗】

目前无特异性疗法，对症治疗及功能康复是改善患者生活质量的主要方式。据报道骨髓造血干细胞移植可有不同程度效果，临床症状改善，影像学不再进展。

预后差异较大，早发婴儿型常出现喂养困难、哭闹、易激惹、对声音及光刺激过敏、肌张力增高及发育落后、严重的认知运动技能倒退等，病情进展快，多在 2 岁内死亡，而成人型进展较慢，有存活 24 年以上者。

参考文献

[1] Compston A. A new familial infantile form of diffuse brain-sclerosis [J]. Brain: a journal of neurology, 2013, 136 (Pt 9): 2649-2651.

[2] Miyatake T, Suzuki K. Globoid cell leukodystrophy: additional deficiency of psychosine galactosidase [J]. Biochemical and biophysical research communications, 1972, 48 (3): 539-543.

[3] Bloch-Zupan A, Lecolle S, Goldberg M. Galactosylceramide lipidosis (Krabbe's disease) and deciduous

dental tissues ［J］. A case report. Journal of submicroscopic cytology and pathology，1994，26（3）：425-435.

［4］ Graziano AC，Cardile V. History，genetic，and recent advances on Krabbe disease ［J］. Gene，2015，555（1）：2-13.

［5］ 笪宇威，李韵，张新卿，等. 一例成年起病的 Krabbe 病的临床、影像学以及基因突变分析［J］. 中华医学遗传学杂志，2013，30（5）：585-588.

［6］ Yang Y，Ren X，Xu Q，et al. Four novel GALC gene mutations in two Chinese patients with Krabbe disease ［J］. Gene，2013，519（2）：381-384.

［7］ Kolodny EH，Raghavan S，Krivit W. Late-onset Krabbe disease（globoid cell leukodystrophy）：clinical and biochemical features of 15 cases ［J］. Developmental neuroscience，1991，13（4-5）：232-239.

［8］ Debs R，Froissart R，Aubourg P，et al. Krabbe disease in adults：phenotypic and genotypic update from a series of 11 cases and a review ［J］. Journal of inherited metabolic disease，2013，36（5）：859-868.

［9］ Marks HG，Scavina MT，Kolodny EH，et al. Krabbe's disease presenting as a peripheral neuropathy ［J］. Muscle & nerve，1997，20（8）：1024-1028.

［10］ Adachi H，Ishihara K，Tachibana H，et al. Adult-onset Krabbe disease presenting with an isolated form of peripheral neuropathy ［J］. Muscle & nerve，2016，54（1）：152-157.

［11］ Shao YH，Choquet K，La Piana R，et al. Mutations in GALC cause late-onset Krabbe disease with predominant cerebellar ataxia ［J］. Neurogenetics，2016，17（2）：137-141.

［12］ Malandrini A，D'Eramo C，Palmeri S，et al. Peripheral neuropathy in late-onset Krabbe disease：report of three cases ［J］. Neurological sciences：official journal of the Italian Neurological Society and of the Italian Society of Clinical Neurophysiology，2013，34（1）：79-83.

［13］ 毛晨晖，谢曼青，刘彩燕，等. 表现为痉挛性截瘫的成人型脑白质营养不良［J］. 中华神经科杂志，2015，9（48）.

［14］ 牛婧雯，刘明生，张遥，等. 球形脑白质营养不良一例 ［J］. 中国神经免疫学和神经病学杂志，2012，19（4）：319.

［15］ Abdelhalim AN，Alberico RA，Barczykowski AL，et al. Patterns of magnetic resonance imaging abnormalities in symptomatic patients with Krabbe disease correspond to phenotype ［J］. Pediatric neurology，2014，50（2）：127-134.

［16］ 郑纪鹏，盛慧英，黄永兰，等. 球形细胞脑白质营养不良的临床特点及基因突变分析 ［J］. 中国实用儿科杂志，2014，29（5）：367-371.

第四十二章　Hallervorden-Spatz 病

Hallervorden-Spatz 病，又称苍白球黑质红核色素变性，现多归于泛酸激酶相关性神经变性病（pantothenate kinase associated neurodegeneration，PKAN）。Hallervorden 和 Spatz 于 1922 年首先报道，是 PANK2 基因突变，导致铁代谢障碍的常染色体隐性遗传疾病（染色体定位于 20p13），少数为原因不明的散发病例。

【发病机制】

脑组织中的铁离子约占全身铁离子的 2%，分布于脑的不同部位或区域，其中基底节区含量最丰富，Hallervorden-Spatz 病是铁离子过多沉积于基底节的疾病，是由 PANK2 基因突变引起，该基因一般分为截短突变和错义突变，前者主要见于早发典型病例，PANK2 蛋白活性完全丧失，后者以晚发不典型病例为主，PANK2 蛋白仍具有部分活性。

PANK2 蛋白在泛酸（维生素 B_5）磷酸化形成辅酶 A 过程中发挥重要作用。PANK2 蛋白活性不足或缺失造成泛酸磷酸化转导通路缺陷，进而导致胱氨酸利用不充分，胱氨酸过量聚集即与铁离子相螯合，导致半胱氨酸复合铁蓄积和氧自由基生成增加，后者则参与球形体和色素的形成，最终导致神经元变性、死亡。苍白球、丘脑底核和黑质网状部等均存在大量泛酸激酶受体，过量铁离子最先沉积于该处而致发病。另外测 α-突触共核蛋白、β-脂蛋白也可能参与发病过程。

其神经病理特征为：肉眼见苍白球、黑质（特别是前部分）和红核有深棕色色素沉着；镜下见颗粒状和不定形的铁、钙混合沉积物附着在小血管壁上或游离于组织中，受累组织神经细胞变性、消失，神经纤维呈脱髓鞘样改变，神经突触变性，神经胶质细胞轻度增生，脑干神经细胞及小脑齿状核细胞亦可累及；有时还可见黑质内有神经元纤维缠结及 Lewy 体。另一个特点是有肿胀的轴突片段存在。

【临床表现】

临床症状较复杂且也多变，大致可概括为：①青少年发病多见，半数以上在 2～10 岁发病，成年少，最大 71 岁。②锥体外系症状：肌强直、震颤的类帕金森病症状；舞蹈样、手足徐动、躯体扭转等姿势运动异常等。③锥体束征：呈上运动神经元性损害症状，腱反射亢进，巴氏征阳性。④精神异常：认知障碍、智力减退、痴呆等。⑤言语及构音障碍。⑥视力下降、视神经萎缩、视网膜色素变性（占患者的 20%～25%～68%）。⑦影像可见苍白球、黑质等相对特征性异常。⑧隐袭起病，进行性发展病程，预后不良，发病越早预后越差。⑨部分患者有遗传家族史。

【临床分型】

依据发病年龄及病情，本病常分为两型。

1. 早发典型：首发症状多为步态障碍及姿势异常，少数以精神行为异常或视力障碍为首发。一般以锥体外系、锥体束症状，认知发育迟滞或倒退，视网膜色素变性等表现突出。①10岁以前发病，90%病例在3~6岁发病，病情进展快，一般发病10~15年后丧失行走能力，晚期患者可出现"角弓反张"的躯干强直姿势。②锥体外系症状：多从下肢开始，主要表现为各种形式肌张力障碍，以肢体和口面部肌张力障碍常见。其他锥体外系症状可有帕金森样表现、舞蹈症、手足徐动症、震颤等，有些患者会出现频繁扭转痉挛发作，角弓反张，危及生命。③锥体系受累可表现为假性延髓性麻痹、痉挛强直、反射亢进、病理征阳性等。④眼部症状可表现为视力下降、视神经乳头萎缩、视网膜色素变性（夜盲、视野范围缩小）。患者可有垂直或水平眼球追物或扫视障碍、前庭动眼反射消失，提示中脑受累。也可出现双侧埃迪瞳孔（强直性瞳孔）。

2. 晚发不典型：临床症状不典型且较轻，常见表现为语言障碍、神经精神症状及运动障碍。①发病年龄相对较大，平均13~14岁，也可成年起病，进展缓慢，多在发病15~40年丧失独立行走能力；②语言障碍可表现为口吃、语音低、构音障碍、痉挛样发声困难、不自主发声等；③神经精神症状可表现为智能低下、情绪不稳、冲动、强迫症、抑郁症、精神分裂样精神病等；④锥体外系表现为肌强直、静止性震颤、慌张步态等类帕金森病样症状；⑤伴或不伴锥体束征。

甚至有进一步分为在有PANK2基因突变者中，主要表现构音障碍、精神症状、锥体外系症状和锥体束受累，而视网膜色素变性罕见，MRI T_2 有"虎眼征"；在无PANK2基因突变者中，症状仅为锥体外系和锥体束受累，构音障碍和精神症状也罕见，MRI T_2WI 仅表现苍白球和黑质低信号，没有"虎眼征"。

【辅助检查】

1. 实验室检查缺乏特异性，常规检查如血清铁离子、铜蓝蛋白、铜氧化酶活性、蛋白电泳等均于正常值范围。骨髓巨噬细胞和外周血淋巴细胞 Giemsa-Wright 染色显示海蓝色组织细胞可能有助于诊断。

2. 影像异常表现：主要由于铁盐异常沉积于双侧苍白球及黑质等部位显示的异常表现。

（1）主要为 MRI T_2WI 显示苍白球、黑质呈低信号。由于铁不断沉积苍白球呈低信号，在此基础上由于神经细胞死亡、胶质细胞增生、空泡形成，在苍白球前内侧出现小斑点状高信号，周围被低信号环绕，类似虎眼样，称为"虎眼征"（图42-1）。"虎眼征"是本病生前诊断的重要依据之一，在具有"虎眼征"的PKAN患者中，约97%存在PANK2基因突变。

应注意的是：①绝大多数典型 Hallervorden-Spatz 病患者可检测到PANK2基因突变

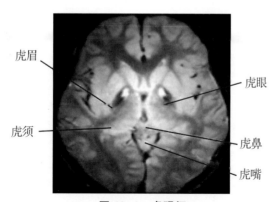

图 42-1　虎眼征

和"虎眼征"，而非典型患者伴 PANK2 基因突变者仅占 33%，也仅部分可见"虎眼征"。②目前有关"虎眼征"的出现时间及演变规律尚难确定，有极少数患者无"虎眼征"；或晚期患者由于铁沉积加重完全变成低信号，而高信号的"虎眼"消失；或在患者临床症状出血前即有典型"虎眼征"；或先出现高信号后随病程进展出现低信号；或先出现低信号后出现典型"虎眼征"；或在发病后 13 年才出现典型"虎眼征"等。因此虽"虎眼征"是本病诊断重要特点，但经综合征分析对可疑患者，应借助 PANK2 基因学检测以助确诊。③卢文甫等 2001 年报道 3 例 HSD 患者，发现铁离子除在苍白球显著沉积外，在中枢神经系统各个部位如桥脑、丘脑、小脑、脑室旁等均可沉积，沉积区除显示低信号外，也可在低信号基础上出现斑点、麻点样高信号，提示在脑实质内也有细胞变性、空泡形成等与"虎眼征"相似改变，因此根据 MRI，结合临床特征，将 HSD 分为 6 种类型：典型：即苍白球、黑质和红核受损；伴丘脑受损：1 型+ 丘脑受损型；伴小脑受损型：1 型+ 小脑受损；伴桥脑受损型：1 型+ 桥脑受损；伴脑实质受损型：1 型+ 脑实质受损；全脑型：上述各部位均受累及。这一分型合理性及意义有待研究，但可以拓宽我们对 HSD 影像认识的视野及研究领域。④还应注意与其他疾病相鉴别，因在一氧化碳（CO）中毒性脑病、缺血缺氧性白质脑病，以及皮质纹状体变性、某些早发性帕金森病和进行性核上性麻痹等疾病也可有类似表现。

（2）其他检查如 MRS 显示双侧苍白球中心高信号区和周围低信号区 NAA/Cr 比值降低、mI（肌醇）/Cr 比值增高。^{59}Fe 的放射性同位素检查基底节区放射性吸收增加。PET-CT 检查可见基底节放射性铁离子水平明显升高等。

【诊断】

目前无统一标准，诊断可参考以下标准。

1. 隐袭起病，青少年居多。

2. 部分患者有遗传家族史。

3. 临床以锥体外系症状为主，常伴有锥体束征、精神行为异常及智力低下、视力下降及视网膜色素变性等异常。

4. 病情呈相对较快的进行性发展。

5. MRI T_2 显示苍白球、黑质低信号，特别是出现"虎眼征"；或 ^{59}Fe 的放射性同位素检查基底节区放射性吸收增加即可确诊（图42-2）。

【病例举例】

患者，男，27岁，双手指不自主运动10年，类徐动样，自认为是习惯性动作未注意，近5年出现言语不清、不自主眨眼动作多，近半年来感口闭合不紧，偶有吞咽困难，智力及人格无明显改变，家人感忘性大，注意力不集中，余无特殊不适。无家族史。

体格检查：神清，构音障碍、言语不清，眨眼动作多，口无明显不自主运动，但在吃东西时牙及唇不能闭合，导致食物掉出，吃稀饭时一只手填食物，另一只手推举下颌让闭嘴，以免食物掉下，双手在不注意时呈徐动样不自主运动，但可意识性控制，伴轻度细震颤，无姿势性异常，咬肌力正常，余脑神经（－），四指肌力张力正常，腱反射对称活跃，病理征阴性，闭目站立征（－）。眼K-F环（－）。血清铜蓝蛋白0.24（0.1~0.3OD）。

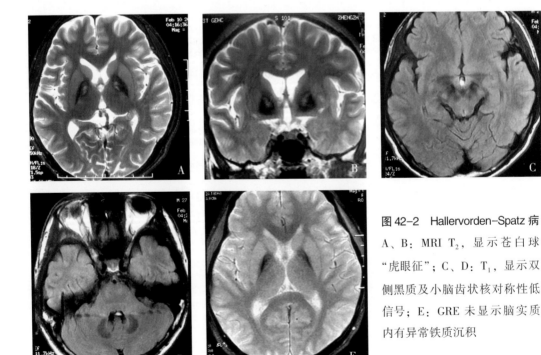

图42-2 Hallervorden-Spatz 病
A、B：MRI T_2，显示苍白球"虎眼征"；C、D：T_1，显示双侧黑质及小脑齿状核对称性低信号；E：GRE 未显示脑实质内有异常铁质沉积

【治疗】

HSD没有特殊治疗方法，既往试图通过铁螯合作用将脑内过多沉积的铁清除掉，

已显示既不能减少铁的沉积，也不能改变临床病程，近期又有新的研究但疗效仍不能肯定。

对症治疗常常有帮助，氟哌啶醇可减轻不自主运动；亦可用左旋多巴/卡比多巴、溴隐亭或安坦治疗肌张力障碍相关的运动异常；对于痉挛的治疗，巴氯芬在中度到大剂量时常能明显减轻僵直和发作性肌强直；舞蹈手足徐动可用安定治疗；呼吸困难者可考虑气管切开术；构音障碍在早期阶段给予语言治疗有用；癫痫发作者可应用抗癫痫药，如卡马西平或苯妥英钠治疗部分性发作；对伴有视神经萎缩的视力障碍及智能减退者没有有效治疗；当患者不能吞咽或营养受到影响时，可考虑胃造瘘术。有报道苍白球切开术和丘脑切开术部分患者有短时疗效，苍白球内侧脑深部电极刺激术是目前研究热点，疗效待定。

参考文献

[1] 严新翔，胡鸣一，张玉虎，等.Hallervorden-Spatz 病的临床和 MRI 特点（附 2 例分析）[J].中国医学影像学杂志，2005，13（3）：167-169.

[2] 王诗男，孙斌，丁楠，等.Hallervorden-Spatz 病：三例报告并文献复习 [J].中国现代神经疾病杂志，2014，14（2）：110-115.

[3] 中华医学会神经病学分会帕金森病及运动障碍学组，中国医师协会神经内科医师分会帕金森痛及运动障碍专业委员会.脑组织铁沉积神经变性病诊治专家共识 [J].中华医学杂志，2016，96（27）：2126-2133.

[4] 李小元，陈先文.泛酸激酶相关性神经变性疾病遗传学与临床研究进展 [J].中国现代神经疾病杂志，2012，12（3）：367-370.

[5] 卢文甫，王鲁宁，解恒革，等.Hallervorden-Spatz 病的脑 MRI 研究 [J].中国医学影像技术，2001，17（12）：1146-1148.

[6] Dooling EC, Schoene WC, Richardson EP. Hallervorden-spatz syndrome [J]. Arch Neurol, 1974, 30：70-83.

[7] 王洋，毕鸿雁，赵伟秦，等.脑组织铁沉积性神经变性疾病的临床与基因学特点 [J].中国现代神经疾病杂志，2011，11（6）：547-650.

第四十三章 Fabry 病

【病例报道】

　　患者，男，67 岁，以头痛伴四肢乏力 1 天住院。1 天前无诱因突发头痛伴四肢乏力，头痛呈持续闷胀痛，于就诊途中出现肢体乏力、跌倒。另有咳嗽伴少量白痰。住院期间因并发症病情加重。既往史及个人史：双耳听力下降 30 余年，渐加重，现右耳听力已丧失，左耳明显差。皮疹史 30 余年，渐加重，以双侧腋窝、腹股沟、会阴部为主。高血压病史 3 年，最高为 160/90mmHg。10 个月前及 3 个月前分别以头痛住院，诊断为"脑梗死"治愈出院。便秘、夜尿多数年。"糖尿病史" 10 个月。1 个月来双下肢分别有过外伤。无不良嗜好。家族史：其父有长期皮疹，已病故。其母年轻时即耳聋。兄妹 3 人，其兄病史不详。其妹 42 岁，青年期即耳聋。体格检查：发育正常，体格健壮，血压 140/90mmHg。全身多处皮疹，双下肢轻度指陷性水肿。四肢肌张力低，肌力 4 级，腱反射弱，双侧巴氏征（+）。眼科：双侧结膜充血，晶状体轻度混浊，视网膜可见少许微血管瘤，黄斑反光消失，可见陈旧性渗出。

　　辅助检查：血白细胞 $14.26×10^9$/L，红细胞 $3.75×10^{12}$/L，血红蛋白 116g/L，血糖 13.6mmol/L，总胆固醇 6.1mmol/L，三酰甘油 4.2mmol/L，总蛋白 48.9g/L，白蛋白 26.8g/L，尿素氮 7.5mmol/L，肌酐 69μmol/L。C 反应蛋白 101.1mg/L，免疫球蛋白 G、免疫球蛋白 M 及补体 C3 均低，心脏彩超：三尖瓣轻度反流，左室舒张功能减退。MRI 示白质脱髓鞘、腔梗及脑萎缩，MRA 示椎基底动脉扩张。血 α-半乳糖苷酶浓度（Elasa 法）694.8 pg/mL，同时检查其家属 6 人，其中 5 人均在 1 000pg/mL 以上，最高浓度为 1 531.8，最低为 1 008.6，但其妹（42 岁）血α-半乳糖苷酶浓度为 732.3pg/mL（是否为无症状者？）。

　　诊断：可能 Fabry 病（未能做病理及基因检测）（图 43-1~图 43-3，见彩图第 11 页）。

　　诊断依据：①有眼、耳、皮肤、中枢神经等多脏器损害症状。②有遗传家族史。③广泛典型皮疹及血管角质瘤。④特征性面容。⑤椎基底动脉明显延长、扩张。⑥血α-半乳糖苷酶浓度低。

【病例分析】

Fabry 病（法布里病），又称 Anderson-Fabry 病，是由 α-半乳糖苷酶 A（α-Gal A）

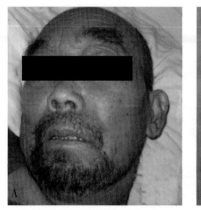

图 43-1 Fabry 病面容及皮疹

A 示面部发红，面部宽大，颧弓稍突，鼻基部宽，眶周稍肿，眉毛丛生；

B 示皮疹伴毛细血管扩张

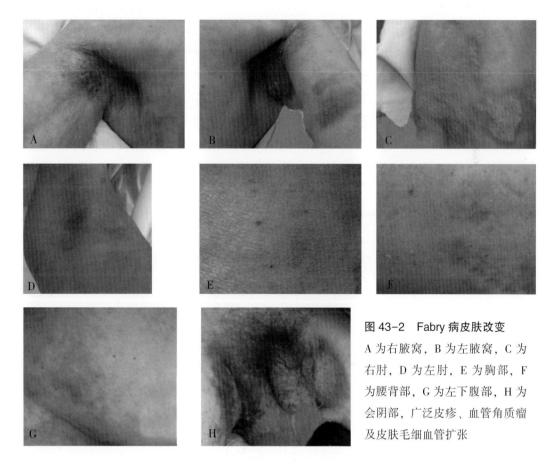

图 43-2 Fabry 病皮肤改变

A 为右腋窝，B 为左腋窝，C 为右肘，D 为左肘，E 为胸部，F 为腰背部，G 为左下腹部，H 为会阴部，广泛皮疹、血管角质瘤及皮肤毛细血管扩张

活性部分或完全缺失引起的一种伴 X 染色体连锁遗传性疾病，较罕见，在 18~55 岁普通卒中人群中约占 1.2%；在急性不明原因的卒中患者中约占 4%，男性青壮年多。

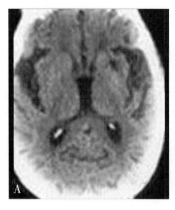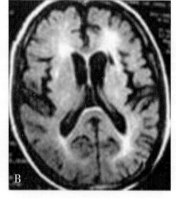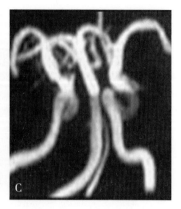

图 43-3　Fabry 病中枢神经改变

A 为 CT 示腔梗及脑萎缩；B 为 MRI FLAIR 像，示白质脱髓鞘、腔梗；C 为 MRA，示椎基底动脉扩张

【发病机制】

本病是一种少见的 X 染色体伴性遗传的溶酶体贮积病。其致病基因定位于 X 染色体长臂中段 Xq21 至 Xq24。该基因突变导致 α-半乳糖苷酶 A（Gal A，一种溶酶体水解酶）活性部分或全部缺乏。该酶可催化三己糖酰基鞘脂醇（Gb3）末端的半乳糖分子降解，从而使 Gb3 被分解利用。当体内缺乏 Gal A 时，造成该酶代谢底物 Gb3 和相关的鞘糖脂进行性地大量储积在血浆、血管内皮细胞、平滑肌细胞和上皮细胞的溶酶体内，引起肾脏、心脏、血管壁和神经系统等多系统多脏器组织细胞进行性的病理性损害，中小血管阻塞、缺血，甚至梗死等。

【临床表现及诊断】

Fabry 病是遗传病，其诊断主要依据临床表现、阳性家族史、α-Gal A 酶学测定、基因检测、病理检查。据 Gal A 缺乏程度及临床表现主要分为两型。

迟发型：多见于女性杂合子患者，酶活性部分下降，出现症状晚、病情轻，可仅为裂隙灯下见角膜混浊，或轻度发作性肢端疼痛，也可表现为心、脑、肾单一器官的损害，以心肌肥厚最常见；酶学检测提示 α-Gal A 活性仅部分缺失。

经典型：多见于男性纯合子患者，体内 α-Gal A 活性明显下降甚至完全缺失，只保留 1%~17% 的酶活性，因而病情重且导致多系统多器官受累。但因基因突变的部位不同、体内 α-Gal A 残余活性的程度不同，其临床表现也可多样，其表现可归纳为以下几种。

1. 全身症状：①皮肤损害：最常见，主要为肢端感觉异常或疼痛，疱疹及皮肤血管角质瘤。皮疹呈紫红或暗红色，皮肤血管角质瘤见于 90% 患者，呈针尖大小的出血点样的红色或暗红色疹，二者均略高出皮面，压之不褪色，出现于脐部、阴囊、臀部、大腿内侧或四肢等。②肾损害：常见，主要出现蛋白尿、血尿、脂肪尿及尿中鞘糖脂高。早期有多尿、夜尿及泡沫尿，后期出现高血压及肾衰。③心脏：表现为心肌病、左右心室肥厚，瓣膜损伤、心绞痛、心律失常、主动脉扩张等。④消化系统：常见，腹部不适，腹痛、腹胀，腹泻与便秘交替等。⑤眼部异常：包括结膜血管迂曲扩张、角膜轮辐状混浊、晶状体混浊以及视网膜动和静脉迂曲扩张。其中角膜轮辐状混浊最具特征性，见于53%~94%患者，轮辐的线条通常为米黄色，或为白色、棕色。⑥耳：为耳聋、耳鸣，耳聋多为感音性也可为传导性、混合性。⑦躯体：生长发育迟缓，面部和躯体毛发稀疏，可出现特征性面容：眶上嵴外凸，额部隆起和嘴唇增厚等，类似肢端肥大症样表现。⑧其他表现：a. 周期性发热，可能是垂体或丘脑下部受累；b. 肺部：呼吸困难、喘息等，与慢性支气管炎、阻塞性肺功能障碍有关，吸烟可加重；c. 骨骼异常，骨质疏松、滑椎等；d. 贫血：患病率高，是本病一个重要表现，与肾病、心衰、卒中相关联；e. 甲状腺功能低下等。

2. 周围神经损害症状：①感觉异常：发作性肢体疼痛，多发于儿童期，占72%，间断性发展，一侧持续数分到数天，为四肢末端剧烈烧灼样疼或刺痛，难以忍受，被称为"Fabry crises"，是经典型患者最典型最突出症状。检查常缺乏体征，感觉神经传导也可正常。原因是末梢神经、后根、脊髓后角病变引起。②自主神经症状：少汗、无汗，少数多汗（多见于鼻尖），泪液及唾液减少，缩瞳，直立性低血压，对高温和运动不耐受等。

3. 中枢神经症状：可表现为人格改变、抑郁、记忆减退及脑循环障碍。MRI 检查：约42%无异常。异常者表现为：①脑缺血或出血，累及后循环或前循环，以后循环多；②脑白质病变，呈分散的多区域高信号；③脑血管延长、扩张、迂曲，以基底动脉扩张最明显，有云可作为预测卒中风险指标；④丘脑枕征（pulvinar sign）：见于1/3男性患者，表现为在丘脑枕部出现对称的T₁高信号，严重患者T₂像上呈异常低信号，可谓是本病患者的特异性表现，有重要诊断价值，可能为局部毛细血管网钙化；⑤SWI 少数有微出血（图43-4）。

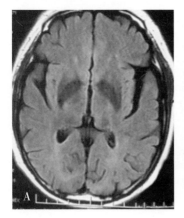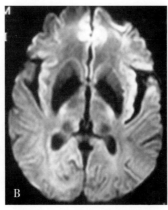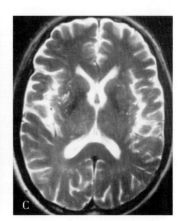

图 43-4　Fabry 病影像表现

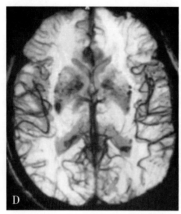
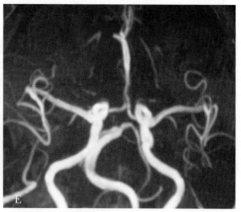

图 43-4 Fabry 病影像表现（续）

A、B 分别为 FLAIR 及 DWI，示丘脑枕征；C、D 分别为 T_2 及 SWI，示微出血，

E 为 MRA 示椎基底动脉延长、扩张、迂曲

研究发现该疾病平均发病年龄男性为 6 岁，女性为 9 岁，由于 α-Gal A 代谢底物 Gb3 的沉积是一个渐进的过程，上述症状并非同时出现，而是随年龄及个体有异，诊断时应充分注意（表 43-1）。

表 43-1　Fabry 病自然发展史

儿童期及青春期（≤16 岁）	成人早期（17~30 岁）	成人晚期（>30 岁）
神经疼痛	前述症状加重	前述症状持续加重
眼部病史（角膜轮辐状浑浊，视网膜血管怒张、迂曲）	多尿、泡沫尿、蛋白尿、血尿、脂肪尿及进行性肾功能不全	终末期肾病 短暂性脑缺血发作和中风 心脏疾病包括左心室肥大、心律失常、心绞痛、心肌梗死
听力损害	心肌肥厚，心瓣膜病变	骨质疏松
出汗障碍（少汗或多汗）	短暂性脑缺血发作	
冷热不耐受		
胃肠道功能紊乱及腹痛、腹泻		
皮肤血管角质瘤		

【实验室检查】

1. α-Gal A 活性检测：可用检测皮肤成纤维细胞、外周血粒细胞、血清血浆等方法，简单快速，男性患者多明显降低。对高危人群或家系成员可用干纸片法检测外周血酶活性，特异性及灵敏度也很高。女性患者因多系正常或稍降低，尚难诊断时，需查基因。

2. 基因检测：可提取外周血 DNA 或 RNA 筛查基因位点突变，有确诊意义。

3. 组织病理：光镜下可见到相应组织细胞呈泡沫样改变，电镜下可见到髓磷脂小体（斑马小体形成）（电镜显示细胞溶酶体内可见特征性嗜铍性、同心圆样包涵体，似"洋葱皮"样改变）。

4. 血、尿 Gb3 检测偏高是诊断指标之一，尿液检查敏感性更高。另外，血、尿中球形三脂酰基鞘鞍醇浓度增高也有诊断意义，尤其对女性患者。

【Fabry 治疗及预后】

包括特异性和非特异性治疗两个方面，二者结合治疗更佳。

1. 特异性治疗：主要是酶替代疗法，目的是减少细胞内 Gb3 的沉积。即利用基因重组技术体外合成 α-GalA 替代体内缺陷的酶。目前主要治疗用药有两种：半乳糖苷酶 α（推荐治疗剂量为 0.2mg/kg，1 次/2 周）和半乳糖苷酶 β（推荐治疗剂量为 1mg/kg，1 次/2 周），可有效减少细胞内 Gb3 沉积，达到缓解症状，改善预后目的，据报道已使 2 000 名以上患者获益，强调应早期用。该药半衰期较短，不能穿过血脑屏障，价格昂贵，且有静脉输液反应（轻者辅以抗过敏药，轻中度者减量，严重者立即停药并积极对症处理）。

近年来不断开发和研制的一些新疗法，如酶增强治疗/化学伴侣治疗；底物减少疗法和底物毒性干扰疗法；基因治疗等，均可能有较好的应用前景。

2. 一般治疗：主要是针对各脏器的受累情况，给予相应对症治疗，如缓解肢端疼痛，降低蛋白尿，改善心功能等。

本病是一种遗传性疾病，往往在儿童至青少年时期即出现症状，且进行性加重累及多脏器，早期准确诊断尚有困难，治疗药物疗效有限且价格昂贵，均会影响预后。

参考文献

［1］李沅锴，陈楠，庄守纲. 法布里病的诊断现状及酶替代治疗进展［J］. 中华肾脏病杂志，2017，33（2）：150-153.

［2］Alessandro P. Burlina, Renzo Manara, Catherine Caillaud, et al. The pulvinar sign: frequency and clinical correlations in Fabry disease［J］. J Neurol, 2008, 255: 738-744.

［3］赵飞，窦艳娜，赵占正. Fabry 病的诊疗新进展［J］. 医学理论与实践，2016，29（13）：1709-1711.

［4］Antonio Federico, Ilaria Di Donato, Silvia Bianchi, et al. Hereditary cerebral small vessel diseases: A review［J］. Journal of the Neurological Sciences, 2012, 322: 25-30.

［5］雷梅芳. Fabry 病神经系统损害的研究进展［J］. 医学综述，2016，22（4）：756-766.

［6］潘晓霞，欧阳彦，王朝晖，等. 法布里病 83 例临床病理特点分析［J］. 中国实用内科杂志，2014，34（3）：262-266.

［7］李玲玲. 弥漫性体部血管角皮瘤 1 例报告及文献复习［D］. 昆明医科大学第二附属医院硕士研究生论文，2017.

第四十四章　C型尼曼-匹克病

C型尼曼-匹克病（Niemann-Pick disease type C，NPC）又称鞘磷脂沉积病，为常染色体隐性遗传，是由于缺乏神经鞘磷脂酶，导致神经鞘磷脂不能被水解而大量沉积于单核-巨噬细胞和神经组织细胞内，形成大量含有神经鞘磷脂的泡沫细胞，即尼曼匹克细胞。临床表现：肝脾大；有或无神经系统损害或眼底樱桃红斑；外周血淋巴细胞和单核细胞质有空泡；骨髓可找到泡沫细胞；X线肺部呈粟粒样或网状浸润。

根据发病年龄、临床表现及实验室检查结果的不同，尼曼-匹克病被分成4种类型（表44-1）。

表44-1　尼曼匹克病分型

A型（急性神经型） B型（慢性非神经型）	是由于酸性鞘磷脂酶缺乏（第11染色体基因缺陷），引起溶酶体内酸性鞘磷脂沉积
C型（慢性神经型） D型（Nova Scotia型）	C型是由于细胞转运外源胆固醇的缺陷（第18染色体基因缺陷），引起组织细胞内大量游离胆固醇沉积
	D型仅是C型的一个基因型变体，目前已归类于NPC1

NPC是一类常染色体隐性遗传的神经内脏溶酶体脂质沉积病，以细胞水平的未酯化的胆固醇和糖脂在内体/溶酶体系统的沉积为特点。发病年龄可从胎儿期直至成年后期，多数患者在10~25岁去世。神经系统症状的出现时间影响疾病预后，即发病年龄越早死亡率越高。

【发病机制】

NPC由NPC1或NPC2基因突变所致，其中约95%患者为NPC1基因突变（定位于18q11.2）；约4%为NPC2基因突变（定位于14q24.3），两者在病理变化及临床表现方面无明显区别。这两种蛋白对胆固醇有很强的亲和力，主要功能是在溶酶体和晚期胞内体中转运胆固醇和其他酯类，共同调控胆固醇的外流，维持胆固醇和其他酯类在细胞内的动态稳定。这两种蛋白的功能下降或缺失会引起细胞对游离胆固醇的处理和利用障碍，从而引起一系列病理生理变化，导致疾病发生；对于中枢神经系统而言，最先受累的是小脑浦肯野细胞，后渐累及基底神经节、海马细胞和大脑锥体细胞等。近些年国内报道的NPC患者逐渐增多，但中国人发生的NPC突变类型与欧洲研究的突变热点（p.I1061T）不一致。

【NPC临床表现】

因发病年龄不同，病变累及多个系统，临床表现多样、异质性大，诊断困难。一般发病年龄越早，病情越重，因此在新生儿期发病者病情重，短期内即可引起死亡，成人发病者主要表现为慢性神经系统变性病。

NPC 典型症状常表现为内脏器官、神经系统和精神症状三个方面。

1. 内脏症状：主要是：①胆汁淤积性黄疸，脾大或肝脾大，肝功能损害，脾功能亢进引起的血小板减少、贫血等；②间质性肺病和反复呼吸道感染，可能与肺部巨噬细胞吞噬功能降低，泡沫细胞沉积有关，但多不严重。

2. 神经系统：病变可累及小脑、脑干、基底节和大脑皮层等部位而出现相应症状。主要包括：快速眼动异常、共济失调、辨距不良、构音障碍、吞咽困难和进行性痴呆，癫痫发作、听力损害和肌张力障碍也较常见，更以垂直性核上性眼肌麻痹 (vertical supra-nuclear gaze palsy，VGSP)、痴笑猝倒发作（突然的肌张力丧失，不能维持立位姿势而跌倒，不伴有意识障碍）最具特征性。神经系统症状出现越早、症状越重、预后越差。

锥体外系症状：包括基底节功能障碍，肌张力不全，舞蹈、帕金森样表现等。

小脑功能障碍：出现小脑共济失调，该症状几乎见于所有 NPC 患儿。在出现共济失调症状后 1~2 年内，病情继续进展，逐渐出现脑干功能受累，表现为垂直性核上性眼肌麻痹、构音困难、吞咽困难、猝倒发作和耳聋。随着病情进展，患儿最终垂直性、水平性眼球运动均会受累，表现为眼球的主动运动、追视物体障碍，但保留有幅辏反射。垂直性眼球运动障碍是本病一种特征性的临床表现。

按神经系统症状发生及起病年龄 NPC 分为 5 型。

（1）新生儿型（起病年龄<2 个月）：常表现为腹水、胆汁淤积性黄疸和肝脾肿大；严重的肝功能损害使患儿多在 6 个月内死亡，本型可不表现出神经系统症状。

（2）早期婴幼儿型（起病年龄 2 个月至<2 岁）：肝脾肿大常见；从 8~9 个月开始出现肌张力低下，继而出现运动功能丧失、痉挛和震颤；多数患儿在 5 岁前死亡。

（3）晚期婴幼儿型（起病年龄 2~6 岁）：起病前智力运动发育基本正常，逐渐出现轻微的宽基底步态，进而出现明显的共济失调、肌张力不全、精神发育倒退；1~2 年后出现 VGSP，如伴有严重癫痫则意味着预后不良，常在 7~12 岁死亡。

（4）青少年型（起病年龄 6~15 岁）：VGSP 是最典型的体征之一；其他症状包括动作笨拙、学习障碍、猝倒发作、共济失调和行走困难，半数患儿伴有癫痫，晚期构音障碍和吞咽困难恶化，大多在 20 岁前死亡。

（5）青春期和成人型（起病年龄>15 岁）：隐匿起病，精神症状早于运动和认知症状出现，包括妄想、幻听或幻视等。

3. 精神症状：精神症状可以是 NPC 患者的首发症状而早于神经症状。精神症状涉及范围广泛，包括幻听、幻视、妄想、攻击行为、自伤、抑郁、强迫行为、兴奋、本能亢进等；认知、情感以及意志行为异常等也多见。少年期起病主要表现为学习障碍和（或）行为问题，成年期发病多伴有精神症状，占成年期患者总数的 53%，以精神症状为首发症状者占38%，多以情感障碍、精神病样症状和认知功能下降为突出表现，最终导致社会功能的明显降低。这些精神症状可能孤立存在若干年。发病形式既可为急性，也为渐进性。病程中症状可有自发缓解和复发。对精神科药物治疗抵抗可能是诊断NPC的另一个可能线索。认知障碍和精神症状是大脑皮质功能受损的表现（表44-2）。

表44-2　NPC的经典症状及体征

内脏方面	神经方面	精神方面
原因不明的孤立性脾肿大	垂直核上性麻痹凝视	发育迟缓和早老性认知功能下降
肝脾大	痴笑猝倒	器质性精神病
慢性新生儿胆汁淤积性黄疸	共济失调	破坏性/攻击性行为
胎儿水肿或腹泻	肌张力障碍	渐进难治的精神病样症状
肺部相关疾病	构音障碍	
轻度血小板减少	吞咽困难	
	肌张力低下	
	笨拙	
	发育落后	
	痫性发作	
	听力丧失	

表44-3　强烈提示NPC的临床症状、体征组合

项目1	项目2
脾大	核上性垂直性眼肌麻痹
	肌张力减低
	精神失常
共济失调	痴笑猝倒发作
	运动里程发育延迟
	肌张力障碍
精神症状	构音障碍或吞咽障碍
	认知障碍

项目1中的一种临床表现至少联合项目2中一种对应的临床表现，强烈提示为NPC。

通常认为下列症状、体征均提示NPC（表44-3）。

VSGP+脾大或共济失调应高度怀疑；痴笑猝倒发作+脾大等其他表现应高度怀疑；新生儿期出现难以解释的并持续存在的胆汁淤积性黄疸应考虑NPC；婴幼儿出现发育迟滞、病程中发育落后、精细动作不协调+脾大或快速眼动异常，是早期诊断NPC的

指征，即使没有脾大也不能除外 NPC。

总之，C 型尼曼-匹克病临床表现可概括为：①出生后出现的黄疸；②肝和（或）脾大；③垂直型核上性眼肌麻痹（几乎出现于所有的青少年患者及大部分成年患者）；④意向性震颤，肌张力改变，舞蹈和手足徐动症；⑤学习障碍和发育迟缓；⑥进行性智倒退和精神行为异常；⑦构音障碍、发音不清、吞咽障碍；⑧部分可能出现惊厥；⑨猝倒发作（在疾病的晚期出现，表现为姿势张力的突然丧失）。其中垂直型核上性眼肌麻痹，肝脾大、意向性震颤、猝倒发展是比较特征性的表现。

【影像学表现】

肺：可有特征性间质性肺病。胸片主要在肺基底层面显示网状结节样间质纹理增多；高分辨 CT 可清晰显示叶间质增厚和叶间隔增厚以及弥漫性乳白阴影。

脑：MRI 表现为非特异性脑白质病变、脑萎缩、脑室系统的 Evacuo 扩大、小脑和胼胝体发育不全。

【实验室检查】

1. 外周血白细胞减少、贫血和血小板降低，肝功能损害和肌酶升高等较常见；血化检查可以有低密度脂蛋白（LDL）、高密度脂蛋白（HDL）降低和三酰甘油升高，尤以 HDL 降低更常见，并与 NPC 的严重程度呈负相关。但均为非特异性改变。

2. 腹部超声检查可以发现不同程度的脾大或肝脾大。

3. 皮肤成纤维细胞的菲律宾菌素染色，是最具敏感性和特异性的检测方法。在荧光显微镜下观察，可在 85% 的病例观察到细胞核周大量胆固醇填充的囊泡。

4. 骨髓涂片或脾穿刺活检找到尼曼匹克细胞（泡沫细胞）和（或）海蓝组织细胞为 NPD 的组织学特征。

5. 突变基因分析对于确诊至关重要，对可疑病例应进行 NPC1 和 NPC2 的基因序列测定。

近研究发现 NPC 患者血清中羟固醇（胆固醇的氧化产物）明显升高，将来有可能作为筛查 NPC 患者的特异性标记物。

【病例简介】

患者，男，14 岁，主因智能倒退 7 年、走路不稳 6 年、饮水呛咳 3 年住院。患者 7 年前（7 岁）无明显诱因出现智能倒退，表现为注意力不集中，反应迟钝，智力、认知能力差，学习成绩下降。6 年前逐渐出现走路不稳，易跌倒，说话减慢，构音不清，轻度爆发式语音。3 年前出现轻度饮水呛咳。无四肢抽搐、口吐白沫等异常。曾多家医院就诊未明确诊断。发病来神志清，夜晚睡觉经常说梦话，饮食、大小便正常，体重无明显变化。

既往史：自幼食用凉的、油腻的食物后易腹泻，无食物、药物过敏史。个人史：足月顺产，无产伤及窒息、缺氧史，出生后3天全身有黄疸。3岁会背唐诗，小学2年级前学习成绩佳，后成绩逐渐下降。家族史：父母非近亲结婚，兄弟2人，哥哥7岁时有类似症状，并有"癫痫"发作，15岁时因无法进食死亡。

体格检查：一般内科检查T、P、R、BP正常，除肝肋缘下1cm可触及、脾大外无其他异常。神志清，表情呆，说话慢，爆发式语音，对答可，计算力、定向力可，远期记忆力尚可，近记忆力严重下降，MMSE评分23分，主要为记忆不能。频发不自主点头，多动，双眼球水平活动自如，垂直性运动不能，无眼震及复视，双侧瞳孔等大，对光反射灵敏，双眼近视。余脑神经（-）。四肢肌力5级，肌张力稍低，双上肢及双膝腱反射消失，跟腱反射（++），双侧巴氏征阴性。双侧指鼻试验不准、轮替动作不能、跟膝胫试验不稳，闭目难立征阳性，走"一"字步不能。感觉系统检查无明显异常，脑膜刺激征阴性。弓形足、足内翻。

辅助检查：①血常规、肝肾功能、血糖、血脂、凝血六项、甲状腺功能、铜蓝蛋白、血氨、风湿及类风湿全套、血乳酸、心电图、四肢肌电图、24小时动态脑电图、氨基酸与酰基肉碱、尿有机酸谱等未见明显异常。肺部CT未见明显异常。眼底未见明显异常。②脊髓小脑共济失调（SCA）基因测序、神经元蜡样脂褐素沉积症（NCL）基因测序未见突变。③肱二头肌肌肉活检病理：HE、GOM、NADH染色未见异常。④腹部彩超及CT示：肝稍大、脾明显增大。CT示：肝最大斜径约131mm，脾厚约58mm，脾长约170mm。⑤头颅MRI示：双侧侧脑室旁对称性脑白质脱髓鞘，脑萎缩。⑥骨髓瑞氏染色可见尼曼匹克细胞。

诊断：C型尼曼-匹克病（图44-1、图44-2，见彩图第12页）。

诊断依据：婴儿期有黄疸；儿童期起病症状缓慢进行性发展；有家族遗传史；智能减退；双眼球垂直运动不能；共济失调；肝脾大；骨髓染色可见尼曼匹克细胞；排除其他疾病。

【治疗】

1. 目前尚无有效治疗，仅据患者出现的症状和体征进行支持、对症治疗，以提高患者的生活质量，目的为稳定病情，延缓疾病进展。①低胆固醇饮食，使用降低胆固醇的药物，可部分减少肝脏胆固醇负荷，但不能改善神经系统的症状表现。②吞咽障碍是NPC患者致死的原因之一，对出现吞咽困难的患者，应给予黏稠的流质饮食或胃造瘘。③脾功能亢进者可行脾切除术，适用于非神经型NPC患者。④骨髓移植或肝移植也可能有效。⑤异基因造血干细胞移植治疗NPC已有成功报道。⑥转基因疗法目前尚处于动物实验阶段。

2. 最近，美格鲁特（Miglustat）成为欧盟、巴西和韩国等批准用于治疗NPC进行

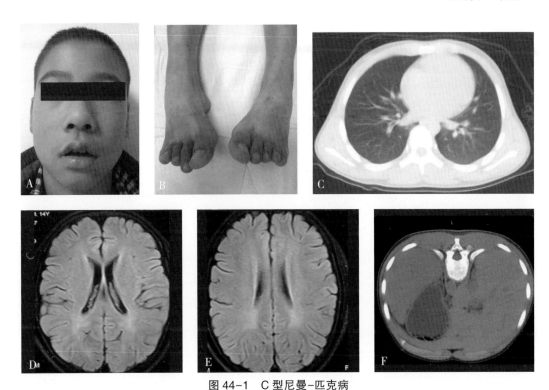

图 44-1　C 型尼曼-匹克病

A 示患者面部表情呆滞；B 示马蹄内翻足；C 示肺部无明显异常；D、E 为 MRI FLAIR 示脑白质脱髓鞘；F 示肝脾大

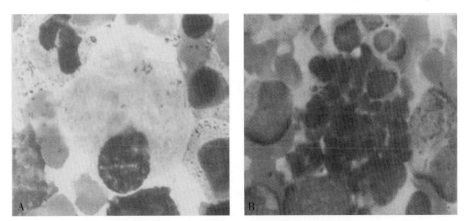

图 44-2　C 型尼曼-匹克病（骨髓细胞学检查-瑞特染色，X1000）

A 可见大量尼曼匹克细胞，细胞胞体较大，核偏位，染色质疏松，胞浆量丰富充满空泡，呈泡沫样；B 可见海蓝细胞

性神经症状的首个口服药物，对脂质运输缺陷有效，减少具有神经毒性的葡萄糖神经酰胺、乳糖神经酰胺，以及神经节苷脂 GM2 和 GM3 在大脑中的积累，延缓 NPC 患者神经症状进展，稳定并改善其神经系统症状，延长预期寿命，在出现神经系统症状后

立即使用，但其对全身内脏症状没有效果。推荐剂量为 12 岁及以上患者每日 3 次，每次 200mg，在 12 岁以下的患者，每天剂量应根据体表面积进行调整。该药主要的不良反应为胃肠不适、腹泻和体重下降，坚持用药一段时间后可逐渐减轻。

3. 据悉全球首个用于治疗 C 型尼曼－匹克病（NPC）药物麦格司他胶囊（泽维可）在我国已上市。它是由爱可泰隆公司研发的糖鞘脂合成酶抑制剂，首先被欧盟批准应用，但价格昂贵。

4. 其他药物：①抗氧化剂维生素 E 在动物实验中能延缓 NPC 大鼠浦肯野细胞的丢失和神经变性的发生，临床上已用于 NPC 患者的治疗。②三环类抗抑郁药物能改善 NPC 患者的痴笑猝倒发作。③抗胆碱药物减轻患者的肌张力障碍和肢体不自主抖动。④目前研究较多的药物为羟丙基-β- 环糊精，在动物实验中可部分替代 NPC1 和 NPC2 的功能，尚未应用于临床。卢仁华研究认为，尼曼－匹克病属于肝脾两虚，肾气不足，气结在经，久至血伤入络，采取以疏肝理气，健脾益气，补肾填精，活血化瘀，软坚破结的中药组合方剂治疗：鳖甲 25 份、海藻 10 份、昆布 10 份、丹参 15 份、红花 15 份、山茱萸 15 份、生牡蛎 50 份、栀子 15 份、人参 10 份、山药 20 份、茯苓 15 份、白术 15 份、黄芪 15 份、生地黄 15 份、柠檬 15 份。

参考文献

［1］Lorenzoni PJ, Cardoso E, Crippa AC, et al. Niemann-Pick disease type C：a case series of Brazilian patients ［J］. Arq Neuropsiquiatr, 2014, 72 (3)：214-218.

［2］Patterson MC, Hendriksz CJ, Walterfang M, et al. Recommendations for the diagnosis and management of Niemann-Pick disease type C：an update ［J］. Mol Genet Metab, 2012, 106 (3)：330-344.

［3］高国庆，肖玲，王惠玲，等 . C 型尼曼－匹克病与精神障碍 ［J］. 国际精神病学杂志, 2016, 43 (2)：227-229.

［4］Patterson MC, Walkley SU. Niemann-Pick disease, type C and Roscoe Brady ［J］. Mol Genet Metab, 2017, 120 (1-2)：34-37.

［5］任守臣 . 尼曼匹克病 C 型诊疗新进展 ［J］. 中国当代儿科杂志, 2015, 17 (5)：533-538.

［6］Pineda M, Wraith JE, Mengel E, et al. Miglustat in patients with Niemann-Pick disease Type C (NPC)：a multicenter observational retrospective cohort study ［J］. Mol Genet Metab, 2009, 98：243-249.

［7］马丽荣，孟宪英，程功 . 尼曼－匹克病的诊断与分型 ［J］. 中国保健营养, 2013, 9：5497-5498.

第四十五章　CARASIL

常染色体隐性遗传性脑动脉病及动脉硬化伴皮质下梗死及白质脑病（cerebral autosomal recessive arteriopathy/arteriosclorosis with subcortical infarcts and leukoencephalopathy，CARASIL），是一种多于青年起病，以脱发、反复卒中发作、进行性认知水平下降及颈椎、腰椎退行性变为主要特征的常染色体隐性遗传病，也称伴有头部弥漫性脱发及腰痛的家族性青年性 Binswanger 样脑病、家族性青年性 Binswanger 病样血管性白质脑病，其基因突变位点主要集中在编码蛋白酶结构域的丝氨酸蛋白酶 1（HTRA1）基因外显子 3 至外显子 6 区域。

截至 2009 年年底，CARASIL 见于日本文献已有 32 个家系 48 例（含极可能诊断病例）。在 32 个家系中，17 个家系患者的双亲具有血缘婚配；在 48 例患者中男女比为 3∶1，男性多。2009 年国内报道一个家系，兄弟 2 人患病，另也有个案病例报道。

【发病原因】

本病病因不明，主要表现为脑白质血管病变、肌肉内小动脉病变、秃头和腰痛。秃头为整个头部脱发，类似放射性损伤或系统性红斑狼疮的秃头；腰痛系骨骼退行性变，前者病变本质考虑为与炎症机制有关的细小动脉病变，后者提示系血管因素导致的缺血和早老性改变，将脑、毛发和骨骼病变用一元论解释，可能为血管性因素与先天性中胚叶发育异常所致，但亦有认为是变态反应导致了脑内动脉坏死性血管炎所致。

【病理生理】

主要病变是脑白质广泛脱髓鞘，U 形纤维保存，少突胶质细胞及星形胶质细胞减少。不同病例的脑白质病变见于额叶、额顶及枕叶或颞顶叶，胼胝体亦可见萎缩及多数软化灶，病变可沿锥体束累及大脑脚和脑桥基底部。白质和基底核可见多发散在小软化灶。这些脑部病变明显是由小动脉病变所致，其改变类似于小动脉硬化，可见内膜纤维化、玻璃样变、内弹力层断裂，并且存在动脉平滑肌细胞脱失以及细胞外基质（extracellular matrixc，ECM）成分沉积，这些病理学改变导致脑血管狭窄和脑血流调节障碍，进而引起缺血性脑血管病。脑底部大血管一般无异常或呈轻度动脉粥样硬化。静脉多无改变。

【临床表现】

1. 可有家族遗传史，系常染色体隐性遗传模式（家族中多有近亲结婚史）。

2. 男性多，发病年龄多在 25~30 岁，比 CADASIL 40~50 岁起病早。

3. 半数患者隐匿起病，逐渐加重；另半数患者以卒中为首发症状，出现偏侧肢体无力、行走障碍、言语不流畅等急性卒中表现，有些患者还存在面神经麻痹、共济失调、饮水呛咳、吞咽困难等脑干症状。但血压正常，这有别于高血压相关性脑血管病。

4. 首发症状多为步行障碍及一侧下肢无力；也可以慢性进行性性格改变及记忆障碍或以头晕等前庭神经症状起病。

5. 脑病症状：与 Binswanger 病类似，主要表现为痴呆及精神症状，如记忆力、计算力、定向力障碍；固执、情感障碍、强哭强笑、昼夜颠倒；后期可呈现无动性缄默（无言无动）、去脑强直、锥体束征（一侧或两侧不对称）、锥体外系症状（肌张力高）和假性延髓性麻痹（几乎均有，并可伴有眼球运动障碍、眼震等其他脑干症状）等。总之，脑症状表现为卒中样发作；精神-认知障碍；神经系统定位损害症状。

6. 无脑血管病的常见危险因素，血压正常，眼底检查可见与患者年龄明显不匹配的动脉硬化。

7. 患者多有秃头（10~20 岁出现，脱发分布于前额、头顶，广泛头发稀疏），周身汗毛正常或轻度减少。这一症状在女性患者中不突出。

8. 80%的患者有急性腰痛史及严重的下肢痛。检查可见脊椎畸形、腰椎间盘突出或腰椎退行性变，部分病例 MRI 可见脊髓蛛网膜粘连和可疑神经纤维瘤、驼背、变形性颈椎病等。

9. 可有全身症状：如双肘畸形、项韧带钙化、神经痛、干燥综合征或硬皮病等。
总之，脱发、腰痛、卒中为本病主要临床特征，称为典型三联征（表 45-1）。

表 45-1 HTRA1 基因突变累及的器官损害表现

涉及器官	临床和辅助检查特点
毛发	10 岁左右出现脱发，男性明显
步态	20~30 岁出现步态异常
脑	30 岁左右出现脑症状：反复发作的小卒中、吞咽障碍、假性延髓性麻痹、认知功能障碍及痴呆、精神症状（如欣快和情感依赖）、锥体束征
骨骼	20~40 岁出现腰椎间盘突出症、腰痛、脊柱后凸、椎管内韧带骨化、骨/关节畸形
眼	视神经炎、视网膜血管病变、轻度视网膜动脉硬化、年龄相关性黄斑变性（发生在 50 岁以上，没有其他视网膜疾病的单眼或双眼黄斑变性疾病）

【辅助检查】

1. MRI 检查：主要表现为脑白质广泛斑片状融合的脱髓鞘，特别是在侧脑室旁及深部白质；另外可见基底节区、脑桥、大脑脚多发、散在小软化灶（腔梗），腔梗病灶也可出现在丘脑、胼胝体、外囊、半卵圆中心和侧脑室旁，病灶呈长 T_1 长 T_2 改变。但有认为脑桥基底部的小病灶是下降锥体束的 Wallerian 变性而不是腔梗，胼胝体可见萎缩。在患者的家属中有的虽无临床症状，影像学检查也可见上述表现。CARASIL 的影像学改变与 CADASIL 相比，CARASIL 的病灶更弥漫且同质，CADASIL 早期的白质病变特征性地见于颞极，即所谓的 O'Sullivan 征，在 CARASIL 患者中也可发现，但目前仍将此作为二者的影像学鉴别点之一。

2. DSA 半数以上无异常，其余病例可见小动脉壁不规则及蛇样迂曲扩张，部分病例大动脉可见硬化。

3. SPECT 或 PET 功能成像可见广泛或以额叶为主的脑血流降低。

4. 病理检查可发现严重的动脉硬化改变，以大脑髓质和软脑膜的动脉硬化最为明显，可能是导致白质脑病的病理基础。腓肠肌活检示小动脉内弹力层轻度分裂，中层肥厚，血管腔呈向心性狭窄。

5. 基因检测：CARASIL 患者微小动脉的平滑肌细胞表面没有 CADASIL 特征性的颗粒状嗜锇物质（GOM）沉积，少数患者可发现第 10 号染色体的 HTRA1 基因有突变。

【诊断标准】

福武敏夫（1992）提出了 CARASIL 的诊断标准，后有部分修改，目前采用部分修正标准是以下几种。

1. 40 岁前出现症状，临床呈进行性（有时可短暂性停顿）智能低下、锥体束征、锥体外系症状和假性延髓性麻痹等，影像学病变以弥漫性皮质下白质为主。

2. 早年（10~20 岁）出现秃头或广泛头发稀疏，尤以头顶部脱发明显。

3. 急性、反复腰痛，或有变形性脊椎病、椎间盘突出。

4. 血压正常，通常<140/90mmHg，未服过降压药。

5. 无肾上腺白质营养不良等侵犯脑白质的疾病。

具备以上 5 项为确诊（definite）病例；第 2 项或第 4 项中一项不清，具备其他 4 项为可能（probable）病例；确诊病例的同胞，且双亲近亲结婚，有脑病表现或具有第 2、3 两项，为可疑（possible）病例。

以下几项可作为提示 CARASIL 诊断的参考标准：①有双亲或祖父母近亲结婚的遗传背景；②病程呈进行性，并多次发生脑卒中或阶段性恶化；③CT/MRI 显示弥漫性脑白质病变，基底节区及大脑白质可见腔隙性梗死；④脑血管造影、单光子发射计算机断层摄影术（SPECT）提示血管病变及血流减低。CARASIL 诊断的"金标准"为基因诊断。

实验室检查：脑脊液常规检查和测定脑脊液、血清中 ApoE 多态性及 Tau 蛋白定量、β 淀粉样蛋白片段，有诊断与鉴别意义。

以下为杨任民等（2011 年）综合福武敏夫等诊断标准修改意见。

1. 诊断条件：①40 岁以前发生脑病，临床以进行性（有时可短期停止进展）智能减退，伴有锥体外系症状，锥体束征，并渐构成假性延髓性麻痹。影像学（或病理学）以弥漫性皮质下白质病变为主体。②早年呈现秃头。③急性、反复性腰痛或有脊椎退行性变/腰椎间盘脱出。④血压通常不超过 140/90mmHg，从无应用降压药史。⑤排除如肾上腺营养不良等大脑白质病变的其他疾病。

2. 诊断标准判断：具备以上 5 项为确诊（definite）病例；第 2 项或第 4 项中一项不清，具备其他 4 项为可能（probable）病例；双亲为近亲结婚的确诊病例的同胞有脑病表现或具有第 2、3 两项，为可疑（possible）病例。

若有下列 3 个条件者更有助于诊断本病。

（1）存在遗传病例，其中以双亲或祖父母近亲结婚者居多。

（2）病程进行形式：多数小卒中发作或阶段性恶化。

（3）脑血管病存在：CT/MRI 显示弥漫性大脑白质病变，基底核及大脑白质腔隙性梗死。脑血管造影、SPECT、PET 多数可证明血管病变、血流减慢。

实验室检查：脑脊液常规检查和测定脑脊液、血清中 ApoE 多态性及 Tau 蛋白定量、β 淀粉样蛋白片段，有诊断与鉴别意义。

【鉴别诊断】

1. 与 CADASIL 鉴别（表 45-2）：

CADASIL：①是一种显性遗传性脑动脉病；②发病年龄较大，脑卒中多发生在 40~50 岁年龄段；③临床症状一般有先兆偏头痛、反复发作的脑梗死、皮质下痴呆（30%~90%），呈阶梯式进展，伴有严重情感障碍；④致病基因与第 19 号染色体的 Notch 3 突变有关；⑤电镜下可见在平滑肌细胞基底膜有嗜锇颗粒沉积；⑥头颅 MRI 显示脑深部白质和灰质核团腔隙梗死及白质脑病，其中颞极的白质损害（O'Sullivan 征）、外囊受累最有特征性。

CARASIL 是隐性遗传的脑动脉病；①发病年龄相对较小，多在 20~30 岁。②多有近亲结婚史。③秃顶。④急性腰痛，骨骼系统尤其是脊柱的退行性变。⑤进行性痴呆。⑥致病基因未确定。⑦在 MRI 上的白质病变比 CADASIL 更加均匀和弥漫（部分患者差异可不显著，甚至在少数 CARASIL 病例也可见 O'Sullivan 征和外囊受累，鉴别时应注意）。⑧颈椎 MRI 可见明显的椎间盘退行性变或突出，椎体变形，这种退行性变与患者的年龄极不相符，是该病重要的临床特点之一。⑨病理改变以动脉硬化为主，无颗粒状嗜锇物质（GOM）沉积。

表 45-2　CADASIL 与 CARASIL 鉴别

	CADASIL	CARASIL
病因	常染色体显性遗传，基因位点染色体 19q12	常染色体隐性遗传，基因定位于 10 号染色体 2.4Mb 区
遗传方式	无	多有近亲结婚
发病年龄	中年期（40~50 岁），平均 45 岁	发病早（20~30 岁），平均 31 岁
男女比例	无差异	男性多（3.2:1）
分布	世界范围	目前以日本多

	CADASIL	CARASIL
首发症状	约85%为反复 TIA 或脑卒中，痴呆为30%~90%	以隐袭或卒中样起病，步行障碍、一侧下肢无力、性格改变和遗忘
卒中发生率	约80%	约50%
头痛	先兆偏头痛较多，约为30%	无先兆偏头痛，头痛症状也较少
脑病症状	认知障碍伴脑卒中反复发作，明显抑郁、躁狂，自杀倾向或行为，认知障碍约占50%	遗忘、定向障碍、易怒、固执等，抑郁少见，后期无言无语，去脑强直
秃头、腰痛	无	约1/3 的病人存在，认知障碍几乎均有秃头早期出现（10~20 岁），急性反复腰痛，伴与年龄极不相符的变形性脊椎病和椎间盘突出
MRI	侧脑室及半卵圆中心均匀广泛的高信号（白质疏松）及多发性腔隙性梗死，多有 O'Sullivan 征	侧脑室旁点状、斑片状高信号，逐渐融合成片状，比前者更均匀和弥漫，伴多发腔梗，多无 O'Sullivan 征
致病基因	Notch3	HTRA1
皮肤活检	可见嗜锇物质沉积（GOM）	无GOM 沉积，而以动脉硬化为主：脑动脉有内膜纤维性增生、中膜玻璃样变性，内弹力膜增厚和断裂

2. 与 Binswanger 病鉴别：Binswanger 病具有下列特征：①起病年龄 50 岁以上，尤以 70 岁以上起病为多见；②几乎所有患者都有高血压或高血压史，且往往存在心、肾、眼底等高血压病性改变；③常具有进行性构音障碍等假性延髓性麻痹、记忆力减退及人格改变，但脑卒中发作少见；④无早年秃头和反复腰痛史等，故与 Binswanger 病不难区别。对 Binswanger 脑病的病例中不并发高血压病的年轻人，则需结合发病年龄和临床表现综合判断。

3. 与肾上腺白质营养不良鉴别：

肾上腺白质营养不良属性连锁隐性遗传，大多于儿童期起病。对于少数成人发病的肾上腺白质营养不良患者，尤其偶可同时有秃头者，则需与 CARASIL 仔细区别。一般成人型肾上腺白质营养不良的临床以痉挛性截瘫为主症，血中长链脂肪酸显著增高等均可资与 CARASIL 鉴别。

【治疗与预后】

CARASIL 无特殊治疗。福武敏夫等对 1 例患者试用噻氯吡啶治疗（抗血小板聚集），长期随访 10 年以上，未再见脑卒中发作。

CARASIL 一般于出现神经症状后 10 年内（平均 7.6 年）死亡。大多死于继发感染和营养不良。但预后并非十分不良，有发病后生存长达 20~28 年者，这可能是由于本病的白质病变为不完全性缺血性改变而非完全缺血性梗死有关。对于获得长期良好护理和营养者，亦有在卧床不起后尚能生存 10~20 年以上。

> 病例：患者，男，56 岁，8 个月前突发脑梗死、右侧轻瘫，经治疗 10 余天即愈出院，3 天后出现胃出血，予以治疗。7 个月前出现左侧轻瘫，经治疗基本痊愈，日常活动正常。近 20 天来感左侧肢体不适，活动轻度受限。青年时头发即稀疏，3 年前有腰痛史。无高血压、糖尿病史。家族史：其母亲有偏瘫，已病故。兄妹 5 人，老大偏瘫已病故，无秃头；老二、老三偏瘫，均有头发稀疏；患者为老四；老五为其妹，有偏瘫无脱发。其大侄患偏瘫。
>
> 体格检查：神清，一般内科检查正常。头发稀疏，胸椎轻度侧弯。粗测智力尚可。脑神经无明显异常，四肢肌张力正常，左侧上下肢肌力略差，行走左脚高抬，四肢腱反射活跃，双侧霍夫曼征阳性，左侧巴氏征可疑阳性，感觉无明显异常（图 45-1）。

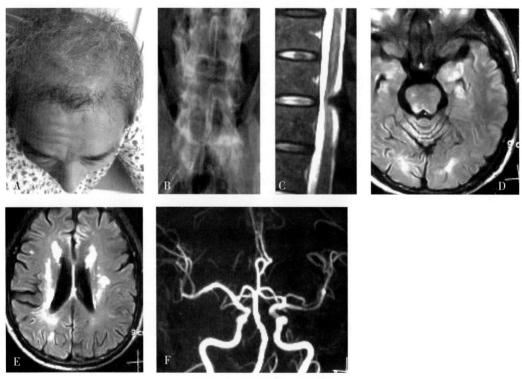

图 45-1　CARASIL（可能）

A 示头发稀疏；B 示腰椎退行性变，骨质增生；C 示脊膜局限性肥厚，压迫脊髓；D 示 O'Sullivan 征；E 示广泛弥散斑片状脱髓鞘病变；F 示颅内动脉无明显异常

参考文献

［1］ 杨仕民，薛本春，胡义彬．伴有皮质下梗死及白质脑病的常染色体隐性遗传性脑动脉病1例报告及文献复习［J］．中国临床神经科学，2011，19（1）：23-26.

［2］ Fukutake T, Shimoe Y, Hattori T. Differences in MRI lesions of two hereditary vascular leukoencephalopathies：CADASIL and CARASIL［J］．J Stroke cerebrovasc Dis, 2000, 9 supp11：263-264.

［3］ 孙阿萍，樊东升．伴皮质下梗死及白质脑病的脑病常染色体隐性动脉病1例［J］．中国卒中杂志，2012，7（2）：125-128.

［4］ 杨任民，李波．伴有皮质下梗死及白质脑病的常染色体隐性遗传性脑动脉病［J］．中国临床神经科学，2011，19（2）：192-195.

［5］ 余炎炎，洪道俊．单基因遗传性脑血管病的分类和诊断［J］．临床荟萃，2018，33（3）：199-206.

［6］ Antonio Federico, Ilaria Di Donato, Silvia Bianchi, et al. Hereditary cerebral small vessel diseases：A review［J］．Journal of the Neurological Sciences, 2012, 322：25-30.

第四十六章　CADASIL

【概述】

伴有皮质下梗死和白质脑病的常染色体显性遗传性脑动脉病（Cerebra Autosomal Dominant Arteriopathy with Subcortical Infarcts and Leukoencephalopathy，CADASIL），是一种较常见的遗传性微小动脉平滑肌细胞病。多于中年起病，以偏头痛、反复短暂性脑缺血发作（TIA）或卒中发作、精神异常和认知功能损害为主要特征。该病于 1977 年由 Sourander 首先报道，1993 年在巴黎召开的首届国际 CADASIL 专题讨论会后，使该病得到广泛承认和关注。在欧美，它是最常见单基因变异所造成的遗传性脑血管病；根据在苏格兰的研究估计，发病率约 1.98/10 万。近年来国内陆续被报道。

【病因及发病机制】

CADASIL 为常染色体显性遗传性疾病，其基因缺陷被定位于 19q12 染色体的 Notch3 基因上，是由于 Notch3 基因的错义突变所致。Notch3 基因突变可导致半胱氨酸残基数量异常进而可能改变受体功能，干扰配体与受体间的相互作用，从而对平滑肌细胞产生影响。平滑肌细胞的损害导致其分泌的内皮细胞生长因子减少而引起血管内皮细胞破坏，引起脑血管自我调节功能障碍和血脑屏障破坏，最终导致低灌注、腔隙性脑梗死、白质缺血性脱髓鞘的发生。目前有关 Notch3 基因突变所致 CADASIL 的发病机制大致有 3 种假说：①信号转导通路异常；②细胞外受体蛋白异常堆积；③Notch3 受体蛋白细胞内转运和成熟障碍，但较为确切的发病机理有待进一步研究。迄今已发现超过 160 种 Notch 基因突变，其中 95% 为错义突变。

【病理】

CADASIL 是一种全身系统性非动脉粥样硬化性、非淀粉样变的小动脉疾病，伴有弥散性白质疏松及多发深部小灶梗死，皮质基本正常，没有大动脉区域性梗死。

组织学显示：小动脉内膜、基底层正常，中层增厚，轻度嗜碱的颗粒样变性，平滑肌细胞萎缩。这种改变主要影响脑和软脑膜的小动脉，也存在于其他器官，包括肌肉、视网膜、神经和皮肤。皮肤、肌肉活检于电镜下，可见特征性的嗜锇性颗粒沉积物，位于平滑肌细胞表面，皮肤活检的特异性达 100%，是确诊 CADASIL 病的病理证据，但可出现假阴性，敏感性仅为 45%~57%，这主要与病理检查有关。

【临床表现】

大部分病例无常见血管病危险因素，没有脑外的其他器官疾病史，但多有家族史。

通常在中年期发病，平均年龄 45 岁（19～67 岁）。临床主要症状为中风、认知功能下降或痴呆、先兆性偏头痛和精神情绪障碍，有时这四种核心症状不一定同时存在，但必有其中之一（表46-1）。

1. 中风：反复发作的中风为最常见症状，可见于 60%～85% 的患者。多无任何血管危险因素，也有报道此类患者高血压的发生率可达 20%，高血脂及吸烟可达 50%，甚至韩国报道 16.9% 的患者有颅内大中血管动脉粥样硬化，这些危险因素可能与早期卒中及反复卒中发作有一定联系。卒中发作可呈多种表现，从 TIA 到完全性中风，病灶几乎都发生在皮质下，临床表现依病灶部位不同而异，症状严重程度与病灶范围有关，但多以小动脉病变所致的腔隙性梗死为主。随反复发作，渐出现行动困难、言语障碍、精神异常、二便失禁、智能障碍等。

2. 认知功能下降或痴呆：为第二常见症状，发病相对较晚，平均于 40～70 岁时出现，至 65 岁时 80% 患者有痴呆表现，有云 77% 的患者在死亡前有痴呆，系血管性痴呆，痴呆发展过程为阶梯式缓慢进行，智能障碍内容是以执行功能障碍为主，反应迟钝、动作缓慢、口语不流利，并伴突出的记忆障碍，随反复中风发作症状逐渐加重。

3. 偏头痛：20%～40% 患者有先兆性偏头痛发作，且多为第一个症状，发生年龄为 6～48 岁，平均发生在 30 岁以前。44% 的患者表现为典型先兆，其中视觉先兆可占 93%，感觉先兆占 68%，失语性先兆占 46%，运动性先兆占 22%；27% 的患者同时有典型和非典型先兆；29% 的患者有非典型先兆，其中包括先兆不伴头痛、偏瘫型偏头痛、基底动脉型偏头痛，其他不典型先兆还可有如吞咽、精神错乱、假性脑膜炎、发热、意识障碍及昏迷等。先兆性偏头痛持续 5～15 分钟，随后发生波动性剧烈头痛，持续时间多不超过 1 小时，常伴恶心、呕吐、畏光、畏声，持续数小时后缓解，间歇期无异常。偏头痛发作的频率从一生只有一次到每月数次不等。偏头痛早期 MRI T_2 可见小斑点状或结节状高信号影。

4. 精神及情感障碍：20%～41% 的患者有精神、情感障碍，多出现于疾病过程中，仅 1.2%～8.9% 的患者以精神症状起病，多表现为严重抑郁或抑郁－躁狂交替，其他如恐慌症、行为及人格改变、妄想及幻觉也可发生，另有 41% 的患者出现情感淡漠。发病机制不详，特殊部位的缺血性卒中如基底节区、前额白质区梗死可能促使精神症状的出现。

5. 其他：6%～7% 的患者有癫痫发作。也有以帕金森病、进行性核上性麻痹、类似原发性中枢神经系统血管炎、可逆性昏迷和意识错乱、肌张力障碍、耳聋、脑神经麻痹、脊髓损害症状等起病的报道。可因病变累及中枢、周围神经及骨骼肌等而出现起病抗凝、小碎步等步态障碍等。其他如因累及心血管、眼、下肢静脉等而发相应临床症状者均有报道。

表 46-1　NOTCH3 基因突变累及诸多器官的症状

涉及的器官	临床症状及辅助检查所见:
脑	先兆性偏头痛、皮层下缺血性卒中、情绪障碍及冷漠、认知功能障碍及痴呆、癫痫、运动障碍（如帕金森病、肌张力障碍、进行性核上性麻痹表现等锥体外系症状）、胼胝体受累的失联络综合征
肾脏	肉眼/镜下血尿、蛋白尿
周围神经及骨骼肌	感觉运动神经病（脱髓鞘/轴索损害）、神经源性肌萎缩
心血管	心肌缺血、心肌梗死
眼	双侧视神经乳头周围小动脉鞘、小动脉狭窄和动静脉局部狭窄
耳	感音神经性耳聋
静脉	静脉曲张

值得注意的是上述主要表现中的每一个症状均可单独出现，因而早期诊断困难；随着病程的发展，上述症状可在数年内相继出现，因此总的看来，本病的自然病程可分三个阶段：①20～40 岁：频发的偏头痛样发作及明确的白质影像学病灶；②40～60 岁：卒中样发作，明确的神经功能障碍，基底节区腔隙性梗死及半球白质融合成片的脱髓鞘病灶；③≥60 岁：近半数出现皮质下痴呆与假性延髓性麻痹，患者可因行走困难等而卧床。男性患者平均寿命 65 岁，女性患者平均寿命 71 岁，死亡原因依次为肺炎、猝死及窒息，但也有病程特别短或发展缓慢的病例报道。

另需注意的是我国 CADASIL 患者中，偏头痛发生率低（有报道仅占 5%），不同于欧美国家，因此我国 CADASIL 诊断标准中，不包括偏头痛症状。

【辅助检查】

1. 神经影像学：多发腔隙性梗死及白质疏松是 CADASIL 患者影像学上最重要的征象，可早于临床症状出现前 10～15 年即显示，常在 30～40 岁完成。MRI 检查对病变的显示明显优于 CT，是早期发现该征象最敏感的手段，其主要异常表现为以下几种。

（1）病变特点：白质脱髓鞘脑病及皮质下、基底节区多灶性腔隙性梗死灶为其主要特点。白质脱髓鞘病灶呈长 T_1、长 T_2 信号表现，开始为点状或结节状，继而病变增多、弥散，有影响整个白质的趋势，并可融合成片，通常是对称性的。腔隙性梗死灶多为陈旧性老病灶，部分为新病灶，无或伴有相应症状。

Coulthard 等将半卵圆中心病灶信号描述为 3 种：①白质区大片状大致对称的、边界不清的融合长 T_1、长 T_2 信号病变，病理上为多发大的血管周围间隙、尚未液化的梗死灶及弥漫性缺血性脱髓病变融合所致，为由供养脑白质的血管病变引起；②边界清楚的较大圆形或椭圆形显著长 T_1、长 T_2 病灶，为囊性梗死，称之为"黑洞征"，为小的穿支血管闭塞所致；③皮质下 1～2mm 直径的小圆点状病灶，呈显著长 T_1、长 T_2，病理为扩大的血管周围间隙。van den Boom 等把皮质下腔隙病变作为诊断 CADASIL 的早期指标之一，其敏感性为 59%，特异性为 100%。这些小病灶聚集在一起可称为"胡椒壶盖征"。尸检病理中证实这种病变是扩大的穿支动脉血管周围间隙，发生率随着患者的年龄增大而升高。

（2）病灶分布：主要在脑室周围及半卵圆中心，病变不累及弓状纤维。有认为额叶最易受累，其次为颞叶和脑岛。颞极白质 T_2 异常高信号是该病的特征性表现，另外，因动脉病变致外囊白质损害（T_2 高信号）和胼胝体发生缺血性损害的概率很小，而该病累及上述部位的发生率较高，该部位病变对于 CADASIL 的诊断也具有较高的敏感性和特异性。在欧美颞极异常出现率高，我国仅 42.9% 以颞极改变明显，92.5% 的患者是在外囊有显著白质病变。颞叶前端有显著脑白质病变者诊断的敏感性和特异性分别达到 89% 和 86%，尤其颞极的影像学高信号加上 Notch3 基因第 4 号外显子的测序，诊断的敏感性可增至 100%；外囊有显著的脑白质病变者对诊断具有 93% 的灵敏度和 45% 的准确度。枕叶很少受累，如有累及，范围也小，这也是本病 MRI 表现特征之一。内囊前肢+外囊+前部的额桥束相连形成的 T_2 高信号影可称为"人字征"（图 46-1）。

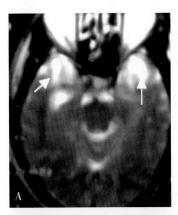
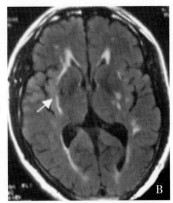
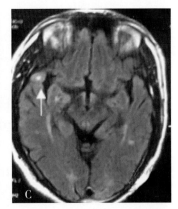
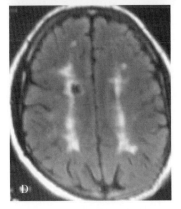

图 46-1　CADASIL

A 示颞极白质病变；B 示外囊白质病变；C 示右侧颞极白质病变（也称 O'Sullivan's 征）；D 示白质脱髓鞘病灶对称、融合成带状，伴陈旧性腔隙性梗死灶

（3）胼胝体全层受累为 CADASIL 又一特征性表现，呈长 T_1、长 T_2 多发异常信号，可引起胼胝体萎缩，这样的表现在血栓性脑梗死患者少见，具有一定的鉴别价值。

（4）脑干病灶：约半数患者 T_2 加权像上存在脑干腔隙性梗死高信号，发生率依次脑桥（100%）、中脑（68%）、延髓（35%）降低，为继发性小穿支血管闭塞所致，这些病变在临床上可以完全无症状。

（5）磁敏感成像检查：31%~69% 的患者有脑部微出血，个别患者有大的出血多与抗凝、抗血小板聚集治疗或同时合并高血压病有关。MR 灌注加权成像（PWI）检测发现 CADASIL 患者异常白质内脑血流量（CBF）、脑血容量（CBV）明显低于正常人，相对于不伴有认知功能障碍的 CADASIL 患者，CBF 或 CBV 在痴呆患者中下降更为显著。张量成像（DTI）研究发现，CADASIL 的脑损害伴有大脑半球内、大脑半球间、丘脑与皮质及大脑与小脑间联系的广泛微结构的改变，并认为该改变的严重性与 T_2 的高信号延长相关。

（6）小脑一般不受影响。

（7）CADASIL 病患者 MRI 上损害的严重程度随年龄增长而增加，而无性别差异。随着病情的进展，影像学可见脑萎缩，以脑室扩大为主要表现。

总之，随着病情发展，其 MRI 也呈一个逐渐演变过程：30 岁左右出现颞极轻度 T_2 高信号及半卵圆区链状腔隙性梗死灶；40 岁左右额叶或脑室周围白质疏松明显，并可见特征性颞极 T_2 高信号；55 岁左右可见弥漫性皮质下白质疏松及脑萎缩。这是一个连续过程，在认识上不能机械理解。有将 MRI 改变规律描述为：早期正常或血管周围间隙扩大；对称性孤立的单个结节状高信号区；外囊和颞叶前区白质的大片高信号区；双侧半球白质大片高信号区的相互融合；最后脑干也受累及。

MRI 皮质下信号异常是 CADASIL 病的标志，是诊断本病所必需的，此异常信号 20 岁就可以检测出来，甚至在患者家族中的一些无症状者也可有异常发现。有认为如缺乏脑室周围高信号，CADASIL 病的诊断应当怀疑（图 46-2，见彩图第 13 页）。

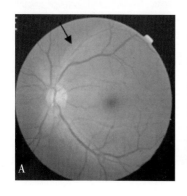
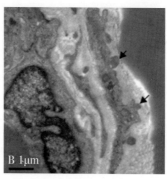
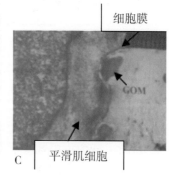

图 46-2　CADASIL（续）

A 示眼底视网膜动脉狭窄，反光强，血管周围有血管套改变（箭头），无交叉压迫现象；B、C 示微动脉平滑肌细胞表面典型嗜锇颗粒（来自文献）

2. 眼底检查：眼底检查可以直接观察到弥漫性视网膜动脉狭窄，反光强，部分血管周围有血管套改变，无交叉压迫现象。

3. 病理检查：

（1）电镜下发现微小动脉的平滑肌细胞表面出现颗粒状嗜锇物质是 CADASIL 独特的重要诊断特征，其准确度为 100%，但灵敏度不高，为 45%~96%，所以其结果阴性并不能排除本病，此时应进行基因检测以助确诊。

（2）Notch3 蛋白免疫组化染色阳性。

（3）基因分析发现 Notch3 基因存在突变。

【诊断标准】

目前对诊断标准有不同报道，但最终是以病理检查发现嗜锇颗粒沉积和基因检查发现 Notch3 基因致病突变为金标准。

1. 诊断标准 1（袁云 2007 年标准）：①发病情况：中年起病，多有家族史，符合常染色体显性遗传，多无高血压、糖尿病、高胆固醇等血管病传统危险因素。②临床表现：符合脑缺血性小卒中发作、认知障碍或情感障碍等表现中的一项或多项。③头颅 MRI：大脑白质对称性高信号病灶，颞极和外囊受累明显，伴有腔隙性脑梗死灶。④病理检查：血管平滑肌细胞表面颗粒状嗜锇酸物质（GOM），或 Notch3 蛋白免疫组化染色呈阳性。⑤基因检查：Notch3 基因突变。满足前 3 条加④或⑤为确定诊断；只有前 3 条为可疑诊断，只有前 2 条为可能诊断。

2. 诊断标准 2：

（1）必需条件：①遗传性：明确三代以上脑血管事件和痴呆遗传史。②发病年龄：中年以前起病，60% 为 28~38 岁，平均 40 岁。③血管事件：反复发生 TIA 或腔隙性脑梗死，一般不出现 LAA 型脑梗死，如使用阿司匹林等药物，可能发生脑出血。④常无高血压、高血脂、高血糖等。⑤痴呆和心境障碍：在卒中的基础上，逐渐发生心境障碍、抑郁、认知功能障碍以及痴呆。

（2）伴随条件：①偏头痛：30%~40% 患者发病早期伴偏头痛发作。②影像学以脑室旁白质疏松、脑萎缩和多发腔隙性脑梗死为主要特点。

（3）确诊条件：①病理检查：脑、皮肤、神经活检电镜可见嗜锇颗粒（GOM）。②基因分析：在 19p13 染色体上 Notch 基因突变。

诊断可分为：可疑：至少 3 条必需条件加 1 条伴随条件。可能：4 条以上必需条件加 1 条伴随条件。确诊：4 条以上必需条件加 1 条确诊条件。

鉴于目前我国 CADASIL 检出率可能低于实际发病率，建议：①对家族性偏头痛患者行 MRI 检查，若发现有较典型 CADASIL 影像改变，应行 Notch3 基因检测。②卒中反复发生且无明显高危因素者，应行 Notch3 基因检测。③青壮年出现记忆障碍、性格异常且无明显诱因者，行 MRI 检查，若发现有较典型 CADASIL 影像改变，应行 Notch3 基因检测（先行第 4、11、3、5、6 号外显子筛查，若未发现突变，再行其他位置的突变筛查）。

【治疗与预后】

到目前为止没有特异性的治疗方案，主要是针对急性卒中、偏头痛、痴呆、精神异常等进行对症支持治疗。脑梗死主要与低灌注有关，可用扩容剂维持正常血压，保护血管内皮细胞等药物。对应用抗血小板聚集药及抗凝血剂有争议，原因有：①可能增加颅内出血风险；②本病患者 MRI 可见颅内微出血灶且该病灶与大出血灶关系密切；③对于非动脉粥样硬化性血管病变疗效甚微。有报道西洛他唑能有效提高 CADASIL 患者脑血流量和脑血管舒缩反应性，干预缺血性卒中的发生与发展。维拉帕米被证实对散发或家族性偏头痛有一定疗效。改善智能可用胆碱酯酶抑制剂（多奈哌齐、加兰他敏、利凡斯的明），因研究发现患者脑内乙酰胆碱活性降低。部分患者血浆同型半胱氨酸高，可用维生素 B_{12}、维生素 B_6 及叶酸，可降低同型半胱氨酸，保护内皮细胞。也可给予辅酶 Q10、维生素 B_2 等以改善血管平滑肌细胞能量代谢。

避免接受传统的脑部血管造影检查，因有可能引起暂时性或永久性的脑部并发症，包括脑梗死、视力障碍、言语障碍、癫痫以及半身麻痹等。

预后不良，一般患者从发病到死亡为 3~43 年，平均 23 年，多在发病后 20 年内完全致残、卧床或死于并发症。

【病例举例】

病例 1：患者，男，38 岁。晨起发现说话口齿欠清，次日嘴歪，住院按脑缺血治疗，治疗中又出现右侧肢体无力。平时身健，无高血压、糖尿病史及不良嗜好（不吸烟、饮酒），无偏头痛史。姥姥在 60 岁左右出现脑梗死，其母 42 岁偏瘫，姐弟 4 人，其姐 40 岁偏瘫，其弟及妹体检有腔梗，无临床症状，4 人均无高血压、糖尿病病史。其姨及一个舅及其家属未发现偏瘫。

体格检查：神清，血压（120~130）/（70~80）mmHg，心律不齐，有期前收缩，智力尚正常，诉性格、情绪无明显变化。双侧鼻唇沟对称，无明显嘴歪，伸舌稍偏右，言语不清，右侧上肢张力低，肌力近端 3~4 级，远端 0 级，腱反射（-），右下肢张力正常，肌力 4 级，反射活跃，病理征中性，无感觉障碍。血三酰甘油 2.7mmol/L，余无异常。

患者本人、其弟、其姐影像检查见图 46-3~图 46-6。

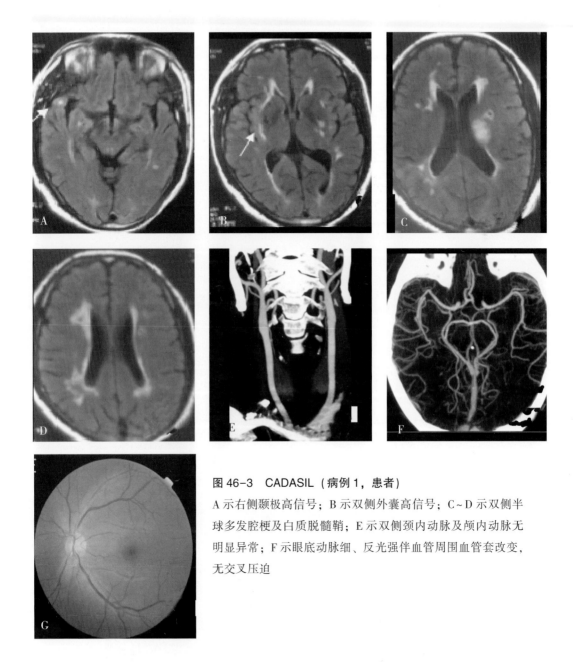

图 46-3　CADASIL（病例 1，患者）

A 示右侧颞极高信号；B 示双侧外囊高信号；C～D 示双侧半球多发腔梗及白质脱髓鞘；E 示双侧颈内动脉及颅内动脉无明显异常；F 示眼底动脉细、反光强伴血管周围血管套改变，无交叉压迫

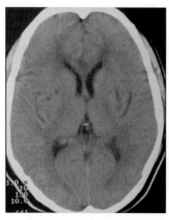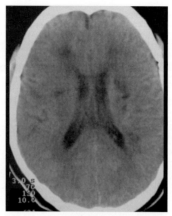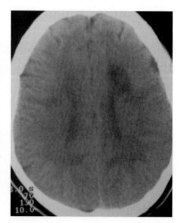

图 46-4　CADASIL（患者姐）

患者姐 40 岁，CT 示双侧白质内多发腔梗及脱髓鞘

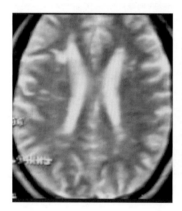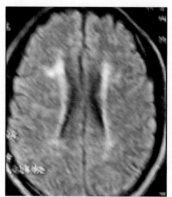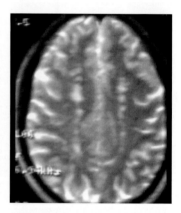

图 46-5　CADASIL（患者弟）

患者弟 34 岁，MRI 示半球双侧白质内多发腔梗及脱髓鞘

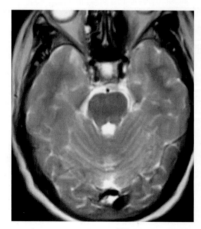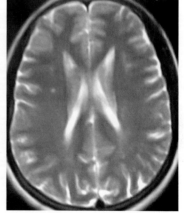

图 46-6　CADASIL（患者妹）

患者妹 32 岁，MRI 示半球白质内有腔梗及轻度脱髓鞘，可疑右侧颞极高信号

病例 2：患者，男，42 岁，以眼前幻觉及右侧肢体无力 3 个月入院。3 个月前无诱因出现短暂性眼前有形幻觉（物体），共发作 2 次，做 MRI 检查示腔梗及白质脱髓鞘，经治疗症状缓解。10 余天前感右侧肢体无力。有偏头痛史，无高血压、糖尿病病史。其母 60 岁时有智能差及短暂意识不清史；二哥有偏头痛及腔梗史，姐有偏头痛及脑白质脱髓鞘。体格检查：一般内科检查正常，智力正常，脑神经正常，右侧肢体肌力似略差，张力略高，反射稍活跃，巴氏征可疑，左侧肢体正常。MRI 示多发腔梗及白质脱髓鞘（图 46-7），左腓肠肌活检发现嗜锇颗粒。用辅酶 Q10、维生素 B₁₂、银杏叶制剂及中药治疗症状有好转。

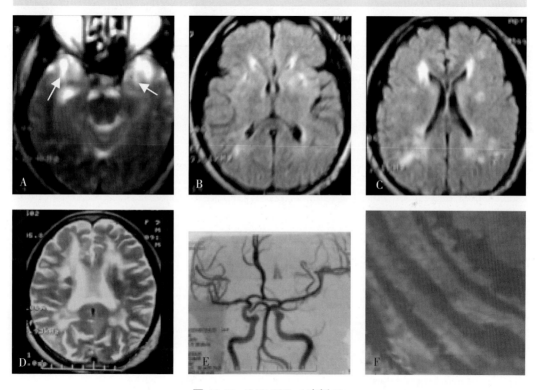

图 46-7　CADASIL（病例 2）

MRI A 示双侧颞极脱髓鞘病灶；B 示双侧外囊脱髓鞘病灶；C 示双侧白质脱髓鞘；D 示白质脱髓鞘融合成片及腔梗；E 示脑血管无明显异常；F 病理见微动脉平滑肌细胞表面典型嗜锇颗粒

病例 3：患者，男，47 岁，以"左侧肢体无力、言语不清及吞咽困难 10 天"入院。10 天前劳动时感左侧肢体无力、言语不清，随后发现吞咽困难、饮水呛咳，治疗后症状仍进行性加重。既往有"头痛"病史 10 余年，吸烟史 20 余年，约 1 盒/日。饮酒史 20 余年，3 两/次。余无其他病史。祖母死于"脑梗死"（59 岁时患病），父亲死于"肺癌"，母亲体健。兄妹 4 人，1 兄患有"头痛、脑梗死"

（41岁时），1弟患"脑梗死"（36岁时），1妹体健。1子2女均体健。1堂兄患"脑梗死"。

体格检查：BP 142/90mmHg，心肺腹正常。神志清晰，构音欠清，言语欠流利，计算力、记忆力、定向力可。左眼闭合力稍差，左侧鼻唇沟浅。悬雍垂居中，软腭上抬力弱，咽反射迟钝。伸舌偏左。左侧肢体肌张力低、肌力3⁻级，腱反射略活跃，Babinski征阳性，痛觉稍减退。右侧肢体正常。颈软。实验室多项检查未见异常。影像检查见图46-8。

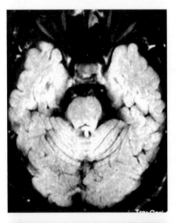
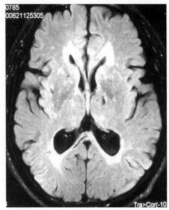
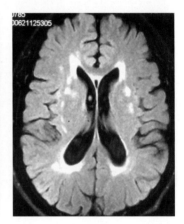
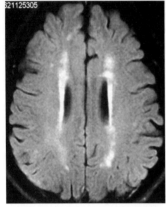

图46-8　CADASIL（病例3）

患者2010年MRI FLAIR，颞极未见异常，两侧侧脑室旁及壳核对称性多发脱髓鞘改变

病例4：患者，女，46岁，7年前无诱因出现上下视物重影，无视力障碍等其他异常，住某市一院，MRI示双侧大脑半球多发脱髓鞘病变，视觉诱发电位示双侧视通路传导障碍，考虑MS，给予甲泼尼龙500mg、小牛血清去蛋白注射液、炎琥宁治疗，基本痊愈出院。3年前突发眩晕，旋转严重伴晕倒，约半小时好转，住某大学一附院，查AQP4（−），视神经NMO-IgG（＋），VEP-P双眼P100未见异常，MEP示四肢锥体束传递未见异常，SSEP示四肢深感觉传导未见异常，

诊断白质脱髓鞘：孤立综合征？给予丹红、脑苷肽治疗。1年前出现左下肢无力，就诊于某医学院三院，按脱髓鞘病治疗效果差，又转某市一院，按脱髓鞘给予前列地尔、小牛血清去蛋白注射液等治疗1个月好转出院。后因左下肢无力住省医院，诊断视神经脊髓炎谱系疾病，给予激素及免疫抑制剂治疗，行走有好转出院服药。7天前左下肢无力加重，再次住院。既往史：8个月前因子宫肌瘤行子宫全切术。体格检查：一般内科体检无异常。记忆力、计算力减退，左下肢肌力4+级、腱反射（+++），双侧霍夫曼征及左侧巴氏征阳性，余无阳性体征。辅助检查血常规、生化、免疫学检查无明显异常，彩超示：甲状腺左侧叶混合性结节，轻度脂肪肝。腰穿压力150mmH$_2$O，内容正常。皮肤活检发现平滑肌表面有高度疑似嗜锇颗粒（图46-9）。

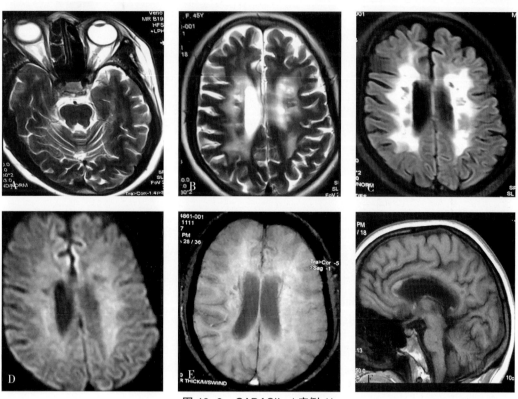

图46-9　CADASIL（病例4）

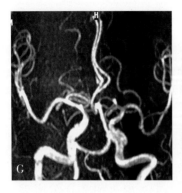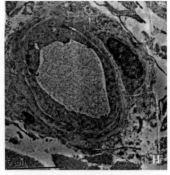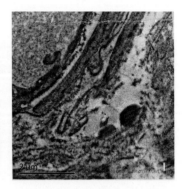

图 46-9 CADASIL（续）

患者磁共振成像：A 示 T_1 颞极未见明显异常；B 示 T_2 脑室白质脱髓鞘；C 示 FLAIR 脑室旁白质脱髓鞘明显伴腔梗；D 示 DWI 所见同前，信号减低；E 示增强无强化；F 示 T_1 示胼胝体萎缩伴邻居室管膜面的多发梗死；G 示 MRA 无明显异常；H 示电镜超微病理显示血管平滑肌表面疑似嗜饿颗粒

参考文献

［1］黄旌，冯朝晖，艾妮，等. CADASIL 的临床、影像学特征及其诊断策略（附 2 例报道）［J］. 卒中与神经疾病，2017，24（6）：519-533.

［2］胡颖，张顺，姚义好，等. 伴皮层下梗死和白质脑病的常染色体显性遗传性脑动脉病的 MRI 表现［J］. 中国介入影像与治疗学，2016，13（10）：609-613.

［3］Liao YC, Hsiao CT, Fuh JL, et al. Characterization of CADASIL among the Han Chinese in Taiwan：Distinct Genotypic and Phenotypic Profiles［J］. PLoS One, 2015, 10（8）：e0136501.

［4］王婉，任志霞，时英英，等. 伴有皮质下梗死和白质脑病的常染色体显性遗传性脑动脉病的临床和影像学特征分析［J］. 卒中与神经疾病，2018，25（2）：168-172.

［5］Liem MK, Van Der Grond J, Haan J, et al. Lacunar infarcts are the main correlate with cognitive dysfunction in CADASIL［J］. Stroke, 2007, 38（3）：923-928.

［6］侯晓夏，孙美，程虹. CADASIL 的临床和影像学特征［J］. 国际脑血管病杂志，25（8）：739-743.

第四十七章　脑淀粉样血管病相关炎症

一、病例报道

病例1：患者，男，63岁，1个半月前无明显诱因出现反应迟钝，严重记忆障碍，不知是否吃饭，答非所问。20天前突发癫痫发作，经住院治疗癫痫未再发，智力无好转。既往有高血压史，服药基本可控制。体格检查智力明显差，左侧肢体肌力稍差，腱反射较活跃，病理征（–）。影像学见图47-1。

临床诊断：很可能CAA-I。

依据：①年龄63岁。②急性起病进行性发展，出现认知障碍、癫痫发作、局灶体征。③FLAIR显示非对称性白质病变，主要为血管源性脑水肿。④脑内多发微出血。⑤可能伴双侧大脑中动脉分支狭窄。

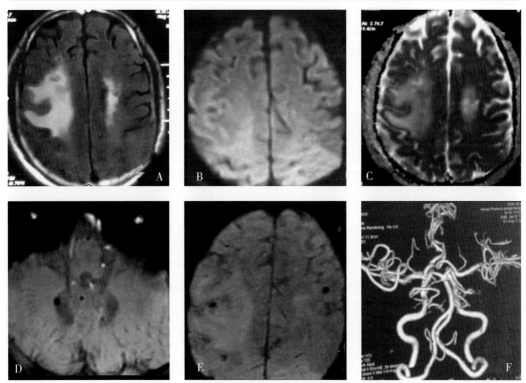

图47-1　淀粉样血管病相关炎症（病例1）

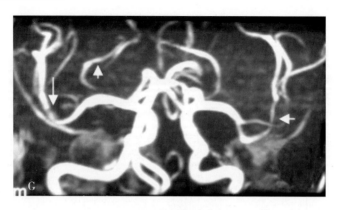

图47-1　淀粉样血管病相关炎症（续）

A 为 FLAIR 示非对称性高信号，右侧著；B 为 DWI 病灶区为等信号；C 为 ADC 显示高信号，系血管源性水肿；D、E 为 SWI 示多发微出血；F 为 MRA 可疑血管有节段性狭窄（箭头）；G 为 CTA 未见明显异常

　　病例2：患者，女，48岁，1天前突发头痛伴恶心呕吐，余无不适急诊入院。既往有高血压史3年，服药治疗；20年前有 OC 中毒史，当时仅有头痛、恶心，休息后好转。体格检查：血压 120/80mmHg，无神经系统阳性体征。入院后血液学、肝肾功、甲状腺功能、免疫学各项及脑脊液等检查均无异常。

　　诊断：很可能 CAA-I（图47-2）。

　　依据：①年龄48岁；②急性起病；③脑白质多发非对称性高信号，无占位，累及灰质；④ADC 是以血管源性脑水肿为主；⑤微出血；⑥MRA 未显示明显异常。

二、病例分析

　　CAA-I，也被称为 CAA 相关的中枢神经系统原发性血管炎，是近年逐渐被认知的一种临床病理综合征，是 CAA 较凶险、可治疗的一种亚型。

【病因与发病机制】

　　病因与发病机制不清，可能与：①Aβ 自身抗体在血管内沉积增多：研究表明脑脊液中的 Aβ 自身抗体的增减与病情呈正相关。②免疫介导机制：研究认为，脑脊液中部分激活的 CD_4^+T 淋巴细胞可能会引起破坏性的自身免疫性血管炎，从而破坏了血脑屏障，促进 Aβ 从血液循环向脑实质的排出，进一步加重了血管炎症。其对激素和免疫抑制治疗的良好反应也支持这一机制。

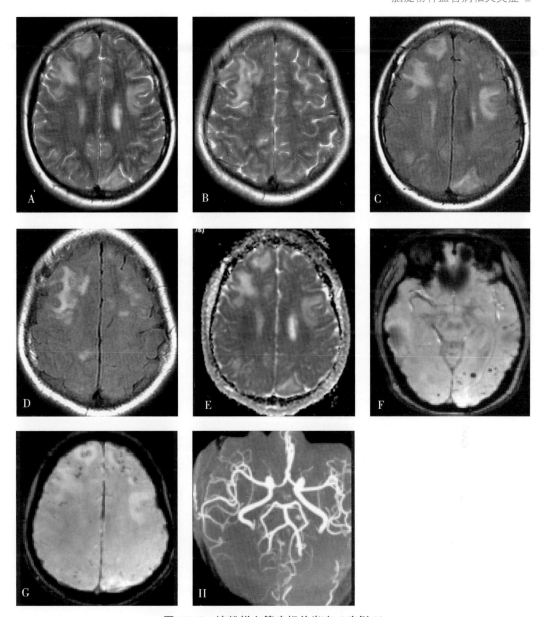

图 47-2　淀粉样血管病相关炎症（病例 2）

A~D MRI T$_2$、FLAIR 脑白质多发非对称性高信号，无占位，累及灰质；E 为 ADC，是以血管源性脑水肿为主；F、G 为 SWI，示微出血；H 为 MRA 未显示明显异常

【临床表现】

1. 平均发病年龄约 67 岁，小于 CAA 发病年龄（约 76 岁），大于 PACNS 发病年龄（约 45 岁）。发病性别无差异。

2. 常为急性或亚急性起病。

3. 临床症状主要为急性或亚急性进行性加重的认知功能下降。约 76% 的 CAA-I 患者有认知或行为功能的改变，主要包括记忆障碍、注意力缺陷、痴呆、人格和行为的改变；46%患者有局灶性神经系统症状，主要表现为言语障碍、视野缺损、单肢瘫或轻偏瘫、小脑共济失调等；79%患者存在两项或更多的表现：头痛、癫痫、精神症状或行为改变、局灶性神经功能缺损。

4. 影像学表现：CT 平扫几乎所有患者均显示有皮质下广泛低密度病灶，70%为单病灶，通常累及颞叶或额叶；20%为双侧受累。MRI 几乎均有异常，主要表现为：①T_2或 FLAIR 以非对称性的白质高信号改变为特征，白质病变可融合成片，可延伸到皮质下，甚至覆盖皮层灰质，信号特征主要为血管源性水肿表现，其范围大小与症状严重程度相关；②其次为皮质-皮质下微出血或伴大出血，少数仅有大出血；③增强约半数患者软脑膜轻度局灶性强化和（或）脑实质点灶样强化；④约22%造影见大脑前、中动脉或其分支狭窄。

5. 实验室：血沉、C 反应蛋白、血黏度可升高；脑脊液：淋巴细胞有近半数升高，2/3 患者蛋白高，一般在 1g/L 以下，但多无特异性。一些新发现的脑脊液生物学标记物，如 Aβ40、Aβ42、Tau、IL-6、IL-8 和抗 Aβ 自身抗体等，也渐被用于辅助诊断手段。基因检测：APOE-ε4 等位基因可能为 CAA-I 的危险因素，患者携带率高达 80%，而 CAA 中仅为 5%，其过度表达对诊断具有强烈支持意义。

6. 治疗上对激素反应敏感，但长期预后仍不佳。

【诊断标准】

1. 标准 1：Chung 等标准（2011 年）。

（1）很可能的 CAA-I：①急性或亚急性起病（出现症状）。②年龄 40 岁以上。③至少有以下的临床症状之一：头痛、精神症状或行为改变、局灶性神经系统体征、癫痫。④MRI 示片状或弥散的 T_2 或 FLAIR 高信号：a. 通常是不对称的；b. 有或无占位效应；c. 有或无脑膜或脑实质的增强。⑤SWI 证实已存在 CAA：a. 多发的皮质及皮质下出血或微出血；b. 近期或以前存在脑叶出血；c. 无肿瘤、感染或其他原因。

（2）确定的 CAA-I 诊断：符合以上所有条件加上以下病理学证据：①血管周围、透壁或壁内的炎症；②皮质及脑膜受累区血管有淀粉样物质沉积。

在临床上通常认为当患者有：相应的临床表现；MRI 示白质 T_2 高信号；且伴有多发性的皮质或皮质下微出血，就足可诊断本病，而不需要脑活检。

2. 标准 2：Auriel 等据临床及影像提出的"很可能的 CAA-I"修订诊断标准（2016 年）。

（1）年龄≥40 岁。

（2）存在≥1 项以下临床表现：头痛、意识水平下降、行为改变、局灶性神经体征、癫痫（可慢性、急性或亚急性起病）；这些临床表现非直接由急性颅内出血引起。

（3）MRI 显示单发或多发非由既往颅内出血所致白质高信号病灶，范围可延伸至皮质下白质。

（4）存在≥1处皮质或皮质下出血性病灶，包括脑出血、脑微出血、皮质表面铁沉积。

（5）排除肿瘤、感染及其他病因。

临床验证敏感性与特异性分别为82%和100%；患者可应用免疫抑制治疗而避免脑活检。

【鉴别诊断】

单纯淀粉样血管病、淀粉样血管病相关炎症与原发性中枢神经系统血管炎三者在临床表现、影像表现上有诸多相似之处，有时区别困难，尤其在临床诊断的CAA病中可能隐藏有CAA-I，因此在临床上鉴别三者很必要，其主要鉴别点如下（表47-1）。

表47-1 三者鉴别

单纯CAA	CAA-I	PACNS
年龄大（平均年龄约76岁）	平均年龄约67岁，男女均可	平均年龄约45岁，男性多
病程缓慢进展	病程较急	急、慢或隐匿起病
弥漫对称白质病变	认知障碍常见	头痛最常见
反复脑出血多，多位于脑表浅部位，多合并SAH	增强软脑膜强化多见，血管成像多无异常	影像梗死灶多见
对激素治疗有争议，因可加重Aβ在血管沉积	微出血明显，免疫治疗反应较好	血管成像多有异常

【治疗及预后】

免疫抑制治疗有效：最常用的药物是皮质类固醇；对皮质类固醇抵抗者可以考虑环磷酰胺、甲氨蝶呤、麦考酚酸酯等；静脉免疫球蛋白也有一定效果；也可用激素+免疫抑制剂。软脑膜强化否有助于判断预后：有强化者预后较好。

有效者，在治疗后一般1~3周即可有效，首次复查MRI T₂病灶即迅速减少且在随访中无反弹，多能恢复至病前状态。

复发者，病灶始有缩小，后在3个月至8年的复查中又见原病灶扩大，或出现新病灶，免疫抑制剂治疗仍有效，无效者，对治疗无反应或加重。

参考文献

［1］张潇怡，田力，薛维爽，等．脑淀粉样血管病相关炎症研究进展［J］．中华老年心脑血管病杂志，2016，18（11）：1230-1232.

［2］康远程，魏文石．脑淀粉样血管病相关炎症反应的研究进展［J］．中国临床神经科学，2015，23（6）：697-701.

［3］Auriel E, Charidimou A, Gurol ME, et al. Validation of Clinicoradiological Criteria for the Diagnosis of Cerebral Amyloid Angiopathy-Related Inflammation［J］. JAMA Neurol, 2016, 73（2）：197-202.

［4］杜烨，章殷希，丁关萍．脑淀粉样血管病相关炎症的临床研究进展［J］．中华医学杂志，2015，95（25）：2039-2031.

第四十八章　Bickerstaff's 脑干脑炎

Bickerstaff's 脑干脑炎（Bickerstaff's brainstem encephalitis，BBE）是以中枢神经系统损害为主的自身免疫性脱髓鞘疾病，以急性起病的眼肌麻痹、共济失调、意识障碍、腱反射亢进或病理反射阳性为特征的临床综合征，其中以复视、步态不稳或二者同时出现最常见，是属吉兰-巴雷综合征的特殊变异型。

【病因及发病机制】

目前尚不完全清楚，主要有两种学说。

1. 病毒或细菌感染学说：患者病前常有上呼吸道感染、发热、头痛或肠道感染腹泻等症状，主要感染源为幽门弯曲杆菌、流感嗜血杆菌、单疱病毒、水痘带状疱疹病毒、巨细胞病毒、E-B 病毒、支原体肺炎等。但确诊的前驱感染源只有空肠弯曲菌。病原体可能直接侵犯脑干，曾报道 CSF 中分离出疱疹病毒，用间接免疫荧光法检查发现脑干神经胶质细胞内有疱疹病毒抗原，尸检电子显微镜观察发现脑干内有疱疹颗粒，可见神经元被噬现象，胶质增生和瘢痕形成，严重者可见大片状脱髓鞘及轴索破坏等改变。

2. 免疫学说：主要是由幽门弯曲菌、流感嗜血杆菌等微生物感染，微生物的脂多糖和周围神经的神经节苷脂具有类似的分子结构，感染后通过分子模拟机制诱发人体产生抗神经节苷脂 GMI 抗体和 GQ1b 抗体，随后 GQ1b 抗体与动眼神经、滑车神经、外展神经、肢体的肌梭和脑干的 GQ1b 抗原结合发生自身免疫性反应，从而导致中枢神经系统和周围神经系统病变。

【BBE 临床表现】

BBE 临床表现多种多样，如眼球运动障碍、视物成双、瞳孔扩大、光反射迟钝、面瘫（中枢性或周围性）、吞咽困难或构音障碍、肢体运动障碍（痉挛性或迟缓性或混合型）、感觉障碍、共济失调、二便障碍、意识障碍（嗜睡或昏迷）等。其核心症状是眼肌麻痹、共济失调、意识障碍及肢体运动障碍。据国外一项报道各种症状发生率约为：存在前驱感染史者占 92%，有意识障碍者占 74%，以复视为首发症状的患者占 52%，双侧面瘫占 45%，病理征阳性占 40%，步态异常者占 35%，瞳孔异常及延髓性麻痹占 34%，血清抗 GQ1b 抗体阳性率为 66%，MRI 脑干信号异常占 33%。在另一项 62 例 BBE 患者的研究显示，除表现有意识障碍、锥体束征阳性、脑干异常信号、EEG 异常等提示中枢神经系统病变外，还存在肢体远端感觉、腱反射减退或消失、运动传导速度异常等周围神经系统病变表现。

1. 脑神经麻痹：免疫组化研究显示人类第Ⅲ、Ⅳ、Ⅵ、Ⅶ、Ⅷ、Ⅺ、Ⅹ对脑神经颅外段的髓鞘部分及神经-肌肉接头（NMJ）处存在 GQ1b 的高表达。患者感染携带有 GQ1b 抗原表位的病原微生物后产生抗 GQ1b 抗体，攻击表达 GQ1b 的脑神经及神经-肌肉接头，从而产生眼外肌麻痹、上睑下垂、听力下降和延髓麻痹等症状。

2. 共济失调：可能与包括肌梭、1a 类肌肉传入神经纤维和脊髓背根神经节 GQ1b、GD1b 的高表达有关，选择性累及周围神经传入的 1a 纤维，或是由于肌梭的本体感觉冲动的传入冲动与关节的运动感觉冲动分离造成。导致周围神经损害、肢体无力及深感觉损害的感觉性共济失调，这也可能是腱反射消失迟缓性瘫的责任病灶所在。另外深层小脑核、脑干灰质也存在有抗 GQ1b 抗体，故共济失调也不排除小脑、脑干等中枢因素。

3. 脑干损害症状：BBE 患者的意识障碍与血液中的抗 GQ1b 抗体等更易通过 BBB（如延髓后部等）到达脑干，侵犯脑干网状激活系统引起意识障碍；也可累及侧脑室、大脑白质、基底节等导致锥体束损害等。

BBE 之所以能有以上多种症状，与幽门弯曲杆菌具有基因多态性有关，携带有不同基因型的幽门弯曲杆菌可以表达不同的脂寡聚糖在其细胞表面，受感染后可诱导产生不同的抗体，抗体作用于神经系统不同的部位，就表现出不同的临床表现。多年来的研究已经证明，BBE、MFS（Miller-Fisher syndrome）、Fisher 综合征（Fisher syndrome，FS）、急性眼肌麻痹均系吉兰-巴雷综合征（Guillain-Barre syndrome，GBS）的变异型，它们在临床表型上常有交叉重叠，临床主要表现为累及周围和（或）中枢神经系统。Bickerstaff's 脑干脑炎的核心症状是意识障碍和眼外肌麻痹，部分存在腱反射减弱或消失。神经电生理显示周围神经轴突变性。核心症状归因于中枢神经系统损害为主，可合并周围神经损害。Miller Fisher 综合征的核心症状是眼外肌麻痹和共济失调，仅部分患者存在嗜睡。吉兰-巴雷综合征可有单纯脑神经受累，也可有多发性神经炎伴意识障碍。急性眼肌麻痹为 4 周内出现进行性、相对对称的眼肌麻痹，无共济失调或肢体无力。其核心症状均归因于周围神经损害为主，伴或不伴中枢神经系统损害。尽管有以中枢或周围损害为主之分，但在临床上有时因症状的交互重叠存在，却也实在难分。在一项关于 MFS 和 BBE 的大宗研究中显示，复视、共济失调或两者同时出现为两者常见首发症状，所有患者表现有眼外肌麻痹和共济失调，且上睑下垂、眼内肌麻痹、延髓麻痹、面瘫、轻度肢体无力、浅表感觉减退等症状的发生率也相似。多认为具有周围神经损害的 BBE 和具有中枢神经损害的 MFS 从临床表型上难以截然分开，二者呈叠加存在。在血清检查中有 68%~83% 的患者能检测到 GQ1b-IgG 抗体。因此从免疫学上看，这些疾病可能是一个自身免疫性连续性同一疾病谱，故 2001 年 Odaka 首次将其命名为抗 GQ1b 抗体综合征，目前在临床上多采用这一名称来命名这组疾病。

【辅助检查】

1. 血清抗体：在 MFS 和 BBE 患者中，约 2/3 以上患者血清中检测出抗 GQ1b-IgG 抗体阳性，部分患者还可能检测出抗 GM1、GD1a-IgG 抗体。但也有患者虽经抗神经节苷脂全套抗体检测结果均为阴性，原因可能与前述感染病原不同有关，由幽门弯曲菌感染者神经节苷脂抗体阳性者多。因此抗体检测不能作为临床诊断的唯一标准，而临床特点是最为重要的诊断依据。

2. 脑脊液：细胞数可增高或正常，在前 4 周 1/3 患者细胞数增加，多数蛋白升高。

3. 73% 脑电图存在异常，可见弥漫性慢波，或低波幅 δ、θ 活动。可能与中脑、脑桥上部网状结构受损有关。

4. 肌电图可呈神经源性损害：常见神经传导速度下降，F 波和 H 反射消失，波幅下降。44% 运动 NCV 不正常，50% 呈轴索损害，8% 呈脱髓鞘损害。

5. 出现中枢神经系统受累的 BBE 患者，头颅 MRI 检查是必要的：①可正常；②约在 30% 显示 T_2 高信号或长 T_1、长 T_2 信号异常；③病变主要分布在脑干（桥脑为主，次为延髓及中脑），也可见于小脑、丘脑、大脑白质、侧脑室、壳核及胼胝体等；④病变形态桥脑者为斑片状或近似对称的融合成大片状，少部分患者病灶内可见点状液化坏死病变，表现为长 T_1、长 T_2 信号区域内有局限性更长 T_1，更长 T_2 信号改变；⑤中脑者多在被盖区，甚至有认为中脑顶盖、被盖部受累是 BBE 的特征；⑥增强扫描较少强化（早期可有少许强化，多持续数天）；⑦在临床过程中病灶可迁移或消失；⑧病变在几个月以后经常消失；⑨ MRA 一般无异常；⑩MRI 无任何异常患者行 PEI 检查可显示脑干及小脑受侵；部分 MRI 未见异常的患者死亡后，尸检发现脑干的血管周围有炎细胞浸润和胶质细胞增生，小脑齿状核变性。

【BBE 诊断】

2001 年 Odaka 等提出严格的、纯临床 BBE 的诊断标准。

1. 必须条件：4 周内出现进行性、相对对称的眼肌麻痹、共济失调和意识障碍或锥体束征阳性（反射活跃或病理征），肢体肌力>4 级。

2. 支持诊断：①发病前 4 周内有感染史；②脑脊液蛋白细胞分离；③血清 GQ1b 抗体阳性。

3. 需排除以下情况：脱髓鞘病、脑血管病、Wemicke 脑病、脑干肿瘤、垂体瘤卒中、神经白塞病、血管炎、重症肌无力和恶性淋巴瘤等。

有对于 Odaka 的严格条件，提出补充条件：如果不完全具备其临床标准：①存在有位于脑干 MRI T_2 显示典型的高信号病变者，可确诊 BBE；②存在有抗 GQ1b 抗体高滴度可支持 BBE 诊断；③临床症状有好的恢复可有助于 BBE 诊断。

总之，目前 BBE 无明确统、统一诊断标准，可参考以下综合条件考虑。

1. 可于任何年龄、性别起病，儿童及青壮年多见。

2. 发病前 4 周内有呼吸道或肠道感染前驱病史，表现为全身倦怠、肌肉酸痛、低热、头痛、腹泻等。少有报道存在妊娠、外伤或手术史者。

3. 多为急性起病，进行性发展：4 周内出现进行性、相对对称性的眼外肌麻痹和共济失调、意识障碍或锥体束征阳性（反射活跃或病理征）。眼肌麻痹几乎见于全部（眼内肌或眼外肌，半数有眼内肌麻痹）。

4. 小脑性共济失调、步态不稳、眼震也是主要表现之一，不仅早期出现，且在病程中 100% 出现。

5. 其他脑神经麻痹：如面神经、三叉神经、瞳孔散大、光反射迟钝、延髓性麻痹（约占 1/3）、前庭神经（眩晕）。

6. 大多数患者有意识障碍（嗜睡或昏迷）、霍纳征。系涉及网状激活系统。

7. 同时伴有中枢性或周围性肢体运动障碍：约半数腱反射亢进，约 1/3 以上患者 Babinski 征阳性；约半数减弱或消失，为迟缓性瘫；也可正常；感觉障碍（浅或深降低或消失）。无脑膜刺激征。

8. 脑脊液开始可正常，4 周内出现蛋白增高，轻度细胞增多，约 1/4 呈蛋白细胞分离现象，阳性可为支持条件。

9. 血清抗 GQ1b 抗体在疾病开始时达高峰，后随病程下降，阳性率约占 68%，阳性可为支持条件。

10. 近 2/3 患者头 MRI 可有异常。

11. 病程：进展期为 1~8 周，最严重阶段为 5 天至 4 周，重症者可发展为呼吸衰竭，甚至约 1/3 需用呼吸机，恢复期可长达 3~18 个月。通常是单时相，但也有缓解–复发报道。

Bickerstaff 将本病分为四期：先兆期 1~3 周，主要表现为上感症状、全身不适、肌痛、低热、嗜睡和轻度头痛等；进展期 1~8 周，平均 2 周，脑干损害症状出现，病情进行性加重，脑干病变向上下扩展；高峰期 5 天至 4 周，脑干损害严重，多数脑神经受损及出现长束征、共济失调等，恢复期脑干损害体征大多数在 2~3 周内渐改善，后渐恢复，在恢复后期可出现锥体外系等症状。

12. 预后通常较好，但可有后遗症（仅约 13% 完全恢复），大多数后遗复视和（或）轻度步态障碍，或发展为典型的帕金森，致命者<5%。

【治疗】

目前尚无特异性治疗。

1. BBE 的治疗方法。血浆置换和静脉滴注免疫球蛋白治疗可能有效，也可考虑联合应用免疫球蛋白和皮质类固醇。据报道大剂量短疗程静脉滴注治疗已证实有效，主张应尽早实施。对于激素应用尚有争议，国内外有许多资料显示无论是口服或静脉使用均不能改善患者病情进展，亦不能缩短患者的病程，但若经济上难以承受丙球的高额费用，也可选择使用。

2. 利妥昔单抗治疗病情严重且传统治疗方法无效的 BBE 患者疗效较好。

3. 近年研究发现，血浆置换治疗抗 GQ1b 抗体阳性的 BBE 疗效显著，可以缩短患者疗程和减轻疾病程度，常见不良反应为血液传播疾病。

4. 免疫抑制剂：对于激素效果差的患者，有学者主张用环磷酰胺治疗，但其细胞毒性大，一般不作为首选药。

5. 其他疗法：包括高压氧、针灸、吸氧、双相正压通气（BIPAP）呼吸机或气管插管机械辅助通气及支持对症治疗等，据病情可选择应用。

BBE 一般为单相病程，复发罕见，多数患者预后良好。

【病例举例】

病例 1：患者，女，12 岁，10 天前感冒发烧 1 天，体温 37.8℃。1 周前出现双下肢无力感，走路摇晃不稳，有时跌倒，在当地医院住院，血沉 2mm/h，血钾 3.61mmol/L，血钠 134mmol/L，肌酶正常，做头部 CT 未见异常，腰穿：压力 150mmH$_2$O，白细胞 2×10^6/L，蛋白 0.1g/L，糖 2.9mmol/L，氯化物 131mmol/L，肌电图示双侧胫神经 H 反射轻度异常。用免疫球蛋白治疗 1 天，出现嗜睡、频繁呕吐、左下肢肢体无力加重，并感轻度呼吸困难转入本院（图 48-1）。

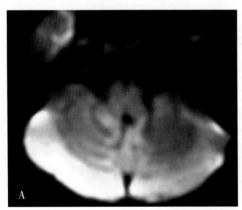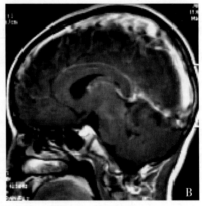

图 48-1　Bickerstaff's 脑干脑炎（病例 1）

A 示 DWI 可疑双侧小脑下脚高信号；B 示 T$_1$ 增强示中脑、桥脑轻度强化

入院体格检查：T、P、R、BP 正常，神清，精神差，检查中呕吐 1 次。双眼向上凝视差，余各方运动正常，无复视及眼震，瞳孔大小及光反射正常，左侧轻度周围性面瘫。四肢肌张力低，肌力上肢正常，下肢 V0-，腱反射双上肢及左下肢引不出，右膝反射偶可引出，双侧巴氏征（+），左侧著。双侧肘、膝以下痛觉减退，深感觉正常。走路摇晃不稳，转弯更困难，昂白氏征（+），指鼻试验

尚可，双侧跟膝胫不准，左侧著。脑膜刺激征（-）。脑脊液：蛋白 0.11g/L，细胞数 $4×10^6$/L，糖、氯化物、腺苷脱氢酶及乳酸脱氢酶均正常。病毒抗体检测无异常。住院治疗 1 周后出院双侧周围性面瘫，余症状无改变。血清 GQ1b 抗 IgG、IgM 型抗体均阳性。临床特点：病前有感冒发烧史；急性起病；双眼向上凝视受限；双侧周围性面瘫；嗜睡、呕吐；共济失调；四肢呈弛缓性麻痹及末梢型感觉障碍；双侧巴氏征阳性；中脑及桥脑信号异常；GQ1b-IgG、IgM 均阳性。

　　病例 2：患者，女，49 岁，9 个月前无诱因出现视物模糊、烦躁、失眠，眼科检查无异常，治疗无效。2 个月前出现头晕、视物飘动、走路摇晃不稳、左侧周围性面瘫、咀嚼无力，CT 检查无异常，按脑缺血治疗无效。1 个半月前出现复视、呕吐、偶有进食发呛、大便困难、小便潴留，头部 MRI 检查发现桥脑病变，用激素冲击治疗并继后口服激素维持，症状稍有好转。半个月前视物模糊加重、出汗多、发作性不能控制地发笑及短暂意识不清转入本院（图 48-2）。

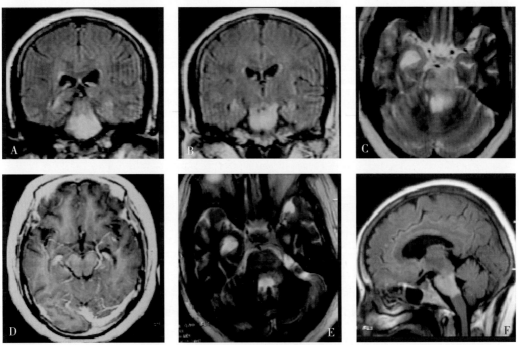

图 48-2　Bickerstaff's 脑干脑炎（病例 2）

A、B 为 2013 年 9 月 13 日 MRI FLAIR，示双侧丘脑高信号病变，涉及左侧中脑，可疑双侧丘脑受累；C 为 9 月 30 日 T_2，示病变位于桥脑，信号不均，累及双侧桥小脑脚；D 为 10 月 4 日增强扫描，双侧大脑脚强化；E、F 为 10 月 19 日 T_2 及 FLAIR，病灶仍清楚显示。

体格检查：神清，反应迟钝，构音欠清，双眼视力眼前40cm左右可辨指数，双眼水平运动不能，上下运动明显受限，调节反射存在，头眼转动反射正常，双瞳孔等大，光反射正常。左侧周围性面瘫、三叉神经感觉运动麻痹及舌下神经麻痹，进食不呛，面部出汗正常。右侧肌力稍差，肌张力低，腱反射稍活跃，双侧巴氏征可疑阳性。深浅感觉正常。指鼻试验尚可，跟膝胫欠准，昂白氏征阳性，走路摇摆不稳，不能单独行走。脑脊液：细胞数0，蛋白0.3g/L，免疫检测：寡克隆区带阴性；IgG 4.9mg/dL（正常值1~4），QALB（白蛋白）6.5（<5.0，轻度增高，提示BBB轻度破坏）。血清神经节苷脂抗体谱检测结果：IgG型抗GM2抗体、IgM型抗GM1抗体弱阳性。

参考文献

[1] Nobuhiro Yuki, Nortina Shahrizaila. How do we identify infectious agents that trigger Guillain-Barré syndrome, Fisher syndrome and Bickerstaff brainstem encephalitis? [J]. Journal of Neurological Science, 2011, 302: 1-5.

[2] R. R. Mondejar, J. M. G. Santos, E. F. Villalba. MRI findings in a remitting-relapsing case of Bickerstaff encephalitis [J]. Neuroradiology, 2002, 44: 411-414.

[3] Masaaki Odaka, Nobuhiro Yuki, et al. Bickerstaff's brainstem encephalitis: clinical features of 62 cases and a subgroup associated with Guillain - Barre'syndrome [J]. Brain, 2003, 126 (10): 2279-2290.

[4] 刘峥, 董会卿, 贾建平. 复发性Fisher-Bickerstaff综合征2例临床分析 [J]. 脑与神经疾病杂志, 2012, 20 (5): 332-337.

[5] 崔海龙, 殷宇慧, 郝洪军, 等. 血清抗GQ1b抗体相关疾病谱分析 [D]. 北京大学第一医院神经内科, 2009年第十二届全国神经病学学术会议论文集.

[6] 乔雷, 陈琳, 吴爱国, 等. 复发性急性眼肌麻痹的抗GQ1b抗体综合征一例[J]. 中华神经科杂志, 2010, 43 (6): 411.

[7] 王晓丽, 戴亚美, 王晶心. Bickerstaff脑干脑炎与Miller - Fisher综合征的鉴别诊断 [J]. 黑龙江医学, 2009, 33 (11): 829-831.

[8] 郝红琳, 李晓光, 郭玉璞. 抗神经节苷脂抗体与免疫介导的神经疾病 [J]. 中国临床康复, 2006, 10 (26): 142-124.

第四十九章　新型隐球菌脑膜炎

【病例介绍】

患者，男，35岁，以"发热、咳嗽半个月"为主诉入院。半个月前受凉出现低热，体温达37.5℃，咳嗽，咽痛，门诊静滴"左氧氟沙星注射液"5天（0.6g，每日1次），效果欠佳，后以发热待查收住全科医学科。30年前因"右侧腹股沟疝"行手术治疗；甲肝病史20年，已治愈；前列腺炎病史4年；胃溃疡病病史3个月；无结核病等其他异常。体格检查：T 37.3℃，BP 120/90mmHg，神清，精神差，扶入病房，体格检查合作。咽充血，颈无抵抗。双肺呼吸音粗及散在干啰音。心率106次/分，律齐。余无异常。血常规（2017年6月21日）：白细胞计数$13.47×10^9$/L，中性粒细胞79.7%。胸部CT平扫：右肺下叶炎症及局限性胸膜增厚，肝功、肾功、甲状腺、颈及腹部彩超、电解质、凝血六项均无明显异常，病毒全项无异常，真菌D葡聚糖检测阴性，结核TB-IGRA检测阴性，血培养无细菌生长，安卡试验、抗核抗体检查无明显异常。给予"美罗培南"抗感染及清热解毒治疗，仍发热，咳嗽。经神经科会诊发现脑膜刺激征阳性，考虑"脑膜炎"转入神经内科。询问病史：诉有间断性头晕及复视。体格检查：T 38℃，神清，精神差，反应迟钝，记忆力差。脑神经（−），四肢张力、肌力、腱反射正常，颈韧，抵抗，克氏征阳性，布氏征阳性，双侧巴氏征阳性。血中性粒细胞87.30%，血沉：28mm/h，肿瘤标志物、感染五项、降钙素原、真菌D葡聚糖、甲状腺功能、肿瘤标志物、结核TB-IGRA等无异常。第1次腰穿脑脊液压力：370mmH$_2$O，白细胞：$23×10^6$/L，总蛋白797.1mg/L，糖及氯化物正常，墨汁染色：未见新型隐球菌，脑脊液腺苷脱氨酶3u/L，抗酸染色涂片：未发现抗酸杆菌；病毒全项无异常；脑脊液寡克隆区带阳性。诊断为中枢神经系统感染：病毒性结核性，给予降颅压、抗病毒及对症治疗。间断复视消失，头晕症状好转，仍有低热。1周后第2次复查腰穿：压力：270mmH$_2$O，脑脊液白细胞：$31×10^6$/L，脑脊液总蛋白：390.9mg/L，糖及氯化物正常，脑脊液腺苷脱氨酶2u/L，脑脊液墨汁染色：未见新型隐球菌，抗酸染色涂片：未发现抗酸杆菌。病毒全项无异常。第11天第3次腰穿：压力：250mmH$_2$O，脑脊液白细胞：$20×10^6$/L，脑脊液总蛋白：277.0mg/L，脑脊液葡萄糖：1.71mmol/L，脑脊液氯：114.9mol/L，脑脊液腺苷脱氨酶3u/L。同时行脑脊液水通道蛋白4、抗神经元抗原谱等检查示阴性。认为临床症状不明显，脑脊液压力下降，但考虑到仍有低热，在原治疗基础上加用泼尼松龙500mg/日静脉滴注1次观察，共用3天改用小剂量口服。其后患者反应渐显迟钝，又不时出现复视，除继续加强脱水治疗外，加用丙种球蛋白治疗，但意识障碍渐加重，并出现烦躁不安。第23天第4次腰穿：压力：>400mmH$_2$O，脑脊液白细胞：25×10^6/L，脑脊液总蛋白：778.6mg/L，脑脊液葡萄糖：1.23mmol/L，脑脊液氯：119.1mol/L，脑脊液腺苷脱氨酶3u/L。脑脊液墨汁染色：可见新型隐球菌。隐球菌荚膜抗原血液、脑脊液均阳性。追问病史患者邻居养鸽。至此，确诊为隐球菌脑膜脑炎。除降颅压、支持等治疗外，给予两性霉素B治疗3周，患者症状好转，出院转入当地医院继续抗真菌治疗。（图49-1）

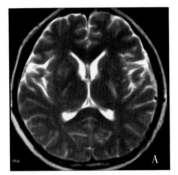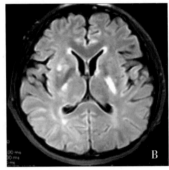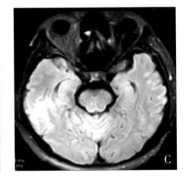

图 49-1　隐球菌脑膜脑炎

2017年7月10日MRI：A、B为T$_2$、FLAIR，显示双侧基底节区见点状及条状高信号影；C为DWI示右侧颞叶不规则片状高信号

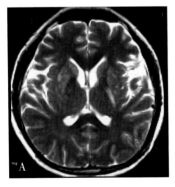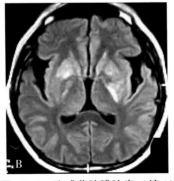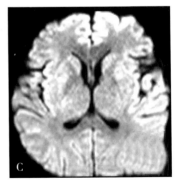

图 49-1　隐球菌脑膜脑炎（续1）

2017年7月16日MRI：A、B为T$_2$、FLAIR，显示双侧基底节区见点状及条状高信号影比前明显，范围增大双侧纹状体区显示多发类筛孔样点状高信号影；C为DWI呈稍高信号，颞叶病灶未显示

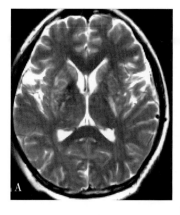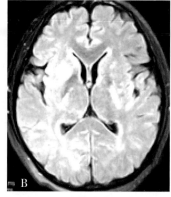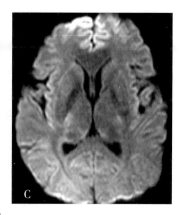

图 49-1　隐球菌脑膜脑炎（续 2）

2017 年 7 月 27 日 MRI：A、B 为 T_2、FLAIR，显示双侧基底节区见点状及条状高信号影比前明显，范围更大，点状病灶部分融合呈小片状；C 为 DWI 部分病灶呈高信号，颞叶病灶未显示

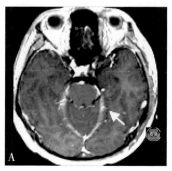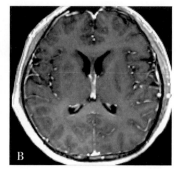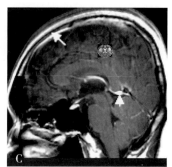

图 49-1　隐球菌脑膜脑炎（续 3）

增强扫描可疑小脑幕、环池及脑膜强化

一、新型隐球菌脑膜脑炎

【诊断依据】

新型隐球菌通常是条件致病菌，在免疫功能低下者或与鸽类等及其他污染物长期接触者易患病，近年来，随着抗菌药物、糖皮质激素、免疫抑制剂等药物在临床上广泛应用，发病率越来越高，任何器官均可被感染，其中以中枢神经系统受侵最多，约占隐球菌感染的 80%。中枢神经系统新型隐球菌感染可表现为脑膜炎型、脑膜脑炎型、肉芽肿型、囊肿型，其中以脑膜炎及脑膜脑炎最常见，诊断主要依据临床表现、实验室检查及影像学表现。

【临床表现】

1. 可发生在任何年龄，但以成人多见。

2. 常见于机体免疫力下降者或病前应用激素、免疫抑制剂者；但免疫功能正常者也非少见，有报道在中枢神经系统隐球菌感染患者中 30% 患者并无明确基础疾病，超过60%患者无明确的鸽子等鸟类接触史，国内50%～77%隐球菌性脑膜炎患者为免疫功能正常者。

3. 上呼吸道感染症状：可见于2/3患者，表现为发热、咳嗽、乏力等。发热多不规则，以体温在37.5～38℃多见，少数可为高热。

4. 多以亚急性、慢性起病（90.1%）；病情进展较慢，病程长。尤其是HIV阴性的健康人群感染隐球菌的临床过程平缓渐进，发热表现可能更不明显，因此容易延误诊治。

5. 颅压高症状明显，表现为头痛（99.5%）、呕吐（85%）、视乳头水肿、眼底静脉怒张甚至视网膜出血、复视、视力降低和失明等。

6. 脑膜刺激征多阳性。

7. 神经精神症状：相对少见，脑神经受损及锥体束受损病征相对少，在脑神经损害中外展神经、面神经、听神经为主；少数患者可有锥体束受损，出现局灶体征，如偏瘫、巴宾斯基征阳性、共济失调、癫痫发作等；部分患者可有精神症状，如意识障碍、表情淡漠、易激动、谵妄等。当出现神经精神症状时，除考虑脑实质受损及肉芽肿病变外，还应考虑可能与脑血管闭塞、脑梗死或其他炎症同存。

【辅助检查】

1. 脑脊液常规生化检查：明显的"三高一低"，即压力增高（>200mmH$_2$O），以淋巴细胞增高为主的细胞数增高为（10～500）×10^6/L，蛋白含量增高，糖含量降低，但其改变无特异性。

2. 脑脊液微生物学检查：脑脊液涂片墨汁染色（India-ink染色）可见带有荚膜的新型隐球菌，是诊断的"金标准"，但阳性率相对较低，为30%～50%，应反复多次检查。脑脊液细胞学瑞吉染色法，较直接涂片墨汁染色法及离心涂片墨汁染色法敏感，阳性率可达88%，也可行脑脊液真菌培养检查。

3. 免疫学检查：目前认为荚膜抗原检测是诊断隐球菌感染的最可靠的方法，乳胶凝集试验以检测血清、脑脊液标本中的隐球菌荚膜多糖抗原，其敏感性和特异性均高于墨汁染色和真菌培养，99%中枢神经系统隐球菌感染者为阳性。侧流免疫层析法（LFA），因其简单、快速是目前国内临床上最常用的方法，又称"金标法""胶体金免疫层析法"，可用于定性、半定量检测血清、脑脊液、中段尿中隐球菌荚膜多糖抗原，检测血液标本敏感性可达100%，检测尿液标本的敏感性也可达70.7%～92%。

【影像学检查】

1. 胸部X线片：多数患者可见类肺结核样病灶或肺炎样改变，少数表现为肺不张、胸膜增厚或占位影像。

2. 影像学表现：MRI检查比CT更敏感。其表现可概括为：病灶主要侵犯尾状核、豆状核、基底核区及半卵圆中心，也可侵及皮质下区、胼胝体、桥脑、小脑等。病灶表现为：①点状、圆形或类圆形异常信号，T$_1$呈等或低信号，T$_2$、FLAIR呈高信号，直径≤3mm，类似血管周围间隙扩大或小腔梗；②多位于基底节区的多发小圆形或卵圆形类肥皂泡样病变，为小的胶样假性囊肿，T_1 低信号，T_2 高信号，DWI 呈低或高信号，无占位效应；③大的胶性假性囊肿呈肉芽肿样，其内充满隐球菌，这种囊肿可能是隐球菌沿周围血管间隙生长，导致血管周围间隙扩大；或是隐球菌围绕在血管周围引起脑动脉内膜炎症，致管腔狭窄、血栓形成、局灶性脑软化；④增强扫描病灶可有强化及位于大脑表面、脑沟、小脑幕、环池、小脑背面、脑底部的脑膜强化；⑤部分患者可见脑积水，多是由于炎性渗出导致蛛网膜颗粒阻塞所致（图49-2）。

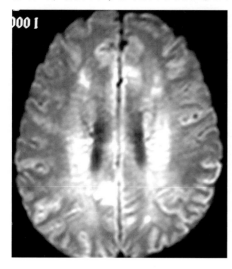

图 49-2　隐球菌脑膜炎影像表现

男，45岁，以头痛、发热起病，反复脑脊液检查均见大量真菌。MRI 显示脑室旁、豆状核区血管周围间隙增大，呈垂直于脑室的条状影，另可见斑点状及小囊肿高信号，不排除伴有小血管炎引发小腔隙性梗死，脑室周围间质性水肿

二、上述患者特点

1. 患者为壮年，有受鸽粪污染机会。

2. 慢性起病，顽固性低热，多种治疗无效。

3. 肺部 CT 平扫显示右下肺炎症及局限性胸膜增厚。

4. 病程中曾有显著颅高压症状，表现为间断性复视，脱水治疗有效。

5. 脑膜刺激征阳性。

6. 影像学显示有典型隐球菌脑膜脑炎表现，如双侧基底节区尤其在双侧壳核区及其附近显示血管周围间隙扩大、胶原假性囊肿等。

7. 随着病程进展，多次腰穿出现典型三高一低：脑脊液压力高、蛋白高、细胞数高、血糖低。

按上述情况应考虑到隐球菌脑膜脑炎，特别已发现在其他脑膜炎中相对少见的颅高压假性眼肌麻痹，影像学难以用其他脑膜脑炎解释的表现，但未予以重视和深究，致使在第4次腰穿发现隐球菌才确诊。

三、患者误诊原因

1. 目前对中枢神经系统感染诊断较易，但定性诊断困难，尤其对结核性、霉菌性感染鉴别难。这些病的确诊主要靠在脑脊液中发现病原体，但阳性率低。笔者曾见 1 例患者虽多次腰穿检查，但直到最后患者已双目失明时才发现病原因；另与检查方法、检查者的水平等有关，通常以离心沉淀制片阳性率高；有脑积水者若取侧脑脊液阳性率高；三应反复查；四应多方检查，如乳胶凝集试验、酶联免疫吸附试验等，以助早诊断。

2. 对隐球菌感染的警惕性不高、认识水平低。一是相对少见，不重视，警惕性差，常易诊为病脑或结脑；二是隐脑患者虽以免疫功能低下者多，但我国隐脑患者在免疫功能正常者中发病率也较高，常忽视了这一点；三是认识水平低，对其慢性起病、病程长、颅压高明显、脑脊液细胞数多数相对较低、影像表现的特殊性等认识不足；四是对临床重视不够，鸽粪感染的病史是在最后追问中获取，隐球菌感染患者颅压高几乎均有眼底水肿，但病程中从未检查过，忽略这一重要体征，这也是目前临床工作者多重视影像，少重视体征的通病。

3. 缺乏对患者综合分析，患者在治疗过程中，经抗病毒及降颅压等治疗，满足于脑脊液压力有下降、蛋白有降低、假性眼肌麻痹消失、临床症状较稳定等，而未注意病情迁延不愈、影像的进行性加重、病史中的隐球菌感染概率等。后者曾一度考虑有无结脑可能，但因考虑到疗程长、不良反应大，暂未应用，而未考虑隐球菌感染的可能（表 49-1）。

幸在病程中行多次腰穿检查，在住院第 23 天得以确诊并进行有效治疗，使患者症状明显好转出院。

表 49-1　隐球菌脑膜脑炎与结核性脑膜脑炎的鉴别

	结核性	新型隐球菌
临床症状	1. 儿童、青少年多	1. 青壮年多
	2. 多有发热且发热较高	2. 中低度发热多见或不发热
	3. 急性或亚急性起病，病程相对较短	3. 起病迁延，病程长，因多为亚急性或慢性起病
	4. Horner 征及腱反射减弱或消失多，脑神经麻痹多，与病变多累及颈神经前根的交感神经和脊膜脊神经有关	4. 颅压高明显，头痛呕吐重，视乳头水肿伴出血多，展神经麻痹多为双侧，小脑发作多（即颅高压危象）
	5. 可合并肺、骨关节结核	5. 可合并免疫功能低下
	6. 病死率较低，一般为 7.3%～21.6%，晚期治疗病死率为 42.3%，存活者后遗症多	6. 病死率高，与新型隐球菌能在细胞内存活和复制有关，20 世纪 70 年代前国内病死率为 87.8%，20 世纪 90 年代病死率为 50%

结核性	新型隐球菌
影像学 1. 脑膜炎：以视交叉池、脚间池、环池、外侧裂池、室管膜、脉络膜丛为主的结节状强化 2. 脑梗死：TB 性血管炎易导致腔隙性脑梗死，在丘脑、丘脑尾核等处有不对称、边清、直径约 1mm 低密度影，T_2W 为高信号 3. 脑膜炎性改变明显、广泛脑积水较多见且以中重度积水多见，侧脑室及第三脑室均扩张，此与纤维蛋白大量渗出造成脑与脊髓广泛蛛网膜粘连、CBF 回吸收障碍有关 4. 影像学改变出现较早，脑积水在发病后 15 天即可出现	1. 脑膜炎：以大脑凸面、胼胝体沟、环池、四叠体池、脑桥腹侧、小脑半球背侧等处为主的脑膜强化 2. 血管周隙（VRS）扩张或呈胶状假囊：新型隐球菌主要沿 VRS 繁殖、蓄积，故在基底核、丘脑、中脑、脑干或小脑等部位形成多数肥皂泡样胶状假囊，T_1 在深穿支分布区的脑白质（壳核、内囊或中脑被盖部等处）呈较对称分布的斑点状边缘模糊的非强化略低信号，T_2 呈高信号。当 VRS 扩张>3mm 或隐球菌聚集成团>5mm 的胶状假囊时，CT 上为较对称分布、边缘模糊、非强化略低密度影，MRI T_1W 为略低或等信号，T_2W 为高信号，周围无水肿 3. 随病程延长多数小病灶融合及炎性反应活跃时，病灶强化逐渐明显，呈现类似脑脓肿或肉芽肿改变，CT 上呈边缘不清不规则片状低密度影，增强后呈结节性强化的混杂密度 4. 脑肿胀：脑室略小、脑回增宽或轻度脑积水影像学改变出现晚，1 个月内多无异常
脑脊液及生化 1. 白细胞及蛋白升高相对明显 2. 氯化物降低较明显 3. CSF 结核杆菌 PCR 阳性率 85%，结核抗体阳性率 80%，二者均阳性意义更大	1. 颅压高明显 2. 以糖降低明显，≤1mmol/L 多 3. 病原检出率高

四、治疗

　　主要是治疗原发病、抗真菌、对症及增强免疫力治疗。抗真菌药主要有大环多烯类（包括两性霉素 B 及其新型制剂）、三唑类及其衍生物（以氟康唑及伊曲康唑为代表）、核苷类（以 5-氟胞嘧啶为代表）、丙烯类（以萘替芬、特比萘芬为代表）。两性霉素 B 可直接作用于细胞壁，引起细胞氧化损伤导致隐球菌死亡；氟胞嘧啶则通过干扰隐球菌 DNA 及蛋白质的合成抑制隐球菌生长；大剂量的氟康唑对隐球菌具有抗菌活性，具有易透过血脑屏障，口服吸收率高，脑脊液浓度高，不良反应小等优点。可采用单药或联合治疗，后者可减少单药治疗不良反应，延缓耐药产生，为众多学者推荐。据报道联合治疗方案有：两性霉素 B+5-氟胞嘧啶、两性霉素 B+氟康唑、两性霉素 B+

5-氟胞嘧啶+氟康唑，其中国内外最认可的方案为两性霉素 B+5-氟胞嘧啶，但应警惕二者的不良反应，如肾毒性、贫血、中性粒细胞减少，也有报道两性霉素 B 联合大剂量氟康唑治疗与经典两性霉素 B 联合氟胞嘧啶治疗比较，两者的生存率差异无统计学意义，在治疗隐球菌脑膜炎中，这两种方案均可作为首选（表 49-2、表 49-3）。

表 49-2　新型隐球菌联合治疗方案

	国内专家共识	美国感染病学会（2010 年方案）
诱导期	两性霉素 B 0.5~1mg/（kg·d）+氟胞嘧啶 100mg/（kg·d），至少 8 周	两性霉素 B 0.7~1mg/（kg·d）+氟胞嘧啶 100mg/（kg·d），至少 4 周
巩固期	氟康唑 200~400mg/d，至少 12 周，或伊曲康唑 200~400mg/d，至少 12 周	氟康唑 200~400mg/d，疗程 8 周
维持期		氟康唑 200mg/d，6~12 个月

表 49-3　2018 年国内专家共识提出的隐球菌性脑膜炎抗真菌药物治疗方案

患者及病程	首选	次选	疗程
非艾滋病患者诱导期	两性霉素 B 0.5~0.7mg/（kg·d）+氟胞嘧啶 100mg/（kg·d）	两性霉素 B 0.5~0.7mg/（kg·d）+氟康唑 400mg/天 两性霉素 B 0.5~0.7mg/（kg·d）氟康唑 600~800mg/天±氟胞嘧啶 100mg/（kg·d） 伊曲康唑注射液（第 1~2 天负荷剂量 200mg 每 12 小时 1 次，第 3 天开始 200mg 每日 1 次±氟胞嘧啶 100mg/（kg·d） 伏立康唑第 1 天负荷剂量 6mg/kg 每 12 小时 1 次，第 2 天开始 4mg/kg 每 12 小时 1 次±氟胞嘧啶 100mg/（kg·d）	≥ 4 周
巩固期	氟康唑 600~800mg/（kg·d）±氟胞嘧啶 100mg/9（kg·d） 两性霉素 B 0.5~0.7mg/（kg·d）+氟胞嘧啶 100mg/（kg·d）	伊曲康唑口服液 200mg 每 12 小时 1 次±氟胞嘧啶 100mg/（kg·d） 伏立康唑片 200 mg 每 12 小时 1 次±氟胞嘧啶 100mg/（kg·d）	≥ 6 周
艾滋病患者诱导期	同非艾滋病患者诱导期	同非艾滋病患者诱导期	≥ 4 周
巩固期	同非艾滋病患者巩固期	同非艾滋病患者巩固期	≥ 6 周
维持期	氟康唑 200mg/d	伊曲康唑 400mg/d	≥ 1 年

　　注：艾滋病患者除了诱导期和巩固期外，还需有维持期，如果进行抗反转录病毒治疗的患者 CD_4 细胞计数>100 个/μL，并且连续 3 个月人类免疫缺陷病毒 RNA 低于检测下限或非常低，可以停止维持治疗（抗真菌疗程至少 12 个月）；如果 CD_4 细胞计数<100 个/μL，需重新开始维持治疗

在治疗隐球菌脑膜炎中，除药物治疗外及时有效控制颅内高压也是关键的因素之一，常用降颅压方法有药物降压、腰穿引流、腰大池置管引流、留置 Ommaya 囊（贮液囊）、侧脑室外引流、脑室–腹腔分流术等。

五、预后

隐球菌脑膜炎病死率较高，即使在发达国家，采用最佳的抗真菌及抗反转录病毒治疗方案，HIV 相关的隐球菌脑膜炎 10 周病死率仍高达 10%~25%，而 HIV 阴性的隐球菌脑膜炎病死率亦较高，特别是持续高颅内压、高龄（年龄>60 岁）、CD4/CD8<1、脑脊液隐球菌抗原滴度≥1∶1 024，以及临床症状重、脑脊液培养真菌高负荷量的患者结局更差。除病死率较高外，还可遗留较高的后遗症。据报道 40% 患者可遗留不同程度的神经系统后遗症，如视神经萎缩、展神经麻痹等，病死率可高达 25%~60%，免疫功能低下的患者病死率达 50% 以上。

参考文献

[1] 段宁. 神经系统疾病治疗药物的研究进展和合理应用 [J]. 中国医院用药评价与分析，2009，9（6）：403.

[2] 揭育胜，崇雨田. 中枢神经系统真菌感染诊疗新进展 [J]. 广东医学，2008，29（6）：888-891.

[3] 宋旸，矫黎东，王宪玲，等. 新型隐球菌脑膜炎 24 例临床分析 [J]. 北京医学，2017，39（5）：464-467.

[4] Yao ZW, Lu X, Shen C, et al. Comparison of flueytosine and fluconazole combined with amphotericin B for the treatment of HIV–associated cryptococeal meningitis：a systematic. review and meta–analysis [J]. Eur J Clin Microbiol Infect Dis，2014，33：1339-1344.

[5] 葛瑛，张凯宇，马小军，等. 隐球菌脑膜炎 62 例临床分析 [J]. 协会医学杂志，2018，9（5）：431-435.

[6] 中华医学会感染病学分会. 隐球菌脑膜炎诊治专家共识 [J]. 中华传染病杂志，2018，36（4）：193-198.

[7] 郑宜翔，全俊. 隐球菌脑膜炎的临床特点 [J]. 临床内科杂志，2017，34（11）：729-733.

[8] 常艳宇，胡学强. 新型隐球菌脑膜炎和（或）脑炎 102 例诊断与治疗经验[J]. 中国现代神经疾病杂志，2014，14（8）：687-692.

第五十章　MELAS 综合征

除红细胞外，所有细胞内均含有线粒体，因此线粒体病可累计全身各系统器官，由于机体器官组织结构及功能不同，不同细胞内所含线粒体数目也不同，一个细胞内含线粒体的数目可以从十几个到数百个甚至数千个不等（多为 103～104），机体越活跃的细胞含线粒体数目越多，如时刻跳动的心脏细胞和经常思考问题的大脑细胞含线粒体数最多，多活动肌细胞内也含大量线粒体，皮肤细胞含的粒数目比较少，因此线粒体脑肌病多。按照线粒体病累及部位的不同组合，线粒体病可以分为多种类型，但主要是线粒体肌病-慢性进行性眼外肌麻痹（CPEO），线粒体脑病-亚急性坏死性脑脊髓病（Leigh 综合征），线粒体脑肌病-MELAS 综合征，本章主要讨论临床最常见的线粒体脑肌病伴高乳酸血症和卒中样发作。

线粒体脑肌病伴高乳酸血症和卒中样发作（mitochondrial encephalomyopathy with lactic acidosis and stroke-like episodes，MELAS）是由于线粒体 DNA（mtDNA）或核 DNA（nDNA）突变而导致线粒体结构和功能异常、氧化磷酸化障碍、三磷酸腺苷合成不足的一组疾病综合征。

【MELAS 综合征的病因及发病机制】

线粒体的功能：产生 ATP；产生活性氧；调节细胞内的氧化还原平衡；调控细胞凋亡。当线粒体 DNA 突变，结构和功能异常时，可引起：①线粒体底物的运输缺陷。②线粒体底物的利用缺陷。③三羧酸循环缺陷。④呼吸链缺乏。⑤能量保持和转换异常，这些异常最终均可导致 ATP 产生减少，不能维持细胞的氧化还原平衡；加速细胞的凋亡而致疾病发生。其次线粒体内未使用的原料分子和氧堆积，导致乳酸堆积、大量自由基产生，形成恶性循环，加重细胞的病理损害。另外，如感染、药物等可为线粒体病发生的外部因素（图 50-1）。

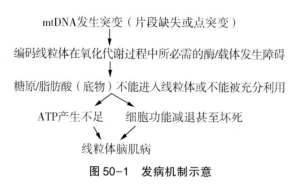

mtDNA发生突变（片段缺失或点突变）

编码线粒体在氧化代谢过程中所必需的酶/载体发生障碍

糖原/脂肪酸（底物）不能进入线粒体或不能被充分利用

ATP产生不足　　细胞功能减退甚至坏死

线粒体脑肌病

图 50-1　发病机制示意

【MELAS 综合征的诊断】

1. 临床表现：目前无统一诊断标准，临床诊断主要依据是以下几种。

（1）一般临床症状：①多呈母性遗传：mtDNA 是严格的母系遗传，因人类精子细胞 mtDNA 拷贝数非常低，卵细胞内的拷贝数极高（>105）；受精过程中精子仅以头部与卵子融合，而精子的线粒体集中于尾部，所以子代细胞内线粒体基因主要来源于母亲。但由核基因突变者可呈常染色体显性或隐性遗传。②起病年龄多以青少年发病居多，发病高峰年龄为 6~13 岁；也可见于婴儿及老年（40~60 岁），年幼者多伴有发育迟滞、身体矮小、弓形足和智能低下。③慢性起病，进行性发展，病程较长，病程中症状可有缓解与复发。

（2）中枢神经系统症状：易损频率高，其损害表现为：卒中、癫痫发作、共济失调、智力减退或发育迟滞、精神症状及痴呆等。

（3）周围神经损害：眼外肌麻痹、视神经病、视网膜变性、感觉性神经性耳聋、周围神经病（腱反射减弱或正常，可有深感觉减退而浅感觉正常）等。

（4）肌肉损害：主要包括以近端为主的肌萎缩、肌无力、易疲劳和不能耐受运动，休息后好转；约半数患者有肌肉酸痛和压痛。

（5）其他系统表现：可有心脏传导阻滞、心肌病（以呼吸困难和心悸为特征）、糖尿病、身材矮小、甲状腺功能低下、肝病、胃肠病（假性肠梗阻）、白内障等。

线粒体疾病之所以有如此多样性及复杂性，这与"阈值效应"有关：①每一个细胞内有数百甚至数千个线粒体，每个线粒体平均有 5 个 mtDNA，在细胞分裂中，由于线粒体在不同器官分配数量不同及分配的随机性，受累器官的概率和时机有异。②疾病的发生与突变 mtDNA 数量及其导致的功能障碍程度有关，只有达到一定数量、一定程度才会发病。③在体细胞增殖过程中，细胞中含有突变的 mtDNA 的比例也会发生变化，因此在疾病演变过程中症状也会有变。④与突变基因有关：一般来说，由 nDNA 异常所致者发病年龄小（幼年时期）、病情重，由 mtDNA 异常所致者发病晚（童年和成年）、病情较轻。

2. 影像学表现：MELAS 综合征的影像学具有特征性，可先于肌肉病理和基因测序提供诊断线索，且可以多次复查、动态观察病情变化、指导治疗和判断预后。

（1）CT 表现：研究显示 30%~70% 的 MELAS 综合征存在基底节区对称性钙化，最常见部位为苍白球钙化，其次为尾状核、丘脑和小脑齿状核，它可能是 MELAS 综合征早期改变征象，具有诊断价值。但要注意排除生理性钙化、甲状旁腺功能减退、Fahr 综合征和结节性硬化等（图 50-2）。

（2）磁共振表现：MRI 对 MELAS 综合征的诊断比 CT 更加敏感，可以多个序列成像，具有十分重要的诊断价值。

卒中样发作是 MELAS 综合征的显著特点，因累及部位的不同而出现不同的症状，

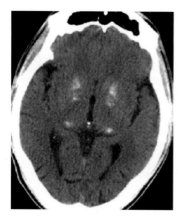

图 50-2　MELAS 综合征
CT 示双侧基底节区对称性钙化

常表现为偏盲、视力下降、肢体无力、麻木、失语、共济失调和智能下降等。病灶主要分布于皮层，深部白质受累较少，且大部分累及 2 个及 2 个以上脑叶，主要位于枕叶、颞叶和顶叶，其次为小脑、额叶、基底节区、脑干和脑白质，这可能与枕叶、颞叶和顶叶代谢活跃、需要能量较多有关。病灶的皮层分布是本病诊断的一个特征。卒中样发作的机制不清，主要有能量代谢异常学说、线粒体血管病学说和神经元过度兴奋学说。MRI：①在急性期表现为 T_1WI 低信号，T_2WI 和 FLAIR 高信号，其中 FLAIR 显示病灶最清晰。急性期 DWI 高信号或等信号，ADC 高信号或低信号，说明急性期既有细胞毒性水肿也有血管源性水肿，有研究认为急性期以血管源性水肿为主，DWI 和 ADC 高信号。②亚急性期表现为 DWI 和 ADC 高信号与低信号并存。③慢性期主要为细胞毒性水肿，DWI 高信号、ADC 低信号。④增强扫描病灶一般不强化，部分患者可显示沿脑沟脑回少量点状或线状强化。⑤MELAS 患者，行头 MRA 或 DSA 检查，颅内血管多正常，部分患者也可有血管异常。主要表现为：a. 皮层病变区末梢小血管异常增多，管腔大小不等，管壁厚薄不均，主要见于病理检查。b. 皮层血管分支减少，为脑较小血管受累表现；或相反为病灶分布区的小血管分支增多，血管扩张、增粗，血运加快，可能与乳酸高致血管舒张有关。c. 颅内较大血管局限性狭窄，可伴远端血管分支减少、缺失，或伴狭窄血管周围纤细血管网形成。⑥头颅 PWI 显示急性期病灶区域呈高灌注状态。MELAS 综合征的病灶呈层状坏死，且分布不符合脑血管的支配区域、跨越多个脑叶，脑血管成像多无动脉狭窄和闭塞，可与脑血管病鉴别（图 50-3）。

应注意的是，部分患者在 MRI 动态观察中，可发现原有部位的病灶消失而在其他的部位出现新的病灶，具有"可逆性"和"游走性"，是本病诊断的另一特征。患者在反复发作后出现脑萎缩和脑室扩大，临床病情加重，呈"进展性"（图 50-4）。

（3）MRS 检查：MRS 可以反映脑细胞的代谢情况。MELAS 综合征患者呈现 N-乙酰天门冬氨酸（NAA）峰降低和乳酸（Lac）峰明显升高，是本病患者又一特征，提示存在神经元破坏和乳酸堆积。乳酸堆积的机制可能为氧化磷酸化不足，无氧代谢增加产生乳酸过多，乳酸清除率减慢。值得注意的是部分患者常规 MRI 序列和 DWI 未显示

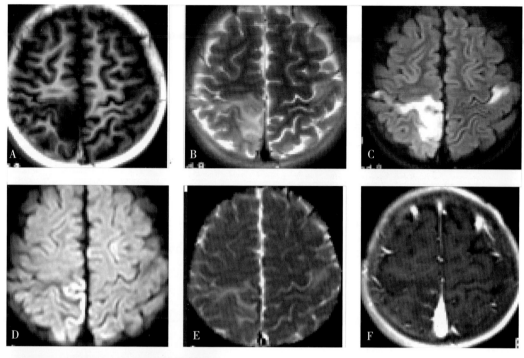

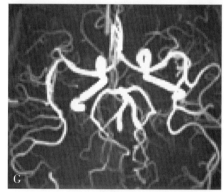

图 50-3　MELAS MRI 表现

A：T_1WI 低信号；B：T_2WI 高信号；C：FLAIR 序列高信号；D：DWI 成像高信号、低信号；E：ADC 稍高信号；F：T_1 增强扫描无强化；G：MRA 未见异常

病灶的区域在 MRS 上也可发现乳酸峰升高，说明 MRS 能够早期发现 MELAS 综合征患者脑组织线粒体代谢异常，支持 MELAS 综合征代谢异常早于形态改变的学说；部分患者 FLAIR 和 DWI 显示病灶已消失，但 MRS 仍显示乳酸峰轻中度升高，这可能与线粒体功能障碍、呼吸链缺陷不能根本纠正有关（图 50-5）。

3. 实验室检查：①血清乳酸空腹时升高，为 2.48～8.63（4.96±1.47）mmol/L（参考值为 0.48～1.96mmol/L），运动后更高，休息 10 分钟不能恢复至正常水平，通常认为血清 Lac 水平超过 4.5mmol/L 时高度提示线粒体呼吸链氧化酶功能出现障碍。②肌酶学检查可有异常，如肌酸激酶可有轻度升高。③肌电图检查可呈肌源性或神经源性损害。④肌肉活检（多取肱二头肌或腓肠肌）：MGT 染色可见到数量不等的破碎红纤维（RRF）；琥珀酸脱氢酶（SDH）染色可见小动脉血管壁深染现象，其表达提示

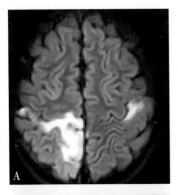 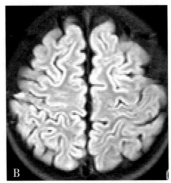 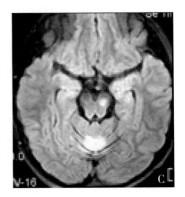

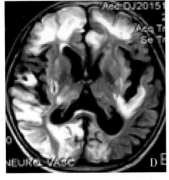

图 50-4 MELAS 患者 MRI 的动态变化

A~D 为同一患者，A 为 FLAIR 像，示病灶呈高信号，B 示 3 个月后病灶消失，呈显病变的"可逆性"；C 示小脑及左侧大脑脚出现新病灶，呈显病变的"游走性"；D 示 4 年后患者反复发作后处于慢性期，FLAIR 示双侧额顶颞枕叶和基底节区多发病灶和软化灶，侧脑室扩大，广泛脑萎缩，呈"进展性"

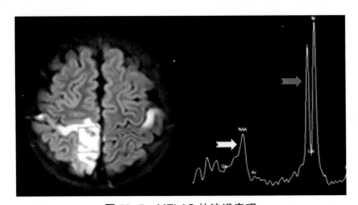

图 50-5 MELAS 的波谱表现

病灶区 N-乙酰天门冬氨酸峰下降（白箭头）、乳酸峰明显升高（红箭头）

小动脉平滑肌的线粒体异常，该现象可以是 MELAS 综合征唯一的肌肉病理改变，具有诊断价值。电镜下线粒体内结晶样包涵体呈"停车场"样排列，对 MELAS 综合征的诊断具有重要价值。⑤MELAS 综合征为母系遗传，具有异质性和阈效应的特点，基因测序是诊断 MELAS 综合征的金标准，目前报道 mtDNA 突变有 30 多种，大约 80% 为 A3243G 突变；部分可见 G13513A 突变等。尿液细胞的 mtDNA 突变率高于外周血，可作为 MELAS 综合征患者及其亲属基因测序首选的标本（图 50-6、图 50-7）。

总之，MELAS 综合征患者的主要诊断依据是：

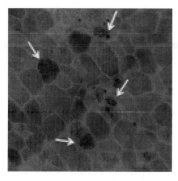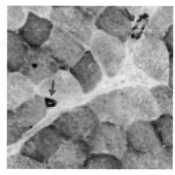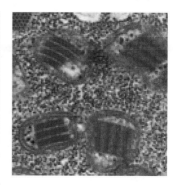

图 50-6　MELAS 的肌肉病理表现

A 示肌肉病理 MGT 染色×200，可见数量不等的破碎红纤维（RRF）；B 示 SDH 染色可见肌间小动脉血管壁深染；C 示电镜下线粒体内结晶样包涵体呈 "停车场" 样排列（×20 000）

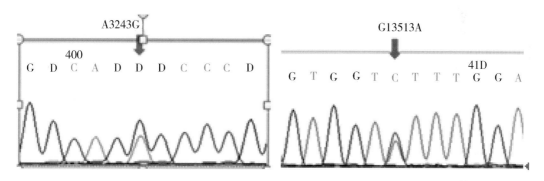

图 50-7　MELAS 患者突变基因

（1）发病年龄从婴儿到成人，以青少年居多。

（2）中枢神经系统损害：卒中、癫痫发作、共济失调、智力减退或发育迟滞、痴呆等。

（3）肌肉损害：主要包括以近端为主的肌萎缩、肌无力、易疲劳和不能耐受运动，休息后好转。

（4）其他伴随症状，如周围神经损害；其他系统损害有心脏传导阻滞、心肌病、糖尿病、身材矮小、甲状腺功能低下、肝病、胃肠病（假性肠梗阻）、白内障等。

（5）CT 或 MRI：线粒体脑肌病患者可见对称性或非对称性脑回样改变或称层状坏死、基底核低密度或钙化、脑软化、脑萎缩。

（6）MRS 提示异常增高的 Lac 峰。

（7）肌肉病理检查肌细胞内线粒体堆积，破碎红边纤维。

（8）基因测序是诊断的金标准。

病例 1：患者，男，29 岁，以"发作性意识丧失、四肢抽搐 10 年，再发 1 天"为主诉入院。患者10年前无明显诱因发作性出现意识丧失、四肢抽搐、双眼上翻、口吐白沫、大小便失禁，每次持续3~5分钟可自行缓解，每个月发作3~6次不等，曾到省内多家医院、北京某三甲医院就诊，行CT示双侧基底节区钙化，动态脑电图可见大量棘慢波、多棘慢波，诊断为"癫痫"，给予丙戊酸钠、卡马西平及苯巴比妥治疗，效果一般，仍间断发作。1天前无明显诱因再次出现意识丧失、四肢抽搐，持续约3分钟后自行缓解，遂来我院就诊。

既往史、个人史、家族史均无特殊。

体格检查：T 36.8℃，P 86次/分，R 18次/分，BP 130/70mmHg。

发育正常，步入病房。心肺正常。神志清，精神差，反应迟钝。双眼球向各方向活动可，无眼震及复视，双侧瞳孔等大等圆，直径3mm，对光反射灵敏。双侧鼻唇沟对称，伸舌居中。四肢肌力5级，肌张力可，四肢腱反射减弱，双侧巴氏征阴性。四肢深浅感觉及共济体格检查无明显异常，脑膜刺激征阴性。辅助检查：血常规、肝肾功能、血糖、血脂、电解质、感染五项、甲状腺功能等均未见明显异常（图50-8）。

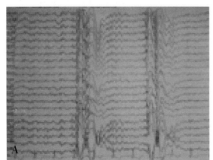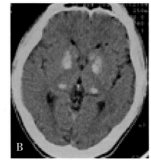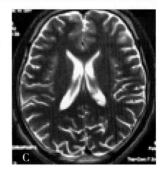

图50-8　MELAS综合征（病例1）

2015年2月：A脑电图示癫痫波；B为CT示基底节对称性钙化；C为MRI T$_2$像未见异常

诊断：癫痫；颅内钙化原因待查？给予抗癫痫治疗。

患者以3天无明显诱因出现反应迟钝，记忆力、计算力下降，视物模糊，伴右侧肢体无力、行走困难，症状持续存于2015年8月第2次住院。无头痛、恶心、呕吐，无意识丧失、肢体抽搐、大小便失禁。

体格检查：一般内科检查无异常。神清，精神差，反应迟钝，记忆力、计算力下降。右侧同向性偏盲，右侧鼻唇沟变浅，伸舌右偏。左侧肌力5级，右侧上肢肌力4级，下肢肌力3级，右侧肌张力减低，四肢腱反射减弱，右侧巴氏征阳性。四肢深浅感觉正常。余无异常。常规辅助检查无异常，抗磷脂抗体、蛋白C、蛋白S、ANCA、24小时心电图未见异常。

空腹血清乳酸 3.63mmol/L；最小疲劳试验运动后即时血清乳酸 7.26mmol/L；运动后 10 分钟血清乳酸 5.79mmol/L；肌酸激酶（CK）437U/L；肌电图呈肌源性损害。并行肌肉活检及基因测序（图 50-9）。

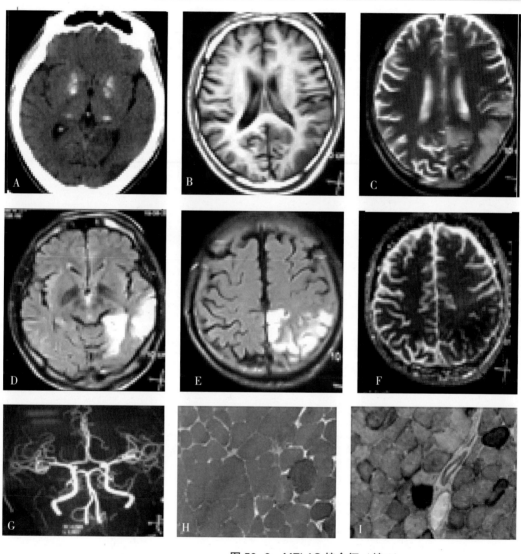

A3243G
↓
410
G G C A G A G C C C G

J

图 50-9 MELAS 综合征（续 1）

2015 年 8 月第 2 次住院检查：A 为 CT 示基底节对称性钙化；B 为 MRIT$_1$ 示左顶叶皮层及左枕叶低信号；C 为 T$_2$ 示同一部位呈高信号；D、E 为 FLAIR 示左颞叶、枕叶及顶叶皮层呈脑回样高信号；M 为 ADC 示上述病灶呈低信号；所有 MRI 显示的病灶均无占位效应。G 为 MRA 未见异常；H、I 为肌肉活检，H 为改良高墨瑞（GOM）染色，可见肌红纤维；I 为 SDH 染色可见肌间小动脉血管壁深染；J 为基因测序显示 A3243G 基因突变

最后诊断：线粒体脑肌病伴高乳酸血症和卒中样发作（MELAS）停用丙戊酸钠、卡马西平和苯妥英钠，给予左乙拉西坦联合托吡酯抗癫痫治疗，并给予鸡尾酒疗法，出院时神清，精神可，反应迟钝好转，记忆力、计算力轻度下降，右侧同向性偏盲范围缩小，肢体肌力改善：右侧上肢肌力5−级，下肢肌力4+级。

患者以"突发反应迟钝加重、左侧肢体无力1天"为主诉于2015年11月第3次入院。体格检查：神志清，精神差，反应迟钝，近记忆力、计算力明显下降（100−7=?）。左侧肌张力低，肌力3级，右侧上肢肌力5−级，右侧下肢肌力4级，四肢腱反射减弱，双侧巴氏征阳性。四肢深浅感觉正常（图50−10）。

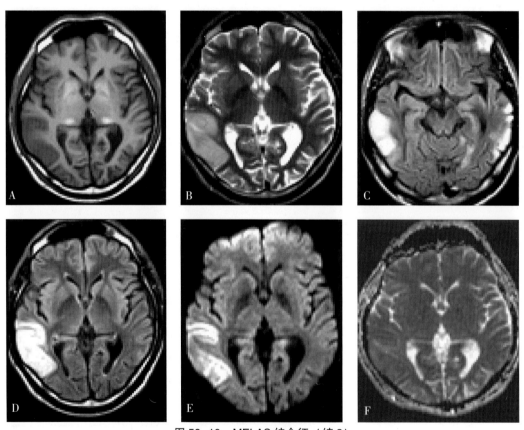

图50−10　MELAS综合征（续2）

2015年11月第3次住院：A为MRI T_1 示双侧基底节对称性稍高信号，右侧颞叶脑回样低信号；B为 T_2 示同一部位高信号；C、D为FLAIR示同一部位病灶更清晰，左侧颞叶及枕叶仍有斑点状高信号；E为DWI有颞叶皮层脑回样高信号；F为ADC同一病灶内显示条状稍高信号，所有病灶均无占位效应。原左侧病灶大部分消失，说明病灶的"可逆性"，右侧颞叶出现新病灶，说明病灶的"游走性"，且病情呈进行性加重，说明"进展性"

病例2：患者，男，7岁，以行走不稳3年、间断抽搐5个月为主诉住院。3年前患者行走不稳，进行性加重。1年前出现反应迟钝，智力下降，语速减慢。5个月前无诱因突发抽搐，表现为下颌抖动、口角抽动伴流涎，持续30分钟缓解，日发3次。曾于2011年1月赴某三甲儿童医院就诊，诊断为癫痫；遗传代谢性疾病或变性病。服用抗惊剂治疗，抽搐症状仍偶有发作，为进一步治疗于2011年5月收住院。平时体质一般，跑步少，上楼梯困难，发育无明显迟滞，无脊柱畸形及弓形足等。体格检查：一般内科检查正常。神清，言语少，反应迟钝，能回答简单问题，学习成绩差，重复上一年级。脑神经（−），四肢肌张力低，双上肢肌力5级，腱反射稍活跃，右下肢肌力5−级，腱反射稍活跃，左下肢肌力4−级，腱反射引不出，伴肌肉轻度萎缩，左巴氏征有时可引出，余无病理征。走路不稳，指鼻试验双侧欠准，昂白氏征（−），感觉无明显异常。辅助检查：肌电图双下肢为神经源性损害。血白细胞 $4.19×10^9/L$。脑电图为癫痫波发放。胸片可疑心脏影较大。心电图正常。脑脊液检查正常（乳酸未查）。血乳酸增高，运动试验：乳酸运动前5.9mmol/L（0.1~2.7mmol/L），运动后10.4mmol/L，运动后10分钟为7.8mmol/L。

该患者临床诊断为 MELAS 综合征（图 50-11~图 50-13），但基因检测未发现基因突变位点（当时只查了 mtDNA 8 个位点，可能为查位点少，也未查核 DNA），后将患者转入国内著名三甲医院，欲请再做基因检查，但专家会诊后认为临床完全可确诊，不必做基因检测。由该患者说明当临床表现典型者，不一定要等基因阳性确诊。也说明基因检测阴性不一定排除诊断。但对可疑患者基因检测还是诊断的必要条件，一次阴性可重复检测，多做几个位点，必要时做核 DNA 检测。

【MELAS 综合征的治疗】

目前治疗线粒体病的药物大致可分为四个方面，但均无特异性：①清除氧自由基：辅酶 Q10、艾迪苯醌、维生素 C、维生素 E 等；②减少毒性物质：二氯乙酸、二甲基甘氨酸等；③通过旁路传递电子：辅酶 Q10、艾迪苯醌、琥珀酸盐、维生素 K 等；④补充代谢辅酶：肌酸、肉碱、烟酰胺、硫胺素、核黄素等。

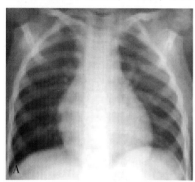
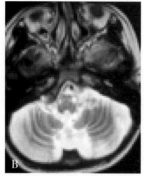
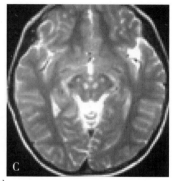

图 50-11　MELAS 综合征（病例2）

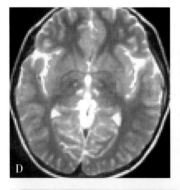
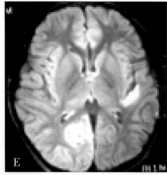
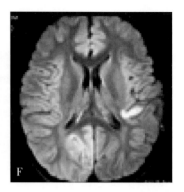

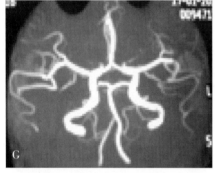

图50-11　MELAS综合征（2011年1月）

2011年1月检查：A为胸部CT示心肌病、心影扩大呈烧瓶状；B~D为MRIT₂示延髓、中脑黑质、红核、丘脑点状高信号；E、F为FLAIR示右侧枕叶皮层稍高信号，左侧颞顶叶条状高信号；G为MRA疑左侧大脑中动脉皮层支稀少

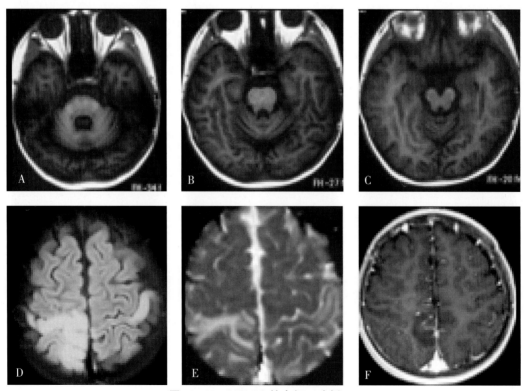

图50-12　MELAS综合征（病例2）

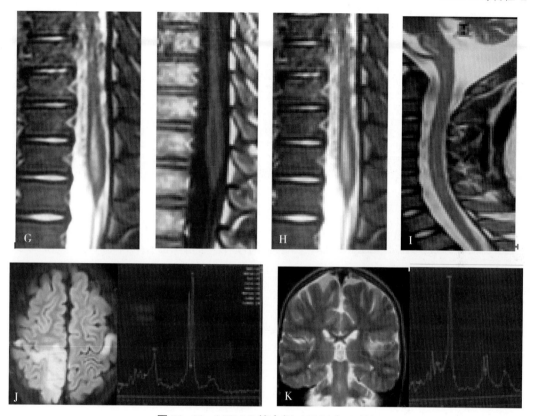

图 50-12　MELAS 综合征（2011 年 5 月）

2011 年 5 月检查：A~C MRI 为 T₁ 示脑干、小脑萎缩；D 为 DWI 示右顶后部及左顶部脑回样高信号；E 为 ADC 示同一病变区高信号；F 为 T₁ 增强扫描示病灶区有线样强化；G~I 为脊髓 MRI，示腰髓长 T₁ 长 T₂ 病灶，延髓及颈髓有条状高信号（线粒体脑肌病可有脊髓受侵，但少见）；J 为病灶区波谱，示 NAA 峰明显降低、乳酸峰显著升高；K 为对照区，NAA 峰稍降低，乳酸峰升高

1. 抗氧化剂：CoQ10（辅酶 Q10）、艾地苯醌、MitoQ 等。这种醌类药物是复合体 I / II 和复合体 III 的电子传递载体（琥珀酸也有同样作用），适用于大多数的线粒体疾病；补充 CoQ10 可以促进能量代谢，增加 ATP 合成；与维生素 C 合用可使维生素 E 保持活性状态。但 CoQ10 是亲脂性的，进入细胞和线粒体很困难。艾地苯醌是 CoQ10 的一种人工合成品，可以有效地通过血脑屏障，且生物利用率较高。可使血乳酸和丙酮酸水平降低。

2. 代谢治疗：线粒体脑病治疗主要是补充人体内 3 种参与 ATP 合成的自然物质——肌酸、L-肉毒碱和辅酶 Q10。首选静脉滴注 ATP 80 ~ 120mg 及辅酶 A 100 ~ 200U，每日 1 次，持续 10~20 天，以后可改为口服 ATP，多数患者的症状可获得改善。

二氯乙酸和维生素 B₁ 联用作用于丙酮酸脱氢酶复合物，可以加速氧化代谢，减少乳酸形成，但长期应用二氯乙酸可能会引起外周神经病。当血清肌酶谱明显升高或组织病理学检查发现脂肪堆积者，可选用皮质激素治疗。当发现酶复合体 II + III 活性降

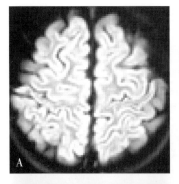
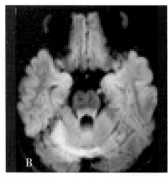
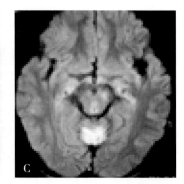
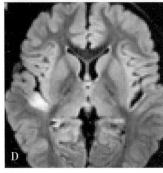

图50-13　MELAS综合征（2011年7月）

2011年7月经治疗复查：A示原病灶消失，B~D小脑及右侧颞叶内侧出现新病灶

低者，可用维生素 K_3 +维生素C治疗。研究发现，L-精氨酸作为氧化亚氮（NO）前体可扩张血管，减少MELAS综合征患者卒中样发作，同时还具有改善线粒体能量状态及细胞活力等作用，但其临床有效性尚需进一步证实。

3. 运动疗法：研究认为通过阻力和耐力训练，可以激活骨骼肌纤维中的静态卫星细胞，增加野生型mtDNA/突变型mtDNA的比例，纠正骨骼肌纤维的生化缺陷，从而增加运动耐力及肌力，但其临床有效性也有待进一步确定。

4. 由于线粒体病发病机制复杂且无特异性有效疗法，目前多采用"鸡尾酒"疗法，具体方案为：辅酶Q10每天3次，每次50~200mg（重度患者到1 000mg）；左旋卡尼汀每天3次，每次300~1 000mg；维生素 B_1 每天50~200mg；维生素 B_2 每天50~600mg；维生素C每天100~400mg；维生素E每天200~1 200 IU；维生素 K_3 每天5~80mg；叶酸每天1~10mg；硫辛酸每天上限400mg，分3次；一水肌酸每天5~10g；艾地苯醌每天45~360mg，分3次服用（替代辅酶Q10）。

改良"鸡尾酒"疗法方案：①丁苯酞软胶囊0.2g、左卡尼汀口服液10mL及辅酶Q10胶囊20mg，口服，3次/天。②口服维生素 B_1 片10mg、甲钴胺片500g、维生素 B_2 10mg、维生素E胶丸0.1g、维生素 B_6 10mg、维生素C 0.1g及叶酸5mg，3次/天。③三磷酸腺苷注射液80mg+注射用辅酶A 200U静脉滴注，1次/天。共治疗2~3周，后继续口服上述药物维持。

5. MELAS常伴癫痫发作，主要表现为肌阵挛癫痫，癫痫发作可导致神经元损伤，表现为：某些脑区以坏死为主，某些脑区以凋亡为主，二者可交错存在。死亡或凋亡条件决定于线粒体损害程度的轻重、ATP 含量的阈值及供能状态，损伤轻、供能较充足则为凋亡，否则为死亡。当神经元内 25%~70% 的 ATP 耗竭时，细胞发生凋亡；当 ATP 的消耗大于 70% 时则发生坏死。因此应积极控制癫痫发作。左乙拉西坦：为一种新型抗癫痫药物，具体作用机制不明。研究发现它不影响线粒体功能，可作为肌阵挛癫痫伴破碎红纤维综合征中肌阵挛治疗的首选药。临床试验发现左乙拉西坦对 4~16 岁顽固性癫痫患者有效并且耐受良好，50% 以上的患者经 26 周治疗后，癫痫发作减少 50% 以上。托吡酯：通过阻滞电压依赖性钠通道，增加 GABA 介导的抑制作用，抑制兴奋性氨基酸释放，增加氯离子内流等机制，对多种类型的癫痫发作发挥治疗作用，对肌阵挛发作也有疗效。卡马西平、加巴喷丁、氨己烯酸、丙戊酸钠均被认为可加重进行性肌阵挛癫痫，临床不建议使用。

参考文献

［1］El-Hattab AW, Jahoor F. Assessment of Nitric Oxide Production in Mitochondrial Encephalomyopathy, Lactic Acidosis, and Stroke-Like Episodes Syndrome with the Use of a Stable Isotope Tracer Infusion Technique［J］. J Nutr, 2017, 147（7）：1251-1257.

［2］Lax NZ, Gorman GS, Turnbull DM. Review：Central nervous system involvement in mitochondrial disease［J］. Neuropathol Appl Neurobiol, 2017, 43（2）：102-118.

［3］Cai SS, von Coelln R, Kouo TJ. Migratory stroke-like lesions in a case of adult-onset mitochondrial encephalomyopathy, lactic acidosis, and stroke-like episodes（MELAS）syndrome and a review of imaging findings［J］. Radiol Case Rep, 2016, 11（4）：425-429.

［4］Dos Santos VM, Da Mata AM, Ribeiro KR, et al. Fahr's Syndrome and Secondary Hypoparathyroidism［J］. Rom J Intern Med, 2016, 54（1）：63-65.

［5］赵丹华，王朝霞，于磊，等. 线粒体脑肌病伴高乳酸血症和卒中样发作综合征患者的脑磁共振成像改变动态演变规律［J］. 中华神经科杂志，2014，47（4）：229-231.

［6］Krysko KM, Sundaram AN. Recurrent Alternate-Sided Homonymous Hemianopia Due to Mitochondrial Encephalomyopathy with Lactic Acidosis and Stroke-Like Episodes（MELAS）：A Case Report［J］. Neuroophthalmology, 2017, 41（1）：30-34.

［7］Li R, Xiao HF, Lyu JH, et al. Differential diagnosis of mitochondrial encephalopathy with lactic acidosis and stroke-like episodes（MELAS）and ischemic stroke using 3D pseudocontinuous arterial spin labeling［J］. J Magn Reson Imaging, 2017, 45（1）：199-206.

［8］Pittet MP, Idan RB, Kern I, et al. Acute cortical deafness in a child with MELAS syndrome［J］. J Inherit Metab Dis, 2016, 39（3）：465-466.

［9］中华医学会神经病学分会. 中国神经系统线粒体病的诊治指南［J］. 中华神经科杂志，2015，48（12）：1045-1051.

［10］ Alston CL，Rocha MC，Lax NZ，et al. The genetics and pathology of mitochondrial disease ［J］. J Pathol，2017，241（2）：236-250.

［11］ El-Hattab AW，Emrick LT，Hsu JW，et al. Glucose metabolism derangements in adults with the MELAS m. 3243A>G mutation ［J］. Mitochondrion，2014，18：63-69.

［12］ Haapanen O，Sharma V. Role of water and protein dynamics in proton pumping by respiratory complex I ［J］. Sci Rep，2017，7（1）：7747.

［13］ 蔡斌，王柠. 线粒体脑肌病伴高乳酸血症和卒中样发作诊断中的若干问题与思考 ［J］. 中华神经科杂志，2015，2（49）：81-83.

［14］ Cardenas-Robledo S，Saber Tehrani A，Blume G，et al. Visual，Ocular Motor，and Cochleo-Vestibular Loss in Patients With Heteroplasmic，Maternally-Inherited Diabetes Mellitus and Deafness（MIDD），3243 Transfer RNA Mutation ［J］. J Neuroophthalmol，2016，36（2）：134-140.

［15］ Gueguen A，Jardel C，Polivka M，et al. Reply to Axonal hyperexcitability due to Schwann cell involvement in chronic progressive external ophthalmoplegia ［J］. Clin Neurophysiol，2017，128（10）：2098.

［16］ Lehmann D，Kornhuber ME，Clajus C，et al. Peripheral neuropathy in patients with CPEO associated with single and multiple mtDNA deletions ［J］. Neurol Genet，2016，2（6）：e113.

［17］ Finsterer J，Zarrouk-Mahjoub S. The cerebellum is a common site of affection in Leigh syndrome ［J］. Metab Brain Dis，2017.

［18］ 白润涛，韩漫夫，葛朝莉，等. MELAS 综合征的临床、影像和病理研究 ［J］. 疑难症杂志，2010，9（11）：814-816.

［19］ 姚生，戚晓昆. MELAS 综合征 ［J］. 中国神经免疫学和神经病学杂志，2010，17（3）：228-231.

第五十一章 肝豆状核变性

肝豆状核变性（hepatolenticular degeneration，HLD）是一种常染色体隐性遗传的以铜代谢障碍引起的肝硬化、基底节损害为主的脑变性疾病，由 Wilson 在 1912 年首先进行详细描述，故又称为 Wilson 病（Wilson Disease，WD）。WD 的世界范围发病率为 1/100 000～1/30 000，致病基因携带者约为 1/90。本病在中国较多见，好发于青少年，男性比女性稍多，发病年龄多在 5～35 岁，20 岁以前发病者较多，有报道我国一个 8 个月龄男孩患 WD，并经分子遗传学检测证实。由于表现的多样性，HLD 误诊并不罕见。早发现、早诊断、早治疗可以改善 WD 预后。

【病因与发病机制】

HLD 为常染色体隐性遗传性疾病，致病基因 ATP7B 定位于染色体 13q14.3，编码一种 1 411 个氨基酸组成的铜转运 P 型 ATP 酶，该 ATP 酶内含金属离子结合区、ATP 酶功能区、跨膜区共三个功能区，目前发现的基因突变位点都在 ATP 酶功能区。ATP7B 基因突变导致 ATP 酶功能减弱或消失，导致血清铜蓝蛋白（ceruloplasmin，CP）合成减少以及胆道排铜障碍，蓄积在体内的铜离子在肝、脑、肾、角膜等处沉积，引起进行性加重的肝硬化、锥体外系症状、精神症状、肾损害及角膜色素环（Kayser-Fleischer ring，K-F 环）等。ATP7B 基因的变异位点繁多，人类基因组是数据库中记载达 300 多个位点。我国 WD 患者的 ATP7B 基因有 3 个突变热点，即 R778L、P992L 和 T935M，占所有突变的 60% 左右，其中 R778L 的突变率为 28%～38%。近年来有研究发现除 ATP7B 以外其他基因如 COMMD1、XIAP、Atox1 等也与该病相关，然而我国一项研究通过对健康华人和 WD 患者的 COMMD1 的整个编码区及相邻拼接位点进行直接测序，未检测到致病变异，提示中国人群中 COMMD1 突变可能与 WD 无相关性。

【病理】

HLD 病理改变主要累及肝、脑、肾、角膜等。肝脏表面和切片均可见大小不等的结节或假小叶，逐渐发展为肝硬化，肝小叶由于铜沉积而呈棕黄色。脑的损害以壳核最明显，其次是苍白球及尾状核，大脑皮质、小脑齿状核也可受累，显示软化、萎缩、色素沉着甚至腔洞形成。光镜下可见神经元脱失和星形胶质细胞增生，电镜下见线粒体变致密、嵴消失和粗面内质网断裂。角膜边缘后弹力层及内皮细胞质内有棕黄色的细小铜颗粒沉积。

【临床表现】

1. 症状与体征：

（1）神经及精神症状：

1）神经症状：锥体外系损害是突出表现，以舞蹈样动作、手足徐动和肌张力障碍为主，并有面部怪容、张口流涎、吞咽困难、构音障碍、运动迟缓、震颤、肌强直等。震颤可以表现为静止或姿势性的，但不像帕金森病的震颤那样有节律性。发音障碍与吞咽困难多见于儿童期发病的 WD，说话缓慢似吟诗；也可含糊不清、暴发性或震颤性语言；吞咽困难多发生于晚期患者。肌张力障碍：多呈齿轮样、铅管样增高，往往引致动作迟缓、面部表情减少、写字困难、步行障碍等。少数舞蹈型患者伴肌张力减退。疾病进展还可有广泛的神经系统损害，出现小脑性共济失调、病理征、腱反射亢进、假性延髓性麻痹、癫痫发作，以及大脑皮质、下丘脑损害体征。

2）精神症状：早期除急性起病的儿童较早发生智力减退外多无明显变化；大多数 WD 具有性格改变，如自制力减退、情绪不稳、易激动等；重症可出现抑郁、狂躁、幻觉、妄想、冲动等，可引起伤人自伤行为。少数患者以精神症状为首发症状，易被误诊为精神分裂症。

（2）肝脏症状：多表现为进行性食欲减退、腹胀、恶心、贫血、白细胞或（及）血小板减少，一过性轻度黄疸，体检尤其 B 超检查常可发现肝、脾大，肝实质异常，腹水；实验室检查可有谷丙转氨酶增高等肝功异常。肝脏症状多出现在童年或青少年期，轻重程度不一，轻者可逐渐恢复，重者可短时间内恶化、昏迷，甚至呈暴发性肝功能衰竭数周内死亡。肝脏损害可出现在神经症状前，也可发生于神经症状后。据报道在确诊的 133 例肝豆状核变性患者中，肝脏损害表现占 69.9%，神经损害表现占 20.3%。在 WD 患者中肝脏症状出现在神经系统症状之前者易误诊的其他肝病。

（3）角膜 K-F 环角膜色素环是本病的重要体征，出现率达 95% 以上，但 7 岁以下患儿少见。K-F 环位于巩膜与角膜交界处，呈绿褐色或暗棕色，宽约 1.3mm，是铜在后弹力膜沉积而成。需要注意的是，慢性胆汁淤积症患者亦可因铜排泄障碍、铜沉积而出现 K-F 环。

（4）其他肾脏受损时可出现肾功能改变如肾性糖尿、微量蛋白尿和氨基酸尿。钙、磷代谢异常易引起骨折、骨质疏松。铜在皮下的沉积可致皮肤色素沉着、变黑，以面部和双小腿伸侧明显。亦可出现急性非免疫性溶血性贫血、骨关节病及肌肉损害等。

2. 临床分型：

（1）肝型：①持续性血清转氨酶增高；②急性或慢性肝炎；③肝硬化（代偿或失代偿）；④暴发性肝功能衰竭（伴或不伴溶血性贫血）。

（2）脑型：①帕金森综合征；②运动障碍：扭转痉挛、手足徐动、舞蹈症状、步态异常、共济失调等；③口-下颌肌张力障碍：流涎、讲话困难、声音低沉、吞咽障碍等；④精神症状。神经科常见者为脑型：以脑部表现为首发症状和（或）核心症状，肝脏症状不明显或较轻。临床表现为：①典型：最常见，临床特征为大多于15岁以前发病，表现为轻度震颤和显著肌强直。②假性硬化型：较常见，临床特征为多于20岁以后起病，全身震颤明显，肌强直较轻。③舞蹈型或舞蹈手足徐动型：较少见，临床特征为儿童多见，以脸面不自主扭动和四肢不规则、无节律地快速舞动、伴或不伴肢端缓慢扭动。④精神障碍型：较少见，临床以精神障碍为首发症状和（或）核心症状，而脑症状和肝症状均较轻或缺如，易误诊为精神分裂症等精神病。⑤扭转痉挛型：大多为未经适当治疗的晚期病例。临床特征为全身高度扭转，不能自主活动、饮食和言语，四肢关节挛缩，阵发性痛性痉挛。

（3）其他：骨-肌型：临床特征为明显骨关节症状及四肢近端肌无力、肌萎缩，神经症状和肝脏症状较轻或缺如，病情发展缓慢，预后较良好，晚期也可出现肌强直等锥体外系或（及）肝脏症状；肾型：以水肿、蛋白尿、血尿为主要症状。

（4）混合型：以上各型的组合。

【实验室检查】

1. 铜代谢相关的生化检查：①血清铜蓝蛋白降低：正常为200~500mg/L，<200mg/L为异常，<80mg/L是诊断WD的强有力证据。补充雌激素或同时患有风湿性关节炎的WD患者CP可>200mg/L。②尿铜增加：24h尿铜排泄量正常<100μg，WD患者≥100μg。

2. 血尿常规：WD患者有肝硬化伴脾功能亢进时其血常规可出现血小板、白细胞和（或）红细胞减少；尿常规镜下可见血尿、微量蛋白尿等。

3. 肝、肾功能：患者可有不同程度的肝功能改变，如血清总蛋白降低、球蛋白增高、晚期发生肝硬化。肝穿刺活检测定显示大量铜过剩，可能超过正常人的5倍以上。发生肾小管损害时，可表现氨基酸尿症，或有血尿素氮和肌酐增高及蛋白尿等。

4. 基因检测：①间接基因诊断：在有先证者的情况下，可采用多态标记连锁分析对家系中其他成员进行间接基因诊断。②直接基因诊断：对临床可疑但家系中无先证者的患者，应直接检测ATP7B基因突变进行基因诊断。

5. 肝脏穿刺行肝铜检测：2012年欧洲肝脏研究学会推出的肝豆状核变性的诊疗指南指出肝实质铜含量>4μmol/g干重具有重要的诊断意义，没有直接诊断的病例及未治疗的年轻患者应检测肝铜含量。未治疗的患者如果肝铜含量正常（0.64~0.8μmol/g干重），则基本上排除肝豆状核变性的诊断。

【影像学及裂隙灯检查】

CT可显示双侧豆状核等受累部位呈低密度影。MRI比CT特异性更高，异常发现率可达100%，①病变部位主要累及组成锥体外系的基底节神经核团（壳核、豆状核、尾状核）、中脑、脑桥、丘脑、小脑齿状核，也可累及额、顶、枕叶皮质；②病变信号表现为基本对称的稍长或长 T_1、稍长或长 T_2 信号，FLAIR 序列呈稍高信号，DWI 序列病灶为高信号，边界清楚，周围无水肿，当呈高亮信号时，反映病灶脱髓鞘早期的细胞毒性水肿，当信号降低时反映病灶进入细胞变性和髓鞘轴突缺失的慢性期；③病灶形态依据基底节核团不同表现为"斑片状""八字形""蝴蝶形"；④增强病灶不强化，因病变属代谢性无血脑屏障破坏改变；⑤可伴有脑萎缩：沟裂增宽、脑室扩大。但应注意经治疗后病灶可缩小，MRI 表现可欠明显。裂隙灯见眼角膜 K-F 环是诊断重要证据，但在神经症状明显而 K-F 环阴性者也不能除外 WD 诊断。

【诊断】

根据青少年起病、典型的锥体外系症状、肝病体征、角膜 K-F 环和阳性家族史等诊断不难。如果 CT 及 MRI 有双侧豆状核区对称性影像改变，血清铜蓝蛋白显著降低和尿铜排出量增高则更支持本病。对于诊断困难者，应争取肝脏穿刺做肝铜检测。

临床诊断主要标准为以下几种。

1. 肝病史或肝病征/神经系统病症。

2. 血清铜蓝蛋白显著降低或铜氧化酶活性降低和（或）肝铜升高、尿铜高。

3. 角膜 Kayser-Fleisher 氏环。

4. 阳性家族史。

符合上述 4 条中的 2 条则可能是 WD；符合 1、2、3 或 1、2、4 可确诊 WD；符合 1、3、4 很可能为典型 WD；符合 2、3、4 很可能为症状前 WD。

国内梁秀龄更明确提出临床上若遇到下述症状即可明确诊断为 Wilson 病，无须行进一步检查：①患者具有锥体外系症状或具有肝脏症状。②角膜 K-F 环阳性。③血清铜蓝蛋白水平低于正常参考值下限。④24 小时尿铜>100μg。

欧洲儿童胃肠病、肝病及营养学会在 2018 年最新发布的欧洲儿童肝豆状核变性诊疗推荐意见中提出：①对 1 岁以上患儿出现无症状的转氨酶升高、肝硬化合并肝脾大或者腹水、急性肝衰竭等以肝病为表现者需排除 WD。②青少年患者出现不能解释的认知障碍、精神障碍或者运动障碍需排除 WD。③Ferenci 评分系统可以用于儿童 WD 的诊断。④ATP7B 基因突变分析有助于 WD 的诊断。⑤不能确诊的儿童 WD 行肝铜检测有助于诊断。

【鉴别诊断】

本病临床表现复杂，应和小舞蹈病、青少年型亨廷顿舞蹈病、肌张力障碍、原发性震颤、帕金森病和精神疾病等鉴别；此外，还应与急、慢性肝炎和肝硬化、血小板减少性紫癜、溶血性贫血、类风湿关节炎、肾炎及甲状腺功能亢进等相鉴别。

【治疗】

1. 治疗原则：

（1）饮食治疗：避免进食含铜高的食物如小米、荞麦面、糙米、豆类、坚果类、薯类、菠菜、茄子、南瓜、蕈类、菌藻类、干菜类、干果类、软体动物、贝类、螺类、虾蟹类、动物的肝脏和血、巧克力、可可；某些中药，如龙骨、牡蛎、蜈蚣、全蝎等。适宜的低铜食物：精白米、精面、新鲜青菜、苹果、桃子、梨、鱼类、猪牛肉、鸡鸭鹅肉、牛奶等。

（2）药物治疗。

1）驱铜药物为主，驱铜及阻止铜吸收的药物主要有两大类，一是络合剂，能强力促进体内铜离子排出，如青霉胺、二巯丙磺酸钠、三乙烯-羟化四甲胺（曲恩汀，trientine）、二巯丁二酸等；二是阻止肠道对外源性铜的吸收，如锌剂、四硫钼酸盐。

驱铜常用药物为：D-青霉胺，在体内非特异性螯合铜，使尿铜排出量增加，减少铜离子在体内器官的沉积。服用方法为从小剂量（250mg）开始，逐渐增至成人 $1 \sim 2g$/天，小儿 $20 \sim 30mg$/（$kg \cdot d$），分 $2 \sim 3$ 次/天口服。用药前须先行青霉素过敏反应皮试，最佳服药时间为饭前 1 小时。症状明显改善或尿铜排泄明显减少或 24 小时尿铜正常，提示体内铜代谢已达负平衡或机体已对 D-青霉胺产生耐药性，可改为维持剂量治疗，成人维持剂量一般为 $0.75 \sim 1.00g$/天，小儿为 $0.50 \sim 0.80g$/天。疗效评定一般以血清转氨酶、血清铜、24 小时尿铜来衡量。

D-青霉胺的毒性较大，早期不良反应主要是过敏反应及消化系统症状；晚期不良反应包括维生素 B 缺乏症、神经炎、白细胞减少、骨髓抑制、肾脏损害、类风湿关节炎、系统性红斑狼疮、重症肌无力和皮肤损害等。

使用 D-青霉胺应注意以下几点：① 少数患者服药早期症状加重，多以神经系统症状加重为主，MRI 检查可发现颅内新病灶，有时甚至出现 WD 病危象。原因可能是D-青霉胺动员肝脏等组织内已蓄积的铜离子进入血液循环，且治疗早期血脑屏障通透性增高，亦相应提高了脑组织的铜离子浓度，故宜从小剂量开始，逐渐增加，坚持服药症状可能缓解。② 首次应用 D-青霉胺过敏者可采用脱敏疗法对 D-青霉胺进行脱敏。③ 在治疗最初的 3 个月中应每 $1 \sim 2$ 周行血常规检查，如出现中性粒细胞减少或血小板减少，给予相应的升白细胞药物。④ 在应用 D-青霉胺的同时宜补充维生素 B。⑤ 在孕期使用 D-青霉胺可影响胎儿结缔组织发育。

阻止铜吸收的常用药物为锌制剂：锌制剂治疗 WD 具有肯定疗效。作用机制为促进肠黏膜细胞合成大量金属硫蛋白且与铜离子结合，阻止铜离子进入血液循环而滞留在肠黏膜细胞内，其后随肠黏膜细胞脱落经肠道排出体外而达到驱铜作用；另外，在肝脏诱导的金属硫蛋白与肝脏内沉积的铜离子结合为铜-金属硫蛋白多聚体，使肝铜处于无毒状态。锌制剂价格低廉、安全、使用方便。近年被作为治疗的主要药物。但锌制剂起效慢，中至重度患者不应作为首选药物，对于症状前患者、轻度患者及经长期D-青霉胺治疗后临床症状基本消失的患者，可作为D-青霉胺的替代药物。临床常用的口服锌制剂为硫酸锌、醋酸锌、葡萄糖酸锌及甘草锌等。剂量以锌元素量计算。锌制剂的最小剂量为70mg/天，一般采用100~150mg/天，分3~4次服用，或者甘草锌6~9片（0.25g/片）/天口服，3次/天。为了避免食物对锌吸收的影响，以餐后1小时服用疗效较好（青霉胺在餐前1h服，二者不同时服用），尽量少食粗纤维和含多量植物酸的食物，否则易干扰锌的吸收。锌制剂不良反应少，偶有胃肠道刺激作用，对免疫功能可能会有影响或引起胆固醇代谢紊乱。

2）中药治疗：大黄、黄连、姜黄、金钱草、泽泻、三七等由于具有利尿及排铜作用而对WD有效，少数患者服药后早期出现腹泻、腹痛。使用中药治疗WD，效果常不满意，中西医结合治疗效果会更好。推荐用于症状前患者、早期或轻症患者、儿童患者以及长期维持治疗。

2014年中华医学会神经病学分会帕金森病及运动障碍学组、神经遗传病学组推荐治疗方案见表51-1。

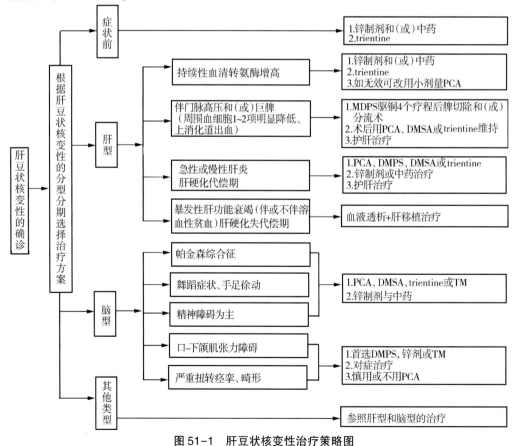

图51-1　肝豆状核变性治疗策略图

PCA：D-青霉胺；trientine：曲恩汀；DMSA：二巯丁二酸；DMPS：二巯丙磺酸钠；TM：四硫钼酸盐

（3）对症治疗：有震颤和肌强直时可用苯海索口服，对粗大震颤者首选氯硝西泮。肌张力障碍可用苯海索、复方左旋多巴制剂、多巴胺受体激动剂，还可服用氯硝西泮、硝西泮、巴氯芬。局限性肌张力障碍药物治疗无效者可试用局部注射 A 型肉毒毒素。有舞蹈样动作和手足徐动症时，可选用苯二氮䓬类，也可用小量氟哌啶醇，合用苯海索。对于精神症状明显者可服用抗精神病药奋乃静、利培酮、氟哌啶醇、氯氮平、奥氮平，抑郁患者可用抗抑郁药物。护肝治疗药物也应长期应用。白细胞和血小板减少者需升白细胞和血小板治疗。

（4）手术治疗：对于有严重脾功能亢进者可行脾切除术，严重肝功能障碍时也可以考虑肝移植治疗。

（5）康复及心理治疗。

2. 目前国际上推荐治疗建议。2012 年欧洲肝脏研究学会推出的肝豆状核变性的诊疗指南指出：①有症状的 WD 患者初始治疗应包括络合剂（D-青霉胺或曲恩汀），曲恩汀的耐受性更好。②锌剂可能在神经系统受累患者的治疗中发挥作用。③患者出现症状前的治疗或神经系统疾病的维持治疗可以采用络合剂或锌剂。④WD 需终身治疗，除非进行肝移植，否则不应该终止治疗。⑤急性肝功能衰竭的 WD 患者，当修订后King 评分为 11 分或更高时应进行肝移植。对络合剂治疗无效的失代偿期肝硬化患者应及时进行评估为肝移植做准备。⑥怀孕期间应继续治疗，但 D-青霉胺和曲恩汀最好减量。

欧洲儿科胃肠病学、肝病学和营养协会在 2018 年最新发布的欧洲儿童肝豆状核变性诊疗推荐意见中几条建议：①建议锌剂治疗用于家庭筛查发现的症状前的儿童 WD 或者络合剂长期治疗后转氨酶正常的 WD 患者的维持治疗，从药物安全性角度考虑，首选醋酸锌。②有明显肝病表现如肝硬化及异常 INR 的患者，建议使用络合剂治疗。③使用络合剂治疗的患者，建议控制食物中铜的摄入，直至患者症状减轻、转氨酶正常。④对于失代偿期肝硬化儿童，建议使用络合剂或者络合剂联合锌剂治疗，对药物治疗应答者可以不行肝移植治疗。⑤肝移植可以纠正铜代谢酶的异常，因此肝移植后不再需要络合剂或者锌剂治疗。⑥一旦发生青霉胺相关的不良反应，建议立即停药，根据肝病的严重程度调整为曲恩汀或者锌剂治疗。

【预后】

本病若早发现早诊断早治疗，一般较少影响生活质量和生存期。晚期治疗基本无效，少数病情进展迅速或未经治疗出现严重肝脏和神经系统损害者预后不良，会致残甚至死亡。

病例1：患者，男，26岁，因"精神异常10个月"于2016年8月25日入院。患者10个月前（2015年10月）淋雨后出现发热，体温39℃，伴咳嗽，无头痛、流涕、腹泻等症状，于当地诊所予以退热等药物治疗后，体温恢复正常，仍有咳嗽，后感恶心、头晕，遂就诊于当地县医院，行头颅CT示"腔梗"，患者知道CT结果后即出现情绪低落、不思饮食，家人遂将其送至精神病院封闭治疗，患者后出现不吃、不喝、不言语，予以"补液、艾司唑仑、阿米替林"等药物治疗，并行MRI检查示"右侧桥小脑结合臂处异常信号影"（图51-2），给予"阿昔洛韦、甲强龙、醒脑静、七叶皂苷钠"等药物治疗后，患者精神状态未见明显改善。2015年11月于我院行腰穿及复查颅脑核磁后，诊断为"病毒性脑炎"，经抗病毒、抗精神障碍等综合治疗后，患者病情好转出院，但仍有精神异常，表现为缺乏公德意识、贪食、吸烟、饮酒。2016年5月患者于当地医院复查，给予激素治疗（具体不详）一段时间后，患者逐渐出现背部僵硬、行走困难，肌张力增高，行走时身体歪斜，遂于2016年8月25日再次就诊于我院，以"脑炎"收住我科。发病来，神志清，进食量多，大小便无改变，体重无变化。

既往有"精神病史"1.5年，表现为躁狂发作，未正规治疗。父母健在，1姐已故，死因不详，生前患有"精神障碍"病史。

体格检查：T 36.7℃，P 75次/分，R 18次/分，BP 132/68mmHg，神清，表情呆板，声音低，语速慢，反应迟钝，高级脑功能减退，脑神经无异常。行走时双上肢僵硬，姿势不稳，双手不自主扭转，四肢肌张力增高，肌力5级。四肢腱反射对称存在，共济运动欠稳，双侧Babinski征阴性。颈软，Brudzinski征阴性，Kernig征阴性。

入院后：谷丙转氨酶43U/L，谷草转氨酶51U/L；类风湿IgM型54.88IU/mL，稍高；血常规、尿常规、电解质、肾功能、血糖、凝血功能、血沉、免疫球蛋白、血清蛋白电泳、抗角蛋白抗体、抗环瓜氨酸肽抗体均未见明显异常。腹部彩超：肝实质回声增强，胆囊壁增厚；心脏彩超：节段性室壁运动减低，三尖瓣少量反流，左室舒张功能下降。脑电图：中度异常。脑脊液白细胞19×10^6/L，葡萄糖4.05mmol/L，氯123.6mmol/L，总蛋白671.7mg/L；病毒全项、结核菌涂片、墨汁染色均未见异常。

病情分析：患者青少年起病，以精神障碍起病，有可疑疾病家族史，表情呆板，行走时双上肢僵硬，姿势倾倒，双手不自主扭转。目前主要表现为肌张力障碍，扭转痉挛，四肢肌张力高，角膜可见棕色色素环，影像学检查可见脑干、基底节、皮层异常信号（图51-3），同时肝脏转氨酶稍高，考虑肝豆状核变性。进一步查铜蓝蛋白184.0mg/L（正常值230~440mg/L）；24小时尿铜104.6μg/L，55.4μg/d（参考值<50μg/L）。

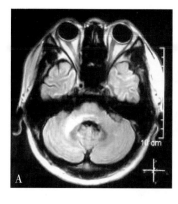
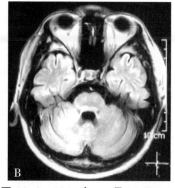
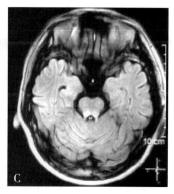

图 51-2　2015 年 11 月 10 日 MRI

FLAIR 序列可见右侧桥小脑结合臂处、中脑桥脑被盖部高信号影

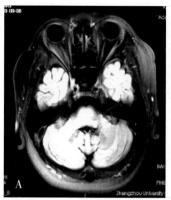
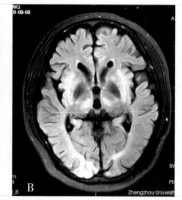
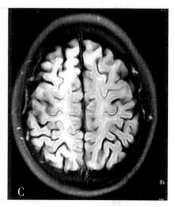

图 51-3　2016 年 8 月 29 日 MRI

FLAIR 序列示双侧额叶枕叶片状高信号影；双侧壳核、丘脑、桥脑背侧及右侧小脑半球片状高信号影

诊断：肝豆状核变性。予以青霉胺降铜及锌剂治疗，美多芭、乙哌立松降低肌张力治疗。治疗后精神情绪明显好转，仍间断扭转痉挛，言语较前流利，对答基本切题，四肢肌张力增高好转，双上肢及头颈部间断扭转痉挛。

经验教训：该患者以精神症状为首发，早期神经系统体征不明显，同时也缺乏肝损伤表现，故误诊为精神障碍、脑炎。直到本次出现锥体外系症状及基底节影像学改变，方考虑 WD 可能性。因此对于青少年患者出现不能解释的认知障碍、精神障碍或者运动障碍要想到 WD 可能，需注意有无 K-F 环，完善肝功能、铜蓝蛋白和 24 小时尿铜等检查。

病例 2：患者，男，22 岁，头痛 4 天入院。4 天前无明显诱因出现前额部持续性钝痛，阵发加重，恶心，呕吐 2 次。且诉 1 年来有头晕、手麻、四肢无力感，情绪易激动，发作性烦躁，症状有渐加重趋势。既往无肝病症状；无结核病史及无家族史。

体格检查：血压120/76mmHg，一般内科检查无发现异常，肝脾未触及。智力可，反应灵敏。欣快，易激动，语言多，部分重复语言，构音不清，进食偶有发呛，伸舌欠充分，舌肌似有轻度萎缩，无纤颤，余脑神经无异常。四肢肌力可，上肢张力似略低，腱反射对称减弱，无明显震颤，下肢张力高，腱反射亢进，双侧巴宾斯基征自发强阳性。深浅感觉正常。右侧指鼻试验欠准，左侧快复动作差，指鼻尚可，双侧跟膝胫试验准，昂白氏征阳性，走路困难，大便干，小便正常。

辅助检查：K-F氏环两次检查为强阳性，一次铜蓝蛋白219.1mg/L（180~450）正常，血铜、锌、钙、镁、铁正常。乙肝、丙肝及HIV、梅毒螺旋体抗体均阴性。血胆碱酯酶5 823u/L（5 900~12 220）低，肌酸激酶300u/L（55~170）高，余正常。脑脊液正常。肝超声检查示肝实质回声弥漫性改变，考虑肝硬化可能。

诊断：肝豆状核变性。依据：青年起病；精神症状；脑神经损害；肝脏损害；共济失调；K-F氏环阳性（图51-4、图51-5，见彩图第13页、第14页）；影像学典型表现，虽铜蓝蛋白不低，并不影响确诊。

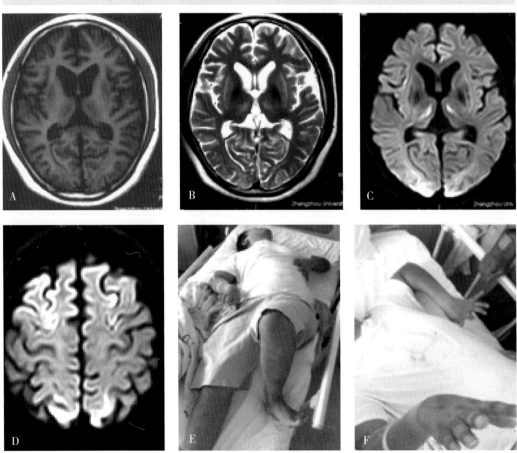

图51-4 肝豆状核变性（病例2）

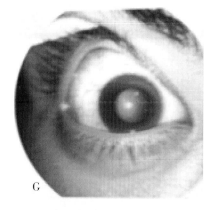

图51-4　肝豆状核变性（病例2续）

2016年8月29日，A T_1 序列示丘脑、壳核低信号；B T_2 序列示丘脑、壳核高信号；C DWI序列示丘脑、壳核、枕叶、额叶高信号；E、F患者肌张力障碍，G角膜可见棕色色素环带状改变

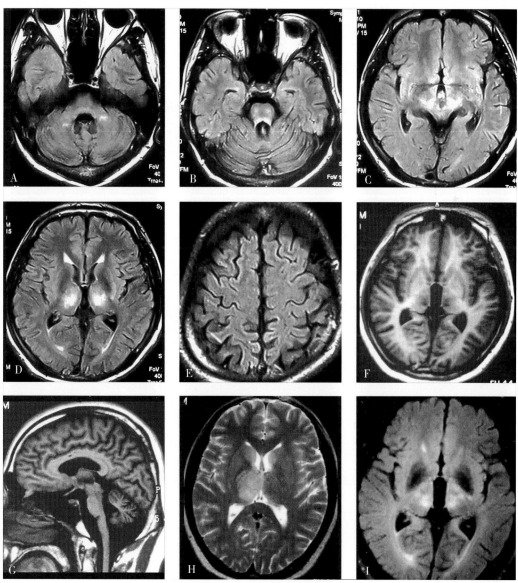

图51-5　肝豆状核变性

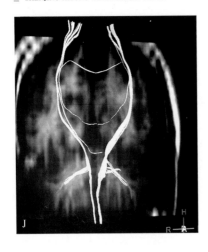

图 51-5 肝豆状核变性（续）

A~E 为 2010 年 7 月 MRI FLAIR，A~C 示双侧桥延臂、桥脑被盖及中脑大脑脚高信号；D 示双侧丘脑高信号伴轻度水肿改变；E 示双侧脑回边缘呈线条样高信号；F~J 为 2011 年 9 月 MRI，F、G 为 T_1，示双侧丘脑低信号，壳核信号也降低，小脑脑干萎缩；H 为 T_2 示全部稍低信号，右侧明显伴肿胀；I 为 FLAIR 示双侧丘脑高信号；J 为张量成像示双侧锥体束变细，右侧明显

参考文献

［1］中华医学会神经病学分会帕金森病及运动障碍学组，中华医学会神经病学分会神经遗传病学组 . 肝豆状核变性的诊断与治疗指南［J］. 2014 年河南省医学会感染暨肝病学术年会，郑州 .

［2］梁秀龄解读《肝豆状核变性的诊断与治疗指南》［C］. 2014 年河南省医学会感染暨肝病学术年会 .

［3］Juan－Juan Xie，Zhi－Ying Wu. Wilson's Disease in China［J］. Neurosci Bull，2017，33（3）：323－330.

［4］Abuduxikuer K，Li LT，Qiu YL，et al. Wilson disease with hepatic presentation in an eight－month－old boy［J］. World J Gastroenterol，2015，21：8981－8984.

［5］European Association for the Study of the Liver. EASL clinical practice guidelines：Wilson's disease［J］. J Hepatol，2012，56：671－685.

［6］Socha P，Janczyk W，Dhawan A2，et al. Wilson's disease in children：A position paper by the Hepatology Committee of the European Society for Paediatric Gastroenterology，Hepatology and Nutrition［J］. J Pediatr Gastroenterol Nutr，2018，66（2）：334－344.

［7］马平，郑彬 . 肝豆状核变性颅内病变的影像及临床表现［J］. 医学影像学杂志，2018，28（2）：326－328.

第五十二章　嗜酸粒细胞增多症

嗜酸粒细胞增多症或嗜酸粒细胞增多综合征（hypereosinophilic syndromes，HES）是一种少见疾病，特征为嗜酸性粒细胞增多（>1.5×10⁹/L）、嗜酸性粒细胞介导器官损伤或组织浸润。最常见的表现为皮肤、心脏、肺、神经系统或胃肠道症状。

【病因及发病机制】

HES 临床可分为遗传性、原发性（克隆性）、继发性（反应性）及特发性。临床少见，其病因及发病机制不明，可能为一种超敏和自身免疫反应。近年来，对 HES 在细胞遗传学水平上的研究发现：①在 HES 患者中存在有 FIP1L1/PDGFR α（简称 F/P）融合基因。该基因是 4 号染色体 q12 中间缺失形成的新的融合基因，该融合基因形成并表达一种高酪氨酸激酶活性的蛋白质是导致某些 HES 发病的原因。②可能与高频率的 T 淋巴细胞（主要为 $CD_3^-CD_4^+$T 淋巴细胞）异常增殖并产生 IL-5 的异常有关，IL-5 导致嗜酸性粒细胞增殖、分化。③与遗传有关，其相关基因定位于 5q31-33，为常染色体占主导的显性遗传。

嗜酸性粒细胞增多导致神经系统疾病发生机制目前也不清，但总体看与多种因素引起的血管狭窄、闭塞、缺血有关，在脑梗死患者尸检中发现其梗死血管内有大量嗜酸性粒细胞。

HES 主要引起急性脑梗死：①嗜酸性粒细胞释放的嗜酸性阳离子蛋白（ECP）、碱性蛋白（MBP）、神经毒素以及细胞自身产生的白三烯和前列腺素等导致血液呈高凝状态，引发动静脉血栓形成。②嗜酸性粒细胞产生的细胞过氧化物酶、氧自由基、胰蛋白酶和胶原酶等，能够导致心内膜和心肌损伤，造成附壁血栓形成，栓子脱落引起多发性脑梗死。③嗜酸性粒细胞造成的微循环损伤，血流速减低，去氧血红蛋白积聚，微循环灌注不足。④嗜酸性粒细胞释放的多种炎性介质引起血管内皮损伤、血管收缩甚至痉挛、微血栓形成，导致多发性脑梗死。HES 脑病的机制有人认为可能与血液黏滞度过高和嗜酸性粒细胞介导 CNS 毒性有关。

【临床表现】

HES 以中老年男性多见，是可累及多系统的疾病，其中累及心脏（58%）、肺、皮肤（56%）、胃（23%）、肠道（49%）、神经系统（54%）、血液系统（49%）。神经系统损害常表现为：周围神经损害症状，对称性或不对称性，以多发性单神经炎为主，受累部位表现为感觉异常，运动无力，原因主要为周围血管血栓形成、缺血所致。中枢神经症状为：①脑卒中。梗死灶多发生于颅脑周边区，可能与微小栓子栓塞或嗜酸性粒细胞毒性对颅内小动脉内皮细胞损害重，临床症状与受损血管部位、性质及范围有关，但无特异性。②HE 相关的脑病。表现为行为改变、共济失调、记忆障碍、精神异常、癫痫发作等，其机制尚不明确；其他尚可引起罕见的 ANCA 相关性血管炎，如Churg-Strauss 综合征（CSS），也称为嗜酸性肉芽肿性多血管炎，其 53%～78%的患者表现为周围神经系统受累，中枢神经系统受累占 6%～39%。骨骼肌肉系统受累可导致嗜酸粒细胞肌痛综合征、嗜酸粒细胞性筋膜炎，引起肌肉、关节疼痛。除神经系统外，本病因是多系统疾病，如累及心肺出现胸痛、胸闷、呼吸困难、胸腔积液或心包积液；消化系统的腹痛，肝、脾大；泌尿系统的蛋白尿等；也可有全身症状如疲劳、低热、皮疹等。在临床上常见患者上述症状混合存在或先后发生。

临床症状轻重与嗜酸性粒细胞增多程度有关，正常人外周血中嗜酸性粒细胞（HE）占白细胞的 1%～5%，若外周血中嗜酸性粒细胞高于 $0.5 \times 10^9/L$，则称为嗜酸性粒细胞增多症。HE 根据其升高的程度不同又可分为：轻度增高，嗜酸性粒细胞绝对值 $[（0.35～1.5）\times 10^9/L]$；中度增高，嗜酸性粒细胞绝对值 $[（1.5～5.0）\times 10^9/L]$；重度增高：嗜酸性粒细胞绝对值 $>5.0 \times 10^9/L$。

【辅助检查】

1. 血液学指标：血常规可有贫血、末梢血白细胞增多，总数达（10×30）$\times 10^9/L$，嗜酸性粒细胞多达 30%～70%，甚至达 90%，绝对计数 $>1.5 \times 10^9/L$。血清 IgE、IgG、IgA、IgM、γ球蛋白、CIC（循环免疫复合物）、补体也可升高，类风湿因子和 C 反应蛋白可阳性。骨髓细胞学检查：骨髓象显示粒细胞增生活跃，嗜酸性粒细胞比值明显增高，嗜酸粒细胞比例≥20%。组织病理检查显示嗜酸粒细胞广泛浸润和（或）发现嗜酸粒细胞颗粒蛋白显著沉积。

2. 影像学检查：病灶常为多发但无特异性，大脑、脑干、小脑、脊髓均可累及。分水岭及边缘带梗死多见于心源性栓塞及血管炎患者。血管成像部分患者可有血管闭塞或血管炎样改变。

3. 电生理检查：有助于发现周围神经损害。

【诊断】

Chusid 等（1975 年）提出的诊断标准：①嗜酸性粒细胞绝对数高于 $1.5 \times 10^9/L$，持续 6 个月以上，或因嗜酸性粒细胞增多于 6 个月内死亡；②排除引起嗜酸性粒细胞增多的常见原因，如过敏性疾病、寄生虫及恶性肿瘤疾病等；③有多系统及多脏器受累的证据。

Simon 等（2010 年）提出新的诊断标准：①6 个月内发现至少 2 次外周血嗜酸性粒细胞计数 $>1.5 \times 10^9/L$；②或组织中有嗜酸性粒细胞浸润并出现相应的临床症状，并且伴有外周血 EOS 增多；③排除药物、寄生虫感染、过敏性疾病及肿瘤等其他原因引起的嗜酸性粒细胞增多。

2011 年嗜酸性粒细胞疾病及综合征工作会议专家组将 HES 诊断标准更新为：①2 次检查（间隔≥1 个月）外周血嗜酸性粒细胞计数>1.5×10⁹/L；伴或不伴组织型嗜酸性粒细胞增多（组织型 HE 定义：骨髓嗜酸性粒细胞（EOS）大于全部有核细胞的20%，和（或）病理医师认为 EOS 广泛浸润组织，和（或）明显的 EOS 颗粒蛋白沉积，伴或不伴 EOS 组织浸润）；②存在嗜酸性粒细胞增多引起的器官损伤；③除外引起器官损伤的其他疾病。

以上标准具有大同小异，具备条件是：①外周血嗜酸性粒细胞绝对值>1.5×10⁹/L；②组织中有嗜酸性粒细胞浸润并出现相应的临床症状和（或）体征；③排除其他原因引起的嗜酸性粒细胞增多。对于神经性嗜酸性粒细胞增多综合征诊断，必须有神经系统的靶器官损害症状和（或）体征，伴有其他器官损害症状可作为辅助诊断条件。

【治疗】

HES 治疗原则：减少嗜酸性粒细胞数量，控制靶器官损伤，减少并发症。

1. HES 的一线治疗药物为糖皮质激素，强的松 1mg/（kg·d）或 60mg/天，或地塞米松 0.15mg/（kg·d），1~2 周；如果治疗有效，可逐渐减量至能够使嗜酸性粒细胞计数<1.5×10⁹/L 或控制症状的最小剂量。激素不仅能够有效抑制嗜酸性粒细胞的产生，还能促进嗜酸性粒细胞的凋亡，短时间降低外周血嗜酸性粒细胞水平，对于原发或继发性 HES 均有疗效。但脑卒中的恢复似乎并不呈平行关系。

2. 对糖皮质激素耐受患者，可使用细胞毒药物，如羟基脲，通过抑制嗜酸性粒细胞 DNA 的合成来降低外周血嗜酸性粒细胞水平。

3. 生物效应调节剂：α-干扰素（IFN-α）已成功地用于 HES 治疗。研究表明 100 万~200 万 U/天的剂量可有效控制嗜酸细胞数目。但用药数周后方能观察到疗效，达到一个稳定有效剂量需数月时间，考虑到 HES 中异常 T 细胞有恶变可能，应避免单一使用 IFN-α，可与糖皮质激素联合使用。

4. 酪氨酸激酶抑制剂——伊马替尼（格列卫）等也能够有效降低外周血嗜酸性粒细胞水平，一般用药剂量为 100~400mg/天，4~6 周后无效则停用。该药起效快且疗效好，多数病例嗜酸性粒细胞总数下降，临床症状（包括皮炎、黏膜溃疡、限制性肺疾病、胃肠道不适、中枢神经系统病变、心血管病变、贫血、血小板减少症、脾大）减轻，且耐受性好，常见不良反应包括水肿、肌肉痛、疲劳及剂量依赖。有报道可产生不可逆的心内膜心肌纤维化和严重充血性心力衰竭，需在治疗前及开始时即进行心功能监护，糖皮质激素对这种并发症有效。

5. 抗 IL-5 抗体（Mepolizumab）能够抑制骨髓嗜酸性粒细胞的成熟，显著降低外周血嗜酸性粒细胞水平，且药物效应不受血清中 IL-5 水平及 F/P 基因的影响，长期使用具有较好的耐受性及有效性。某些病例在使用总量 750mg IL-5 单抗治疗后，嗜酸细胞减少及临床症状缓解可持续数周或数月。若治疗前使用糖皮质激素，再用 IL-5 单抗治疗，部分病例激素可逐渐减量或停用。

6. 抗 CD52 单克隆抗体（如 alemtuzumab）也已经被用于治疗 HES，在一项 9 例 HES 患者的研究中，静脉输注剂量为 5~30mg，每周 1~3 次，7 例获得了病情上的缓解，中位缓解时间为 2 周（0.5~5 周）。

病例1：患者，男，29 岁，2017 年 1 月初无明显原因出现腹痛，呈间断性钝痛、阵发性加重，重时疼痛难忍，在当地按"胃炎"治疗效果差；胃镜检查示慢性胃炎，曾出现过短暂性右眼失明（眼内注射 1 针即愈）及左下肢膝下局部肿痛（约几天即愈），并出现黑便。2017 年 1 月 18 日转院后查白细胞 23.34×10^9/L，嗜酸性粒细胞 14.40%（0.5%~5%），嗜酸性细胞计数 3.37×10^9/L［（0.02~0.5）×10^9/L］，D-二聚体 3.63mg/L（0~0.55mg/L）；19 日查白细胞 26.39×10^9/L，嗜酸性粒细胞 28%，嗜酸性细胞计数 7.39×10^9/L，曾用甲强龙冲击治疗 2 天后再次转院。传染病（乙肝、梅毒、艾滋病）、结缔组织病、癌胚抗原、甲功、ANCA 相关检查、多种抗体及寄生虫检查均正常，行肠镜检查示缺血性肠病，活检提示大量嗜酸性粒细胞浸润，彩超示右颈总动脉、颈内动脉及颈外动脉等回声充填，考虑栓塞，双小腿浅静脉轻度曲张，腰穿脑脊液压力 105mmH$_2$O，白细胞 8×10^6/L，蛋白 0.30g/L，糖及氯化物正常。患者腹痛，疑缺血性肠炎、肝脓肿；1 月 31 日出现发热，体温 38.8℃，复查 C 反应蛋白 168.54mg/L，白细胞计数 24.42×10^9/L，嗜酸性粒细胞百分数 47%，嗜酸性粒细胞计数 11.62×10^9/L，2 月 2 日患者突发左上肢无力，查头 CT 后神内会诊为右侧枕叶区梗死合并病变内出血，右侧顶叶脑梗死，静脉窦血栓形成，神外会诊肝脓肿并颅内脓肿。2 月 3 日以肝占位：肝脓肿？缺血性肠病？急性脑梗死；脑出血？转入神经内科。追问病史既往 4~5 年前曾有双下肢皮肤瘙痒、皮疹。

体格检查：神清，精神差，T、P、R、BP 正常，内科情况：腹痛仍时轻时重，站立时呕吐加重，上腹部压痛；神经科表现为颈强，左上肢肌力 0 级，四肢腱反射弱，余无异常。继续抗感染、保肝、补充白蛋白、生长抑素及脱水、改善循环治疗，并加用地塞米松 10mg/天静滴。经治疗后症状逐渐好转，腹痛间断发作，程度渐减轻，发作频率减少，能进少量饮食；左上肢肌力逐渐恢复至 3 级，肝脏增强扫描：肝左外叶下段异常病灶无强化，肝右后叶上段小囊肿，SWI 提示右枕部病灶内伴出血，复查血白细胞计数正常，嗜酸性粒细胞百分数 1.5%（表52-1）。

最后诊断：嗜酸性细胞增多综合征，伴多脏器损害。

表 52-1　患者嗜酸粒细胞变化情况

时间	WBC 计数 （×10^9/L）	EC 百分数 （%）	EC 计数 （×10^9/L）	受累器官
2017-01-18	23.34	14.40	3.37	皮肤
2017-01-19	26.39	28	7.29	胃肠
2017-01-21	19.10	2.2	0.42	眼
2017-01-23	23.84	40.0	9.53	小腿血管
2017-01-26	15.82	37.0	7.70	脑血管
2017-01-31	24.42	42.8	11.62	静脉窦
2018-02-04	9.60	1.7	0.16	肺
2018-02-06	9.78	26.8	2.62	胰腺、胆囊

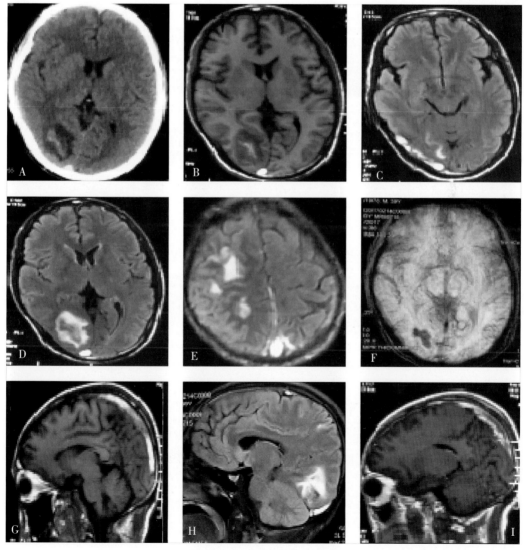

图 52-1　嗜酸粒细胞增多症

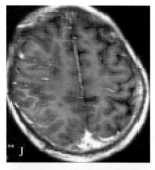
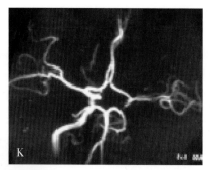
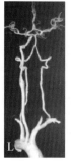
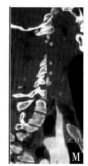

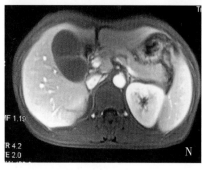

图 52-1 嗜酸粒细胞增多症

A：CT 示右枕叶病灶，高低密度混杂；B 为 MRI T$_1$，C～E 为 FLAIR，示右枕叶、右额顶叶病灶信号不均匀，且矢状窦信号增高；F 为 SWI 提示右枕叶出血灶；G、H 为矢状位，示矢状窦及枕叶异常信号；I、J 为 T$_1$ 增强，示右侧半球软脑膜强化，上矢状窦不均匀强化；K 为 MRA，L、M 为 CTA，示左侧颈总、颈内动脉闭塞。N 增强腹部 CT：肝左外叶下段异常病灶无强化

病例 2：患者，女，72 岁，2 个月前劳累后出现双下肢麻木疼痛感，继后出现行走乏力，50 天前出现反应迟钝，言语减少，问话有时不答，40 天前智能明显减退，不能行走，小便失控，大便尚知道。无发烧、上感等前驱症状。

既往有皮肤病近 30 年，时轻时重，此次发病初又感症状加重，皮疹发痒，抓破皮。10 余年前患周围神经病，经治疗痊愈。4 年前患胃病，手术治疗见胃部多发息肉，病理检查为肠上皮化生。无高血压、糖尿病等血管病危险因素。

体格检查：神清，反应迟钝，记忆力、计算力较差，吸吮反射弱阳性，右手握力略差，右下肢张力低，肌力近端 1～2 级，远端 0 级；左下肢张力正常，肌力近端 3 级，远端 0 级，四肢腱反射弱，病理征（－），深感觉双下肢消失，上肢正常，浅感觉无明显异常，脑膜刺激征（－）。化验室嗜酸粒细胞增多（见下），余实验室检查无明显异常。

日期	血嗜酸性粒细胞百分比	绝对值
2014-6-24	45.8%	4.30×10^9/L
2014-6-29	42.9%	3.45×10^9/L
2014-7-28	23.11%	2.05×10^9/L
2014-8-6	28.2%	1.60×10^9/L

头 MRI：T$_2$ 示左侧尾状核头及邻近区高信号，DWI 为高信号，右侧壳核显示高信号，DWI 为等信号，双侧半球内散在斑片状脱髓鞘伴多发腔梗；MRA 示左侧大脑后动脉中段闭塞，余血管未显示其他异常。

最后诊断嗜酸粒细胞增多综合征。依据：①中枢性及周围神经损害；②皮肤损害：瘙痒，溃疡；③血嗜酸性粒细胞增多。

病例3：患者，男，50岁。双下肢麻、疼痛伴乏力半个月，左上肢麻木、力弱1天。半个月前出现双下肢麻木、疼痛，膝关节以下明显，伴有双足感觉减退，走路踩棉花感，未诊治，症状逐渐加重，出现双下肢酸困、无力，需扶助下步行；1天前出现左上肢麻木、力弱。二便正常。既往史：1个月前，右股根部出现片状红肿，伴痒感，半个月前，局部皮肤出血、坏死。余个人及家族无特殊病史。

体格检查：T 37.0℃，P 78次/分，R 18次/分，BP 130/80mmHg。一般内科检查正常。右股根部可见片状皮肤坏死。脑神经：双瞳等大，直径3mm，光反应灵敏。眼动充分，无眼震。上肢肌力左近端4级，远端3级，右正常；双下肢肌力4级。四肢腱反射弱，双Hoffmann征（－）。双足跖反射消失，腹壁反射消失。感觉：左手针刺痛觉减退，双膝以下腓侧针刺觉减退。双膝、双踝以下振动觉减退。余无明显异常。

辅助检查：2月2日血嗜酸粒细胞37.01%，绝对值5.74×10⁹/L；2月7日血嗜酸粒细胞39.11%，绝对值5.87×10⁹/L；脑脊液白细胞24×10⁶/L，单核细胞占60%，蛋白、葡萄糖、氯化物正常；心电图、胸片正常；超声波检查肝胆脾胰无异常，周围血管无异常。

骨髓象：骨髓增生活跃，粒：有核红细胞为24.0：1；粒系增生尚活跃，中性杆状核粒细胞比值明显减低，分叶核粒细胞和嗜酸性粒细胞比值明显增高，余阶段比值及形态大致正常。

肌电图：①右胫神经CMAP近端潜伏期延长、各段波幅下降。②左腓总神经CMAP各段波幅下降。③左腓肠神经SNAP传导速度减慢。④右腓肠神经SNAP波幅下降。⑤双胫神经H反射潜伏期延长。⑥双胸锁乳突肌、双斜方肌、双第一骨间肌、双胫前肌、左T_2椎旁肌、左T_6椎旁肌、左T_{11}椎旁肌示神经源性损害。

经维生素、弥可保、激素、活血化瘀治疗1周，2月25日复查血常规嗜酸粒细胞2.04%，绝对值0.24×10⁹/L。

诊断：嗜酸粒细胞增多综合征。依据：①多发性周围神经病：呈非对称性感觉及运动损害表现。②皮肤损害：瘙痒，溃疡。③血嗜酸性粒细胞增多。④激素治疗效果良好。

参考文献

［1］Schwartz LB, Sheikh J, Singh A, et al. Current strategies in the management of hypereosinophilic syndrome, including mepolizumab ［J］. Curt Med Res Opin, 2010, 26 (8)：1933-1946.

［2］Valent P, Klion AD, Horny HP, et al. Contemporary consensus proposal on criteria and classifi-cation of eosinophilic disorders and related syndromes ［J］. J Allergy Clin Immunol, 2012, 130 (3)：607-612.

［3］Valent P, Gleich GJ, Reiter A, et al. Pathogenesis and classification of eosinophil disorders：a review of recent developments in the field ［J］. Expert Rev Hematol, 2012, 5 (2)：157-176.

［4］Gotlib J. World Health Organization-defined eosinophilic disorders：2015 update on diagnosis, risk stratification, and management ［J］. Am J Hematol, 2015, 90 (11)：1077-1089.

［5］曲士强，秦铁军，徐泽锋，等. 单中心 60 例高嗜酸粒细胞综合征的临床特征及长期疗效 ［J］. 中华血液学杂志，2016, 37 (10)：881-885.

［6］中华医学会血液学分会白血病淋巴瘤学组. 嗜酸粒细胞增多症诊断与治疗中国专家共识（2017 年版）［J］. 中华血液学杂志，2017, 38 (7)：561-564.

［7］Valent P, Klion AD, Horny HP, et al. Contemporary consensus proposal on criteria and classifycation of eosinophilic disorders and related syndromes ［J］. J Allergy Clin Immun0l, 2012, 130 (3)：607-612.

［8］耿莉，郭洁，李青，等. 以周围神经病变为首发表现的高嗜酸性粒细胞综合征 ［J］. 当代医学，2009, 15 (10)：56.

［9］陈丽，种莉，孙宏. 等. 嗜酸性粒细胞增多症患者合并脑梗死的相关危险因素分析 ［J］. 中华老年多器官疾病杂志，2015, 14 (10)：767-769.

［10］闫秀娟，金明根，崔青松，等. 嗜酸性粒细胞增多症并发多发性脑梗死 1 例的救治体会及文献复习 ［J］. 中国科学人，2017, (9)：55-56.

［11］张晶清，吴伟，王翠兰，等. 嗜酸性粒细胞增多症致多发性脑梗死 1 例 ［J］. 山东大学学报（医学版），2016, 54 (11)：91-92.

第五十三章　神经纤维瘤病

神经纤维瘤病（Neurofibromatosis，NF）是神经系统最常见的常染色体显性遗传病之一，它是基因突变使神经嵴细胞分化异常而引起的一组肿瘤抑制综合征，可导致多系统损害，常累及神经、肌肉、骨骼、内脏及皮肤。根据其临床特点和责任基因的不同可分为Ⅰ型（NF1）、Ⅱ型（NF2）和神经鞘瘤病3种类型。NF1由德国病理学家Frederick von Recklinghausen在1882年首次描述，主要特征为皮肤牛奶咖啡斑和周围神经多发神经纤维瘤，基因定位于17q11.2，呈完全外显；NF2由Wishart于1822年首次描述，较NF1更罕见，基因定位于22q11.2，也呈完全外显，特征表现为双侧听神经瘤及脑膜瘤；神经鞘瘤病是神经纤维瘤病的第三种形式，与SMARCB1、LZTR1等基因突变有关，呈非完全外显，特征为多发性神经鞘瘤及疼痛。

第一节　神经纤维瘤病Ⅰ型（NF1）

NF1是一种罕见病，全球发病率大约为1/3 000，然而，它是神经系统中最常见的常染色体显性遗传病，也是最常见的单基因遗传疾病之一。NF1可引起多系统损害，然而，作为一种神经皮肤综合征，其主要累及皮肤、中枢神经系统及周围神经系统。皮肤损害包括牛奶咖啡斑、雀斑、皮肤和皮下神经纤维瘤。周围神经肿瘤主要为丛状神经纤维瘤（plexiform neurofibroma，PNF），起源于神经束或较大的神经丛（骶神经丛或臂神经丛），可导致神经痛和神经功能障碍。最常见的中枢神经肿瘤为视神经胶质瘤，可发生于视觉通路的任何部分，可导致视力丧失。

【NF1病因和发病机制】

NF1基因组包含约60个外显子，横跨超过300个碱基，编码2 818个氨基酸，组成280kD的是神经纤维素蛋白（neurofibromin）。NF1基因是已知突变率最高的基因之一，突变方式较复杂，包括无义突变、错义突变、插入或缺失（框移）、剪切突变、基因完全缺失、小片段缺失、氨基酸置换、染色体重排等，多数导致神经纤维素蛋白功能缺失。神经纤维素蛋白几乎在所有组织中广泛表达，但在脑、脊髓和周围神经系统中最为丰富。神经纤维素蛋白是一种鸟苷三磷酸酶（GTP）活化蛋白（GAP），其刺激Ras-GTP转化为Ras-GDP。Ras为最常见的原癌基因，在健康细胞中调节细胞增殖、分化、凋亡，且处于与GDP结合的无活性性构象中。NF1基因缺陷使神经纤维素蛋白功能缺失，Ras-GDP因此活化为Ras-GTP，激活RAF/MEK/ERK和PI3K/AKT/mTOR等通路，导致来源于神经嵴的细胞如施万细胞、黑色素细胞、成纤维细胞在多个部位过度增殖而致病。

【病理】

NF1 主要特点为外胚层发育不良、过度增生或肿瘤形成。神经纤维瘤好发于周围神经远端，脊髓肿瘤包括室管膜瘤和星形胶质细胞瘤，颅内肿瘤最常见低级别胶质瘤。皮肤肿瘤的表皮较薄，基底层可以色素化或非色素化。真皮层的胶原和弹力蛋白被疏松排列的结缔组织细胞取代。皮肤色素斑内的黑色素细胞数量正常，但是大黑色素体增多。

【临床表现】

1. 皮肤症状：

（1）牛奶咖啡斑是具有诊断性的临床表现，在患者出生时或婴儿早期即可发现，呈多发性，不凸于皮面，颜色均匀，边界光滑，室光下可见，其大小从 5mm（婴儿期）到 30mm（成年期）不等，但也可大于 20cm 并涉及整个解剖区域。它们随机分布于躯体各处，但不累及头皮、手掌和脚底，其大小和数量在儿童期逐渐增加，但一般在成年期停止生长。它们的大小、数量和位置与 NF1 的严重程度及神经纤维瘤的发生部位均无关。

（2）雀斑和色素沉着：大多在 3~5 岁开始出现，主要发生于腹股沟区、腋窝等无阳光照射区域。面积大而黑的色素沉着常伴有下面的丛状神经纤维瘤，位于中线者提示可能存在脊髓肿瘤。

2. 神经纤维瘤：是来源于施万细胞的良性肿瘤，是 NF1 的特征性表现。

（1）皮肤和皮下肿瘤：最常见，通常在儿童晚期开始出现，其大小和数量在成年期逐渐增加。皮肤肿瘤位于皮内，形成丘疹，质软，大小不等，有蒂或无蒂，颜色呈肉色或紫罗兰色，丘疹顶端有黑头粉刺。皮下肿瘤发生于周围神经，呈结节状，可移动，可引起疼痛、感觉异常，可有触压痛（图 53-1）。

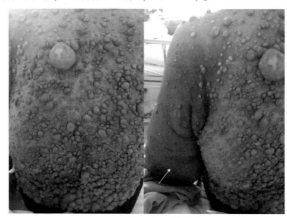

图 53-1　神经纤维瘤病伴神经瘤性橡皮病

（2）周围神经肿瘤：主要为丛状神经纤维瘤，可累及脊神经根至周围神经末端的任何部位，其形态结构从局限性、结节状到弥漫性，可跨越组织平面或涉及多个身体区域，可导致神经痛和神经功能障碍，从轻微的感觉异常到完全脊髓损伤。丛状神经纤维瘤最常见于躯干，包括椎旁区域（31%）、头颈部（31%）和四肢（25%），其在儿童早期生长最快，每年体积增加≥20%。NF1 患者有 8%~13% 的风险发生恶性周围神经鞘瘤（MPNST），其通常来源于丛状神经纤维瘤。不明原因的持续性疼痛，快速生长以及质地从软到硬是恶变的征象。MPNST 易转移，最常转移到肺和骨，其 5 年生存率低于 50%。

（3）颅内肿瘤：在中枢神经系统，NF1 患者更易患低级别胶质瘤，视神经胶质瘤最常见，可侵及视神经、视交叉神经和下丘脑。据估计，15%~20% 的 NF1 患者有视神经胶质瘤，大多数没有明显症状，若肿瘤呈进展性则可导致视力丧失、眼球突出、下丘脑功能障碍（性早熟）。NF1 患者较正常人患胶质母细胞瘤的风险增加了 5 倍。

（4）脊髓肿瘤：可发生脊髓任何平面，神经纤维瘤可通过压迫脊髓或脊神经根而引起神经系统症状，症状包括疼痛、麻木、无力或胃肠/膀胱功能障碍。当肿瘤发生于神经根，在穿过椎间孔时呈哑铃状生长。

3. 眼部症状：虹膜的 Lisch 结节是黑色素细胞错构瘤，通常无症状，裂隙灯下可见虹膜上粟粒状棕黄色突起小结节，是 NF1 的特征性改变。它们往往出现在儿童早期，一般发生在皮肤神经纤维瘤之前。

4. 神经系统：至少有 50% 的患者存在认知缺陷，其范围从轻度空间处理障碍到自闭症样症状，包括注意力缺陷/多动症、视觉空间障碍、语言表达和理解障碍、执行功能障碍。癫痫发生在 4%~9% 的 NF1 患者中，相对于一般人群，NF1 患者的癫痫发作通常呈局灶性并与脑肿瘤有关。

5. 骨性损害：特征性骨损害包括长骨发育不良和蝶窦翼发育不良。长骨发育不良表现为皮质变薄和弯曲，这可能导致病理性骨折。反复骨折和不完全愈合导致假关节的发生。蝶窦翼发育不良通常表现为眼眶异常，其可能由相关的丛状神经纤维瘤引起，可导致眼球内陷或向外、向下移位，可继发青光眼。在某些情况下，病理性骨折可能源于丛状神经纤维瘤侵蚀骨性结构，但也可能继发于非骨化性囊肿或骨质减少。脊柱侧凸在 NF1 中很常见，最常累及下颈椎或上胸椎。

6. 血管损害：最常见的两种血管病变为高血压和血管发育不良。NF1 相关性高血压大多为原发性高血压，但要警惕是否合并嗜铬细胞瘤和肾血管发育不良（肾动脉狭窄）。血管发育不良更易累及动脉。颅内血管发育不良可导致烟雾病、动脉瘤、动脉夹层。

7. 局限型 NF1：为 NF1 的临床变异型，其只有身体的一个区域具有 NF1 的表现（牛奶咖啡斑、雀斑、神经纤维瘤）。局限型 NF1 是由早期胚胎发育过程中 NF1 基因的体细胞突变引起的，导致 NF1 突变局限于身体的一部分。然而，如果 NF1 基因突变涉及性腺，则子代为完全型 NF1。

【辅助检查】

X 线平片可发现各种骨骼畸形；CT、MR、椎管造影等有助于发现肿瘤。一半以上的儿童 NF1 患者在头颅 MRI 上存在 T_2 高信号病变，最常见的位置是脑干、丘脑、小脑和基底神经节。这些病变通常呈局限性，一般不增强，而弥漫性浸润脑实质或有增强效应提示潜在的脑肿瘤。基因分析可以确定 NF 突变类型。

【诊断】

NF1 诊断标准，符合下列两条或两条以上即可确诊：①6 个或以上的牛奶咖啡斑，青春期前直径>5mm，青春期后直径>15mm；②2 个或以上的任一类型的神经纤维瘤或 1 个丛状神经纤维瘤；③腋窝或腹股沟区的雀斑；④2 个或以上的 Lish 结节（虹膜错构瘤）；⑤视神经胶质瘤；⑥1 种独特的骨性病变，如蝶窦翼发育不良或长骨皮质变薄，伴或不伴有假关节；⑦一级亲属有确诊的 NF1 患者。

【鉴别诊断】

应同脑干胶质瘤、脊髓出血、脊髓梗死、马尾和脊髓圆锥综合征、脊髓空洞症、骨纤维结构不良综合征和局部软组织蔓状血管瘤等鉴别。

【治疗及预后】

目前无绝对有效的治疗方案，主要是减轻症状，减少肿瘤复发，减少并发症，提高生活质量。NF1 的治疗包括随访观察、手术治疗和遗传咨询。皮肤纤维瘤可手术或激光治疗，改善其外观和舒适度。有时需要对丛状神经纤维瘤进行清除，以缓解呼吸道或脊柱的压力，完全去除通常不可能，且容易再生。视神经胶质瘤通常不需要治疗，但若有症状并进行性加重，可以手术切除及化疗（长春新碱和卡铂）治疗。由于血管并发症和放射野中细胞恶变，幼儿最好避免放射治疗。血管病变如血管闭塞可以支架植入。癫痫发作者可给予抗癫痫治疗。大约有 50% 的 NF1 有认知障碍，可提供神经心理学评估以指导干预。

最近一些研究取得了一定进展，在动物模型中，雷帕霉素首次显示可抑制小鼠视神经胶质瘤的生长，目前正在进行 NF1 相关神经胶质瘤的临床试验。伊马替尼在 NF1 相关丛状神经纤维瘤患者的早期临床试验中取得了希望性的成果。未来的治疗方法将开始考虑控制 RAS 下游的细胞特异性生长途径以及调控肿瘤微环境中的非肿瘤细胞。

病例：患者，男，10 岁，因皮肤色素改变进行性加重就诊。家族中无类似疾病史。神经纤维瘤病Ⅰ型、Ⅱ型基因检测未见异常（图 53-2，见彩图第 14 页）。

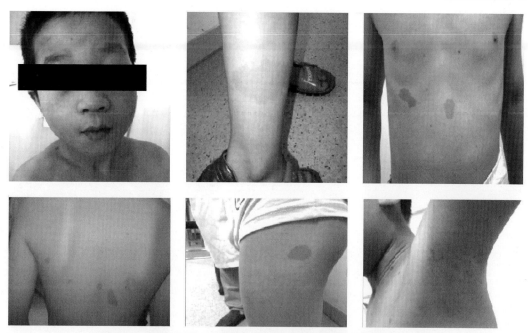

图 53-2　患者面部、胸背部、四肢、腋窝可见牛奶咖啡斑、雀斑

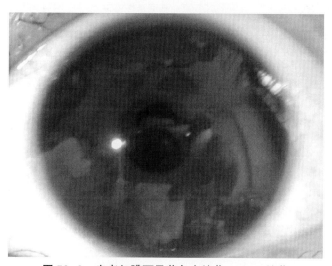

图 53-3　患者虹膜可见黄色小结节，Lisch 结节

诊断：神经纤维瘤病 I 型（图 53-3、图 53-4，见彩图第 14 页）。

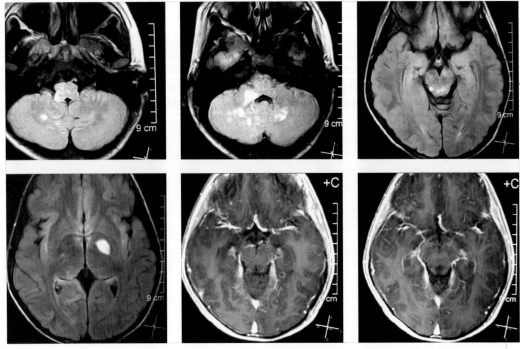

图 53-4　FLAIR 序列示脑干、小脑、基底节区多发结节；增强 MRI 未见强化

第二节　神经纤维瘤病 Ⅱ 型（NF2）

NF2 较 NF1 更罕见，据估计其发病率为 1/（25 000～33 000）。与 NF1 类似，NF2 与中枢神经系统和周围神经系统的肿瘤相关，且随着时间推移会导致神经系统疾病发生。NF2 最常见的肿瘤是神经鞘瘤和脑膜瘤。神经鞘瘤可发生在颅内或颅外的任何周围神经上。然而，NF2 的特征是双侧听神经鞘瘤。

【NF2 病因和发病机制】

NF2 基因位于 22q11.2，编码肿瘤抑制蛋白 merlin。merlin 是 ERM 蛋白家族的成员，负责膜稳定性和调控细胞生长通路。与 NF1 中的神经纤维素蛋白一样，merlin 主要存在于神经系统组织中。活化的 merlin 稳定钙粘蛋白依赖的细胞-细胞连接，抑制细胞膜上酪氨酸激酶（RTKs）受体的作用。NF2 基因突变使 merlin 功能丧失，神经膜细胞对接触抑制不敏感，正常的轴突导向因子活性丧失，导致血管生成增强及肿瘤形成。

【病理】

多见双侧听神经鞘瘤和多发性脑膜瘤，癌细胞排列松散，巨核细胞常见。神经鞘瘤是包裹在神经周围的施万细胞肿瘤，呈多灶性，较散发性肿瘤具有更多的小叶结构。一部分 NF2 肿瘤为神经纤维瘤，存在多种细胞类型，包括施万细胞、成纤维细胞、肥大细胞以及神经轴突，主要发生在皮肤。脊髓神经根可同时出现神经鞘瘤和神经纤维瘤。

【临床表现】

1. 听神经瘤：是发生在小脑脑桥角中最常见的肿瘤，其生长缓慢但具有侵犯性，可导致双侧感音神经性耳聋、耳鸣，平衡障碍，面神经麻痹，脑干受压。左右听神经鞘瘤的生长速度通常不同，而且生长速度和听力损失之间没有明显的联系。

2. 脑膜瘤：高达一半以上的 NF2 患者有脑膜瘤，其通常不需要干预，但脑膜瘤的存在导致相关死亡风险增加 2.5 倍。临床上最担忧的是脑膜瘤侵及颅底、海绵窦、眼眶或生长在大脑镰区域，可阻塞矢状窦并导致静脉高压。

3. 神经病变：可累及单神经，特别是面神经损害引起贝尔麻痹，往往不能完全康复。面神经麻痹可发生在前庭神经鞘瘤之前数年。部分儿童表现为下肢肌肉群萎缩，类似脊髓灰质炎。3%~5% 的成年患者有广泛的多发性神经病，可持续进展，导致严重的肌肉萎缩甚至死亡。

4. 眼部症状：为 NF2 的突出表现，60%~80% 的患者有白内障，这些通常是早衰性的后囊下晶状体混浊，很少需要摘除。然而，儿童皮质楔状混浊可能在出生时已存在。

5. 皮肤症状：大约 70% 的 NF2 患者有皮肤肿瘤。最常见的是斑块状病变，位于皮内，略微隆起，比周围皮肤色素深，并且通常含有多余的毛发。

【辅助检查】

听力测定、脑干诱发电位对听神经瘤有较大的诊断价值，头颅 MRI 可见脑桥小脑角肿瘤及脑膜瘤，颈椎 MRI 有助于发现脊柱内肿瘤。基因分析可确定 NF 突变类型。

【诊断】

NF2 诊断标准，符合下列一条即可确诊：①双侧听神经瘤；②一级亲属有 NF2 并有单侧听神经瘤且小于 30 岁；③一级亲属有 NF2 和有下列任何两项：脑膜瘤、胶质瘤、神经鞘瘤、青少年后囊下晶状体浑浊、青少年皮质性白内障。

符合下列 1 条为可能的 NF2：①小于 30 岁的单侧听神经瘤和有以下任何一项：脑膜瘤、胶质瘤、神经鞘瘤、青少年后囊下晶状体浑浊、青少年皮质性白内障；②2 个以上脑膜瘤和小于 30 岁的单侧听神经瘤或者有下列中的一项：胶质瘤、神经鞘瘤、青少年后囊下晶状体浑浊、青少年皮质性白内障。

【鉴别诊断】

应与单侧听神经瘤、脑膜瘤、面神经麻痹、脊髓灰质炎、多发性周围神经病、脊髓硬膜外脓肿等鉴别。

【治疗及预后】

听神经鞘瘤最主要的治疗方式为手术切除，也可进行放疗，尤其是小于 3cm 的肿瘤。但对多灶性或进展性肿瘤不推荐上述选择，因为手术时可能发生严重的神经功能障碍（如听力丧失、面神经麻痹、吞咽功能障碍等）。脑膜瘤一般无症状，可随访观察。若脑膜瘤产生症状或迅速生长，主要的治疗方式为手术切除，必要时可放疗。

目前研究发现应用 PTK 抑制剂如依维莫司可能会抑制肿瘤进展。在一项 NF2 相关听神经瘤的临床研究中，使用抗血管生成剂贝伐单抗明显减小了肿瘤的体积并能有效改善听力。另外，通过病毒载体或 NF2 基因重组来替代肿瘤抑制产物，是未来很有希望的治疗方向。

NF2 患者的疾病严重程度存在很大差异，病情重、预后差与儿童期发病有关。部分细胞发生 NF2 基因突变的患者，通常症状较轻，肿瘤较少，预后较好。一项研究显示，NF2 患者确诊后 5 年存活率为 85%，10 年存活率为 67%，20 年存活率为 38%，预期寿命中位数为 69.0 岁。

> 病例：患者，女，51 岁，头晕、耳鸣、耳聋 4 余年。患者 4 余年前出现头晕、双侧耳鸣耳聋，右侧为重。3 年前头颅 MR 示"脑膜瘤及双侧听神经瘤"，手术切除脑膜瘤，之后共行 3 次伽马刀治疗。2 年前曾因纵隔神经鞘瘤手术治疗。
>
> 体格检查：神清语利，左侧同向偏盲，双耳听力明显下降，四肢肌力正常，巴氏征阴性，腋下可见少量褐色色素沉着。未行基因检测。
>
> 诊断：神经纤维瘤病Ⅱ型（图 53-5）。

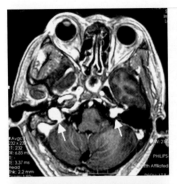
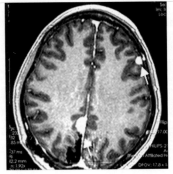
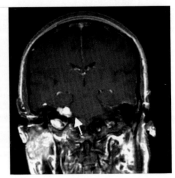
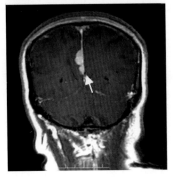

图 53-5　增强 MRI 可见多发强化灶（箭头所指），系双侧听神经瘤及多发脑膜瘤

第三节　神经鞘瘤病

神经鞘瘤病是神经纤维瘤病的第三种形式，特征为多发倾向的神经鞘瘤，脑膜瘤少见。鉴于肿瘤类型，最初认为神经鞘瘤病是 NF2 的一种亚型。虽然两者有明显的相似之处，但随后的研究证实，神经鞘瘤病具有不同的临床表型和遗传病因，依此区别于 NF2。神经鞘瘤病的发病年龄一般为 20~40 岁，但诊断通常会延迟 10 年。典型临床表现为疼痛、肿瘤或两者兼有。

【病因及发病机制】

在 40%~50% 的家族性神经鞘瘤病和 10% 的散发性神经鞘瘤病患者中发现 SMARCB1 基因突变或缺失。SMARCB1 蛋白为染色质重塑蛋白，通过调节细胞周期和诱导细胞衰老来发挥其肿瘤抑制因子的作用。后来在大约 80% 缺乏 SMARCB1 突变的神经鞘瘤病患者中检测出来 LZTR1 突变。LZTR1 位于 22q11.21，在 SMARCB1 和 NF2 基因附近。LZTR1 蛋白属于 BTB／POZ 超家族，参与多种细胞过程，包括调节染色体构象和细胞周期。随后的研究揭示了 LZTR1 突变发生在 40% 的家族性神经鞘瘤病和 25% 散发性神经鞘瘤病患者中。SMARCB1/LZTR1 突变使其丧失肿瘤抑制功能，导致神经膜细胞过度增殖形成神经鞘瘤。

【病理】

同 NF2。

【临床表现】

神经鞘瘤通常发生于脊柱（74%）及其周围神经（89%），脑神经（主要是三叉神经）少见（8%）。与 NF2 患者相比，听神经瘤在神经鞘瘤病中很少见。脑膜瘤发生于约 5% 的神经鞘瘤病患者，多发于大脑镰。疼痛为最常见的临床症状，约 68% 的患者经历慢性疼痛。

【辅助检查】

脊髓、头颅等磁共振可发现多发神经鞘瘤。基因分析可部分检测出 SMARCB1/LZTR1 突变。

【诊断】

神经鞘瘤病诊断标准，满足下列一项条件即可确诊：①年龄大于 30 岁且有 2 个或以上的非皮肤神经鞘瘤（至少有一个经组织学证实），高分辨磁共振上无听神经瘤的证据，无已知的 NF2 基因突变；②病理证实为非听神经鞘瘤且一级亲属有确诊的神经鞘瘤病。

【治疗及预后】

目前无特异性治疗，主要是缓解症状。手术治疗目前是症状性神经鞘瘤病的首选治疗方法，可缓解患者的局部疼痛和因邻近组织受压引起的症状。然而，疼痛往往容易复发，且可能与肿瘤大小无关。手术的主要风险是医源性神经损伤。因此，手术切除神经鞘瘤时应考虑保留神经。神经鞘瘤病的放射治疗经验有限，其可能会增加肿瘤恶变的风险。对于无法手术治疗或恶变、危及生命的神经鞘瘤可进行放疗。

参考文献

［1］Weiss B，Bollag G，Shannon K. Hyperactive Ras as a therapeutic target in neurofibromatosis type 1［J］. American Journal of Medical Genetics，1999，89（1）：14-22.

［2］Prada CE，Rangwala FA，Martin L J，et al. Pediatric Plexiform Neurofibromas：Impact on Morbidity and Mortality in Neurofibromatosis Type 1［J］. The Journal of Pediatrics，2012，160（3）：461-467.

［3］Pourtsidis A，Doganis D，Baka M，et al. Malignant peripheral nerve sheath tumors in children with neurofibromatosis type 1［J］. Case Reports in Oncological Medicine，2014，2014：843749.

［4］Hyman SL，Shores A，North KN. The nature and frequency of cognitive deficits in children with neurofibromatosis type 1［J］. Digest of the World Core Medical Journals，2006，65（7）：1037-1044.

［5］Dulai S，Briody J，Schindeler A，et al. Decreased bone mineral density in neurofibromatosis type 1：results from a pediatric cohort［J］. J Pediatr Orthop，2007，27（4）：472-475.

［6］Robertson KA，Nalepa G，Yang FC，et al. Imatinib mesylate for plexiform neurofibromas in patients with neurofibromatosis type 1：a phase 2 trial［J］. Lancet Oncol，2012，13：1218-1224.

［7］Evans DGR，Moran A，King A，et al. Incidence of Vestibular Schwannoma and Neurofibromatosis 2 in the North West of England over a 10-year Period：Higher Incidence than Previously Thought［J］. Otology & Neurotology，2005，26（1）：93-97.

［8］Qian X，Karpova T，Sheppard A M，et al. E-cadherin-mediated adhesion inhibits ligand-dependent activation of diverse receptor tyrosine kinases［J］. EMBO（European Molecular Biology Organization）Journal，2004，23（8）：1739-1784.

［9］Plotkin SR，Merker VL，Halpin C，et al. Bevacizumab for progressive vestibular schwannoma in neurofibromatosis type 2：a retrospective review of 31 patients［J］. Otology & neurotology：official publication of the American Otological Society，American Neurotology Society［and］European Academy of Otology and Neurotology，2012，33（6）：1046.

［10］Wilding A，Ingham SL，Lalloo F，et al. Life expectancy in hereditary cancer predisposing diseases：an observational study［J］. Journal of Medical Genetics，2012，49（4）：264-269.

［11］Piotrowski A，Xie J，Liu YF，et al. GermLine loss-of-function mutations in LZTR1 predispose to an inherited disorder of multiple schwannomas［J］. Nature Genetics，2014，46（2）：182-187.

［12］Smith MJ，Bertand I，Christian B，et al. Mutations in LZTR1 add to the complex heterogeneity of schwannomatosis［J］. Neurology，2015，84（2）：141-147.

［13］Smith MJ. Clinical features of schwannomatosis：a retrospective analysis of 87 patients［J］. Oncologist，2012，17（10）：1317.

第五十四章 类风湿关节炎相关性血管炎

类风湿关节炎（rheumatoid arthritis，RA）是一种关节病理表现为滑膜炎而关节外主要表现为血管炎的慢性全身性自身免疫性疾病，关节炎主要表现为对称性、进行性多关节炎，并逐渐出现关节软骨和骨坏死，最终导致不同程度的关节肿胀、疼痛、畸形和功能丧失。

除关节受累外，近50%的患者还会出现多种关节外表现，其中类风湿血管炎（rheumatoid vasculitis，RV）是RA最为严重的并发症之一，它主要累及中小血管，是一种破坏性、炎症性的病理过程，最终导致血管闭塞、组织或器官缺血坏死。血管炎可累及中枢及周围，中枢以导致心脑血管疾病为主，且可成为心脑血管病主要死因之一，据报道RA相关性心脑血管炎约占RA死因的50%。其中RA合并脑血管疾病发生率为13.26%，病死率为26.7%。周围性损害主要为周围神经病。

类风湿血管炎（RV）的发病机制目前尚不十分明确，但是自身抗体的出现和免疫复合物的沉积在RV的发病中起到至关重要的作用。①自身抗体：研究发现，抗内皮细胞抗体等与相应内皮细胞（如血管内皮细胞）结合后可导致核因子（nuclear factor，NF）-κB依赖的内皮细胞活化，并诱导如细胞间黏附分子-1等黏附分子及主要组织相容性分子Ⅱ的表达增高，进而激活补体或者通过细胞毒作用而使内皮细胞发生凋亡、免疫复合物激活，致使细胞释放多种蛋白酶，启动凝血机制，形成血栓；同时出现炎性细胞浸润血管周围，致使血管发生炎症、变性甚至坏死等。②在RA疾病发展过程中，形成的免疫复合物黏附于内皮细胞表面，使内皮细胞活化，导致血浆外渗、血管周围炎性细胞增多，血管内、外层增生或全层透壁性炎症改变，造成管腔狭窄阻塞，管壁纤维素样变性乃至坏死，动脉瘤形成、破裂出血或纤维化等，最终激活凝血系统。③遗传基因也与血管炎发病密切相关，有中小动脉炎症的RA患者，HLA-DR4基因出现频率较高。④RA还可合并ANCA相关性血管炎（即以小血管为主的坏死性血管炎），且均为P-ANCA阳性。

类风湿关节炎并发神经系统损害目前无明确诊断标准及分类，对神经系统损害约占40%，主要包括脑、脊髓、周围神经系统和肌肉。其基本诊断条件应具备：有类风湿关节炎的证据（病史、体征、活动性类风湿实验室表现）；有与类风湿血管炎相关的神经系统损害症状、体征和（或）影像表现；排除其他可能的相关疾病。

病例1：患者，男，78岁，1个月前出现认知功能下降，反应迟钝，不会使用电视遥控器，视物不清，伴恶心、呕吐，无明显头晕、头痛，无肢体活动障碍，至当地医院查CT为脑萎缩，给予药物治疗1周，视物模糊好转，仍反应迟钝、间断呕吐。1周前反应迟钝明显加重，答非所问，于当地再查头CT示右颞叶及左枕叶低密度影，诊断为"脑梗死"，治疗后症状无好转。既往患"类风湿关节炎"4年，曾用激素治疗，现已自行停用激素1年。

体格检查：BP118/57mmHg，神志清，精神差，计算力、记忆力、定向力差。粗测视力下降，视野检查无法配合，余脑神经（−）。四肢肌张力正常，肌力4+级。四肢腱反射对称活跃，双侧Hoffmann征阴性，双侧Babinski征阳性。颈强直，Brudzinski征阳性，Kernig征阳性。双侧痛温觉正常。双侧指鼻尚准。

辅助检查：类风湿全项：类风湿因子IgA型274.14IU/mL（0~20），类风湿因子IgM型377.93IU/mL（0~20），抗环瓜氨酸肽抗体356.05U/mL（0~20），均明显增高。血沉：40mm/小时。甲状腺功能正常。腰穿：淡黄色脑脊液，脑压>300mmH$_2$O，白细胞11×10^6/L，总蛋白2503.3mg/L，腺苷脱氨酶1U/L。脑脊液病毒抗体阴性；抗NMDA、AMPA1/2、GABAB受体抗体和抗CASPR2、LGI1抗体均阴性。

诊断：RA合并脑出血（图54-1）。

经激素及改善循环治疗2周后，患者恶心、呕吐症状完全缓解，认知功能有所改善，能简单交流。A~D MRI-FLAIR显示病变较前缩小。

本病例具有类风湿关节炎病史及治疗史；实验室检查符合类风湿异常改变；有脑实质及脑膜受损症状、体征；脑脊液及多种抗体检测显示其他相关疾病可能性小，诊断中枢性RV性导致脑出血可能性大。

病例2：患者，女，76岁，原有类风湿病史20余年，高血压病史10年，肺间质病变5年，四肢活动障碍导致卧床半年，近2日因意识不清入院，做脑部MRI示颅内多发病灶，经改善循环和应用激素治疗后意识转清，可少量进食。

辅助检查：类风湿因子189IU/mL（<20IU/mL），血沉89.8mm/h（0~20mm/h），C反应蛋白30.88mg/dL（<0.3mg/dL）。

本病例有长期类风湿关节炎史，处于风湿病晚期，关节强直变性，实验室异常改变明显，脑血管改变以中等大小动脉炎性改变为主，颅内有多发新、旧不一梗死灶及脑白质脱髓鞘，符合RA相关的血管炎导致脑缺血（图54-1）。

RA相关的血管炎引起中枢神经系统损害相对较少，其中以脑血管炎性血管狭窄、闭塞或栓塞致脑梗死多见，由其导致的动脉瘤形成或血管坏死破裂出血较少，病变可累及动脉、静脉及毛细血管，但一般主要累及中小血管，病灶多位于皮层或皮层下区，

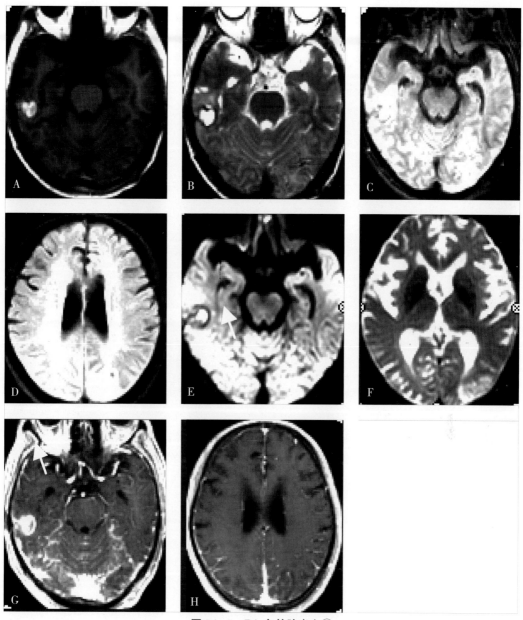

图 54-1　RA 合并脑出血①

A：T₁ 及 B：T₂ 示右侧颞叶斑片状不规则高信号，为出血灶。C、D：FLAIR 以左侧枕部为主的双
侧枕颞部条状高信号影，疑为血管扩张淤血，白质脱髓鞘。E：DWI，右侧颞部病灶周围低信号，
疑为含铁血红素沉积，血管扩张淤血更明显。F：ADC，左枕部信号稍高，局部伴有水肿。G、H：
增强扫描，双侧枕部及小脑幕园区有不规则血管充盈，示血管炎性改变

临床出现癫痫发作、轻偏瘫、肢体乏力或出现疼痛、头晕、恶心呕吐等非特异性症状，
少数可能病灶范围较大，炎症改变范围广，白质脱髓鞘明显等，而引起不同程度的痴
呆、精神意识障碍、共济失调等，病变累及脑膜者可出现脑膜刺激征阳性（图 54-4）。

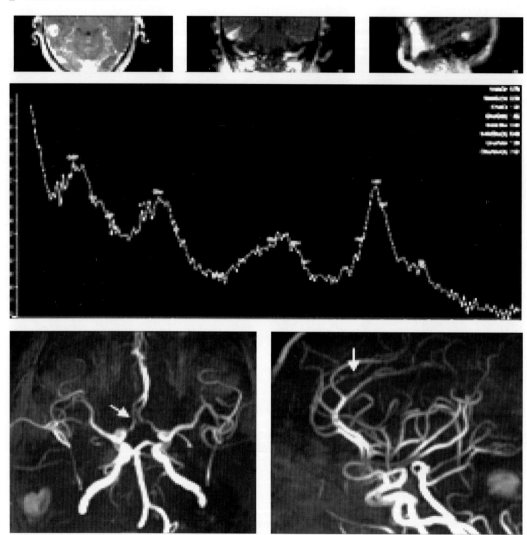

图 54-2　RA 合并脑出血②

MRS 提示病灶区 NAA 降低，Lip、Lac 峰明显增高。

MRA 示双侧大脑前动脉近端显影不佳，远端串珠样狭窄（箭头）

　　RA 患者引起心脑血管疾病的机制：①免疫介导的炎症反应损伤内皮细胞功能，促进动脉粥样硬化形成；②RA 的长期慢性炎症反应促进传统的心脑血管危险因素易发生，如脂代谢紊乱、糖尿病、胰岛素抵抗、高血压、纤维蛋白水解酶活性升高及凝血功能紊乱等，与糖尿病一样，RA 是也血管疾病（CVD）的独立危险因素；③治疗 RA 药物，主要包括非甾体抗炎药和长期使用激素，也增加了心脑血管疾病的风险。如糖皮质激素类药物可导致其发生水钠潴留；COX-2 选择型非甾体类抗风湿药治疗会破坏机体内凝血因子和抗凝血因子水平的平衡。

　　RV 的治疗：RA 合并 RV 常提示 RA 病情加重和不良预后，因此应在积极治疗原发病 RA 以及抗凝、扩血管、营养神经等基础治疗基础上，予以积极治疗 RV 的并发症。

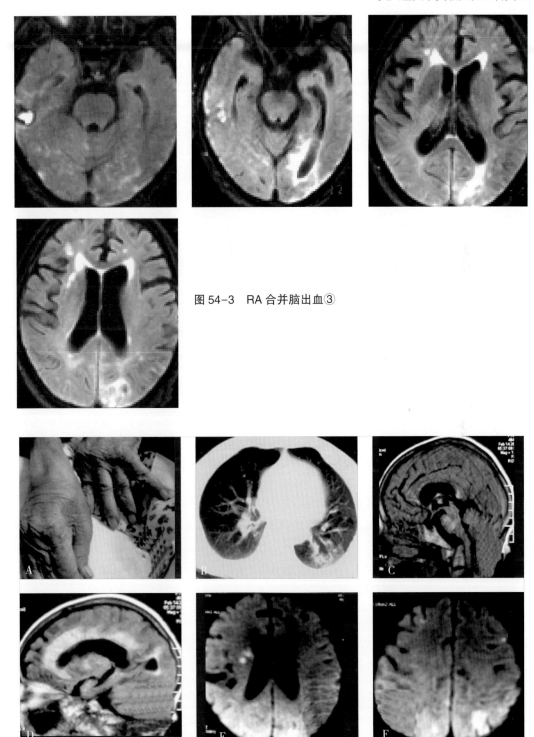

图54-3　RA合并脑出血③

图54-4　RA相关的血管炎（脑缺血）

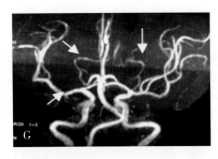

图 54-4　RA 相关的血管炎（脑缺血）

A 示双手关节畸形伴肌萎缩；B 示肺纤维化；C 示桥脑缺血性腔梗病灶；D 示脑广泛性缺血性脱髓鞘病变；E~F 示双侧脑实质多发腔梗及斑片状缺血性病变；G 颅内动脉呈串珠样改变

1. 传统疗法：通常 0.5~1.0mg/（kg·d）的糖皮质激素与免疫抑制剂甲氨蝶呤或硫唑嘌呤联合应用，有研究表明，在有严重器官受累的 RV 患者应用甲基强的松龙加环磷酰胺治疗效果似较更明显，但一般认为环磷酰胺毒副作用较大。

2. 生物治疗：近十几年里，一些"生物疗法"包括 TNF-α 拮抗剂，抗 CD20 单抗，IL-6 受体拮抗剂以及共刺激受体阻滞剂等已用于 RA 治疗，而在 RV 治疗中应用较少，其作用尚不能明确肯定，如曾有报道用英夫利西单抗（5mg/kg）治疗 2 例难治性 RA 继发血管炎患者效果较好，最终完全缓解；利妥昔单抗在 RV 患者的缓解期治疗中发现有效；妥珠单抗（雅美罗）和阿巴西普治疗 RV 也有成功者，且多用于治疗难治性 RV 患者，妥珠单抗是第一个人源性抗 IL-6 受体的单克隆抗体，能阻断 IL-6 的生物学活性，而发挥抑制炎性反应作用，阿巴西普作为一种被称为共刺激阻滞剂的新型药物，可干扰 T 细胞活化及抑制炎症反应。

参考文献

［1］王苗苗. 类风湿血管炎的发病机制和治疗进展［D］. 河北医科大学硕士论文，2017.

［2］王晓丽，李小峰，温鸿雁. 中枢神经系统受累的类风湿关节炎二例［J］. 中华风湿病学杂志，2007，11（12）：763-764.

［3］韩彤昕，吴凤岐，何晓琥. 幼年型类风湿关节炎中枢神经系统损害 14 例［J］. 实用儿科临床杂志，2000，15（3）：137-138.

［4］白丽杰，李鸿斌，肖镇. 类风湿关节炎中枢神经系统病变临床分析［J］. 疾病监测与控制杂志，2010，4（4）：237.

［5］骆萍英，朱熊，俞丽华. 类风湿病的中枢神经系统表现——附 2 例报告［J］. 上海第二医学院学报，1985，2：128-129.

［6］魏锦，袁国华，黄慈波，等. 老年类风湿关节炎患者 43 例临床分析［J］. 中华老年医学杂志，23（1）：27-29.

［7］李鸿斌，白莉，吴庆军，等. 类风湿关节炎患者合并心脑血管病的危险性分析［J］. 中华医学杂志，2006，86（25）：1769-1773.

［8］莫美丽. 117 例类风湿关节炎合并心脑血管疾病的临床分析［D］. 广西医科大学硕士学位论文，2015.

第五十五章　脑深部静脉系统血栓

【概述】

脑静脉性脑梗死（cerebral venous infarction，CVI）是指静脉性因素导致脑组织缺血、缺氧而发生坏死、出血、软化，形成梗死灶的一类疾病，相对于动脉性脑梗死少见，年发病率为 0.03‰~0.04‰，约占全部脑血管病的 1%。脑静脉系统血栓分为 2 种4 型：一为大脑浅静脉系统血栓，主要包括：①表浅型：是指上矢状窦、横窦、乙状窦及窦汇血栓，是最常见的一型，其中上矢状窦是栓塞最好发部位，脑梗死灶分布于血栓邻近的脑实质内，易发生皮层及皮层下出血。②孤立皮层型：皮层静脉引流皮质和皮质下白质的血液，分为大脑上、中、下 3 组静脉：a. 大脑上静脉 7~10 条，收集胼胝体以上额叶、顶叶及枕叶静脉的血液；b. 大脑中静脉 1~3 条，引流大脑外侧裂及岛叶静脉的血液；c. 大脑下静脉 2~3 条，引流颞叶、枕叶外侧面及下面的血液。单纯大脑皮层静脉栓塞少见，梗死发生于阻塞静脉引流区。常见灶性实质出血。二为大脑深静脉系统，主要包括：深部中央型：栓塞常位于直窦、大脑大静脉、大脑内静脉，可引起双侧基底节及丘脑脑梗死，出血相对少见；深部基底型：少见，血栓位于海绵窦，是脓毒性脑静脉栓塞最常见的部位，可伴发脑膜炎、脑脓肿等，脑实质梗死相对少见。总之，脑静脉系统血栓发生部位以上矢状窦最常见，横窦次之，深静脉系统血栓相对少见（图 55-1）。

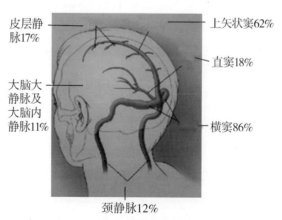

图 55-1　脑浅、深静脉血栓形成概率图示

脑深静脉系统主要收集脑室周围白质、内囊、胼胝体、脉络丛、丘脑及纹状体等基底核区域的静脉血，还收集海马、穹隆回的皮质、视皮质、间脑背面、部分脑干及

小脑的静脉血。深部静脉间有许多吻合支形成丰富的侧支循环网，梗死发生率低，多认为只在当Galen静脉及基底静脉这2条主要通道闭塞，尤其Galen静脉或直窦闭塞时，才能有效地闭塞深静脉的血流通道而出现深静脉梗死（图55-2、图55-3）。

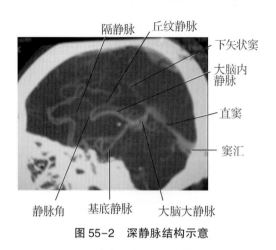

图 55-2　深静脉结构示意

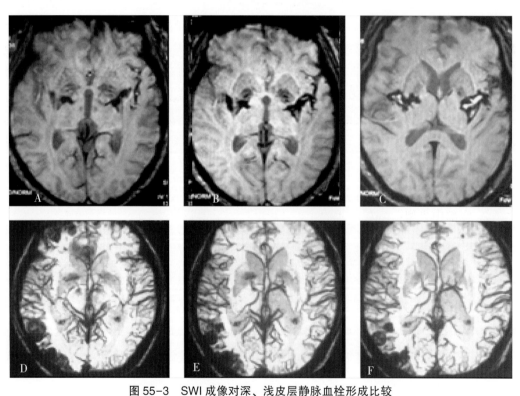

图 55-3　SWI 成像对深、浅皮层静脉血栓形成比较

A~C为深静脉血栓形成患者，深部静脉血栓不清；D~F为皮层静脉血栓形成患者，深部静脉血栓良好

【脑深静脉梗死病因及发病机制】

病因基本与静脉窦血栓形成相同，主要危险因素为口服避孕药/激素替代治疗、孕期/产褥期、感染、肿瘤、高同型半胱氨酸血症等；另外与遗传性血栓形成倾向有关，如抗凝血酶Ⅲ缺乏、蛋白C和蛋白S缺陷、凝血因子V Leiden突变等越来越受到重视；也有约12.5%原因不明。D-二聚体在脑静脉血栓的筛查中有较高价值，阴性结果预示发生概率较低，其敏感性、特异性分别为93.9%、89.7%，但D-二聚体正常并不能排除静脉血栓。其发生机制主要是静脉回流受阻引起相关区域引流静脉内压升高，导致脑肿胀、水肿，当静脉压进一步升高时导致脑细胞坏死，同时容易伴随微血管破裂而发生出血性转化、脑出血。

【深静脉梗死诊断】

主要依据临床症状、影像表现。脑静脉的特点是：①无瓣膜，静脉血流方向可逆流；②颅内、外静脉之间有丰富的吻合。上矢状窦与板障静脉、导静脉与头皮静脉相交通；海绵窦与眼静脉和面静脉相交通；基底静脉不但进入Galen静脉，还进入岩上窦、翼丛，有时经tentorial窦进入直窦或横窦；椎-基底静脉与脊柱、胸、腹及盆腔静脉相交通；因此颅内深静脉血栓形成是症状复杂、变异性大；病变广泛、梗死、出血严重可致死亡；较轻而以血管源性水肿为主者较快恢复呈可逆性；甚至在部分性不完全梗阻时可不出现临床症状。目前虽可经多种方法以显示深静脉结构，但细节尚难说清，目前临床上深静脉梗死报道较多的也只是以丘脑、基底节区梗死为主的深部中央型和以海绵窦梗死为主的深部基底型。

【临床表现】

1. 多急性起病，1~3天达高峰；少数慢性起病，进行性加重，数月达高峰或缓解与加重交替出现。

2. 深部中央型：通常见于直窦，大脑大静脉或大脑内静脉，有说可占脑静脉血栓形成的16%。

（1）Galen静脉闭塞：大脑大、内静脉由透明隔静脉、丘脑纹状体静脉和脉络膜静脉在Monro孔处汇合成的两条大脑内静脉，其后左右两条大脑内静脉在胼胝体压部的后方合成Galen静脉，它是一个短粗的静脉干，Galen静脉再（还）接受两侧基底静脉、大脑后静脉、枕静脉血液后以锐角回流注入直窦。Galen静脉主要引流透明隔、胼胝体角、额叶深部血液及基底节、丘脑、下丘脑和侧脑室周围白质等区域的血液。两侧丘脑和基底节核团的静脉血仅有同侧的大脑内静脉引流，故大脑内静脉或Galen静脉回流受阻时，侧支循环差，而灰质团块对缺血、缺氧敏感，因而丘脑和基底节核团最容易受累。Galen静脉阻塞可致双侧大脑内静脉回流障碍，可引起：①头痛、恶心、呕吐、视盘水肿等颅高压表现；②也可引起中枢性发烧、癫痫发作、音量低下、意识障碍、去脑强直，但多无或严重者可伴不同程度的局灶损害体征；③严重患者可因丘脑和纹状体的深部灰质局限性水肿压迫室间孔和第三脑室造成梗阻性脑积水；④Galen 静脉阻塞是引起双侧丘脑梗死的主要原因之一，临床表现多样，文献报道计有垂直凝视麻痹（65%）、记忆力损害（58%）、意识混乱（53%）、昏迷（42%）等常见症状，也有报道嗜睡、人格改变、顺行性遗忘。嗜睡为双侧丘脑板内核受损所致，后者属网状激活系统，当梗死累及上行网状激活系统、丘脑、边缘系统较大范围时，意识障碍加深、昏迷；遗忘是丘脑背内侧核及乳头丘脑束受损的结果；人格改变是丘脑累及额叶传导束；凝视不能及瞳孔反射异常是红核前区与内侧纵束间质核受损或丘脑中脑结合处的双侧病变的表现。

（2）单侧大脑内静脉闭塞：有时由于两条大脑内静脉发育可能不完全对称或血栓从一侧大脑内静脉开始形成，可引起一侧丘脑梗死或以一侧为主的双侧丘脑不对称梗死（图55-4）。

（3）纹丘静脉闭塞：SWI 成像无须注射造影剂，具有无创性；可排除动脉成像的干扰；能很好地显示脑内血流缓慢的微小静脉和含铁量高的脑深部核团。丘纹静脉接受尾状核前静脉及尾状核横静脉来的血液，主要引流尾状核、内囊、豆状核以及额顶叶脑深部髓质静脉，但应注意它并不引流丘脑静脉（名不副实），其中尾状核前静脉是纹丘静脉主要属支，该支静脉主要引流尾状核头，内囊前支以及额上回和额中回所属区域髓静脉，由于额中回和额下回主司书写功能和运动性语言功能，所以纹丘静脉或尾状核前静脉缺血，可导致相应的书写及语言障碍。也有报道可出现寒战，牙关紧闭，流口水，顺行性记忆障碍，失语，Korsakoff syndrome 样的精神症状，定向力差，意志缺乏，计算困难，智能评分低等广泛症状。

（4）CT 平扫：深静脉中央型血栓在 CT 上显示 Galen 静脉、大脑内静脉、直窦"条索征"高密度影是血栓的直接征象，大脑内静脉密度增高更具特征性，因正常时为低密度，但直窦的高密度征象特异性较低，因直窦区域的密度增高可见于正常人、红细胞增多症患者及婴儿，应注意综合考虑。间接征象，主要为脑实质异常，如丘脑和基底节区域的低密度（脑水肿或梗死）、高密度（出血）。CT 对脑实质病变显示的敏感性较低。

MRI 在深部静脉血栓形成诊断中比 CT 敏感，但表现复杂，急性期（1~5 天）表现为血管流空消失，呈 T_1 等信号、T_2 低信号；亚急性期（6~15 天）T_1 和 T_2 均为高信号，超过 15 天的慢性期则因静脉再通，高信号减弱，部分或全部血管出现流空信号。间接征象也是脑实质的肿胀、梗死与出血；主要累及丘脑，多为双侧（一侧大脑内静脉血栓形成仅导致单侧丘脑水肿），可扩展至尾状核、壳核、苍白球和邻近深部白质，甚至累及额叶底部、脑干、岛叶等，以血管源性水肿为主（DWI 为低信号，ADC 为高信号）。DWI 可检出部分患者静脉内血栓，可更早发现缺血病灶。部分患者可见侧脑室扩大，此为侧脑室脉络丛分泌脑脊液过多，或因丘脑、基底节水肿、血

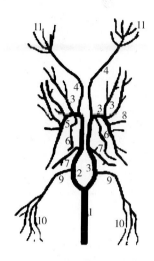

图 55-4　大脑内静脉及所属分支

1. 大脑大静脉；2. 大脑内静脉；3. 丘脑上静脉；4. 透明隔静脉；5. 尾状核前静脉；
6. 脉络膜上静脉；7. 外直静脉；8. 尾状核横静脉；9. 侧脑室内侧静脉；10. 汇入侧脑
室内侧静脉的髓静脉；11. 汇入透明隔前静脉的髓质交通静脉

肿或扩张的大脑内静脉压迫第三脑室继发梗阻性脑积水所致。MRV 应用价值较小，但若与 MRA/MRV 联合应用则可以排除引起双侧丘脑损害的其他原因病变。DSA 是确定深静脉血栓的金标准，深静脉系统解剖形态较为固定，在脑血管造影时常恒定显示，若所有或部分脑深静脉不显示是血栓形成的直接征象，对少数血管有变异而造成诊断困难者，应注意寻求深静脉的侧支循环及血液流速减慢等表现来协诊。还应注意的是大多数 DCVST 继发广泛的静脉窦血栓形成，常常伴有静脉窦血栓形成的表现。

　　病例 1：患者，女，56 岁，以"进行性意识障碍、语言不清、四肢无力"于 2012 年 9 月 6 日入院。6 小时前患者无诱因出现睡眠多，余未发现异常，按感冒予以输液治疗无效，仍嗜睡且发现四肢无力、言语不清，反应迟钝。既往无高血压等病史。体格检查：一般内科体检未发现异常。嗜睡，情感淡漠，反应迟钝，言语欠流利，四肢张力正常，肌力左侧 2～3 级，右侧 3～4 级，反射正常，病理征（-）。感觉检查不能配合，余无明显异常。次日上午患者浅昏迷，呕吐，并出现全身性癫痫发作，双侧巴宾斯基征阳性。下午仍间断抽搐，昏迷加深，发热、频繁呕吐，双侧瞳孔不等大：左 5mm、右 4mm。经抢救治疗无效于入院第 3 日死亡（图 55-5）。

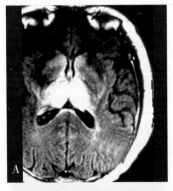
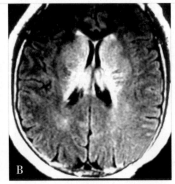
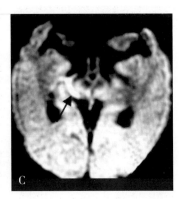
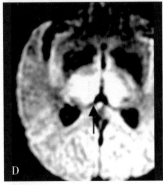

图 55-5　深部中央型

A、B 为 FLAIR，示双侧丘脑及纹状体、脑室旁对称性水肿，并累及内囊及岛叶；C、D 为 DWI，C 可见大脑内静脉血栓，呈条状高信号（箭头），D 可见大脑大静脉血栓，呈点状高信号（箭头）

　　病例 2：患者，男，49 岁，以"进行性精神异常、记忆力下降 14 天"为代主诉来院。14 天前诉受"惊吓"出现精神异常，胡言乱语、幻觉，伴随反应迟钝、记忆力下降，言语减少，无发热、恶心、呕吐等症状，症状渐重，8 天前查头颅 CT 未见异常，4 天前查 24 小时脑电图未见癫痫波，头 MRI 示两侧丘脑异常信号，胸片示左上肺结节，彩超肝、胆、胰、脾、甲状腺未见明显异常。当地考虑代谢性疾病或静脉血栓可能性大，治疗无效转院。既往有"支气管哮喘"病史 20 余年，"高血压"病史 2 年，最高血压不详，现服用"氨氯地平 5mg，每早 1 次"。

　　体格检查：血压 130/70mmHg，一般内科检查未见异常。嗜睡，反应迟钝、语音低，体格检查尚合作，计算力、定向力、记忆力均差，脑神经（−），四肢肌张力正常，左下肢肌力 5⁻级，巴宾斯基征偶可引出，腱反射减弱，双侧指鼻试验及跟膝胫试验无明显异常，脑膜刺激征阴性。影像检查如下（图 55-6）。

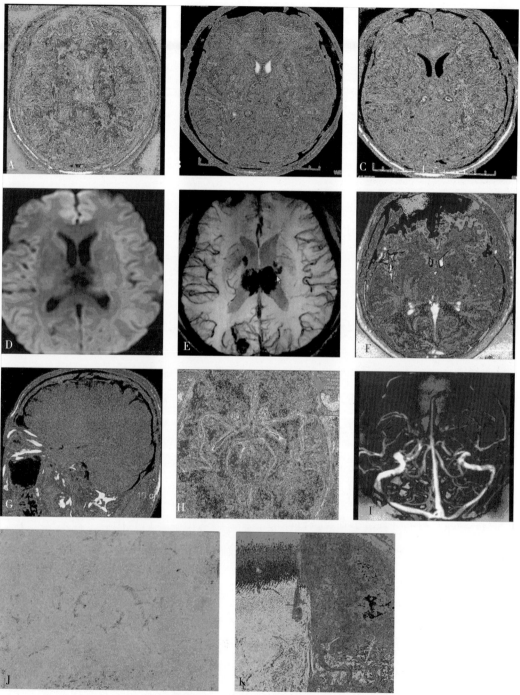

图 55-6　深部中央型（病例 2）

A 为 T_1 显示双侧丘脑对称性低信号；B、C 为 T_2、FLAIR 示双侧丘脑对称性混杂信号；D 为 DWI 双侧丘脑对称性低信号；E 为 SWI 双侧丘脑、基底节及右侧枕叶出血；F、G 为增强扫描，F 见大脑大静脉及双侧大脑内静脉近端显影，呈高信号，双侧丘脑有条纹状强化；G 为矢状位，显示大脑大静脉信号不均，大脑内静脉未显影，基底静脉显影；H 为 MRA 无异常；I 为 MRV 疑右侧横窦与乙状窦交界处狭窄；J 为 DSA 静脉期，直窦、基底静脉显影，大脑大静脉显影不佳，大脑内静脉未显影；K 为 DSA 动脉期，显示右侧大脑中线旁动静脉瘘

诊断：该患者符合深静脉中央型，双侧大脑内静脉梗死，但动静脉瘘与梗死间的解剖结构关系尚难清楚解释。

该病例需与急性坏死性脑病鉴别，二者均可出现对称性丘脑病变，其内信号呈混杂信号。但急性坏死性脑病多见于儿童，有较严重的前驱症状（发热、呕吐等），多有意识障碍、昏迷、惊厥等症状，MRI除有丘脑病变外，尚可伴有侧脑室周围白质、脑干等部位病灶，病变以软化坏死为主，可见"靶"征，无明显血管受累表现等，这些均与本病表现不符。

病例3：患者，女，38岁，平时身健。1个月前结婚（追问病史，患者婚前曾有小产史及服用避孕药史），外出度蜜月1个月后回家，回家后第3天于闲谈间突发呼吸衰竭，呈间歇性微弱呼吸，意识丧失，经急救约40分钟呼吸渐恢复正常，后出现肢体抽搐，经用抗惊剂治疗于次日完全控制发作，但仍处于浅昏迷，第3天出现四肢强直，多为一侧上肢屈、一侧伸、双下肢明显伸直性强直、呈现类去脑强直，刺激时加重，并伴体温高达38℃。CT示双侧基底节区对称性出血，并累及丘脑，诊断为深静脉血栓形成伴缺血缺氧性脑病（图55-7），经抗凝及短时小量溶栓及对症治疗，于第10天前后呈现类植物状态，可睁眼、浅昏迷，后经继续治疗至25天左右时，呈现段时间的最小意识状态，对亲人呼叫有发笑、哭喊或似有睁闭眼反应。生命体征稳定。后经药物、高压氧及康复治疗达2个半月时，患者呈意识"混浊"状态，对语言刺激能发笑，能转头寻找对话人，偶有发音动作，能吞咽少量水，但反应迟钝，情感障碍明显，哭叫，四肢仍肌张力高，呈完全性中枢性瘫。

3. 深部基底型：是由于基底静脉闭塞，基底静脉引流苍白球内侧、视前区、下丘脑、丘脑底、脑干上部及胼胝体、扣带回前部静脉和岛叶静脉的血液。文献报道其闭塞多引起海绵窦综合征表现。

海绵窦解剖结构复杂，位于蝶鞍两侧，由多间隔的硬膜外静脉间隙即海绵窦静脉丛构成，两侧相通，并与颅内硬膜窦及面部深静脉丛广泛连接：海绵窦前端始于眶上裂的内侧端，向后达颞骨岩部尖端。并通过岩上窦与横窦或乙状窦相连，引流颞叶内侧面和小脑上面静脉血；通过岩下窦与颈内静脉连接；通过位于蝶骨小翼后缘两层硬脑膜间的蝶顶窦，使海绵窦前端与硬脑膜静脉相连。海绵窦内包绕有颈内动脉、动眼神经、滑车神经、外展神经、三叉神经（图55-10）。

海绵窦血栓原因常为炎症性，以及由眼、耳、口、鼻及鼻旁窦等颜面部感染诱发；也可为多种原因所致的高凝状态非炎性因素引起。临床症状常表现为急性起病，常伴有高热、剧烈头痛、眼球突出、球结膜水肿、眼周软组织红肿，可合并脑膜炎、脑脓

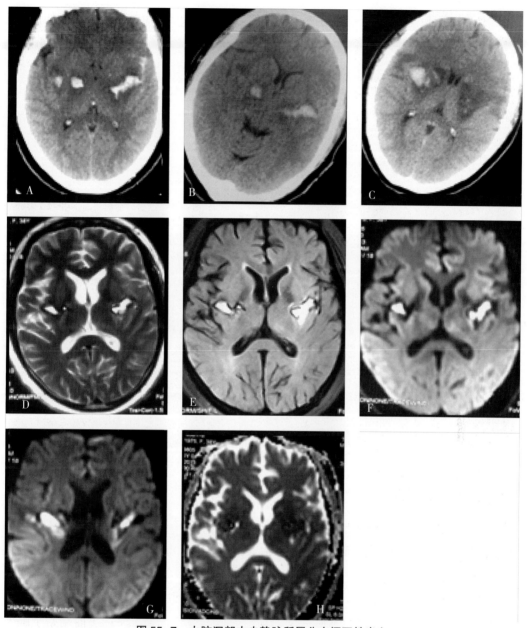

图 55-7 大脑深部中央静脉所属分支梗死性出血

A 为起病当天头 CT, 示双侧基底节区、白质、外侧裂对称性多灶性出血灶; B 为病后 6 天, 出血有吸收, 双侧丘脑区水肿; C 为病后 15 天水肿加重。D~H 为起病 40 天 MRI, D-T$_2$, E、F-FLAIR, G-DWI, H-ADC, 均显示脑白质区呈混杂信号

肿以及颈动脉炎引起的脑实质损害症状。影像检查应行 CT 薄层增强扫描或 MRI 检查, 常见海绵窦影增宽, MRI T$_1$ 呈等或低信号, T$_2$ 呈稍高信号, 增强可均匀明显强化 (图 55-8、图 55-9)。

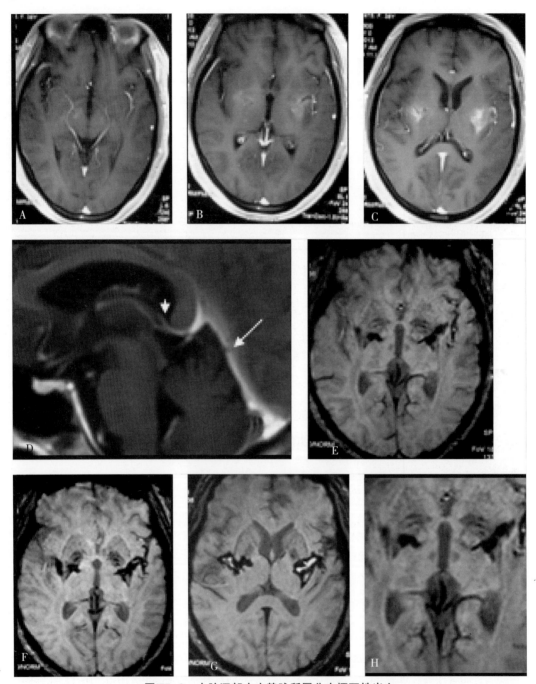

图 55-8 大脑深部中央静脉所属分支梗死性出血

A~D 为 T_1 增强扫描，双侧基底静脉显影；直窦及 Galen 静脉显影，大脑内静脉显示不清；D 为放大矢状位，直窦局限性狭窄（长箭头），大脑内静脉显影、纹丘静脉显影不规则（箭头）；E~H 为 SWI，双侧纹状体远部及邻近片状出血，近尾状核部疑线样出血；直窦、Galen 静脉、基底静脉显影、大脑内静脉近端显影，远段未显影；出血邻近区静脉扩张

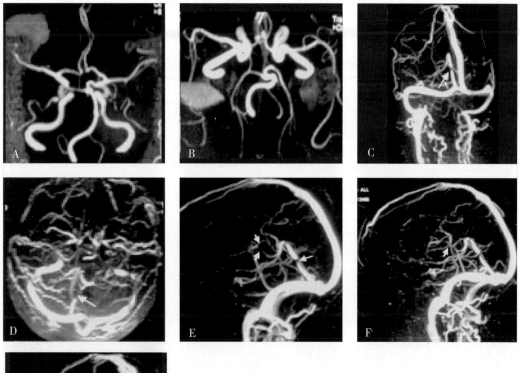

图 55-9　大脑深部中央静脉所属分支梗死性出血（续）

A、B 示双侧大脑中动脉皮层分支严重显影不良；C~G 示直窦局限性显著狭窄（长箭头），大脑内静脉狭窄（短箭头），Galen 静脉及基底静脉显示良好

　　病例：患者，女，64 岁，左侧头痛 20 天，持续性，头痛较剧，始有发热，不伴呕吐，检查未见阳性体征，服止痛药有短效。昨晚 10 时突发左眼睑下垂住院。体格检查：高热（体温 40℃），神志恍惚，左眼裂消失，眼球中位固定，瞳孔 5mm，对光反射消失，球结膜明显水肿，眼球突出，左额部痛觉刺激反应不敏感，视觉检查不能配合，做眼底检查静脉充盈，视盘边欠清，生理凹陷存。肢体无明显异常，脑膜刺激征（−），辅助检查：血白细胞 $12×10^9/L$，中性 86%。脑脊液：压力 120mmH$_2$O，白细胞 $420×10^6/L$。

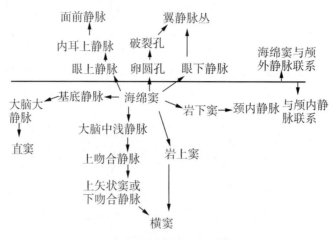

图 55-10 海绵窦的解剖结构示意

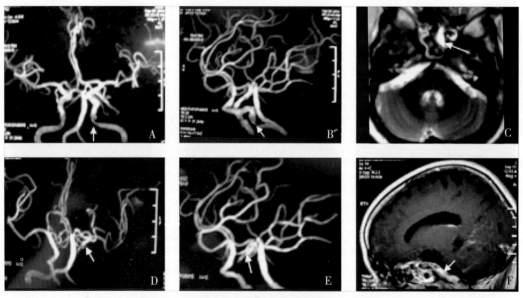

图 55-11 大脑深部静脉海绵窦血栓（基底型）

A、B 为 2010 年 9 月 6 日 MRA，左侧颈内动脉海绵窦段不规则狭窄

C、D 为 2010 年 9 月 15 日 MRA，左侧颈内动脉除 C1 段（箭头）外，其余部分未显影

E、F 为 MRI 增强扫描，左侧筛窦（E）及颅底脑膜（F）强化（箭头），呈炎性改变

【深静脉梗死的治疗及预后】

脑深静脉血栓形成的治疗与其他颅内静脉血栓形成治疗措施基本相同。

1. 对症治疗：降低颅内压、控制癫痫、支持治疗等。

2. 病因治疗：对感染性患者，病因明确者可选择敏感易通过血脑屏障的抗生素；对病原菌不明确者联合应用抗生素，一般要足量、足够疗程。对非感染性者，可选用扩容、降黏、梗死脑循环药，必要时可加用激素治疗。

3. 抗凝及溶栓治疗：目前尚无统一的认识。肝素抗凝是目前治疗的一线药物，合并脑出血者也非禁忌，急性期可静脉给予普通肝素或皮下注射低分子肝素，二者相比低分子肝素更安全，应作为抗凝的首选药物，推荐用法为 4 100U，IH，q12h。根据神经功能恢复状态和血流再通情况决定用药疗程，一般用 14 天。口服抗凝药物多选用华法林。多认为肝素治疗是有效的，一项 624 例脑静脉血栓形成患者治疗研究表明，80%以上的患者接受了肝素治疗，其中 79% 痊愈，8% 有轻度后遗症，5% 有重度后遗症，8% 死亡。

对经肝素抗凝治疗后病情加重的患者，血管内介入溶栓：一是药物机械法溶栓，先通过机械手段使血栓裂解后再注入药物进行溶栓；二是局部药物溶栓，大多数学者同意对肝素治疗无效、病情恶化的患者，可选用尿激酶或重组组织型纤溶酶原激活物（rt-PA），后者优于前者。但是单纯 Galen 静脉血栓形成，微导管介入溶栓治疗难度大，成功率低。

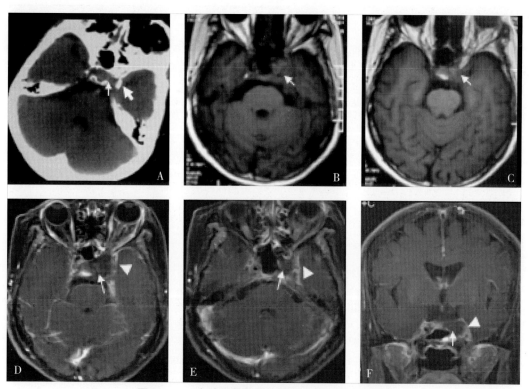

图 55-11　大脑深部静脉海绵窦血栓（基底型续）

A 为 CT，B、C 为 MRI T_1、FLAIR 像，均示左侧海绵窦增宽（细箭头），另 A 见左侧颈内动脉海绵窦远端血栓，呈高密度。D~F 为 MRI 增强扫描，左侧海绵窦均未显影（血栓，细箭头），窦壁显影（高信号，箭头）。C、D 示左眼球后信号不规则

在联合用药上多采用血管内溶栓合用肝素抗凝的治疗方法，其目的在于加强溶栓效果和减少用药剂量，预防血栓复发。如报道在动脉局部给予 rt-PA 后以普通肝素和

口服抗凝药治疗深部静脉血栓，5 天后复查 MRI 显示双侧丘脑水肿减轻，出院时患者仅遗留左侧轻瘫（图 55-11）。

恢复期患者，应注意停用或避免诱发血栓形成因素，对感染性患者抗生素应用时间要长些，有报道称可持续 1 年左右；同时应口服华法林，INR 值在 2.5 以上。

预后：本病的预后取决于病情的严重程度，治疗是否及时，溶栓治疗效果等。总的看来，由于诊断技术及治疗水平提高，本病患者的永久性神经系统功能缺失、复发率、病死率已明显降低；但深静脉血栓与浅静脉血栓预后相比相对较差，病死率可高达 37%，但有报道产褥期发生的 Galen 静脉血栓形成通常预后较好，存活率可达 90%。

参考文献

［1］张小芬，李建策，闻彩云，等．丘纹静脉及其属支的可视化磁敏感加权成像［J］.解剖学报，2016，47（1）：72-79.

［2］任传根．大脑内静脉及其属支的磁敏感加权成像研究［D］.温州医科大学硕士学位论文，2014.

［3］张昱，吴江，刘群，等.Galen 静脉血栓 13 例临床分析［J］.中华老年心脑血管病杂志，2000，2（6）：398-400.

［4］Kili9 T，Ozduman K，Cavdal S，et al.The galen venous system：surgical anatomy and its angiographic and magnetic resonance venographic correlations［J］.Eur J Radiol，2005，56（2）：212-219.

［5］陈德强，李国策，于淑靖，等．弥散加强成像对静脉性脑梗死诊断价值［J］.医学影像学杂志，2016，26（4）：578-579.

［6］芦璐．丘脑静脉性梗死的临床和影像学分析［J］.中国实用神经疾病杂志，2016，19（24）：53-55.

［7］陈萍，孔岳南．脑深静脉血栓［J］.临床荟萃，2006，21（15）：1134-1135.

［8］杨慧，钟水生，王展航，等．颅内静脉窦血栓形成临床及影像学随访［J］.广东医学，2016，37（11）：1662-1664.

［9］Herrmann KA，Sporer B，Yousry TA.Thrombosis of the internal cerebral vein associated with transient unilateral thalamic edema：a case report and review of the literature［J］.AJNR Am J Neuroradiol，2004，25（8）：1351-1355.

［10］张阳，张璐，段卫晓，等.Galen 静脉血栓临床和影像学表现［J］.脑与神经疾病杂志，24（12）：770-774.

［11］Einhaupl K，Bousser MG，de Bruijn SF，et al.EFNS guideline on the treatment of cerebral venous and sinus thrombosis［J］.Eur J Neurol，2006，13（6）：553-559.

［12］李永丽，赵庆，徐俊玲，等．静脉性脑梗死的磁共振成像表现［J］.中国实用神经疾病杂志，2007，10（1）：93-94.

第五十六章　肾上腺脊髓神经病

肾上腺脊髓神经病（adrenomyeloneuropathy，AMN）是肾上腺脑白质营养不良（adrenoleukodystrophy，ALD）的一种变异类型，多发生于成人，故又被称为成人型肾上腺脑白质营养不良，同属于 X-连锁隐性遗传疾病，是过氧化物酶体病的一种。临床表现以肾上腺和（或）性腺功能低下、进展性的神经功能障碍为主要特点。

【发病机制】

X-连锁肾上腺脑白质营养不良是由 ABCD1 基因突变所致，该基因定位于 Xq28，DNA 全长约 26kb，编码 1 个含 745 个氨基酸残基的蛋白质，称为 ABCD1 蛋白，又称肾上腺脑白质营养不良蛋白（ALDP）。ALDP 为过氧化物酶体转运蛋白，参与将极长链脂肪酸乙酰辅酶 A 合成酶转运至过氧化物酶体内对 VLCFA 进行代谢。ABCD1 基因突变时，血液中极长链脂肪酸（VLCFA）水平增高，主要是二十六烷酸及二十四烷酸增高，其在中枢神经的白质、肾上腺皮质、睾丸以及周围神经系统中过度沉积，从而引起相应部位发生病理改变和功能障碍。同一个基因突变可以引起不同的表型，原因尚不明确，可能与修饰基因或者环境因素相关。

Moser 根据临床表现将肾上腺脑白质营养不良分为 7 个类型：①儿童脑型；②青春期脑型；③成人脑型；④AMN 型；⑤Addison 型（肾上腺皮质功能不全型）；⑥橄榄脑桥小脑型；⑦无症状型。其中 AMN 最多见，占 40% ~ 60%；其次为儿童脑型，占 31% ~ 35%。

【AMN 病理】

AMN 病理改变仅限于脊髓，皮质脊髓前、后束髓鞘和轴索脱失显著，较少累及脊髓小脑后束；前角细胞和脊髓前、后根一般不受累。周围神经轻度受累，腓肠神经和腓神经有髓纤维髓鞘脱失，施万细胞中有时见板层线状包涵体，但无血管周围炎性细胞或巨噬细胞浸润。

【AMN 临床表现】

X-ALD/AMN 主要影响男性，对任何原发性肾上腺皮质功能减低（AD）男性患儿都应考虑 ALD/AMN。女性携带者通常无 AD，但 50% 可检出异常，通常见于 AMN。

AMN 多在 20 岁以后起病，临床表现多样，主要包括以下几种。

1. 脊髓受损表现：逐渐进展的双下肢无力僵硬、肌张力增高、括约肌功能障碍、深感觉障碍引起共济失调。

2. 周围神经病变：表现为四肢远端感觉障碍、腓神经麻痹。

3. 70%患者存在肾上腺皮质功能不全及其相应症状，如全身皮肤变黑，唇部、乳晕、背部见色素沉着等，可有不同程度的性功能障碍。据报道大约 2/3 男性 X-ALD/AMN 患者有显性或亚临床 AD。在 ALD/AMN 患者中，90%男性患儿及 65%成年患者将出现 AD。50%男性儿童 AD 是 ALD，60%男性 AD 患者存在 ALD/AMN 生化缺陷。

4. 累及脑部者可有癫痫、视力减退、听力减退、性格改变等。

5. 其他非特异性症状如恶心、体重下降等。

应注意有 20%的 ALD 女性携带者（杂合子）可出现较严重的 AMN 神经系统症状，起病时间较典型 AMN 晚，但肾上腺皮质功能不全症状罕见。

6. MRI 检查：多表现为神经传导束行走区脱髓鞘损害（双侧内囊 MRI 的信号改变，可能是 Wallerian 变性）和脊髓萎缩，虽无特异性，但有一定的协助诊断价值。

Kumar 等结合临床表现及 MRI 将成人发病的 AMN 分为：①单纯 AMN 型，患者表现为缓慢进展的痉挛性截瘫，膀胱功能障碍及性功能障碍，胸椎 MRI 表现为胸髓萎缩而头部 MRI 未见异常；但在弥散张量成像中可以发现内囊区皮质脊髓束的轴突病变。②AMN 伴长束受累型，患者为缓慢进展的痉挛性截瘫，皮质脊髓束脱髓鞘表现。MRI 除胸髓萎缩外，头部 MRI 还有皮质脊髓束、脊髓丘脑束、视觉传导通路及听觉传导通路的脱髓鞘改变。③AMN 伴脑叶受累，即脊髓症状在疾病后期进展迅速，经常伴有痴呆症状（脑白质受累的症状），MRI 除上述表现外还伴有严重的脑叶白质脱髓鞘表现。有 30%~40% 男性 AMN 患者为 AMN-脑型（包括后两种）。

总之，对于原因未明的肾上腺功能减退的患者，或者对于进展性双下肢痉挛性截瘫并有 MRI 神经传导束异常信号的患者，应及时行血浆 VLCFA 水平的检测，以求早期诊断 AMN。国内报道的 AMN 病例均以双下肢痉挛性瘫痪同时伴有周围神经症状为主要特点。

【AMN 的诊断】

主要依据有以下几种。

1. 脊髓症状及肾上腺皮质功能不全症状。

2. MRI 影像表现：主要是脊髓萎缩，主要见于胸髓，无局部 T_2 异常信号病灶；部分患者可伴有神经传导束（以皮质脊髓束长 T_2 信号最常见，脊髓丘脑束及视、听传导通路少见）及脑白质脱髓鞘改变。

3. 血浆和组织中 VLCFA 异常增高是 AMN 的特征性改变，测定血液中 VLCFA 的含量是目前主要的诊断方法，但不能区别是 AMN 或 ALD。检查内容包括二十二烷酸（C22）浓度、二十四烷酸（C24）浓度、二十六烷酸（C26）浓度、C24/C22 和 HC261C22 比值，尤以后 3 项为主要参考指标。当 C26 和 C24 浓度升高，C22 浓度降低，C26/C22 和 C24/C22 分别大于 0.04 和 1.2 时有病理学意义。一般而言，VLCFA 升高的水平与临床严重程度无关。VLCFA 检测可以准确发现和诊断 ALD，包括无症状者，进一步可进行基因诊断，ABCD1 基因突变。其他可见血 ACTH 升高，血皮质醇降低。

4. 电生理（感觉 NCS 可以是正常的，但通常显示远端潜伏期的轻度延长，幅度减小和传导速度减慢。NCS 的异常在男性中比在女性中更常见，下肢比上肢多见，病程长的患者神经传导参数通常比最近诊断出的患者存在更严重的异常。SSEP，特别是下肢可能在早期阶段出现微小的异常，VEP 往往正常。

5. 遗传家族史。

符合 1、2、4、5 可临床诊断，其中主要是 1、2 条；加有第 3 条者确诊。

【鉴别诊断】

1. 家族性遗传性痉挛性截瘫（HSP）由 Seeligmuler 首先报道，是以双下肢进行肌张力增高、肌无力和剪刀步态为特征的综合征。HSP 有高度遗传异质性，可呈常染色体显性遗传和常染色体隐性遗传，少数见 X-连锁隐性遗传，散发病例也有报道。男性略多于女性，常有阳性遗传家族史。

Harding 按临床表现将 HSP 分为两型：①单纯型 HSP，临床常见，其中常染色体显性遗传 HSP 又按年龄分为早发型和晚发型。早发型最多见，常于 35 岁前发病，表现为缓慢进展的双下肢痉挛性肌无力，肌张力增高，腱反射亢进，病理征阳性，呈剪刀样步态等。可伴有视神经萎缩、视网膜色素变性、锥体外系症状、小脑性共济失调、感觉障碍、痴呆、精神发育迟滞、耳聋、肌萎缩，自主神经功能障碍等。晚发型患者常于 40~65 岁起病。②复杂型 HSP，临床上较少见，除痉挛性截瘫表现外，常伴有脊髓病损外的症状和体征，遗传异质性更明显。

HSP 的诊断主要基于临床症状、体征和阳性家族史，并排除其他疾病。

2. 原发进展型多发性硬化（PPMS），以 30~40 岁起病多见，无明显性别差异。与典型的复发-缓解型 MS 不同，PPMS 多以双下肢截瘫而非视神经受累或感觉异常为主要症状，影像学检查多见脊髓异常信号而较少有脑 MRI 的异常或病灶倾向于较小而不明显。明确诊断主要依据症状、影像学及脑脊液检查。

【AMN 治疗】

国外学者对 AMN 进行了许多探索，从饮食中限制脂肪的摄入被证明是无效的，有人认为可能防止疾病的进一步加重，服用三油酸甘油能使血中 VLCFA 水平下降，但对已出现的神经症状无效，可用于早期症状 AMN 患者或无神经系统症状的 AMN 患者有预防作用。对于肾上腺皮质功能减退的患者，可应用糖皮质激素替代治疗，可使皮肤黑色素沉着的情况有所减轻。神经保护治疗，如神经生长因子对少突胶质细胞和轴突提供营养支持，认为对 AMN 是有效的。也有研究尝试用他汀类药物治疗，其短期的临床益处是减少强直和自发性的肌肉痉挛，但其不能阻止疾病的发展。静脉注射免疫球蛋白对严重的下肢疼痛可起到较好的治疗效果，可作为 AMN 患者伴有炎性所致顽固性疼痛的治疗手段。血浆置换对早期 AMN 有治疗作用。

　　骨髓或脐血干细胞移植被认为目前最有效的治疗方式，可提供乙酰辅酶 A 合成酶，证实能延缓或阻止疾病的进展，但主要适用于神经系统症状轻的患者，对于脑白质严重损害的患者（IQ<80）无效，不推荐。

　　预后：ALD/AMN 是一少见但重要的肾上腺皮质功能减低和痉挛性四肢瘫痪的病因。尽管诊治肾上腺皮质功能减低可挽救生命但神经病变仍不断进展，大多患者仍最终死于神经病变的并发症。

　　病例 1：先证者 Ⅲ-，患者，男，38 岁，以全身皮肤发黑 8 年，进行性双下肢无力 1 年为主诉入院。患者 8 年前逐渐出现全身皮肤发黑，乳晕、皮肤褶皱、面部、牙龈明显发黑；5 年前出现体毛、阴毛、腋毛减少，自己未在意；2 年前出现性功能障碍；1 年前出现双下肢发硬，活动不灵活，晨起加重，活动后减轻，后逐渐表现为双下肢无力、行走时脚后跟不能着地，双上肢活动及感觉正常，无声音嘶哑、饮水呛咳等症状；发病以来大小便正常，无肌肉萎缩及肌肉跳动等症状。曾按腰椎间盘突出治疗无效。既往体健，无特异性病史。家族遗传史如图 56-1。

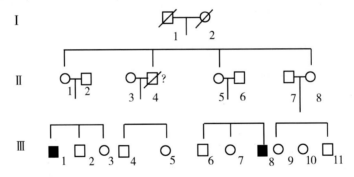

图 56-1　患者家族史

□正常男性　○正常女性　■患病男性　●患病女性　●先证者　●疑似患者/死亡

　　体格检查：全身皮肤发黑，以面部、乳晕、皮肤褶皱处为著，牙龈明显发黑、巩膜、皮肤无黄染，无肝掌、蜘蛛痣。神经系统检查：高级神经系统检查正常。脑神经正常。双上肢肌力、肌张力正常，双下肢肌张力增高，肌力 4 级，痉挛步态，双侧 Hoffmann 征、Babinski 征阳性，双侧踝阵挛、髌阵挛阳性。感觉系统检查正常。双侧指鼻试验、跟膝胫试验阴性。脑膜刺激征阴性。

　　辅助检查：血、尿、粪常规，生化、凝血功能、甲状腺功能、传染病 8 项无异常，自身免疫性肝炎抗体 12 项、风湿免疫抗体无异常，脑脊液检查常规、生化、结核、自身免疫性脑炎等未见异常；血 ACTH 上午 8 时：>1 250pg/mL（参考值 70~61.1pg/mL）；血皮质醇上午 8 时 5.69μg/dL（参考值 7~27μg/dL）；血极长链脂肪酸（VLCFA，C26）：1.139 8pg/mL，高于正常值；C26/C22 比值 0.83（正常值 <0.14）。头颅 MRI 未见异常，胸椎、腰椎 MRI 无异常，颈椎 MRI 轻度萎缩，双肾上腺 CT 示萎缩，MEP 示双下肢锥体束传导延迟，双上肢锥体束传导未见异常，SSEP 示双下肢深感觉传导通路传导延迟，波幅降低，EMG 示：四肢被检肌及神经周围运动及末梢感觉传导未见异常。入院后诊断肾上腺脊髓神经病，给予补充糖皮质激素、营养神经等药物治疗，皮肤发黑稍有改善，双下肢无力改善不明显。

Ⅲ-8 先证者表弟，男，30 岁，2 年前出现全身皮肤发黑，以乳晕、皮肤褶皱、面部、牙龈处明显，无双下肢无力等症状。神经系统检查：高级神经系统检查正常，脑神经检查无异常，双上肢肌力、肌张力正常，双下肢肌张力增高，双下肢肌力 5 级，双侧 Hoffmann 征、Babinski 征阳性，双侧踝阵挛、髌阵挛阳性，脑膜刺激征阴性。双侧指鼻试验、跟膝胫试验阴性，感觉系统检查正常。血 ACTH 上午 8 时：1 120pg/mL；血皮质醇上午 8 时 6.87μg/dL；血极长链脂肪酸（VLCFA，C26）：1.127 0pg/mL；头颅 MRI 未见异常，颈椎、胸椎、腰椎 MRI 无异常。

Ⅱ-4 先证者舅舅，10 年前因进行性双下肢无力，后长期卧床导致压疮、肺部感染去世，生前皮肤发黑，具体情况不详。

诊断：肾上腺脊髓神经病。

诊断依据：①成年男性；②明确遗传家族史；③肾上腺功能不全症状；④进行性双下肢痉挛性无力；⑤颈髓萎缩；⑥血 VLCFA 异常增高，C26/C22>0.04；⑦血 ACTH 升高、皮质醇降低、电生理检查异常等。

（河南大学一附院神经内科张璐璐、陈文武提供病例）

病例 2：患者，男，45 岁，以进行性双下肢无力、行走不稳 6 余年于 2010 年 11 月 1 日入院。6 年前患者无明显诱因逐渐出现右下肢无力、行走拖地；4 年前逐渐出现左下肢无力，行走不稳，右下肢无力加重，并发现全身皮肤逐渐发黑，夜间遗尿，白天睡觉时偶有遗尿，遗尿后腰部不适，经"巴氯芬"治疗遗尿症状消失。下肢无力进行性加重，2 年前丧失劳动力，曾多次按"腰椎间盘突出"，并服用多种中西药物治疗，效果欠佳。发病来，神志清，精神可，饮食睡眠可，大便干结，体重无明显变化；无肢体疼痛麻木，视力下降，智能减退。既往在 2004 年因车祸入院，当时为头部外伤，无肢体活动障碍，好转后出院；平时身健，无特殊病史。家族史无类似病史。

体格检查：发育正常，体型偏瘦，全身皮肤及口唇发黑，头发稀疏。高级智能活动正常，言语流利，脑神经检查正常，颈软、无抵抗，双上肢肌力Ⅴ级，肌张力正常，腱反射正常，双下肢肌力Ⅴ-级，肌张力正常，膝反射活跃，踝反射正常，双侧 Babinski 征阳性，Pussep 征阳性，Chaddock 征阳性。双下肢浅感觉减退，无明显感觉平面，双髂关节以下音叉振动觉逐渐减退至消失，足趾位置觉减退，Romberg 征阳性。

辅助检查，主要异常为：

电生理检查：运动诱发电位示四肢锥体束损害；体感诱发电位示四肢深感觉通路传导功能障碍。神经肌电图示四肢周围神经损害（脱髓鞘损害为主）。影像：头颅 MRI：未见明显异常；胸椎 MRI 示脊髓萎缩；胸部 CT：右上肺炎性病灶可能大；肾上腺 CT 示萎缩。脑脊液检查正常。骨穿未见明显异常。抗核抗体，ANCA，抗 SSA、SSB 抗体，抗 Sm 抗体阴性。性激素六项：血清泌乳素：20.24ng/mL，余正常。ACTH（上午8时）：>1 260pg/mL；（0时）：1 178pg/mL。皮质醇（上午8时）：3.90μg/dL；（下午4时）：3.76 μg/dL；（0时）：3.17 μg/dL。血清 VLCFA：1.065 3pg/mL。

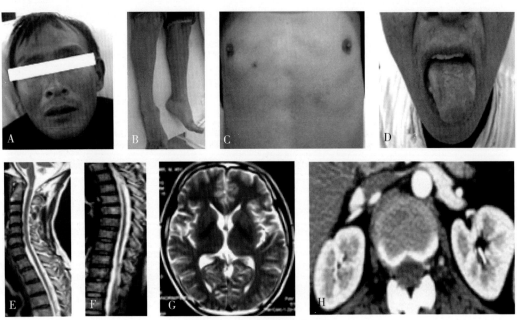

图 56-2　肾上腺脊髓神经病

A~C 分别示患者面部、下肢、腹部、乳晕、舌色素沉着变黑；E、F 示颈胸髓萎缩，胸髓明显；G 为头 MRI T_2 像，未见异常；H 为肾上腺 CT 示肾上腺萎缩诊断：肾上腺脊髓神经病（图 56-2）。

诊断依据：①成年男性；②双侧肾上腺萎缩，功能不全症状；③脊髓萎缩，胸髓著，无局灶性病变；④双下肢进行性痉挛性无力；⑤血清 VLCFA 升高；⑥ACTH升高，皮质醇降低；⑦神经电生理异常。

（河南省人民医院神经内科李书剑提供病例）

参考文献

[1] 林永强，刘子凡，许治强，等.1 例肾上腺脊髓神经病病例报道及文献回顾 [J]. 重庆医学，2018，17（21）：2790-2794.

[2] 王本孝，秦彬，牛祥，等. 肾上腺脊髓神经病一例 [J]. 中国神经免疫学和神经病学杂志，2015，22（6）：446-447.

[3] Moser HW, Mahmnod A, Raymond GV. X-linked adrenoleukodystrophy [J]. Nat Clin Pract Neurol, 2007, 3（3）：140-151.

[4] 周厚仕，蓝琳芳，郑璐，等. 肾上腺脊髓神经病一例并文献复习 [J]. 中华脑科疾病与康复杂志，2014，4（2）：62-64.

[5] 邓淑敏，何志义，李蕾，等. 肾上腺脊髓神经病 1 例报告 [J]. 中风与神经疾病杂志，2011，28（12）：1135-1136.

[6] 陆瑶，赵重波，林洁，等. 慢性双下肢痉挛性截瘫病例讨论 [J]. 中国临床神经科学，2009，17（1）：110-112.

[7] 卓勤俭，孟彩云，王瑞明. 肾上腺脑白质营养不良/肾上腺脊髓神经病 1 例 [J]. 中国实用医刊，2010，37（11）：81-82.

[8] Ji Hyung Kim, Hyon J Kim. Childhood X-linked adrenoleukodystrophy：clinical-pathologic overview and MR imaging manifestations at initial evaluation and follow-up [J]. Radio Graphics, 2005, 25（3）：619-631.

[9] Mukherjee S, Newby E, Harvey J. Adrenomyeloneuropathy in patients with Addimon's disease：genetic Case analysis [J]. J R Soc Med, 2006, 99（5）：245-249.

[10] 张璐璐，李建章，陈文武. 肾上腺脑白质营养不良脊髓型一家系报道 [J]. 中国实用神经疾病杂志，2018，21（2）：214-216.

第五十七章　Balo 同心圆硬化

Balo 同心圆硬化（Balo's concentric sclerosis，BCS）是一种罕见的以病灶处髓鞘脱失区与髓鞘保留区呈特征性同心圆或洋葱皮样相间排列为特征的中枢神经系统脱髓鞘疾病，系 1928 年 Balo 在 1 例23 岁男性患者尸检时发现病灶中层状的脱髓鞘病变与层状的正常白质交替出现，整个病变呈同心圆样结构，自此后该病被冠名 BCS。

【病因】

发病原因尚不明确，可能与病毒感染及自身免疫因素相关。曾报道人类疱疹病毒-6、乙肝、丙肝病毒感染可诱发本病。1 例慢性丙型肝炎病毒（HCV）感染患者接受α-干扰素（IFN-α）治疗中发病，死检证实为 BCS，认为 IFN-α 可能激活或加剧自身免疫性疾病的发生发展。IFN-α 诱发脱髓鞘疾病的可能机制包括诱导白细胞源性细胞因子广泛表达，活化自然杀伤细胞（NK 细胞）和细胞毒性 T 细胞，上调 I 类和 II 类主要组织相容性复合物，最终导致中枢神经系统髓鞘组织崩解、脱失。

【病理特点】

病变位于脑白质区，呈类圆形、椭圆形或扇形，大小在 0.2~0.5cm，由于神经毒性介质从中心向外周波浪样扩散，从而形成同心圆样结构。镜下观：髓鞘染色显示严重的脱髓鞘区与髓鞘保留区相间存在，呈洋葱头样或树干年轮样表现，有 3~5 个环相间（图 57-1）。在脱髓鞘区域内轴突保存相对完好，可见大量吞噬细胞和肥胖的星形细胞，血管周围淋巴细胞、浆细胞和吞噬细胞为主的袖套样浸润；在相对髓鞘保留区域，其髓鞘也很少正常，似处于早期脱髓鞘或者部分脱髓鞘状态，提示该区域将进一步进展而非髓鞘修复。

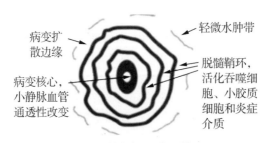

图 57-1　病变发生/发展模式图

BCS 是否是一种独立疾病目前尚无定论。大多数学者认为是一种罕见的急性多发性硬化变异类型。有报道 BCS 脑 MRI 可见同心圆硬化与多发性硬化斑块样小病灶同时存在。另有报道对这两种病灶长期动态观察发现，同心圆硬化脱髓鞘改变可以转化为均质性脱髓鞘，由此推测 BCS 与多发性硬化具有同源性。MRS 进一步观察脱髓鞘区域病变代谢改变，发现胆碱能峰（Cho）升高，乙酰天冬氨酸峰（NAA）降低，这种改变与多发性硬化急性脱髓鞘所见非常相似，也间接提示 BCS 可能是多发性硬化的一种罕见变异类型。但也有认为 BCS 可能是一个独立的疾病单体：从起病形式、病程进展、首发症状、主要临床表现、影像学改变、对激素等治疗的敏感性和预后等方面比较，BCS 与 MS 均存在有较大差别。

【临床表现】

由于病变可累及大脑、脑干甚至脊髓等，因此症状多样化，对诊断无特异性。

1. 任何年龄均可发，以 20~50 岁多，平均发病年龄国外为 34 岁，国内为 38 岁。

2. 以急性、亚急性起病者多，少数可呈慢性或暴发性起病。

3. 临床症状及体征与病灶大小、数目和累及部位相关，因病变以额顶叶较多，常以性格改变及精神行为障碍等精神症状起病。包括沉默寡言、反应迟钝、情感淡漠、重复语言、言语错乱等，也可因累及运动及感觉中枢、半卵圆中心或其传导束而出现肢体运动、感觉异常及癫痫发作等（表 57-1）。

表 57-1　211 例患者主要临床表现

主要临床表现	病例数	百分比/%	主要临床表现	病例数	百分比/%
肢体活动障碍	133	63.0	非特异症状	33	15.6
脑神经受累症状	66	31.3	感觉障碍	29	13.7
认知障碍	54	25.6	意识障碍	27	12.8
失语	41	19.4	行为异常	15	7.1
括约肌功能障碍	40	19.0	癫痫	15	7.1
精神症状	34	16.1			

4. 脑脊液检查缺乏特异性，一般表现为压力升高，轻度蛋白增高、有核细胞增高，多以淋巴细胞为主，少数病例有髓鞘碱性蛋白升高、24 小时 IgG 合成率增高，OB 既可阳性也可阴性。

【影像学检查】

BCS 影像学检查对诊断具有重要价值，由于其表现基本上与病理检查所见具有较高的一致性，因此在通常情况下对本病的确诊，影像学检查已替代了病理检查。

1. 头颅 CT 检查特征性改变不明显，平扫可见皮质或皮质下单发或多发类圆形低密度病灶，边界欠清，无占位效应，多不能显示同心圆样改变，急性活动性病灶增强可强化，稳定性病灶无强化。

2. 头颅 MRI 检查具有特异性，诊断价值高。①病变部位：多集中在脑白质区域，单发或散在多发，额叶、顶叶、半卵圆中心是其好发部位，但病灶分布于基底节区、桥脑、小脑，甚至视神经、脊髓者也有报道，病变大小不等，典型者体积相对较大，多在 3~4cm。②在 T_1 加权像上是低密度和等密度交互排列的环，共 3~5 个环，层次较分明。③T_2 加权像上表现为：a. 高密度和等密度构成洋葱头样或树木年轮样交互排列的类圆形环，T_1 低密度及 T_2 高信号带代表髓鞘脱失区域，T_1/T_2 等信号代表髓鞘相对保留区；b. T_2 序列出现中央高信号核心及周围较高信号的双重构造改变影是另一种典型表现，称"煎鸡蛋"征；c. 不典型者可表现为不规则环形、莲花样或玫瑰花瓣样、马赛克样以及相互平行的条形影等。④FLAIR 上有报道称能更好地显示其同心圆征、煎蛋样"征；有云不如 T_2 相上明显。⑤DWI 上，急性期病灶呈较高信号，提示病变可能是炎性过程或缺血性改变，随病情进展，可见在病变边缘呈现高信号影，甚至逐渐恢复正常。⑥SWI 上，T_2 上显示的高信号区可见静脉扩张及微出血，提示微血管病变也参与了病情的发展。⑦急性期活动性病灶增强扫描强化，表现形式有三种：a. 同心圆病灶各层均强化；b. 病灶周围 2~3 层强化；c. 病灶边缘不完全强化。随病情进展及临床相关治疗后，MRI 上的同心圆样改变多逐渐消退。⑧波谱检查：急性期病灶可见其特征性的生化改变为 NAA 降低，Cho 升高，呈现 NAA/Cr 比值下降，Cho/Cr 比值升高和出现异常的脂质峰、乳酸峰。⑨PET 成像无明显氟脱氧葡萄糖摄取增加，这一特征不同于急性脱髓鞘病变或者高级别肿瘤，与其有鉴别意义。⑩MRI 随访观察可发现：a. 同心圆结构由中心核向周围逐渐扩展；b. 同心圆结构多能持续 2 个月到 1 年，最终丧失多层结构而表现为更加弥散，形成瘤样脱髓鞘结构或者斑块样结构，变成典型的脱髓鞘样结构；c. 病灶也可缩小甚至消失（图 57-2）。

【诊断标准】

目前尚无公认的统一临床诊断标准，1994 年 Sekijima 提出 BCS 临床诊断标准。

1. 必备条件：①进行性加重的大脑损害症状；②急性期 MRIT_2 像上白质可见病变中心类圆形高信号和周边较高信号构成"煎鸡蛋"样病灶，T_1 像呈低和较低信号；③亚急性期（发病后约 1 个月）中央区 T_2 像上高信号渐淡化，病灶内高低信号相互交叠，排列成层状，即同心圆病灶（图 57-3、图 57-4）。

2. 参考条件：①青年发病（20~40 岁）；②脑脊液压力增高，出现红细胞，寡克隆 IgG 带（OB）阳性，髓鞘碱性蛋白升高；③头颅 CT、MRI 上局限性病变。

近年来国内外文献报道显示 BCS 临床症状及严重程度并非诊断关键，而 MRI 上典型同心圆样改变才是诊断的重要指标。组织病理学是诊断 BCS 的金标准：显示脱髓鞘病变区域和相对正常脑组织相间排列。

【治疗】

目前尚无公认的特异性疗法，常用治疗药物有肾上腺糖皮质激素、免疫球蛋白、化学性免疫抑制剂、β-干扰素等，少数病例还进行血浆交换治疗，一般以肾上腺糖皮质激素作为一线治疗药物，采用大剂量甲基泼尼松龙冲击治疗（甲基泼尼松龙 1 000mg ×3 天，间隔 1 个月为 1 个疗程，共 3 个疗程），治疗间歇期及治疗后 1 年内口服小剂

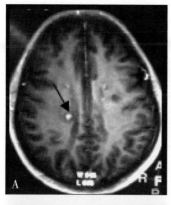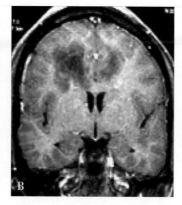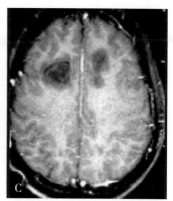

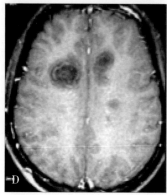

图 57-2　同心圆硬化的 MRI 表现
A 示"煎蛋征"（黑箭头），B 示"花瓣征"，C、D 为增强，
示层状强化，周边强化明显，呈不完全型

量泼尼松（20~30mg）维持治疗，通常数月后病情可得到不同程度改善。对于肾上腺糖皮质激素疗效不佳或不能耐受的患者，有报道联合大剂量免疫球蛋白冲击治疗，疗效增强，不良反应明显减少。血浆置换可能是有效的二线选择方案。其他如联合应用环磷酰胺、硫唑嘌呤、甲氨蝶呤进行长期治疗的都有成功个案报道。

【预后】

由于影像学对本病诊断率的提高、早诊断早治疗及随访观察，发现本病临床病程可分为 3 种：自限性单相病程、复发-缓解型病程和原发进展型病程，临床以原发进展型常见。目前认为早诊断、正规治疗预后较好。

Balo 病的预后差异很大，有的临床和影像完全康复；有的病情继续进展导致死亡或者机体持续性的失能。发病时如同时还伴有多发性硬化的脱髓鞘病变，可能会影响病情预后。Wallner 等随访 10 例小样本中发现，90% 患者有明显的临床缓解或者完全康复。4 例在发病时无脱髓鞘病变的患者在随后 1.8 年随访中无复发；6 例在发病时存在脱髓鞘病变的患者中，1 例再发，其余恢复良好。

病例 1：患者，女，24 岁，分娩后 40 天，突发说话不清伴轻度头晕，余无明显不适，妊娠及分娩中血压正常，无发烧病史。体格检查：口齿欠清，右侧肢体腱反射略活跃，余无异常。

结构及不全性环形强化；G 为波谱病灶区 Cho 升高，NAA 降低及高大的脂质峰、乳酸峰。

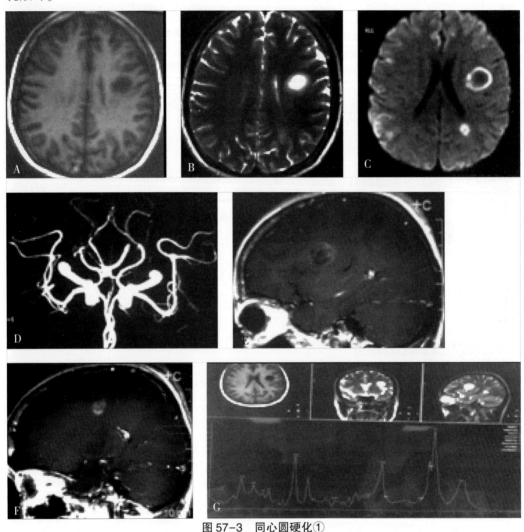

图 57-3　同心圆硬化①

患者 MRI，A 为 T_1 病灶呈圆形低信号，周边轻度水肿；B 为 T_2 病灶呈"煎鸡蛋征"；C 为 DWI 病灶周边高信号，呈环形；D 为 MRA 无异常；E、F 为 T_1 增强扫描示层状

　　病例2：患者，男，59 岁，以"短暂性意识丧失 9 天"于 2013 年 8 月 19 日住郑州大学第五附属医院神经内科。9 天前无诱因出现一过性意识丧失，持续数秒钟恢复，不伴肢体抽搐、口吐白沫及二便失禁，醒后感头痛、头晕、肢体乏力（右侧重）。既往：诉记忆力减退 1 年。体格检查：T、P、R、BP 正常。智力无明显异常。右侧肢体肌力略似差，余无阳性体征。脑电图正常。其他实验室检查未见异常。

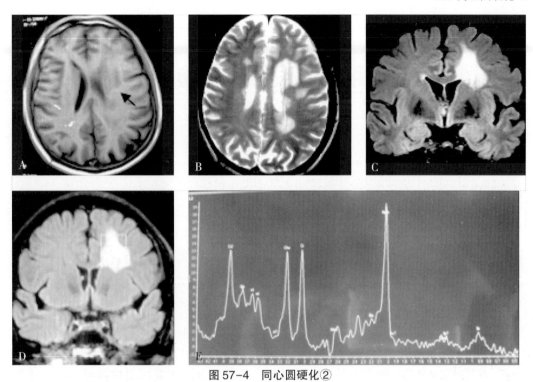

图 57-4　同心圆硬化②

患者 MRI，A 为 T$_1$ 病灶区见低信号与等信号呈垂直平行层状排列（箭头）；B 为 T$_2$ 见相应病灶区呈典型高、低信号条状平行排列，伴双侧脑室旁多发脱髓鞘病灶；C 为 FLAIR 左侧额部大片高信号，其内见条状低信号平行排列；D 为波谱病灶区无明显异常改变。

参考文献

［1］张梅杰，宋敏 . Balo 同心圆硬化的诊疗进展［J］. 西南国防医药，2017，27（6）：641-643.

［2］朱天宝 . 同心圆硬化临床及影像学特征［D］. 安徽医科大学硕士研究生论文，2014.

［3］刘开颜 . 215 例国内外同心圆硬化病例汇集分析［D］. 华中科技大学硕士学位论文，2014.

［4］方芳，郑金瓯 . 同心圆硬化临床及核磁共振表现［J］. 医药前沿，2011，1（22）：73-74.

［5］Hardy TA，Miller DH. Balo's concentric sclerosis［J］. Lancet Neurology，2014，13：740-746.

［6］Tabira T. Concentric sclerosis（Balo）［J］. Nippon Rinsho，1994，52：2971-2975.

［7］贾茜，王宪玲，贾建平 . 同心圆硬化的临床及影像特点［J］. 神经疾病与精神卫生，2011，11（5）：491-494.

［8］江娇美，漆学良，张明，中国同心圆硬化 72 例临床特点分析［J］. 中风与神经疾病杂志，2016，33（8）：735-737.

［9］Chen F，Liu T，Li J，et al. Eccentric development of Balo'S concentric sclerosis：detected by magnetic resonance diffusion-weighted imaging and magnetic resonance spectroscopy［J］. Int J Neurosci，2015，125（6）：433-440.

第五十八章　卟啉病

【定义】

卟啉病（porphyria）原称紫质病，是一种少见病，大多是因遗传缺陷造成血红素合成途径中有关的酶缺乏导致卟啉代谢紊乱而发生的疾病。

【病因及发病机制】

卟啉是血红素合成过程中的中间产物，由亚甲基桥连接 4 个吡咯环而形成的环状化合物。因每个吡咯环侧链的替代基团不同而形成尿卟啉、粪卟啉、原卟啉等。卟啉主要在红骨髓和肝内合成，根据卟啉代谢紊乱出现的部位，将血卟啉病分为红细胞生成性血卟啉病和肝性血卟啉病两大类。红细胞生成性血卟啉病又称骨髓性血卟啉病，由骨髓内卟啉代谢紊乱所致，根据生成的卟啉不同分为：①原卟啉型；②尿卟啉型；③粪卟啉型。肝性血卟啉病由肝内卟啉代谢紊乱所致，分为 4 个亚型：急性间歇型卟啉病、迟发性皮肤型卟啉病、混合型卟啉病、遗传性粪卟啉病。急性间歇型血卟啉病较为多见，为常染色体显性遗传疾病，由卟胆原脱氨酶缺乏所致，这种缺陷使肝内卟胆原（PBG）转变成尿卟啉原Ⅲ减少，由此而发生的血红素合成障碍引起 δ-氨基乙酰丙酸（ALA）合成酶的作用加强，结果使 ALA 及 PBG 的合成增多，广泛沉积于肝、肾、脑、脊髓、交感神经，从而导致复杂多样的临床症状。

【临床表现】

卟啉病临床表现主要为光感性皮肤损害、腹痛及神经精神症状，卟啉前体可能为导致腹部和神经精神症状的物质基础，交感神经系统在腹痛和血压增高的发病中起一定的作用。

1. 发病年龄为 3~68 岁，20~40 岁多见，男女之比大约为 2 : 3，诱因有产后、饮酒、精神刺激、月经、感染、妊娠、劳累、刺激性食物和某些药物等。

2. 光感性皮肤损害：卟啉是人体唯一内源性光致敏剂，具有特殊的吸收光谱，以波长 405nm 最明显。卟啉及其衍生物吸收光波后被激活而发出红色荧光，破坏皮肤溶酶体，导致光感性皮肤损害。光照后在皮肤暴露部出现红斑、疱疹，甚至溃烂。结痂后遗留瘢痕，引起畸形和色素沉着。口腔黏膜可有红色斑点，牙呈棕红色。同时可并发眼损害如结膜炎。部分患者皮肤过敏炎症后期萎缩、黑色素沉着及类似硬皮病或皮肌炎的现象。严重者可有鼻、耳、手指皮肤结瘢变形。部分患者可有特殊紫色面容。

3. 腹痛：腹痛是最主要和突出的症状，发作性的绞痛大多较严重，甚至难以忍受，疼痛部位可以是局限的，也可波及整个腹部，或放射至背部或腰部，可伴有恶心、呕吐。常有顽固性便秘。检查时，腹部大多无明显压痛，除略有胀气外，很少阳性发现。因此，不少病例被误诊为神经官能症、癔症。有的患者因有便秘、腹胀、呕吐、低热、白细胞数增多和心率加快，被误诊为急腹症。

4. 神经系统损害：以周围神经、自主神经受损多见，少数患者以中枢神经系统损害为主要症状。周围神经受损症状有多种，如四肢神经痛、痛觉减退或麻木。可有单肢肌无力直至四肢松弛性瘫痪，在瘫痪出现前或同时可有肌肉剧痛，特别是小腿。腱反射常常减低或消失。腹部、肋间或膈肌无力可导致呼吸麻痹而危及生命。还可出现视神经萎缩、眼肌麻痹、面神经瘫痪、吞咽困难和声带麻痹等症状。累及中枢神经系统时可表现为脑梗死、癫痫、颅内压增高等。

5. 精神症状：可表现为焦虑、抑郁、失眠、痴呆、呆滞、幻觉、妄想、错乱、多疑、躁狂等。

6. 顽固性低钠血症：部分患者出现顽固性低钠血症，与抗利尿激素不适当分泌综合征（SIADH）有关。

7. 自主神经受损可表现为尿潴留、尿失禁、排尿困难、尿频、心动过速、高血压、出汗增多等。

8. 其他可表现为肝功能损害、肝脾大、贫血、白细胞数增多、发热等。

【辅助检查】

1. 二甲氨基苯甲醛试验（Watson-Schwartz 试验）是检查 PBG 的一种简单可靠的方法。PBG 与二甲氨基苯甲醛（Ehrlich 试剂）发生反应而变成深红色。尿胆原或吲哚与此试剂也产生红色，但这两种物质加氯仿或丁醇振摇后，红色被这种溶剂提去，而PBG 的红色仍在水层中。本病急性发作时，此试验经常呈强阳性反应；在缓解期通常也是阳性的，但有时也可阴性；隐性病例此试验的结果为弱阳性或阴性。

2. 最可靠的诊断依据是用层析法测定尿中 ALA 及 PBG 的含量，特别是对发作间歇期和隐性病例。在急性发作期，PBG 排泄量为 50~200mg/天（正常范围为 0~4mg/天），ALA 排泄量为 20~100mg/天（正常范围为 0~7mg/天）。ALA 和 PBG 测定值常随临床症状改善而下降。

3. 新鲜尿液日光暴晒 1 小时后变为暗红色或尿液加酸煮沸后呈红棕色亦可帮助诊断。

【鉴别诊断】

1. 急腹症急性间歇型腹痛发作时，常被误诊为各种急腹症，甚至进行剖腹探查。但急腹症如急性阑尾炎、胆囊炎、胰腺炎、肠梗阻、肾绞痛等有各自的临床特征，腹部有固定的压痛及反跳痛、肌紧张等体征。尿液经暴晒、酸化加热后不变红色，PBG试验阴性。

2. 铅中毒可引起卟啉代谢障碍且发生腹绞痛，与急性间歇型的发作相似。铅中毒患者有明确的铅接触史，血、尿铅含量均增高，虽然尿中 ALA 和粪卟啉增多，但 PBG

正常。

【治疗】

目前尚无特效的治疗方案。

（1）首选避免诱发因素：避免过度疲劳、精神刺激和饥饿、饮酒、感染等各种诱因，可减少本病发作。

（2）高糖饮食：高糖可抑制诱导 ALA 合成酶活性，使卟啉产生减少。如 10% 或 25% 葡萄糖溶液 500mL 静滴，葡萄糖 300g/天，同时加入胰岛素、氯化钾静滴。

（3）糖皮质激素：合并有神经精神症状时，糖皮质激素可迅速反馈抑制 ALA 合成酶活性，使 ALA、卟啉原、粪卟啉生成减少。

（4）氯丙嗪：对减轻腹痛及缓解神经精神症状有效，一般 12.5～100mg/次，3～4 次/天。

（5）依地酸：有抑制 ALA 合成酶的作用，且加速尿卟啉锌复合物的排泄。口服依地酸钙钠 1g/次，4 次/天；或 0.25～0.5g 加入生理盐水或葡萄糖液稀释成 0.25%～0.5% 静脉滴注，2 次/d，3～5 天为 1 个疗程。停药 2～4 天后进行下一个疗程，一般可用 3～4 个疗程。

（6）正铁血红素：正铁血红素能以负反馈机制抑制 ALA 合成酶使 ALA、PBG 和卟啉减少，是抢救危重急性血卟啉病的有效手段。对急性发作的患者如用葡萄糖等其他治疗方法不能使之在 1 天内趋于稳定则应给予正铁血红素。重症患者应及早使用。正铁血红素 1 188～3 178mg/kg，每日 1 次，或隔日 1 次，4～5 次为 1 个疗程。

（7）对症支持治疗。

【预后】

如能早期诊断、注意防治，预后不一定很差。长期反复发作者，预后欠佳。有神经症状者预后不良，患者常在一次急性发作中死于上升性瘫痪或呼吸麻痹，病死率为 15%～20%。死亡病例大多是 30 岁以前的青年。早期发现患者，注意避免各种诱发因素，发作期间注意支持疗法和护理，特别对呼吸麻痹患者进行呼吸监护，合理应用血红素抢救治疗，病死率可大为降低。随着年龄的增长，本病倾向于减轻，预后较好。

【病例】

患者，女，23 岁，以"间断腹痛 4 个月，发作性意识丧失、四肢抽搐半个月"为主诉于 2015 年 1 月入院。患者 4 个月前无明显诱因突发腹痛，以上腹部为重，疼痛剧烈，难以忍受，伴恶心、呕吐，无发热、腹泻，在北京某医院就诊，给予对症处理，具体情况不详，疼痛持续 10 天左右逐渐缓解。3 个月前上述症状再次出现，到新密市某医院就诊，按"肠梗阻"给予对症处理，具体情况不详，治疗半个月后疼痛缓解。20 天前上述症状再次发作，到郑州某医院就诊，行

全腹部 CT 未见明显异常，考虑精神因素可能性大。随后到郑州某医院，给予
"度洛西丁、氯硝西泮、舒必利"等药口服，疼痛缓解不明显，半个月前突然出
现意识丧失、四肢抽搐、口吐白沫，持续 1~2 分钟，清醒后精神差，嗜睡，抽搐
共发作 4 次，每次基本相同，递到郑州市某医院行头颅 CT 示：双侧顶叶低密度
灶，考虑"抽搐原因待查"，给予对症处理，疼痛逐渐缓解，今为求进一步诊治
来我院就诊。发病时患者神志清，精神差，饮食一般，便秘，小便正常，体重下
降约 3kg。体格检查：BP 为 112/76mmHg，发育正常，营养消瘦，步入病房，全
身皮肤黏膜无黄染、皮疹，浅表淋巴结无肿大，头颅无畸形，双耳听力正常，甲
状腺无肿大。双肺呼吸音清，未闻及干湿性啰音，心率 105 次/分、律齐，未闻
及病理性杂音，腹平软，上腹部压痛，无反跳痛，肝脾肋缘下未触及，双下肢无
水肿。专科体格检查：神志清，精神差，言语利，烦躁不安，近期记忆力减退，
脑神经（−），四肢肌力 5 级，肌张力正常。双上肢腱反射正常，双下肢腱反射对
称性减弱，双侧巴宾斯基征阴性。深浅感觉未见明显异常，共济试验正常，脑膜
刺激征（−）。检查结果：Na 129mmol/L，AST 62U/L↑，ALT 116U/L↑，白蛋
白 31.6g/L↓，RBC 3.64×10¹²，HGB 84g/L↓，MCV 68.4fL↓，铁蛋白 5.4μg/L
↓。余血糖、血脂、肾功能、凝血功能、甲状腺功能、肿瘤标记物等未见明显异
常。诊断为急性间歇性卟啉病。

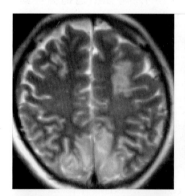
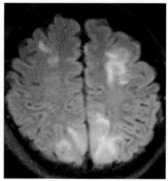
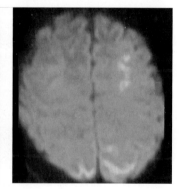

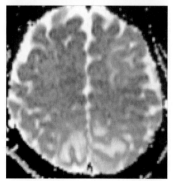

图 58-1 头颅 MRI

头颅 MRI 示：双侧额顶枕叶皮层及皮层下异常信号

图 58-2 （见彩图第 15 页）左侧为正常对照，右侧为患者。

图 58-3 （见彩图第 15 页）左侧为正常对照，右侧为患者，加入 Ehrlich 试剂后发生反应变成紫色，加入氯仿后紫色不褪色，下层为氯仿。

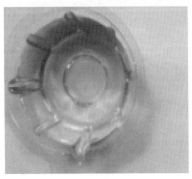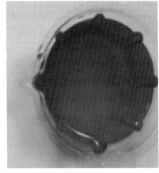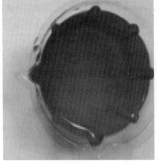

图 58-2　晒尿试验　　　图 58-3　对二甲氨基苯甲醛试验

参考文献

［1］ Schmitt C, Lenglet H, Yu A, et al. Recurrent attacks of acute hepatic porphyria：major role of the chronic inflammatory response in the liver ［J］. Journal of Internal Medicine, 2018, 284 （1）.

［2］ 雷利静，郭永红，杨媛. 以反复腹痛为主要临床表现的急性间歇性卟啉病 1 例及文献复习 ［J］. 世界华人消化杂志，2017 （12）：1128-1134.

［3］ 邱琼琼，张齐，高林，等. 急性间歇性卟啉病 1 例并文献复习 ［J］. 中国实用神经疾病杂志，2016, 19 （10）：129-130.

［4］ Pulgar VM, Yasuda M, Gan L, et al. Sex differences in vascular reactivity in mesenteric arteries from a mouse model of acute intermittent porphyria ［J］. Mol Genet Metab, 2019, pii：S1096-7192 （18） 30583-3.

［5］ 黄紫庆，曾腾，孙雪峰，等. 急性间歇性卟啉病 1 例报道并文献复习 ［J］. 胃肠病学和肝病学杂志，2017, 26 （3）：356-358.

［6］ Takata T, Kume K, Kokudo Y, et al. Acute Intermittent Porphyria Presenting with Posterior Reversible Encephalopathy Syndrome, Accompanied by Prolonged Vasoconstriction ［J］. Internal Medicine, 2017, 56 （6）：713-717.

［7］ 张敬典，张廷龙，李春晓，等. 以癫痫为首发症状的急性间歇性血卟啉病 1 例报告 ［J］. 中风与神经疾病杂志，2018 （2）.

［8］ Sakashita Y, Hamada T, Machiya T, et al. Acute intermittent porphyria presenting as posterior reversible encephalopathy syndrome with hyperperfusion in bilateral occipital lobes：A case report ［J］. Journal of the Neurological Sciences, 2017, 377：47.

［9］ 白洁，汪志红. 急性间歇性卟啉病诊治研究进展 ［J］. 中国医学科学院学报，2017, 39 （6）：